全国高等学校教材

供高职高专护理专业用

名誉主编 沈小平

老年保健

主　　编　许方蕾　戴慰萍　姚丽文
主　　审　陈淑英
副 主 编　鲁　敏　倪　英　吴美霞
编　　者（以姓氏笔画为序）

王亚华	复旦大学附属华东医院
王昳丽	复旦大学附属华山医院
王　骏	上海医药高等专科学校
许方蕾	上海同济大学同济医院
杨旭静	上海市中西医结合医院
吴美霞	上海思博职业技术学院
汪　瑾	上海市静安区老年医院
陈淑英	上海思博职业技术学院
郑洁清	复旦大学附属眼耳鼻喉科医院
郝　佳	上海思博职业技术学院
姜静文	复旦大学附属华东医院
姚丽文	上海市普陀区中心医院
莫婵萍	复旦大学附属中山医院
顾　芬	上海市肺科医院
倪　英	复旦大学附属华山医院
盛爱萍	复旦大学护理学院
鲁　敏	上海市肺科医院
穆传慧	上海思博职业技术学院
戴慰萍	复旦大学附属华东医院

复旦大學出版社

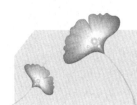

前　言

　　随着科学技术的进步和社会经济的迅速发展，人类的寿命普遍延长，人口老龄化已成为世界各国普遍面临的重大社会问题。我国的老龄化与西方发达国家相比，具有速度快、突发性与超前性的特点。面对迅速到来的老龄化社会，如何延缓衰老，如何维护和促进老年人的健康，提高老年人的生活质量，为老年患者提供更为全面、系统、规范的护理保健服务是护理人员研究的重要课题及努力的方向。因此，护理人员不但要学会老年疾病的护理知识和技巧，而且还要掌握促进老年人身心健康的知识和方法，更要关怀、尊重、爱戴、体贴、关心老年患者。

　　为了更好地促进护理学科发展，培养实用型的护理人才，以适应高职高专护理教育发展的需要，复旦大学出版社组织编写了《老年保健》一书。本书以现代护理观念为指导，以老年人的健康为中心，以预防保健为主线，以满足老年人的健康需求、解决老年人常见的健康问题为重点，维持老年人的最佳身心健康状态，达到健康老龄化的目标。为此，我们对教材的内容和结构进行了严谨、认真的选择和安排。

　　本书共分十章，内容包括绪论、老年人日常生活保健、老年人的养生保健、老年人用药保健、老年人常见症状的预防保健、老年人常见疾病的预防保健、老年人常见心理与精神健康问题的预防保健、老年人四季保健、老年人康复保健和常用老年护理技术。为了加强理论与实践相结合，训练学生独立解决问题的能力，在每章后都附有案例分析与复习题。

　　本书可供护理学专业高等专科、高职高专护理专业学生使用，也可供护理专业各类成人高等教育学生及广大临床护理工作者使用和参考，并可作为老年保健知识的参考，为广大读者所用。

　　本书的编写是由上海同济大学附属同济医院，复旦大学附属华山医院、华东医院、眼耳鼻喉科医院，上海市普陀区中心医院，上海市肺科医院，上海市中西医结合医院，上海市静安区老年医院，上海思博职业技术学院·卫生技术与护理学院，上海医药高等专科学校和复旦大学护理学院等从事临床护理实践与护理教学第一线的护理专家们共同完成的，并得到参编单位领导的大力支持，在此表示深切的谢意。

　　由于时间紧迫，书中难免有错漏之处，请读者批评指正。

许方蕾

2013 年 8 月 12 日

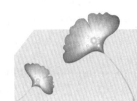

目　录

第一章　绪论 ⋯⋯⋯⋯⋯⋯⋯⋯⋯⋯⋯⋯⋯⋯⋯⋯⋯⋯⋯⋯⋯ **001**

　　第一节　老年保健的概述 ⋯⋯⋯⋯⋯⋯⋯⋯⋯⋯⋯⋯⋯⋯⋯ 001

　　第二节　老年保健的目标与原则 ⋯⋯⋯⋯⋯⋯⋯⋯⋯⋯⋯ 002

　　第三节　老年保健的内容与任务 ⋯⋯⋯⋯⋯⋯⋯⋯⋯⋯⋯ 004

　　第四节　老年人自我保健与行为促进 ⋯⋯⋯⋯⋯⋯⋯⋯⋯ 006

　　第五节　健康老龄化与积极老龄化 ⋯⋯⋯⋯⋯⋯⋯⋯⋯⋯ 009

　　第六节　老年保健的发展策略 ⋯⋯⋯⋯⋯⋯⋯⋯⋯⋯⋯⋯ 012

　　第七节　国外老年保健进展 ⋯⋯⋯⋯⋯⋯⋯⋯⋯⋯⋯⋯⋯ 015

　　第八节　老年保健教育 ⋯⋯⋯⋯⋯⋯⋯⋯⋯⋯⋯⋯⋯⋯⋯ 019

第二章　老年人日常生活保健 ⋯⋯⋯⋯⋯⋯⋯⋯⋯⋯⋯⋯⋯ **022**

　　第一节　饮食与营养 ⋯⋯⋯⋯⋯⋯⋯⋯⋯⋯⋯⋯⋯⋯⋯⋯ 022

　　第二节　运动与睡眠 ⋯⋯⋯⋯⋯⋯⋯⋯⋯⋯⋯⋯⋯⋯⋯⋯ 025

　　第三节　排泄与舒适 ⋯⋯⋯⋯⋯⋯⋯⋯⋯⋯⋯⋯⋯⋯⋯⋯ 029

　　第四节　沟通与交流 ⋯⋯⋯⋯⋯⋯⋯⋯⋯⋯⋯⋯⋯⋯⋯⋯ 039

　　第五节　性需求与性生活指导 ⋯⋯⋯⋯⋯⋯⋯⋯⋯⋯⋯⋯ 042

　　第六节　危机与安全 ⋯⋯⋯⋯⋯⋯⋯⋯⋯⋯⋯⋯⋯⋯⋯⋯ 046

第三章　老年人的养生保健 ⋯⋯⋯⋯⋯⋯⋯⋯⋯⋯⋯⋯⋯⋯ **051**

　　第一节　养生保健方法和关键 ⋯⋯⋯⋯⋯⋯⋯⋯⋯⋯⋯⋯ 051

　　第二节　养生要点和老年人保健品 ⋯⋯⋯⋯⋯⋯⋯⋯⋯⋯ 057

　　第三节　老年人的健身运动 ⋯⋯⋯⋯⋯⋯⋯⋯⋯⋯⋯⋯⋯ 063

　　第四节　老年人的中医养生保健 ⋯⋯⋯⋯⋯⋯⋯⋯⋯⋯⋯ 066

第四章　老年人用药保健 ⋯⋯⋯⋯⋯⋯⋯⋯⋯⋯⋯⋯⋯⋯⋯ **073**

　　第一节　老年人用药特点与原则 ⋯⋯⋯⋯⋯⋯⋯⋯⋯⋯⋯ 073

第二节　老年人安全用药注意事项 …………………………………………………… 081

第五章　老年人常见症状的预防保健 ……………………………………………… **094**

第一节　腰背痛 …………………………………………………………………… 094

第二节　咳嗽咳痰 ………………………………………………………………… 096

第三节　体位性低血压 …………………………………………………………… 098

第四节　老年人口臭 ……………………………………………………………… 100

第五节　吞咽障碍 ………………………………………………………………… 102

第六节　大便失禁 ………………………………………………………………… 106

第七节　无症状性血尿 …………………………………………………………… 109

第八节　压疮 ……………………………………………………………………… 112

第九节　皮肤瘙痒 ………………………………………………………………… 116

第十节　水肿 ……………………………………………………………………… 118

第十一节　跌倒 …………………………………………………………………… 122

第十二节　晕厥 …………………………………………………………………… 124

第十三节　老年性谵妄 …………………………………………………………… 131

第十四节　失眠 …………………………………………………………………… 133

第六章　老年人常见疾病的预防保健 ……………………………………………… **139**

第一节　肺炎 ……………………………………………………………………… 139

第二节　慢性阻塞性肺疾病 ……………………………………………………… 143

第三节　原发性高血压 …………………………………………………………… 147

第四节　冠状动脉粥样硬化性心脏病 …………………………………………… 151

第五节　高脂血症 ………………………………………………………………… 157

第六节　反流性食管炎和食管裂孔疝 …………………………………………… 161

第七节　胃下垂 …………………………………………………………………… 165

第八节　糖尿病 …………………………………………………………………… 167

第九节　痛风 ……………………………………………………………………… 175

第十节　颈椎病 …………………………………………………………………… 178

第十一节　腰椎间盘突出症 ……………………………………………………… 181

第十二节　骨质疏松症 …………………………………………………………… 186

第十三节　前列腺肥大症 ………………………………………………………… 190

第十四节　急性脑血管病 ………………………………………………………… 193

第十五节　帕金森病 ……………………………………………………………… 198

第十六节　阿尔茨海默病 ………………………………………………………… 201

第十七节　老年性耳聋 …………………………………………………………… 205

第七章　老年人常见心理与精神健康问题的预防保健 ································ **211**

　　第一节　老年人常见的心理与精神健康问题 ····························· 211

　　第二节　老年人常见的心理护理诊断和健康指导 ························ 231

　　第三节　老年人心理健康的促进与维护 ································· 238

第八章　老年人四季保健 ··································· **242**

　　第一节　老年人春季保健 ··· 242

　　第二节　老年人夏季保健 ··· 246

　　第三节　老年人秋季保健 ··· 249

　　第四节　老年人冬季保健 ··· 252

第九章　老年人康复保健 ··································· **257**

　　第一节　康复保健概述 ··· 257

　　第二节　老年人康复护理保健的重要性、原则和内容 ················ 261

　　第三节　康复保健基本技术 ··· 265

　　第四节　老年人康复护理保健用品 ···································· 275

　　第五节　老年人常见疾病康复护理措施 ································ 278

第十章　常用老年护理技术 ································· **285**

　　第一节　常用老年生活护理技术 ······································ 285

　　第二节　常用老年诊断和治疗护理技术 ································ 293

　　第三节　常用老年急救护理技术 ······································ 300

　　第四节　常用老年中医护理技术 ······································ 306

　　第五节　常用老年康复护理技术 ······································ 312

参考文献 ·· **317**

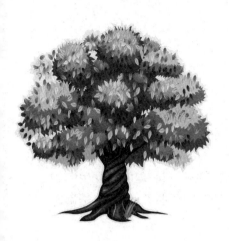

第一章
绪　　论

第一节　老年保健的概述

做好老年保健工作,为老年人提供优质的医疗保健服务,是当前十分重要的任务之一。这不仅有利于老年人健康长寿、提高老年人的生活质量和延长其生活自理能力的年限,也能促进社会的稳定和发展。建立有效与完善的老年保健组织和机构,对老年人的健康保健和提高生活质量具有重要意义。

一、老年保健的概念

世界卫生组织(WHO)老年卫生规划项目提出,老年保健(health care in the elderly)是指在平等享用卫生资源的基础上,充分利用现有的人力、物力,以维持和促进老年人健康为目的,发展老年保健事业,使老年人得到基本的医疗、护理、康复、保健等。

老年保健事业是以维持和促进老年人健康为目的,为老年人提供疾病的预防、治疗、功能锻炼等综合性服务,同时促进老年保健和老年福利事业的发展,例如建立健康手册、健康教育、健康咨询、健康体检、功能训练等保健活动都属于老年保健范畴。

二、老年保健的重点人群

(一) 高龄老年人

世界卫生组织对老年人的定义为 65 周岁以上的人群,而我国则认为是 60 岁以上的人群。高龄老年人在国外界定为 90 岁以上的长寿老人,我国享受高龄津贴的是 80 岁以上的老人。高龄老年人是身心脆弱的群体,他们的健康状况随年龄的不断增加而进一步恶化。由于年龄增高而引起的退行性疾病容易导致活动受限甚至残疾,生活不能自理,需要较多的照顾。因此,高龄老年人对医疗、护理、健康保健等方面的需求加大。

(二) 独居老年人

随着社会的发展和人口老龄化、高龄化,以及我国的计划生育政策带来的家庭结构变化和子女的减少,家庭已趋于小型化,只有老年人组成的家庭比例逐渐增高。在我国农村,由于青年人外出打工的人数增多,使老年人独居生活的现象比城市更趋严重。独居老年人很难外出看病,对医疗保健的社会服务需求量增加。因此,为老年人提供健康咨询或开展社区老年人保健具有重要意义。

（三）丧偶老年人

随着年龄的增长,老年群体随年龄增长,丧偶率也呈大幅上升的态势。丧偶使多年互相关爱、互相支持的夫妻生活被打破,使夫妻中一方失去了另一方的关爱和照顾,会使丧偶老年人感到生活无望、乏味,甚至积郁成疾。由此可见丧偶对老年人的生活影响很大,所带来的心理问题也非常严重。据世界卫生组织报道,丧偶老年人的孤独感和心理问题发生率均明显高于有配偶者,可见丧偶对老年人的健康是有害的,尤其是近期丧偶者,常导致基础疾病的复发。

（四）患病老年人

老年人随着年龄的增长,各组织器官逐渐衰退,机体的防御能力和对疾病的反应性均有不同程度的降低,常易患各种疾病。患病后,老年人身体状况差,生活自理能力从而下降,要经过全面系统的治疗,才能有所改善,这就加重了老年人的经济负担。为缓解经济压力,部分老年人会自行购药、服药,这就可能延误诊断和治疗的时机。为了避免延误对病情的诊断和治疗,应做好老年人的健康教育、健康检查、保健咨询,使其配合医生治疗,从而促进老年人的康复。

（五）近期出院的老年人

近期出院的老年人因疾病并未完全恢复,健康状况差,常需要继续治疗和及时调整治疗方案。如遇到经济困难等不利因素,疾病极易复发甚至导致死亡。因此,从事社会医疗保险的工作者,应掌握本区域内近期出院的老年人情况,并根据老年患者的情况,定期随访。

（六）精神障碍的老年人

随着老年人口增多和高龄老年人口的增多,老年人中的精神障碍者也会增加。老年人主要的精神障碍是老年痴呆。痴呆使老年人生活失去规律、生活不能自理、营养障碍,从而导致原有的躯体疾病加重。因此,痴呆老年人需要的医疗和护理服务明显高于其他人群,应引起全社会的重视。

（郑洁清）

第二节　老年保健的目标与原则

一、老年保健的目标

老年保健的目标是最大限度地延长老年期独立生活自理的时间,缩短功能丧失及在生活上依赖他人的时段,达到延长健康预期寿命、提高老年人生命质量的目的,进而实现健康老龄化。

二、老年保健的原则

老年保健的原则是开展老年保健工作的行动准则,为今后的老年工作提供指导。

（一）全面性原则

老年保健的健康包括躯体、心理和社会多方面的健康，所以老年保健也应该是全方面和多层面的。全面性原则包括：①老年人的躯体、心理及社会适应能力和生活质量等方面的问题；②疾病和功能障碍的预防、治疗、康复及健康促进。因此，建立一个统一的、全面的老年保健计划是非常有益的。

（二）区域化原则

保健的区域化原则是指以社区为基础提供老年保健。为了使老年人能方便、快捷地获得保健服务，服务提供者能更有效地组织保健服务，所提供的服务就要以一定区域为单位，也就是以社区为基础提供老年保健。社区老年保健的工作重点是针对老年人独特的需要，确保在要求的时间、地点，为真正需要服务的老年人提供社会援助。

（三）费用分担原则

由于日益增长的老年保健需求和紧缺的财政支持，特别是在发展中国家情况尤为突出。为缓解保健费用筹集的困难，老年保健的费用应采取多渠道筹集社会保障基金的办法，即政府承担一部分，保险公司的保险金补偿一部分，老年人自付一部分。这种"风险共担"的原则越来越被大多数老年人接受。

（四）功能分化原则

老年保健的功能分化原则是指在对老年保健的全面性有充分认识的基础上，对老年保健的各个层面有足够的重视，具体体现在老年保健计划、组织、实施和评价等方面。如老年人可能存在特殊的生理、心理和社会问题，不仅需要从事老年医学研究的医护人员，还应该有精神病学家和社会工作者参与老年保健，这就要在老年保健的人力配备上体现明确的功能分化。

（五）防止过分依赖原则

由于传统文化的影响，社会中大多数人认为老年人即弱者，生活中理应得到家人周到、细致的照顾，而忽略了老年人的主观能动性。因而老年人容易以患者角色，对医护人员或家人产生依赖。生活中过分的照顾和保护，影响了老年人机体正常功能和能力开发，最终导致功能废用。因此，对老年人的保健护理，必须防止其过分依赖，要充分调动老年人自身的主观能动性，依赖其自身力量，维护健康，促进健康。

（六）联合国老年政策原则

1. 独立性原则

（1）老年人应当借助收入、家庭和社区支持及自我储备去获得足够的食物、住宅及庇护场所。

（2）老年人应当有机会继续参加工作或其他有收入的事业。

（3）老年人应当能够参与决定何时及采取何种方式从劳动力队伍中退休。

（4）老年人应当有机会获得适宜的教育和培训。

（5）老年人应当能够生活在安全与适合于个人爱好和能力变化相适应的丰富多彩的环境中。

（6）老年人应当能够尽可能长地生活在家中。

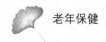

2. 参与性原则

（1）老年人应当保持融入社会，积极参与制定和实施与其健康直接相关的政策，并与年轻人分享他们的知识和技能。

（2）老年人应当能够寻找和创造为社区服务的机会，在适合他们兴趣和能力的位置上做志愿者服务。

（3）老年人应当能够形成自己的协会或组织。

3. 保健与照顾原则

（1）老年人应当得到与其社会文化背景相适应的家庭和社区的照顾保护。

（2）老年人应当能够获得卫生保健护理服务，以维持或重新获得最佳的生理、心理与情绪健康水平，预防或推迟疾病的发生。

（3）老年人应当能够获得社会和法律的服务，以加强其自治性、权益保障和照顾。

（4）老年人应当能够利用适应的服务机构，在一个有人情味和安全的环境中获得政府提供的保障、康复、心理和社会服务及精神支持。

（5）老年人在其所归属的任何一种庇护场所、保健和治疗机构中都能享受人权和基本自由，包括充分尊重他们的尊严、信仰、利益、需求、隐私，以及对其自身保健和生活质量的决定权。

4. 自我实现或自我成就原则

（1）老年人应当能够追求充分发展他们潜力的机会。

（2）老年人应当能够享受社会中的教育、文化、精神和娱乐资源。

5. 尊严性原则

（1）老年人应当能够生活在尊严和安全中，避免受到剥削和身心虐待。

（2）老年人无论处于任何年龄、性别、种族背景、能力丧失或其他状态，都应该能够被公正对待，并应独立评价他们对社会的贡献。

（郑洁清）

第三节　老年保健的内容与任务

一、老年保健的内容

（一）老年心理保健

1. 心理健康特点

（1）热爱生活、工作。

（2）心情舒畅，精神愉快。

（3）情绪稳定，适应能力强。

（4）性格开朗，通情达理。

（5）人际关系适应能力强。

2. 怎样做好心理保健

（1）参与社会活动。

（2）调节好情绪。

（3）和谐家庭关系。

（二）膳食与保健

（1）食物多样，谷类为主。

（2）多吃蔬菜、水果和薯类。

（3）常吃奶类、豆类及其制品。

（4）经常吃适量鱼、禽、蛋、瘦肉，少吃肥肉和荤油。

（5）食量与体力活动要平衡，保持适宜体重。

（6）吃清淡少盐的膳食。

（7）饮酒限量。

（三）运动与保健

1. 老年人健身运动的意义

（1）预防各种慢性病的发生。

（2）延缓衰老。

（3）增加机体免疫力。

（4）促进心理健康。

2. 老年健身运动形式

（1）有氧运动。

（2）静力运动。

（3）柔韧运动。

3. 运动的原则和注意事项

（1）动静结合。

（2）掌握强度，劳逸结合。

4. 测量运动时的心率具体方法如下

（1）极量心率（最大耐受心率）＝ 220 － 年龄（次／分钟）

（2）运动靶心率（运动时最佳心率）＝ 极量心率×（60％－73％）（次／分）

（3）循序渐进，持之以恒。

（4）讲究锻炼时间和环境的选择。

（5）掌握健身禁忌证。

（四）吸烟与健康

（1）吸烟的危害。

（2）戒烟。

二、老年保健的任务

老年保健的主要任务包括：运用老年医学知识开展老年病的防治工作，加强老年病的检测，控制慢性病和伤残的发生；开展老年人群健康教育，指导老年人的日常生活和健身锻炼，提高健康意识和自我保健能力，延长老年人的健康期望寿命，提高老年人的生活质量。因此，老年保健需依赖一个完善的医疗保健服务体系，即需要在老年人医院或老年病房、中间

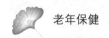

机构、社区及临终关怀设施内,充分利用社会资源,做好老年保健工作。

(一) 老年人医院或老年病房的保健护理

医院内医护人员应掌握老年患者的临床特征,运用老年医学和护理知识配合医生有针对性地做好住院老年患者的治疗、护理工作和健康教育工作。

(二) 中间服务机构中的保健护理

中间老年服务保健机构是指介于医院和社区之间的家庭保健机构,如老年人护理院、老年人疗养院、日间老年护理站、养(敬)老院、老年公寓等。中间老年服务机构的老年保健护理,可以增进老年人对所面临健康问题的了解和调节能力,指导老年人每日按时服药、康复训练,帮助老年人满足生活需要。

(三) 社区家庭中的医疗保健护理

社区家庭医疗保健服务是老年保健的重要工作内容之一,是方便老年人的医疗服务的主要形式。可以降低社会对医疗的负担,有利于满足老年人不脱离社区、家庭环境的心理需求,并能解决老年人基本的医疗、护理、健康保健、康复服务等需求。

(郑洁清)

第四节　老年人自我保健与行为促进

1947 年,世界卫生组织在宪章中提到:"健康不仅仅是没有躯体疾病,还要有完整的生理、心理状态和良好的社会适应能力。"这对指导人们实现自身的全面健康具有重要意义。

一、自我保健

自我保健是指为保护自身健康而采取的综合性保健措施。世界卫生组织提到:"自我保健是个人、家庭、邻里、亲友和同事自己进行的卫生活动。"实际上,老年人自我保健是指健康或患慢性病能自理或半自理的老年人,利用自己所掌握的医学知识和科学的养生保健方法、简单易行的康复治疗手段,依靠自己和家庭或社区资源对身心进行自我观察、诊断、预防、治疗和护理等活动,不断调整和恢复身体平衡,养成良好的生活方式,达到增进健康、防病治病、提高生活质量,从而达到延年益寿的目标。

(一) 自我保健特点

(1) 老年人需要积极自觉地对自己的健康负责,采取自我预防和保健,以增进身体和心理的健康。

(2) 老年人自我保健不仅是生病时需要,而且在健康时也需要重视。

(3) 老年人自我保健要依靠自己的能力,在日常生活中通过采取主动的保健措施保护自身的健康。

(4) 老年人自我保健中需强调和重视"自我"在保健中的作用。

(二) 自我保健措施

1. 老年人要学会自我学习　通过各种途径,例如社区组织的健康知识讲座、老年刊物中有关卫生保健知识的宣传、电视传播，以及上网查询保健知识等方法学习老年保健知识，纠正不良的生活习惯，了解自己身体的健康状况，促进自我保健。

2. 老年人要学会自我观察 自我观察就是观察自觉症状和体征，其内容应是老年人通过短时间的学习能够掌握的一些有效指标。老年人通过"看、听、闻、嗅、摸"的方法或借助简单易学的医疗仪器如体温计、血压计、试剂及血糖检测仪等观察自己的健康情况，能及时发现异常或危险的信号，以便早期发现疾病，及时就医治疗。

3. 老年人要学会自我预防 通过保持良好的心理状态，建立健康的生活方式，如合理膳食、适度运动、科学锻炼、控制体重及定期进行健康普查，做到对疾病早期发现、早期诊断和早期治疗。

4. 老年人要学会自我护理 自我护理是指增强日常生活自理能力，做到自我保护、自我照料和自我调养等。医学之父、古希腊名医希波克拉底指出："阳光、空气、水和体育运动，这是生命和健康的源泉。"例如，平时可安排好日常生活起居、规律生活；室内经常通风换气，保持空气新鲜，阳光充足，温度、相对湿度适宜；保持出行和用药安全；适度的户外活动和晒太阳等。

5. 老年人要学会自我急救 老年人应具有一定的急救常识，在特殊危急的情况下，才能最大限度地提高治疗效果，挽救生命。例如，熟知急救电话和指定医院或就近医院；外出应随身携带自制急救卡，写明姓名、年龄、联系电话、指定医院、血型及主要疾病等关键内容；糖尿病的老年人应该随身携带巧克力等；患心绞痛的老年人应该随身携带急救药盒等；行动不便的老人应使用助步器具；家中应备氧气枕、常用皮肤消毒剂、创可贴及止痛、抗过敏、抗生素等急救药品。

6. 老年人要学会丰富自我精神生活 老年人退休后多参加社区、社会活动，通过自身掌握的知识、技能和经验，为社会发挥余热。参加社区文娱活动和社会公益活动，扩大人际交往，保持良好的人际关系和家庭关系，充实精神生活，提高反应能力，避免陷入失落感和孤独感。

世界卫生组织提出："普及自我保健知识，提高自我保健水平，可以使1/3的疾病得以预防；1/3的疾病得以早期发现、早期治愈；1/3的疾病可通过自我保健、正确对待和正确诊治而减轻病痛并延长寿命"。实践证明，在各种保健中，自我保健是最充分的保健，通过它能积极、自觉地对自己的健康"自我负责"、"自我爱护"和"自我预防"，达到增进自己身心健康的目的，免除疾病之痛苦。

二、行为促进

行为促进又称健康促进。1986年，世界卫生组织在《渥太华宪章》中指出："健康促进是促使人们提高、维护和改善他们自身健康的过程"。人们为了增强体质和维持身心健康而进行的各种活动，如适当的锻炼、充足的睡眠、平衡的营养、愉快的心情、预防接种及定期查体等都有健康促进的作用。健康行为的重要性在于能不断增强体质，维持身心健康，帮助人们养成健康习惯。

（一）老年人健康行为促进

1. 行为必须和个人、群体的健康期望相一致，不能有利于自己，有害于他人。

2. 作为促进健康的行为要有一定的强度。

3. 作为促进健康的行为要有一定的持续时间。

4. 判断健康行为促进的标准,可根据以下5点进行制订。

(1) 有利性:行为有利于自身和他人健康;

(2) 规律性:行为有规律地发生而不是偶尔的行为;

(3) 和谐性:个体行为表现与其所处的环境和谐,即个体根据整体环境随时调整自身行为;

(4) 一致性:个体外在的行为表现与其内在的心理情绪一致,没有冲突;

(5) 适宜性:行为强度适宜,能理性控制而无明显冲动表现。

(二) 老年人危害健康行为

1. 吸烟行为危害　吸烟有害于健康。吸烟致常见的疾病是肺癌、支气管炎、肺气肿、肺心病、缺血性心脏病和其他血管疾病、胃和十二指肠溃疡。吸烟者的死亡率高于不吸烟者。肺癌死亡人数的90%为吸烟者,吸烟量越多,肺癌死亡率就越高。胃和十二指肠溃疡患病率,吸烟者为不吸烟者的2倍。例如,吸烟是导致慢性阻塞气管疾病的主要发病因素,因为吸烟能引致支气管上皮细胞的纤毛变短和不规则,以及运动发生障碍,降低其局部抵抗力,容易受到感染。吸烟会加重肝脏负担,经常抽烟会影响肝脏的脂质代谢作用,增加血液中的脂肪,使肝脏的解毒功能负担加重。

2. 酗酒行为危害　什么事物都是有利有弊的,喝酒也是一样。如果适量喝酒,又有点好菜,心情舒畅,往往会化害为益,获到意外的好处。但是过量饮酒危害不浅,因为酒中乙醇对机体的组织器官有直接毒害作用,对乙醇最敏感的器官是肝脏。连续过量饮酒能损伤肝细胞,干扰肝脏的正常代谢,导致酒精性肝炎及肝硬化。过量饮酒影响脂肪代谢,乙醇减慢脂肪酸氧化,可能有利于膳食脂质的储存,肝脏脂肪合成增多,使血清中三酰甘油含量增高,发生三酰甘油血症的可能性增大。此外,人群流行病学研究表明长期过量饮酒会增加高血压、脑卒中的危险。酗酒还可引发暴力事故等,对个人健康及社会治安都有百害而无一利。对于大脑,摄入较多酒精对记忆力、注意力、判断力、功能及情绪反应都有严重伤害。饮酒太多会造成口齿不清、视线模糊,失去平衡力。对于心脏,大量饮酒的人会发生心肌病,即可引起心脏肌肉组织衰弱且受到损伤,造成纤维组织增生,严重影响心脏的功能。对于胃,一次大量饮酒会出现急性胃炎的不适症状。连续大量摄入酒精,会导致更严重的慢性胃炎。

3. 缺乏运动行为危害　运动不足综合征是指由于人体长期缺乏运动,导致心、肺、肝及肾等内脏器官功能下降、肌力降低。中老年人运动不足,易致肥胖,诱发和加重高血压病、冠心病、心肌梗死及糖尿病等,且易发生骨折和软组织损伤。

4. 用药行为危害　用药过度、不足或错误用药均会给老年人造成危害,常见多次重复用药、看电视(宣传单)用药、效仿他人用药及使用过期药品等,这些都是错误的行为。

5. 饮食行为危害　有些老年人对健康与饮食的关系不太关注,另外一部分老年人盲目追求高能量、高蛋白饮食。

(1) 进食不规律:表现为有时暴饮暴食,有时忍饥挨饿。进食不规律容易造成胃肠功能失调。

（2）盲目乱用保健品或保健药：老年人听信电视广告对滋补药的夸大宣传，认为补品可纠正一切营养缺乏并能延年益寿，当今盲目乱用滋补药现象屡见不鲜。

（3）三高饮食：有些老年人喜欢进食高温加热和烟熏火烤的饮食，大量食用牛奶、白糖、鸡蛋和面包。这种营养过剩会引起心血管疾病、糖尿病和胆石症等。

（4）低纤维素饮食：由于进食食物过于精细，老年人易患便秘，使代谢产物中的胺类物质长期停留在肠道内，增加对肠黏膜的刺激，易诱发结肠癌。

（5）不良进食习惯：进食过快、过热、过酸或过硬均可损伤食管。

（三）行为促进的任务

1. 制定健康公共政策。
2. 创造支持性环境。
3. 强化社区行动。
4. 发展个人技能。
5. 调整卫生服务方向。

（四）行为促进转变的步骤

1. 教育者和老年人对健康行为促进和危害行为促进达成共识。
2. 认识老年人健康行为促进对健康的好处。
3. 教育者提倡和鼓励老年人采纳健康行为。
4. 教育者帮助老年人掌握改变行为的方法。
5. 教育者加强对老年人健康行为的强化措施和督促，巩固和发展老年人有益于健康的行为。

（汪 瑾）

第五节　健康老龄化与积极老龄化

一、健康老龄化

积极发展老龄事业，是为了实现健康老龄化。健康老龄化这一概念是在 1987 年 5 月召开的世界卫生组织大会上首先提出的。

健康老龄化的外延包括个人健康、老年群体的整体健康和人文环境健康 3 个部分。其中，老年人个人健康是健康老龄化的重要前提，是实现老年群体健康的基础。老年群体健康是健康老龄化的重要表现，是人文环境健康的必要条件。只有保证老年人个体健康，才能逐步推进老年群体健康和人文环境健康，实现健康老龄化。

（一）健康老龄化的目的

让老年人掌握科普知识，建立文明科学的生活方式，促进身心健康，防治疾病，降低残疾的发生，减少卧床时间，提高生活质量，延年益寿，安度幸福的晚年。

（二）健康老龄化的内涵

世界卫生组织认为："健康"不仅仅是没有疾病，而且是一种在身体上、精神上和社会适应能力方面的完好状态。这里所说的健康,是指躯体健康和心理健康,心理健康包括精神和社会方面。

健康老龄化的3项标准:一是生理健康;二是心理健康;三是适应社会的良好状态。

1. 生理健康 体现在是否能够完成基本的日常生活活动(如吃饭、穿衣、上下床活动、上厕所和沐浴等);是否能够保持一些基本的社会适应能力(如购物、处理财务、做家务、适当旅游等)。

(1) 吃得快:进食时有好的胃口,很快能吃完一餐饭而不挑剔食物,这证明内脏功能正常。

(2) 便得快:一旦有便意时,能很快排泄大小便,而且感到轻松自如。

(3) 睡得快:上床后能很快入睡,而且睡得香甜,睡醒后精神饱满,头脑清醒,证明中枢神经系统的兴奋、抑制功能协调,而且内脏无病理信息干扰。

(4) 说得快:语言表达准确,说话流利,表明头脑清楚、思维敏捷。

(5) 走得快:行动自如,转动灵活敏捷,证明精力充沛旺盛。

2. 心理健康 体现在对生活和周围事物的态度。

(1) 良好的个性:性格温和,意志坚强,感情丰富,具有坦荡的胸怀与豁达的心境。

(2) 良好的处世能力:看问题客观现实,具有较强的自我控制能力,适应复杂的社会环境,对事物变迁能始终保持良好的情绪。

(3) 良好的人际关系:待人接物大度和善,不过分计较,能助人为乐,与人为善。

3. 社会交往能力 能主动地与亲朋好友交往,积极参加一些本人感兴趣的集会和活动。

(1) 能恰当地对待家庭和社会人际关系。

(2) 能适应环境,具有一定的社会交往能力。

(3) 有一定的学习、记忆能力。

二、积极老龄化

积极老龄化是在健康老龄化理论基础上,理论和实践的科学探索所提出来的新的理论。1997年6月召开的西方七国丹佛会议,曾提出过"积极老龄化"的主张。在1999年国际老人年期间,世界卫生组织发起和开展了一场"积极老龄化全球行动"。

积极老龄化是指老年人为了提高生活质量,使健康参与和保障的机会尽可能获得最佳的过程。积极老龄化既适用于个体又适用于人群,它让老年人认识到自己在一生中体力、社会以及精神方面的潜能,并按照自己的需求、愿望和能力去参与社会活动,而且当他们需要帮助时,能够获得充分的保护、保障和照料。

积极老龄化观点:独立、参与、尊严、照料和自我实现。

(一) 积极老龄化的目的

使人们认识到自己在一生中能够发挥在体力、社会、精神等方面的潜能,以自己的权利、需求、爱好、能力参与社会活动,并得到充分的保护、照料和保障,使老年人能够保持身体健康,提高预期寿命;积极参与社会活动,继续为社会作出贡献;保障生活质量,提高生活水平。

（二）积极老龄化的内涵

世界卫生组织指出："积极"是指不断参与社会、经济、文化、精神和公民事务,不仅仅指身体的活动能力或参加体力劳动的能力。

从工作岗位上退休的老年人和那些患病或残疾人还可以对其家庭、地位相同的人、社区和国家作出积极的贡献。

（三）积极老龄化的基本支柱

积极老龄化的基本支柱包括三方面:健康、参与、保障。

1. 健康

（1）积极开展老年人的健康宣教:告知老年人疾病产生的原因和防治的方法,提高老年人的自我保健意识。

（2）良好的生活方式:督促老年人注意和改正不良的生后习惯,建立良好的生活方式,使其身心健康。

（3）医疗保险制度:向老年人讲解医疗保险的相关内容,加强老年人的相关知识。

（4）提高医疗卫生服务:加强预防、医疗、护理、康复等医疗卫生服务,为老年人提供优先、实惠、优质的服务。

（5）开展老年医学研究:积极与各国医学界、科研机构的联系和交流,不断提高对老年疑难疾病的医疗研究。

（6）创建良好的生活环境:开展对水源、空气、绿化、卫生等方面的治理和建设,为老年人提供安全、舒适、美好、文明的生活家园。

2. 参与

（1）担任社团顾问:例如,基金会、开发协会、行业商会、建设促进会、老年学会、书画研究会、医疗行业等。

（2）参与经济建设:如独资或合资创办公司;应聘担任公司领导职务;在公司从事业务工作;从事农副业生产,开展商贸活动等。

（3）继续发挥专长:如著书立说、文艺创作、学术研究、创造发明、科学实验,或到机关学校、企事业单位兼职。

（4）参加社会活动:如参加老年协会及社会群体团组织的各种社会活动。

（5）参与社区管理:如参加市场管理、治安管理、卫生督导、民事调解等。

（6）参加学习培训:如上老年大学,参加培训、讲座、报告会,以及自学等。

（7）参与文娱活动:如唱歌、跳舞、练书画、下棋、打牌,以及文艺演出等活动。

（8）参加体育锻炼:如跑步、爬山、打球、游泳、打太极拳等。

3. 保障

（1）巩固家庭供养制度:即使老年人能自行解决生活费用,也还需要家庭成员提供日常照料和精神慰藉。

（2）健全最低生活保障制度:对老年人要做到应保尽保,一个不漏。

（3）继续实行"五保"制度:"五保"就是对孤寡老年人实行保吃、保穿、保住、保医、保葬的制度,保障孤寡老人的终身生活。

（4）对特困老人实行特殊补助:在老年人遇到天灾人祸等灾害,生活发生特大困难时,政府和社会应及时向老年人提供人道主义的援助,帮助受灾老年人克服困难,渡过难关。

(5) 实行社会养老保险制度:社会养老保险制度是我国社会保障的内容之一,是我国养老的一种保障形式。

(6) 向老年人提供法律援助:当老年人的权益受到侵犯时,司法部门采取优先受理、优惠办案,严厉查处侵害老年人权益和人身安全的案件,维护老年人的合法权益。

(7) 为老年人提供安全保护:加强对养老院等老年人居住地的安全保卫工作,建立值班、巡逻制度;对行动不便和年老体弱的老人外出要有专人陪护。

(汪　瑾)

第六节　老年保健的发展策略

我国正在快速进入老龄化社会,到 2020 年我国老龄人口将达到 2.5 亿。这意味着"人人会变老,家家有老人"。与发达国家相比,我国养老事业还存在很大差距。突破传统思维模式,更新服务理念,探索"自我养老、家庭养老、社区养老、社会养老"是未来养老事业之路。我国由于经济发展与人口老龄化进程的不平衡及老年人口众多等因素,使老年保健工作起步晚,发展缓慢,还需要逐步建立正规、全面、系统的老年保健模式,我国老年保健及服务体系将面临严峻的挑战。

一、我国老年人养老的发展分类

1. 自我养老　自我养老是老年人依靠自己的经济收入,为日常生活提供必要的保障。因此,国家鼓励那些有能力的低龄老人退休后再就业,以发挥余热,如在城市里可从事参谋咨询、教育传授、生产经营、公益服务、自我管理服务等诸多类型的工作,在农村可从事种植业、养殖业、家庭经济、饲养业、服务业、手工业、摆摊经商等。这样就能增加老年人自身的养老收入,减轻国家和家庭的养老负担。

2. 家庭养老　家庭养老是指以家庭为老年人的经济供养、生活照料和精神慰藉的养老支持力,其居住方式有独居、与配偶居住、与未婚或已婚子女居住等形式,它的特征是分散养老。父母养育子女、子女赡养父母。因为养老不单是物质上的而且是精神上的。除了给老年人以生活上的保障外,还要给他们以家庭的温馨。

3. 社区养老　社区养老是家庭养老和社会养老的有机结合,内容为劳务养老由社会承担,精神生活养老由家庭承担,物质方面养老由国家、集体和个人共同承担。社区养老模式的建立,能减轻国家负担、弥补传统家庭养老的不足。

4. 社会养老　社会养老是指老年人晚年生活的经济来源和生活服务由社会提供。例如,老年人的退休金、医疗费、福利费、救助费、生活照料等方面由社会保障机构、敬老院、托老所等提供,它的特征是集中养老。

另外,所谓养老功能的全方位性,就是满足老年人在养老过程中的各方面需求:①物质经济上的供养需求;②生活照料和护理上的需要;③精神支持的需要,包括情感上的慰藉、充实精神生活的娱乐和教育、老年生活调适的心理辅导、应激——应对社会支持等;④保护生命的需要,包括医疗服务和治病药物的使用。我国养老体系功能应兼具物质和精神两重性。老年人的养老生活有各种具体而特殊的需要,涉及医、食、住、行、乐、为、健、学。

"医",是指从老年医学的角度阻止老年人生理功能的病理发展,为患病老人提供有效而方便的医疗措施。社区应建立医疗网站,配备"全科型"医务人员,给行动不便的老年人提供就近医疗服务。"食",是指提供合适的饮食类型和结构,在食品商店、超市等设立符合老年营养学原理的专柜,供应价廉物美的"老年食品"。"住"是指提供适合老年人生理、心理特点的养老住所和环境,其基本特点是舒适、方便、安全。"行"是指公共交通设施应该保证老年人出行的安全、方便和优待。"乐"是指配置老年人娱乐活动的软硬件设置。"为"是指提供机会与场所让老年人发挥特长,力所能及地为社会作贡献,以实现自我价值。"健"是指采取有效措施延缓老年人身体功能的衰退及预防老年人疾病的发生,提高老年人自我保健意识。"学"是指社会大力发展包括老年人再就业职业训练、保健知识辅导等活动,老年人进大专院校学习应不受年龄限制,享受免费、减费和奖励等优待鼓励措施。

我国有各市老年人养老探索模式:如宁波市"政府购买服务"模式;大连市"家庭养老院"模式;北京市"无围墙养老院"模式;上海市"居家养老服务券"模式等。

二、我国老年保健的发展

我国政府对老年工作十分关注,为了加速发展我国老年医疗保健事业,国家颁布和实施了一系列的法律法规和政策,从我国的基本国情出发,建立有中国特色的老年社会保障制度和社会互助制度,建立以家庭养老为基础、社区服务为依托、社会养老为补充的比较完善的以老年福利、生活照料、医疗保健、体育健身、文化教育和法律服务为主要内容的老年服务体系和老年保健模式。

(一) 老年保健发展策略

由于文化背景和各国社会经济条件的差异,不同国家老年保健制度和体系也不尽相同。我国在现有的经济和法律基础上,建立符合我国国情的老年保健制度和体系是老年保健事业的关键,也关系到我国经济发展和社会稳定,需要引起高度重视。在物质、精神方面进行准备并采取切实可行的对策,将总体部署和具体措施紧密结合。

总体战略部署:贯彻全国老龄工作会议精神,构建更加完善的多渠道、多层次、全方位的,即包括政府、社区、家庭和个人共同参与的老年保障体系,进一步形成老年人口寿命延长、生活质量提高、代际关系和谐、社会保障有力的健康老龄化社会的老年服务保健网络。

根据老年保健目标,针对老年人的特点和权益,可将我国的老年保健策略归纳为6个"有所",即"老有所医"、"老有所养"、"老有所乐"、"老有所学"、"老有所为"和"老有所教"。

1. 老有所医——老年人的医疗保健 多数老年人的健康状况随着年龄的增长而下降,健康问题和疾病逐渐增多,可以说"老有所医"关系到老年人的生活质量。

要改善老年人口的医疗状况,就必须首先解决好医疗保障问题。只有深化医疗保健制度的改革,逐步实现社会化的医疗保险,运用立法的手段和国家、集体、个人合理分担的原则,将大多数的公民纳入这一体系中,才能改变目前支付医疗费用的被动局面,真正实现"老有所医"。

2. 老有所养——老年人的生活保障 家庭养老仍然是我国老年人养老的主要方式,但是由于家庭养老功能的逐渐弱化,养老必然由家庭转向社会,特别是社会福利保健机构。建立完善社区老年服务设施和机构,增加养老资金的投入,确保老年人的基本生活和服务保障,将成为老年人安度幸福晚年的重要方面。

3. 老有所乐——老年人的文化生活　老年人在离开劳动生产岗位之前,奉献了自己的一生,因此有权继续享受生活的乐趣。国家、集体和社区都有责任为老年人的"老有所乐"提供条件,积极引导老年人正确和科学地参与社会文化活动,提高身心健康水平和文化修养。"老有所乐"的内容十分广泛,如社区内可建立老年活动站,开展琴棋书画、阅读欣赏、体育文娱活动,饲养鱼虫花草、组织观光旅游、参与社会活动等。

4. 老有所学和老有所为——老年人的发展与成就　老年人虽然在体力和精力上不如青年人和中年人,但在人生岁月中积累了丰富的经验和广博的知识,是社会的宝贵财富。因此,老年人仍然存在着一个继续发展的问题。"老有所学"和"老有所为"是两个彼此相关的不同问题,随着社会的发展,老年人的健康水平逐步提高,这两个问题也就越加显得重要。

(1) 老有所学:自1983年第一所老年大学创立以来,老年大学为老年人提供了一个再学习的机会,也为老年人的社会交往创造了有利的条件。老年学员通过一段时间的学习,精神面貌发生了很大改观,生活变得充实而活跃,身体健康状况也有明显改善。因此,受到老年人的普遍欢迎。老年人可根据自己的兴趣爱好,选择学习内容,如医疗保健、少儿教育、绘画、烹调、缝纫等,这些知识又给老有所为创造了一定的条件,并有助于潜能的发挥。

(2) 老有所为:可分为以下两类。

1) 直接参与社会发展:将自己的知识和经验直接用于社会活动中,如从事各种技术咨询服务、医疗保健服务、人才培养等;

2) 间接参与社会发展:如献计献策、参加社会公益活动、编史或写回忆录,参加家务劳动、支持子女工作等。在人口老龄化日益加剧的今天,不少国家开始出现了劳动力缺乏的问题,老有所为也可在一定程度上缓和这种矛盾;同时,老有所为也为老年人增加了个人收入,对提高老年人在社会和家庭中的地位及进一步改善自身生活质量起到了积极的作用。

5. 老有所教——老年人的教育及精神生活　一般来说,老年群体是相对脆弱的群体,经济脆弱、身体脆弱、心理脆弱。由于经济上分配不公、政治上忽视老人、情感上淡漠老人、观念上歧视老人等都可能造成老年人的心理不平衡,从而不利于代际关系的协调,不利于社会的发展,甚至是造成社会的不安定因素。国内外研究表明,科学的、良好的教育和精神文化生活是老年人生活质量和健康状况的前提和根本保证。因此,社会有责任对老年人进行科学教育,充分利用先进文化武装人、教育人、塑造人、鼓舞人。建立健康的、丰富的、高品位的精神文化生活将会成为21世纪老年人的主要追求。

(二) 老年保健发展面临的问题和对策

当前,老年保健发展面临着严峻的挑战。人口老龄化带给我们最大的难题是日益增多的老年人口的抚养和照料问题,特别是迅速增长的"空巢"、高龄和带病老年人的服务需求,寿命延长与"寿而不康"造成的医疗卫生护理的压力。据统计,全国老年人群慢性疾病患病率达51.8%,高龄老年人是增长最快的一个群体,又是老年人口中的脆弱群体,他们带病生存甚至卧床不起的概率最高。老年群体渴望老有所依,希望得到保健护理、生活照料、精神呵护,然而,我国护理事业的发展与老龄化的需要与国际标准水平相比还存在较大的差距。目前护士成为紧缺型人才,特别是老年保健教育明显滞后,老年保健专科护士的培养几乎是一项空白。显然,这种现状难以满足我国老龄人口的就医保健需求,对于做好适合老年人医疗保健特点的防治工作,对于服务于我国不断增长的老年人口来说,都十分不适应。

因此,我们应借鉴国外的先进经验,积极营造健康老龄化的条件和环境。要扩大护理教育规模,缓解护理人力紧张状况;开设老年护理专业,加强老年保健教育,加快专业护理人才培养,适应老年护理市场的需求;加强老年人常见疾病的防治护理研究,解决好老年人口的就医保健问题;开拓专业护理保健市场,发展老年服务产业;逐步建立以"居家养老为基础、社区服务为依托、机构养老为补充"的养老服务体系。我国养老体系功能应兼具物质和精神两重性,老年人的老年保健生活有各种具体而特殊的需要,涉及医、食、住、行、乐、为、健、学;开发老年保健护理装备、器材,为社区护理和家庭护理保健提供良好的基础条件;真正满足老年群体在日常生活照顾、精神慰藉、临终关怀、紧急救助等方面日益增长的需求。广大医护人员要努力探索、研究和建立我国老年保健护理的理论和技术,构建有中国特色的老年保健理论和实践体系,不断推进我国老年护理保健事业的发展。

(汪　瑾)

第七节　国外老年保健进展

人口老龄化已成为21世纪一个世界性的问题。健康老龄化观点的提出,使老年人的医疗预防保健工作对老年护理的可持续发展问题提出了更高的要求。

一、国外老年护理发展

老年护理作为一门学科最早出现于美国。1900年,老年护理作为一个独立的专业需要被确定下来。至1966年,美国已经形成了较为成熟的老年护理专业。1961年,美国护理协会设立老年护理专科小组,标志着老年护理成为一门独立的学科又向前跨进了一步。1966年,美国护理协会成立老年病护理分会,确立了老年护理专科委员会,老年护理真正成为护理学中一个独立的分支。1975年,开始颁发老年护理专科证书,同时《老年护理杂志》创刊,老年病护理分会更名为老年护理分会,服务范围也由老年患者扩大至老年人群。1976年,美国护理协会提出发展老年护理学,从护理的角度与范畴执行业务活动,关注老年人对现存和潜在健康问题的反应。美国老年护理的发展,对世界各国老年护理的发展起到了积极的推动作用。许多国家的护理院校将老年护理纳入大学护理课程设置,并颁发老年护理学硕士和博士学位证书。美国护理协会每年为成千上万名护理人员颁发老年护理专科证书。

老年护理的发展大致经历了4个时期:1900~1955年为理论前期,这一时期无任何理论作为执行护理业务活动的基础;1955~1965年为理论基础初期,老年护理的理论随着护理学专业的理论和科学研究的进展而开始发展和研究,出版了第一本老年护理教材;1965~1981年为推行老人医疗保险福利制度后期,这一时期老年护理的专业活动与社会活动相结

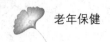

合;1985 年至今是全面完善和发展的时期。

二、国外老年护理组织机构

目前,欧洲是世界上人类寿命最长、人口老化现象发生最早的地区。在北欧,瑞典人平均寿命已达 80 岁以上,政府和卫生行政机构非常重视老年护理服务,不仅投入相当数目的经费,还建立了完善的服务网络。如瑞典在 20 世纪 90 年代初期就建立了健康护理管理委员会(HCB),主要负责家庭护理(nursing care at home)、老人护理院及其他老年护理机构的事务,其中包括精神和智力残障老人的护理。HCB 下设一个中心理事会和 4 个区域办公室。区域办公室根据人们的需要和现有的立法等为本区域所有的老年人提供尽善尽美的医疗和护理服务。每个区域设有一个主任,他们必须定期向委员会经理和理事会汇报工作。同时,每个区域再分为 10 个护理中心,分别负责若干个老人护理院、老人公寓和家庭护理的工作。

HCB 不同类型的护理机构工作方式也不同,如以下几种:

1. **老人护理院**　为了便于提供老年人多样化的活动,护理工作者必须提供 24 小时的护理服务。

2. **短期住所**　短期住所可为那些需要工作或出差,无法在家里照顾老人的人们提供一个机会。

3. **服务公寓**　服务公寓即家庭护理中心,工作人员只负责白天的护理工作。此外,HCB 也被赋予一定的经济权力,负责所有的老年社区护理程序和大量的延续护理工作。

在澳大利亚,有将近 200 多个老年护理评估组,在组与组之间是存在差异的,它们并不是统一的工作安排,全是根据各个地方的老年人情况开展工作,充分做到因地制宜。澳大利亚老年护理基金是由政府通过正常渠道拨付,为老年保健的实施提供了物质基础。目前,澳大利亚老年卫生保健的方式有社区服务、医院服务、护理之家和老年公寓。澳大利亚有老人护理院 1 500 所,可提供床位 75 000 张;老年公寓 1 500 所,可提供床位 65 000 张,政府每年要为这些老年机构提供 25 亿澳元的财政支持。

三、老年护理服务项目与工作内容

北欧地区老年护理服务堪称一流,各国都有组织机构负责老年护理服务工作。如瑞典老年护理工作者在 HCB 机构的领导下,主要承担老年人出院后的延续护理和家庭护理,工作内容包括老年人的起居生活护理和专科护理,其设置的项目为:①帮助亲属;②日间护理;③家庭向导;④伙伴式服务,陪伴并为他们创造机会参加所喜爱的活动;⑤送饭上门,这项服务可将饭菜送到家;⑥安全护理,为老年人安全提供必要的帮助。

完善的护理服务不仅解决了人们许多后顾之忧的社会问题,也使老人们得到了安适的养老环境。

在丹麦、芬兰和瑞典等国,老年护理专业工作者除负责常规的护理工作外,还必须掌握各种功能训练的技术,配合各专业治疗师对患者进行有关功能训练、康复护理和功能评价等。功能训练和评价的内容主要有语言、认知、心理状况,以及床上运动、室内移动、吞咽动作、排泄、入浴、轮椅使用、视觉适应等,如对视觉障碍的老人不仅装配视觉辅助用具,还指导老人进行使用训练,锻炼视觉适应能力,以纠正患者视野偏窄或偏盲的缺陷。通过康复训练与评估,将情况反馈治疗师,以便治疗师及时调整治疗与训练方案,使老年患者得到最大的功能恢复。

开展多种形式的社区护理,如日本老人社区护理有 3 种形式:①福利院护理:照顾独居老人,保证老人愉快、健康地生活;②家庭访问护理,主要是护理指导、症状控制、日常生活援助、精神护理等;③老年人保健、咨询服务。日本全国各都府县都建立老年人综合咨询中心,24 小时提供咨询服务。在日本,老年护理的主要设施是特别老人护理之家,这样的大家庭在日本将近有 2 万家。

我国香港地区社区老人护理中心为老人提供了一个集医疗、护理、营养、康复为一体的群体生活。护理中心各种健康资源共享,以帮助老人了解某些慢性病防治方法及健康常识,保证老人不脱离家庭和社会,提高生活自理能力,全面提高生活质量。

四、老年护理工作者的专业要求

在北欧从事老年护理专业的工作者均需接受护理专业或社会工作专业的正规教育,一般具有本科以上学历。此外,护理专业毕业后还需接受 1 年以上的老年护理专科训练。而社会工作专业课程设置除了社会学等人文学科的相关课程外,还包括老年医学、精神伤残学、听力伤残学、沟通与交流、学习与健康等科目,主要为老年社会服务机构或老人护理中心培养经理人员。老年护理工作者需要具备广泛的知识和敬业精神,将以老人护理为中心的观念贯彻始终,他们不仅在家庭访问、老人护理院等机构中完成专业的医护工作,还需与老年人及其家属建立良好的人际关系,给予必要的健康指导和介绍。

五、先进的护理设备器材为完善的服务提供保障

瑞典、丹麦与芬兰等国提供的老年人使用的器械、设备已达到了世界先进的水平。电子技术已应用到老年人的日常生活中,为老人们的生活和护理工作提供了许多方便。各国的老人护理院和老人公寓从老年人的心理需要出发,将居住环境布置得整洁、典雅,趋于家庭化,各项设施均以老人的舒适、安全服务为目标。在老人经常出入的场所都安装有扶手,配置各种助行器,设置无障碍通道。住所里设有只要能触摸键钮即可帮助开关电视机、门、电灯的遥控器,浴室铺有防滑胶垫,还有可用于调节升降高度的洗脸盆和扶手坐位便器。对于行动不便的老人还提供可用于推、坐、洗澡、排便的多功能轮椅。洗手间和房间都设有报警装置,若有需要随时可发出信号请求帮助。对于高龄老人还配置了手表式的定向行踪遥控显示器,可随时了解老人的去向和方位。此外,还设置了老人康乐部、自动洗衣房、理疗室等配套设施。这些配套设施和器材的开发应用,不仅给老年人带来了方便,并能维护其生理、康复功能,还减轻了护理工作者的劳动强度,标志着老年护理的进展。

六、不同国家和地区对老年护理的保障措施

(一) 美国

发展长期护理保险是美国对老年护理的保障措施。

美国主要是通过商业保险的模式,在提供国民基本保障同时,走市场化道路,大力发展

长期护理保险。长期护理保险的保险责任一般包括 3 种护理类型：专业家庭护理、日常家庭护理和中级家庭护理。

（二）德国和日本

建立法定护理保障制度是德国和日本对老年护理的保障措施。

德国以强大的国力为基础，采取了强制护理保险的模式，自 1995 年起，所有参加法定医疗保险的人员都有义务参加社会护理保险。护理保险为需要服务的参保人提供家庭护理，为那些失去自理能力及需要经常性帮助的人支付护理费用。

日本是继德国之后第二个建立法定护理保障制度的国家，2000 年正式实施《公共护理保险法》，目前已经取得了非常好的成效。具体做法是：首先由护理经理评估患者的身体状况，确定服务项目，选择相应的护理服务人员；接着由一个专家委员会对每个个案进行复核，确定被保险人是否有资格获取保险金。

（三）瑞典

以居家养老为目标是瑞典对老年护理的保障措施。

瑞典将提供老年长期照护的责任下放到基层地方政府，给予概括性补助经费预算，通过平衡收支的压力来切实减少机构式服务的使用。同时，有关法律规定，基层地方政府必须保证居住在社区住宅中的老人获得所需服务。

（四）中国香港地区

以"社区照顾"为主导是中国香港地区对老年护理的保障措施。

自 1973 年以来，中国香港地区一直通过家庭照顾及社区志愿服务，让老人尽可能留在社区生活。只有在家庭照顾和社区照顾均不能满足体弱老人的需要时才提供长期院舍服务。中国香港地区目前有 138 支家务助理队、32 个长者综合服务中心、31 个长者日间护理中心、211 个长者活动中心、1 个长者度假中心、4 部长者户外康乐巴士，还有长者优惠计划、日间暂托服务、护老者中心等为老人提供多方位服务。

七、其他

1. 家庭临终关怀服务机构　此服务机构以社区为基础、以家庭为单位开展临终关怀服务，如中国香港地区新港临终关怀居家服务部、中国台湾地区忠孝医院社会服务部等。临终关怀事业在我国的兴起与发展为老年临终患者和家属提供了全方位的社会卫生服务，对于为现代医学治愈无望的临终患者解除痛苦、提高生活质量、维护人的至死尊严起到了积极的作用。

2. 不同的国家应对老年风险采取了不同的措施　此方面有以英国和瑞典为代表的长期护理服务津贴制度，以美国为代表的商业长期护理保险制度，以德国和日本为代表的社会长期护理保险制度。由此可见，全世界对老年人的关注是越来越大。日本早在 1997 年的国会审议便通过了 2000 年起为老年人推行"护理服务保险法"，这从法律上保障了老年护理与服务。

（穆传慧）

第八节 老年保健教育

一、老年保健专业人才培养

我国的老年护理专业教育与北欧相比有较大的差距,目前,几乎没有专门人才。虽然现在许多高等医学院校都已适当调整了课程设置,增设了《老年护理学》及相关的人文学科,但专科护士的培养仍是一项空白。一些医学院校设置了研究老年护理学的硕士专业,但由于对老年护理专业的偏见及其他种种原因,报考的人数极少。因此,应加强媒介宣传,提高人们敬老意识和对老年护理工作的认识。同时,要适应社会和市场经济发展的需求,在高等医学院校设置老年护理专业,有计划地培养一批老年专科护理工作者,有利于我国老年护理事业的开拓与发展。

为填补我国社区护理教育的空白,可通过继续教育,对已取得中专、大专文凭的护士进行社区护理理论学习和在社区护理中心经过实践能力的培养,使之既成为具有社区护理的理论知识,又具有社区护理工作能力的骨干力量。开设社区护理课程,并有社区护理工作者创办的一批老年护理培训学校,以确保老年护理专业人才到位,保证社区老年护理的发展。同时应有计划地在数年内培养出一批较高水平,具有专科、本科学历的社区护理专门人才,为使我国的社区护理教育与国际接轨创造条件。

二、老年保健健康教育

(一)健康教育的目的

1. 加强护理人员的业务学习,提高自身素质 护理人员要加强自身业务素质的修养,业务理论要不断更新、拓宽和加强,同时应学习一些人文科学知识,具备良好的社会交际能力,这样才能更好地与患者进行沟通,才能向患者传播医学保健知识,使健康教育在疾病康复上真正发挥作用。

2. 明确对患者健康教育的目的 让患者达到知、信、行,使他们掌握疾病规律,有利于配合治疗,避免或减少诱发因素,防止疾病复发或引起并发症。所谓"知",是指让患者知道所患疾病的一些知识、检查治疗的目的及护理要点;"信",是指护理人员用丰富的知识帮助和指导患者,让患者感到护士可信;"行",是指利用护理人员的影响力指导患者,让患者将宣教的知识付诸行动。

(二)老年健康教育的方法与实施

1. 针对老年患者不同的文化层次进行个性化的健康教育 老年患者文化层次不同,对健康教育接受能力有较大差异。对求知欲强、接受新知识快、文化层次高的老年患者,可适当根据其需求增加健康教育内容,让患者阅读与疾病有关的小册子、发放健康教育处方等文字材料做补充,并从生理、心理、社会等身心健康问题的发生原因、影响因素、预防并发症,以及自我保健等进行双向宣教。对文化层次低的患者进行健康教育时要求家属一起参加,以更好地帮助其理解宣教内容,语言要通俗易懂、内容要少而精,可采用示范性操作,重点内容反复讲解并让其复述,以便加深记忆。

2. 深入社区加强老年人的健康教育,增强其自我保护意识 深入社区,加强老年健康教育是目前及将来重要的服务项目,主要有以下3种形式:①举办专场讲座,内容简单易懂,讲解形象生动;②随机性教育,护士在执行各项操作时,边实施边讲解,使患者易于接受和记忆;③示范性教育,针对老年人对医学知识的认识不同,对某些技术的操作过程给予示范,并在社区建立健康登记卡,以引起社区住户的重视,同时便于医生了解管辖区人员健康情况,对曾患过疾病者,建立病历,并根据具体情况,采取定期电话或登门随访。

3. 教育内容要重点突出,采用阶段性教育 老年人的记忆力、理解能力的降低,对其传授所有的内容是不可能的,且患者也难以接受。因此,护士可将有关健康教育内容采用阶段性教育方式进行教育。首先根据具体病情,突出重点,选择实用的内容,做阶段性传授。患者从入院到出院,经历不同的阶段,护士要抓住时机,针对性地开展健康教育,如外科的老年患者可通过入院指导、术前指导、术中配合、术后指导、出院康复指导等各阶段进行有针对性的健康教育。对患有慢性病的老年患者可根据疾病的发展过程进行针对性的教育。

4. 提供心理精神服务 老年人因为离开工作岗位,与社会各方面联系减少,心理变化较大,同时由于社会因素也会导致老年人心理障碍。针对老年人的心理状态及心理问题产生的原因,结合老年人的知识层次、性格特点,进行有针对性的疏导,鼓励其积极参加一些力所能及的社会工作,帮助他们重新实现自我价值。

5. 老年人日常保健教育

(1)保持乐观精神,培养健康的心理:老年人对生活要充满信心,尽量做到性情豪爽,心胸开阔,情绪乐观,尽量发挥自己在知识、经验、技能、智力及特长上的优势,寻找新的生活乐趣。

(2)拓展丰富多彩的生活空间:老年人应当根据自身身体条件和兴趣爱好,把生活内容安排得充实些,如练书法、学绘画、种花草、养禽鸟、读书报、看影视等,这样既可舒展心灵,又能珍惜时光、学习新知识,使生活更有意义。

(3)善于摆脱烦恼,保持心情愉悦:面对生活中的烦恼事,不必心绪不安,更不要处于郁闷状态,而要通过各种途径把坏情绪及时释放出来。对于外界名利之事要善于超脱,对家务事不要操劳过度,让自己保持一份好心情。

(4)注意饮食营养,加强体育锻炼:一个人拥有健康的身体更能保证心理健康。老年人平时要多摄取优质蛋白质,多食用富含维生素、低脂肪的食物,如瘦肉、奶类、蛋类、豆制品及莲子、桂圆等。老年人还应选择适宜的运动项目,如散步、慢跑、打拳、做操等,强度以感觉舒适为度。

(5)重视人际关系和心理交流:老年人既要注意联系老朋友,又要善交新朋友,要经常和好友聊天谈心,交流思想感情,做到生活上互相关心体贴,思想上沟通交流,在集体活动和人际交往中取长补短,汲取生活营养,使自己心情舒畅,生活愉快。

老年患者往往记忆力减退,适应能力、理解能力较差。我们在做老年患者健康教育工作时,要因人而异,采用不同形式、反复多次强调,不厌其烦,设法消除其失落、孤独感,注重实效,提高其对疾病康复的信心,对老年患者的疾病康复起到积极的促进作用。因此,我们认为:老年患者的健康教育不同于一般患者,有其自身的特点,反复、细致的健康教育对老年人来说尤为重要。我们在健康教育过程中一定要因人而异,不断探索新的方法,使老年患者的健康教育工作取得更大成功。

(穆传慧)

[案例分析与思考题]

1. 丁某,67岁,子女均在外地工作。原本兴趣广泛,经常会参与社区活动的她,在半年前,因老伴患病离世,对她打击非常大,情绪很差,对什么都提不起兴趣,不愿接触外面的世界,显得很颓废、很焦虑。最近1周来,丁某总是感觉自己胸闷不适,担心自己患上心脏病,于是到医院检查,排除了心脏病的可能。

请解答:(1) 请分析该老人可能出现了什么问题?

(2) 你认为该老人现属于老年保健的哪一类人群?

(3) 你怎么做好该老人的心理保健?

2. 张某,男,81岁,独居。因偏瘫、行动不便,平时在家卧病在床。其配偶,王某,79岁,长期照料张某起居生活,其健康状况也较差。子女因工作繁忙,无法经常陪伴老人。

请解答:根据以上情况,分析应以哪类养老方式能够解决此类养老问题?

3. 简述老年保健的原则。

4. 简述老年保健的主要任务。

5. 简述健康老龄化和积极老龄化的目的。

6. 简述健康老龄化和积极老龄化的内涵。

7. 简述我国老年人养老的发展分类。

8. 简述我国老年保健发展策略。

9. 简述自我保健特点。

10. 老年人行为促进可分为哪几类?

11. 美国和日本对老年护理的保障措施有哪些?

12. 简述老年健康教育的目的与实施措施。

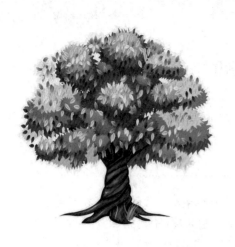

第二章
老年人日常生活保健

第一节 饮食与营养

步入老年后总的生理特点是代谢功能降低,表现为基础代谢降低、体内脂肪组织增加、肌肉萎缩、体内水分减少、骨密度降低、咀嚼力和胃肠道功能减退、内脏器官功能随年龄的增长而呈现不同程度的下降,导致老年人容易发生疾病。因此,护理人员了解老年人生理代谢的特点,有助于维护和促进老年人的身体健康。

据文献报道,80%以上的老年人存在不同程度的营养问题,其中以矿物质元素和维生素不足或缺乏最为突出;其次为肥胖。这些营养问题已成为影响老年人健康的主要因素之一。

一、老年人的营养需求

根据老年人的生理特性,各项营养需求如下。

1. 碳水化合物 碳水化合物是热量的主要来源,占总热量的55%～65%。大米、面粉、杂粮中的淀粉和食糖是常见的碳水化合物。老年人的饮食中不宜含过多的蔗糖,因为它会促使血脂含量增高,对老年人健康不利,若吃得过多,还会影响其他营养素的平衡。果糖对老年人最为适宜,因此,老年人应适当摄入含果糖较多的各种水果和蜂蜜。

2. 蛋白质 原则上应该是以优质低蛋白为宜。因为老年人的体内代谢过程以分解代谢为主,需要较为丰富的蛋白质来补充组织蛋白的消耗。但由于其体内的胃胰蛋白酶分泌减少,过多的蛋白质可加重老年人消化系统和肾脏的负担,因此每天的蛋白质摄入不宜过多,蛋白质供给能量应占总热量的15%。同时应供给的优质蛋白应占摄取蛋白质总量的50%以上,如瘦肉、蛋、乳及豆制品,其蛋白质含有丰富的氨基酸。

3. 脂肪 老年人每日脂肪摄入量应限制在总能量的20%～25%。尽量选用胆固醇较少而含不饱和脂肪酸较多的食物,如瘦肉、鱼、禽、花生油、豆油、菜油、玉米油等。尽量避免猪油、肥肉、酥油、蛋黄、动物脑、肝脏等食物,否则不利于消化,且对心血管和肝脏均不利。

4. 微量元素 老年人容易发生钙代谢的负平衡,要适当多补充钙、磷、铁、碘等微量元素。奶类、虾皮、海带中含钙丰富;鱼、肉、蛋、奶、豆类中磷含量较高;动物肝脏、蛋黄、鱼及水产品中铁含量较多,可根据情况选用;海带、紫菜中钾、钙、铁的含量较多,对防治高血压、动脉硬化有益。经常选用淡菜、海带、蘑菇、花生、核桃、芝麻等则可增加必需的微量元素锌、硒、铜等的摄入量,有助于防治高血压和动脉硬化。

5. 维生素　维生素在维持身体健康、调节生理功能、增强机体抵抗力、延缓衰老过程中起着极其重要的作用。故老年人应多吃富含维生素的食物,如维生素 A、维生素 B_1、维生素 B_2、维生素 C 的饮食,特别是维生素 B 族能增加老年人的食欲。蔬菜和水果可增加维生素的摄入,且对于老年人有较好的通便功能。

6. 膳食纤维　膳食纤维主要包括淀粉以外的多糖,存在于谷、薯、豆、蔬果类等食物中。这些虽然不被人体所吸收,但在帮助通便、吸附由细菌分解胆酸等而生成的致癌物质、促进胆固醇的代谢、防止心血管疾病、降低餐后血糖和防止热量摄入过多方面,起着重要的作用。老年人的摄入量以每天 30 g 为宜。

7. 水分　老年人因结肠、直肠的肌肉萎缩,肠道中黏液分泌减少,很容易发生便秘,严重者还可发生电解质失衡、脱水等。但过多饮水也会增加心、肾功能的负担,因此,老年人每日饮水量一般以 2 000 ml 左右为宜。饮食中可适当增加汤羹类食品,既能补充营养、帮助消化,又可补充相应的水分。

二、老年人的饮食原则

1. 选择平衡膳食　保持营养平衡,吃多种多样的食物才能利用食物营养素互补的作用,达到全面营养的目的。但米、面这类食物含碳水化合物较多,容易造成身体肥胖,而老人因过胖会有三高的风险,所以要适当限制热量的摄入,少吃脂肪和碳水化合物,保证足够的优质蛋白(蛋白质来源注重高质量,以豆制品为好,适当摄入动物蛋白),低脂肪(少吃动物性脂肪),低糖,低盐(每日食盐量不超过 6 g),高维生素和高纤维素(多吃深色和绿色蔬菜、水果)和适量的含钙、铁的食物。主食中包括一定量的粗杂粮,粗杂粮包括全麦面、玉米、小米、荞麦、燕麦等,它比精粮含有更多的维生素、矿物质和膳食纤维。

2. 养成良好习惯

(1) 少量多餐:老年人由于咀嚼及吞咽能力下降,故应一天进餐 5～6 次,饮食有规律。

(2) 定时定量:老年人每餐应以八九分饱为宜,尤其是晚餐,以免影响睡眠。食物种类应多样化。两餐之间可以增加适量的点心或温热的饮料。

(3) 易于消化:老年人宜选择软的、熟的、松散的、清淡的、多水的食物,饭菜准备每日至少一个汤菜,除了可以帮助老年人补充水分,还可以促进消化。但是餐后 2 个小时内要少喝水,否则会稀释消化液,造成消化不良。

(4) 清淡少盐:老年人口感宜清淡,少用各种含钠高的酱料,避免过多的钠摄入而引起高血压。

(5) 切忌暴食:老年人消化功能减退,连续的暴饮暴食会造成肠胃疾病,同时也会增加心脏的负担。所以老年人进食应细嚼慢咽,延长自己吃饭的时间,也能帮助消化。

(6) 适量运动:饭后不要立刻躺下睡觉,或者坐着工作,而是要先保持身体站立,走走路。俗话说,饭后走一走,能活九十九。但是饭后不能剧烈运动,因为剧烈运动会使消化系统停止工作,反而造成消化不良。

3. 注意烹调方法　烹调方法要适合老年人的特点,一般可采用如下方法。

(1) 选择用油少的烹调方式,如蒸、煮、炖、焯,避免摄入过多的脂肪而导致肥胖。

（2）老年人因咀嚼、消化吸收功能低下，故蔬菜要切细，肉类可做成肉末，烹饪方法宜采用煮或炖，使食物变软易于消化。

（3）老年人因吞咽功能低下，故宜选择黏稠度较高的食物，以减慢吞咽的速度，避免因食物过稀而引起呛咳。

（4）老年人因味觉、嗅觉等感觉功能低下，喜吃味道浓的食物，而这些食物往往过咸或过甜，对健康不利，所以烹调时可用醋、姜、蒜等调料来增味。老年人味觉、食欲较差，吃东西常觉得缺滋少味。因此，做饭菜要注意色、香、味。

三、老年人饮食注意事项

1. 食物多样，清淡饮食，营养素全，搭配合理

（1）供给老人优质蛋白、低脂肪、低糖、低盐、高维生素和适量含钙、铁的食物；主食也提倡米、面和杂粮混食；副食注意控制盐和腌制食物的摄入。

（2）饮食清淡的特点是不油腻、不太咸、不过甜、无刺激性调味品，食物口感清爽、易消化。

（3）为老年人选择食物原料要荤素搭配，注意食物的质量、颜色、味道鲜美；每日应摄入不少于 300 g 蔬菜和 100 g 水果。优质蛋白质应保证每日总量不少于 150～200 g。每日喝一杯奶和常吃豆类食品，可提供丰富的钙、磷及部分维生素和蛋白质。食物须有较丰富的膳食纤维，健康的老人每日的摄入盐量应控制在 10 g 以内。

（4）选择的食物要易于咀嚼和消化吸收，由于老年人牙齿缺损、咀嚼肌的张力低下，因此，蔬菜要切细；肉类最好制成肉馅或将肉的纤维横向切断；尽量使用清蒸或炖煮、红烧的烹制方法；少吃油炸、烧烤等比较硬的不易消化的食物。

2. 促进老年人食欲的具体措施

（1）护理人员须为老年人建立良好的进餐环境：①进餐时室内环境要清洁，不要有异味，室内必要时要通风换气；②老年人的餐桌、凳椅要擦净，不要有水渍和污渍；③根据老年人所吃的食品和习惯准备好餐具，餐具尽量定人使用，用后要清洗，集体用餐的餐具要注意消毒；④创造与其他老年人交流的机会，有条件让老人与大家共同进餐。

（2）护理人员须帮助老年人采取正确的进餐姿势：①进餐时要保持老年人上半身挺直，身体稍向前倾；②对不能下床的老年人应扶住老年人取坐位或半坐位，身体背后及周围用棉被、软枕固定后，再协助老年人进餐；③对坐起有困难的老年人，应尽可能将老年人的头胸部用软枕抬高或摇高床头 30°～50°；④对于完全不能抬高上半身的老年人，应尽可能为老年人采取侧卧位使头部向前倾斜。

（3）护理人员须了解老年人饮食习惯，促进其合理膳食；了解老年人每日进餐次数、每日餐量、每次餐量，根据老年人的饮食习惯选择食物和烹制方法，适当补充蔬菜、水果，经常调换口味，促进老年人的食欲。

（4）护理人员要养成老年人良好的饮食习惯，向老年人说明凡是有营养价值的食物都要食用，不要挑食和偏食，进食要定时定量；进食速度不宜过快；食物的温度要适宜，不宜进食过冷或过热的食物。

（5）护理员应协助老年人每日进行必要的身体锻炼和活动，促进胃肠道消化和大便畅

通,多和老年人说话,在保持心情愉快的状态下进餐。

(王亚华)

第二节　运 动 与 睡 眠

运动是人类存在的根本,贯穿于机体生长、发育、衰老、死亡的全部过程。机体的新陈代谢、生理活动、生化反应都与运动密切相关;运动对机体各个系统都有促进作用,可调节机体处于稳定平衡状态,加强智能和体能的锻炼,对预防心身疾病的发生和发展有重要的意义。

睡眠是最根本也是最重要的休息方式,是休息的继续。通过睡眠可使白天机体的过度消耗等得到修复和补充,也是一种恢复、积累能量的过程。

一、老年人运动的重要性

运动对于老年人来说更是至关重要。由于生理的改变、活动量的减少、肌力减退、全身各脏器的功能逐渐衰退,再加上慢性疾病的困扰,使老年人的健康受到了威胁。如果老年人能坚持适量的运动和锻炼,不仅能延缓衰老过程,而且能增强和改善机体的功能。运动可以调节各系统的功能。据报道凡是健康长寿的老人,都经常坚持运动和锻炼。

1. 神经系统方面　运动可通过肌肉活动刺激、协调大脑皮质兴奋和抑制过程,促进细胞的供氧功能。特别是对脑力工作者,运动可以促进智能的发挥,同时解除大脑疲劳,有助于休息和睡眠。

2. 心血管系统方面　运动可促进血液循环,使血流速度加快,心输出量增加,心肌收缩能力增强,改善心肌缺氧状况,促进冠状动脉侧支循环,血管弹性增加。另外,运动可以降低胆固醇含量,促进脂肪代谢,加强肌肉发育。因此,运动可预防和延缓老年人心血管疾病的发生和发展。

3. 呼吸系统方面　老年人肺活量降低,呼吸功能减退,易患肺部疾病。通过运动提高胸廓活动度,改善肺功能,使更多的氧进入机体与组织交换,保证脏器和组织的需氧量。

4. 消化系统方面　运动可促进胃肠蠕动,消化液分泌增强,有利于消化和吸收,促进机体新陈代谢活动,改善肝、肾功能。患糖尿病的老年人,特别要注意运动,运动是维持正常血糖的必要条件。

5. 肌肉骨骼系统方面　运动可使老年人骨质密度增厚、坚韧性及弹性增大,延缓骨质疏松;加固关节,增加关节灵活性,预防和减少老年性关节炎的发生;运动又可使肌肉纤维变粗、坚韧有力,增加肌肉活动耐力性和灵活性。

6. 其他方面　运动可以保持良好的关节灵活性,增强机体的免疫功能,预防感冒,提高机体的抗病能力。另外,运动可以调动积极的情绪,提高工作和学习的效率。

二、影响老年人运动与安全的因素

运动涉及的身体组织器官是非常广泛的,包括肌肉骨骼系统、神经系统、心血管系统、呼吸系统等。一般正常运动时,生理上需要肌肉张力增加、心率增加、系统性的血管阻力增加、血压上升、心输出量轻微上升等,但老年人有其特殊性,具体表现为以下几个方面。

(一) 心脏血管系统

1. **最大耗氧量下降** 研究证实,老年人活动时的最大耗氧量确有下降,而且会随着年龄的增加而递减。可能的原因是老年人因身体功能受限,造成长期的活动量减少所致。

2. **最大心率下降** 研究发现,当老年人做最大限度的活动时,其最大心率要比成年人来得低。一般来说,老年人的最大心率约为170次/分。老年人的心室壁弹性比成年人弱,导致心室的再充填所需时间延长,因此影响整个心脏功能的运作。以下为卡幅耐(Karvonen)最大心率计算公式及其应用方法:

$$最大心率(THR) = 静息时的心率 + (保留心率 × 可达到最大心率的百分比)$$

$$保留心率 = (220 - 年龄) - (休息时的心率)$$

例如:66岁老先生静息时的心率是73次/分,希望借助运动达到最大心率的50%;所以其 $THR = 73 + \{[(220 - 66) - 73] × 0.5\} = 114$ 次/分。

3. **心搏出量下降** 老化会造成老年人身体的小动脉和大动脉弹性变差,使得老年人的血压收缩值上升,后负荷增加。外周静脉滞留量增加、外周血管阻力增加,也会引起部分老年人出现舒张压升高。所以,老年人增加其运动量,血管扩张能力也下降,引起回心血量减少,造成心搏出量减少。

4. **心输出量下降** 由上可知,老年人因为心输出量减少,最大搏出量减少,当在最大活动量时,会导致心输出量无法上升到预期的那么多。

(二) 肌肉骨骼系统

肌肉质量因为老化而减少,加上肌肉张力下降,使得老年人的骨骼支撑力下降,活动时担心跌倒。老化对骨骼系统的张力、弹性、反应时间,以及执行功能都有负面的影响,这是造成老年人活动量减少的原因之一。

(三) 神经系统

老化的神经系统的改变包罗万象,但是真正对老年人活动所影响的神经因素却因人而异。有一些情形对某些老年人只是造成功能受限,对另一些老年人却可能是严重的功能损伤。老年人因为前庭器官过分敏感,会导致对姿势的改变耐受力下降及平衡感缺失,故老年人应考虑活动的安全性。老化会造成脑组织血流减少、大脑萎缩、运动纤维丧失、神经树突数量减少、神经传导速度变慢,导致对事情的反应时间或反射时间延长。这些会从老年人的姿势、平衡、运动协调、步态中看出。

(四) 其他

老年人常患有多种慢性病,使得老人对于活动弹性和耐受力下降。还有如帕金森病对神经系统的侵犯,造成老年人步态的迟缓,身体平衡感的丧失;骨质疏松症会造成老年人活动能力的受限,且害怕跌倒而造成身体损伤(骨折)。

三、老年人运动的原则

1. **要适合自己** 老年人可以根据自己的年龄、体质状况、场地条件,选择运动项目,控制适当的运动量。体质健壮的可选择运动较大的项目进行锻炼。

2. 要循序渐进 机体通过锻炼,其功能逐步提高。但机体对运动也有一个逐步适应的过程。所以,运动量要由小到大,动作要由简单到复杂,不要急躁冒进,急于求成。

3. 要持之以恒 通过机体锻炼增强体质、防治疾病,要有一个逐步积累的过程,使之逐渐达到目的。一般要坚持数周、数月,甚至数年才能取得效果。在取得疗效以后,仍需坚持锻炼,才能保持和加强效果。所以运动锻炼一定要坚持进行,持之以恒。

4. 运动时间的安排 老年人运动的时间,以每天1～2次,每次半个小时左右,一天运动总时间不超过2小时为宜。运动时间最好选择在早上起床后,因早晨空气新鲜、精神饱满、利于运动;下午或晚上运动时间可按个人情况确定,最好安排在下午3:00～5:00为宜。

5. 运动场地的选择 运动场地尽可能选择空气新鲜、安静清幽的公园、树林、操场、庭院、海滨、湖畔、疗养院(所)等地。对于空气污秽之地、噪声震动之处、人声嘈杂场所,以及车水马龙的市政街道是不适宜作运动场地的。

6. 运动强度的自我监护 运动锻炼要求有足够的而又安全的运动量,这对罹患心血管疾病、呼吸系统疾病和其他慢性疾病的老年人尤为重要。运动时的最高心率可反映机体的最大吸氧力,而吸氧力又是机体对运动员负荷耐受程度的一个指标,因而可通过最高心率来掌握运动量。

最简单方便的监测方法是以运动后的心率作为衡量标准,即:运动后最宜心率(次/分)=170－年龄。身体健康的可用180作被减数,即运动后最高心率(次/分)=180－年龄。计算运动时心率应采用测10秒心率乘以6的方法,而不能用直接测量1分钟的方法。

观察运动量是否适当的方法有:①运动后的心率达到最宜心率。②运动结束后在3分钟内心率恢复到运动前水平,表明运动量太小,应加大运动量;在3～5分钟之间恢复到运动前水平表明运动适宜;在10分钟以上才能恢复者,则表明运动量太大,应减少运动量。

以上监测方法还要结合自我感觉综合判断,如运动时全身热感或微微出汗,运动后感到轻松愉快或稍有疲劳,食欲增进、睡眠良好、精神振作,表示运动适当,效果良好。如运动时身体不发热或无微微出汗,脉搏次数不增或增加不多,则说明运动量尚小,应加大运动量。如果在运动中出现严重的胸闷、气喘、心绞痛或心率反而减慢、心律失常等症状应立即停止运动,并给予治疗;如果运动后感到疲乏不堪、头晕、胸闷、气促、心悸、食欲缺乏、睡眠不甜,说明运动量过大,应减少运动量。

四、老年人活动的方式

老年人要选择合适的体育锻炼,掌握运动的强度和时间,只有科学锻炼,才能增进健康。下面是最适合老年人运动的项目。

1. 散步 散步是最简单易行的运动,既能锻炼身体,又能调节情绪。散步最好是清晨太阳升起后在绿色植物生长的环境中进行,散步的时间、距离和速度因人而异,循序渐进。

2. 慢跑和游泳 对于某些老年人,在身体健康允许的情况下,可适当加大运动强度,但也不可过度。慢跑和游泳都能增强心肺功能,促使肌肉发达。运动时应注意先做好热身运动,以免开始不适应而造成肌肉和韧带的损伤。运动之后不宜马上坐卧休息,应放松一段时间,使心率、呼吸逐渐回复至运动前的水平。

3. 跳舞　随着社会文明的发展,老年人越来越多地参与社会集体性文娱活动,跳舞就是一种时尚。跳舞能把音乐与舞蹈有机结合起来,给人带来轻松愉快的感觉,所以许多老年人比较喜爱这项运动。老年人要注意选择适当节奏的舞曲。运动前,要评估个体情况,如夜间是否休息好,有无头晕、乏力等现象,不能机械地去参加活动。跳舞能促进血液循环,对冠心病、高血压、癌症等疾病有防治的作用。

4. 球类运动　适合老年人球类运动的项目也比较多,如乒乓球、网球、台球、门球、健身球等。球类运动是有趣的健身运动,它既锻炼了肌肉关节力量,又调节大脑皮质的兴奋性以及小脑的灵活性和协调性。球类运动是一个集体的运动项目,对老年人的人际交往有一定的影响,可减轻老年人的孤独和寂寞。

5. 医疗体育　医疗体育(体疗)是指带有医疗性的体育活动,它是治疗疾病、恢复功能的一种康复方法。在医护人员的指导下,首先对老年人疾病的特点和功能进行评估,然后选择体疗项目,确定运动方案、运动强度、运动时间和运动量。通过科学的体育运动,系统地指导和帮助老年人恢复功能,体疗有利于老年人常见病的康复。

6. 打太极拳和气功　这两项体育锻炼是我国传统的民族方式。它静动结合,运动缓慢柔和,许多老年人也比较喜爱这类运动。打太极拳可以调节老年人的心境,全神贯注于锻炼之中,它的运动缓中有急、动中有静、动作优美又有节奏感,老年人也容易把握,长期锻炼可起到祛病延年的作用。气功也深受人们的青睐,中医学对气功健身和预防疾病给予肯定,通过调节机体内的"元气"达到祛病养身的目的。

五、老年人运动的注意事项

1. 餐后不宜立即运动　因为运动可减少对消化系统的血液供应及兴奋交感神经而抑制消化器官功能活动,从而影响消化吸收,甚至导致消化系统疾病的发生。

2. 注意气候变化　老年人对气候适应调节能力较差,夏季高温炎热,户外运动要防止中暑;冬季严寒冰冻,户外活动要防跌跤和伤风感冒。

3. 年老体弱　患有多种慢性病或平时有气喘、心慌、胸闷或全身不适者,应请医生检查,并根据医嘱实施运动,以免发生意外。

4. 下列情况应暂停运动锻炼　如患有急性疾病,平时有心绞痛或呼吸困难,精神受刺激、情绪激动或悲伤之时。

5. 体力劳动不能完全取代运动锻炼　体力劳动是运动的组成部分,但由于体力劳动往往局限于身体某些部位,不能使身体各部位得到均衡运动,所以体力劳动不能完全代替运动锻炼。

六、睡眠

老年人的睡眠时间一般比青壮年少,每天6小时左右。有许多因素可能影响老年人的生活节律而影响睡眠质量,甚至导致失眠,如疼痛、呼吸困难、情绪变化、更换环境、夜尿频繁等,而睡眠质量的下降则可导致烦躁、精神萎靡、食欲缺乏、疲乏无力等不适。以下措施用以帮助老年人改善睡眠质量。

1. 对老年人进行全面评估　找出其睡眠质量下降的原因,进行对因处理。

2. 提供舒适的睡眠环境　调节卧室的光线和温度,保持床褥的干净整洁,并设法维持环境的安静。

3. 养成良好的睡眠习惯　提倡早睡早起、午睡的习惯,使其生活符合人体生物节律。老年人的睡眠存在个体差异,对于已养成特殊睡眠习惯者,不能强迫立即纠正,需要多解释并进行诱导,使其睡眠时间尽量正常化。限制白天睡眠时间在 1 小时左右,同时注意缩短卧床时间,以保证夜间睡眠质量。

4. 养成睡前好习惯　晚餐避免吃得过饱,睡前不饮用咖啡、酒或大量饮水,并提醒老年人于睡前如厕,以免夜尿多而干扰睡眠。

5. 情绪对老年人的睡眠影响很大　由于老年人思考问题比较专一,又比较固执,遇到问题会反复考虑而影响睡眠,尤其是内向型的老年人,所以应注意调整其情绪,有些问题和事情不宜在晚间告诉老年人。

6. 向老年人宣传规律锻炼对促进睡眠的重要性　指导老年人坚持参加力所能及的日间活动。

7. 合理休息　老年人需要较多的休息,但要注意休息的质量。如看电视是一种调节性休息,但不宜时间过长,如果持续时间过长,不仅达不到休息的目的,反而会增加疲劳感。因此,合理的休息应穿插于整天的活动中。

8. 注意用药　镇静剂虽可帮助睡眠,但有许多不良反应,故应尽量使用其他方法帮助入睡。确因入睡困难而需要使用镇静剂时,应在医生指导下用药,不要自行服用。

(倪　英)

第三节　排泄与舒适

机体要维持正常的生理功能,需要不断地进行新陈代谢,而新陈代谢过程中所产生的废物则通过排泄的方式排出体外。人体主要通过皮肤、呼吸道、消化道和泌尿道 4 条途径排泄废物,其中消化道是主要的排泄途径之一。老年人由于受许多因素直接或间接的影响,排便活动容易出现问题。本节主要论述老年人便秘及其护理,并对排尿及皮肤舒适的护理也进行一定的论述。

一、排便异常的护理

(一) 定义

便秘(constipation)是指正常的排便形态改变,大便次数减少,粪便干硬,排便困难,并需要用力排完后尚有残便感。据临床观察,65 岁以上的老年人中,至少有1/5 经常便秘。便秘不仅影响老年人的正常生理功能,还影响老年人的生活质量。临床上常可见到便秘导致的心、脑疾病患者的病情变化,甚至猝死。因此,重视老年人便秘的防治非常重要。

(二) 便秘的原因及分型

根据胃肠道系统有无器质性病变可将便秘分为功能性(原发性)和器质性(继发性)便秘。

1. **功能性便秘**　功能性便秘占老年便秘患者的大多数,是指无器质性病变,可能与饮食、药物、化学因素等有关。常见原因如下。

(1) 饮食与排便习惯不良:老年人牙齿松动脱落,影响饮食习惯,导致饮食量太少,饮食精细,食物中纤维素少,不能对胃肠道产生有效的刺激;胃—结肠反射减弱及肠内压不足,则排便反射也随之减弱;饮水过少时粪便干硬也可引起便秘;缺乏锻炼、运动量不足,导致流向肠道的血液循环减少,肠蠕动减弱;或由于厕所不清洁,以及旅行、住院等环境因素造成饮食及排便习惯改变,产生意识性抑制排便等,均可导致便秘。

(2) 生理功能退行性改变:老年人消化系统功能减退,胃酸及各种消化酶减少,消化器官及肌肉萎缩,胃肠松弛无力,造成排便动力缺乏及肠蠕动功能减弱,发生排便困难和便秘。

(3) 长期卧床,使用便盆:因卧床排便所需的腹压增高,易导致排便困难。

2. **器质性便秘**

(1) 胃肠道梗阻或蠕动异常:常由消化道狭窄或梗阻、肠道神经或肌肉功能异常等引起。

(2) 医源性便秘:引起医源性便秘的原因常有两种:①药物性;②手术创伤。

(3) 精神、神经性便秘:中枢神经系统病变,如脑肿瘤、帕金森病、骶神经或脊髓损伤、神经性厌食等,使排便反射受抑制,产生便秘。

(三) 护理干预

1. **护理目标**

(1) 患者能找出并避免生活中引起便秘的因素,便秘症状减轻,排便状况恢复正常,且能与日常活动协调。

(2) 患者的大便形态、粪便性状接近或恢复到健康时的状况,伴随症状减轻甚至消除。

(3) 患者减少对药物的依赖,药物治疗的次数及剂量减少,甚至停止服用。

(4) 将便秘所引发的问题减至最低程度,甚至完全解决。

(5) 患者及家属学会寻找信息源,且能描述引起便秘的危险因素。

2. **护理措施**　在积极进行病因治疗的同时,采取措施改善便秘症状。一般护理措施包括:改变不良生活方式、合理安排膳食、鼓励患者适当运动。便秘的一些特殊护理措施如下。

(1) 用药护理:可短期辅助应用一些药物。使用药物的原则如下:一般不宜经常使用;刺激性强的泻药少用为宜;口服泻药对直肠下端粪块堵塞者无效,需灌肠治疗;对伴有腹痛者,在诊断尚未明确之前,不可滥用泻药,应遵医嘱给予口服缓泻药;缓泻剂可使粪便中的水分含量增加,加快肠蠕动,加速肠内容物的运行,从而起到导泻作用,如以下几种。

1) 蜂蜜:20~30 ml,温开水溶化,清晨空腹饮用,营养丰富,润肠滋燥。

2) 甘油、液状石蜡或香油:10~20 ml,每晚睡前服。口服后6~8小时后发生作用。长期使用影响脂溶性维生素的吸收。此剂还易从肛门漏出,引起瘙痒、污染衣裤,只可短期使用。

3) 番泻叶:取3~5 g,每晚用沸水泡汁服用。仅作用于结肠或远端回肠,服用后8~10小时起效。

4) 酚酞:又名果导,0.1 g,每晚睡前服。导泻较温和,服药后4~8小时排出软便。酚酞部分由胆汁排泄,肠内再吸收形成肝循环,故一次给药作用可维持3~4天。

5)西沙比利:胃肠道动力药,主要用于与运动功能失调有关的假性肠梗阻导致的推进性蠕动不足,以及慢性便秘患者的长期治疗。早餐前及睡前服,1周内常可使便秘症状改善。严重便秘患者理想的治疗结果需2~3个月。

以上用药,可根据患者体质及便秘情况适量加减,但要注意观察药物疗效。一般泻药口服后需6~8小时发生作用,故较合理的服药时间应为睡前,这样,次晨起床后或早餐后排便,更符合生理要求。

使用缓泻剂可暂时解除便秘,但长期使用或滥用又常成为导致慢性便秘的主要原因。其机制是服用缓泻剂后结肠内容物被彻底排空,随后几天无足量粪便刺激正常排便,没有排便又再次使用缓泻剂。如此反复,结果使结肠的正常排便反射失去作用。反射减少,造成结肠扩张迟缓。这样,结肠就只能对缓泻剂、栓剂、灌肠等强烈刺激作出反应,产生对缓泻剂的生理依赖,失去正常排便的功能,导致慢性便秘。

6)使用简易通便器:常用开塞露、甘油等。作用机制是软化粪便,润滑肠壁,刺激肠蠕动而促进排便。开塞露:由50%甘油或山梨醇制成。先挤出少许药液起润滑作用,然后将药液由肛门挤入直肠内,嘱患者忍耐5~10分钟,以刺激肠蠕动,软化粪便,利于排出。

(2)灌肠:以上方法无效时,遵医嘱给予灌肠。灌肠法治疗便秘,具有立竿见影之效,但灌肠也应少用为宜。老年人采用灌肠法需根据便秘的严重程度及全身状况等,选择和配制不同性质和作用的灌肠液。常用的有:生理盐水;甘油或液状石蜡;"1,2,3"灌肠液等。灌肠应注意下列事项。

1)灌肠时,大肠可吸收一些水分,因此若反复使用清水或盐水灌肠,会导致水、电解质失衡。特别是心、肾灌流量异常的老人,用清水灌肠时尤应注意。

2)不可重复采用大量低渗溶液灌肠,因其可增加血容量,引起水中毒反应,导致软弱无力、多汗、苍白、呕吐、咳嗽、眩晕等症状。

3)灌肠溶液温度应略高于体温,为40~43℃,过高可损伤肠黏膜,过低可导致肠痉挛。用量500~1 000 ml。

4)肛管插入长度为10~50 cm。遇阻力,可先灌入少量液体,然后拔出少许,转动一下再行插入。

5)灌肠筒内液面应距患者45~60 cm,溶液慢慢流入。一般全部溶液于5~10分钟灌注完毕。

6)灌肠毕嘱患者尽量保留溶液5~10分钟后再排便,以达到较好效果。

(3)针灸疗法:中医针灸疗法可以通过经络系统调节全身状况,调节支配胃肠的自主神经系统功能,促进肠蠕动,导致排便。

(4)心理护理:功能性便秘的患者应向其详细解释排便的机制,使之保持乐观的精神状态,减轻患者精神、心理不安与恐惧。尤其要强调"自我暗示法",使之了解意识对排便的重要影响,避免抑制便意。

(5)病情观察:密切观察便秘的伴随症状,积极寻找病因与诱因;观察患者目前是否养成正确的排便习惯、排便的状况、粪便的性质与量,观察治疗护理效果,作好评价。

3. 健康教育　预防和改变便秘症状主要应从改变不良生活方式、合理安排饮食、适当运动,以及正确应用药物等方面进行。

(1)改变不良生活方式:教育老年人建立良好的生活习惯,使生活有规律。便意和排便反射可受大脑皮质控制,一般情况下,不能随意抑制便意而影响正常排便;照看者则应为老年人提供适当的排便环境。

1）提供适当的排便环境:尽量避免患者受厕所环境及外界因素的影响。

2）帮助患者重建正常的排便习惯:与患者共同制订按时排便表,选择一个适合自身排便的时间。卧床患者按时给予便器,不随意使用缓泻剂及灌肠等方法。

3）选取适当的排便姿势:床上使用便器时,除非有特别禁忌,最好采取坐姿或抬高床头,利用重力作用增加腹内压促进排便。病情允许时让患者下床上厕所排便。对手术患者,在手术前有计划地训练其在床上使用便器。

（2）合理安排膳食

1）合理搭配饮食:每日摄取的热量中,合理安排脂肪、蛋白质、碳水化合物（糖类）三者的比例。

2）多摄取可促进排便的食物和饮料:多食用蔬菜、水果、粗粮等高纤维食物,如芝麻、海带、葡萄、豆类食品等,纤维素有亲水性,能吸收水分,使食物残渣膨胀,形成润滑凝胶,在肠内易推进,刺激肠蠕动,加快残渣对直肠壁的刺激,激发便意和排便反射。多饮水,病情许可时每日液体摄入量不少于 2 000 ml（大约 8 大杯水）。最好晨起饮温开水或温淡盐水 200～300 ml,餐前可饮用开水、蜂蜜、柠檬汁等热饮料。当出汗或某些药物造成水分额外丢失时要另外补充。适当摄取轻泄食物如梅子汁等促进排便,适当食用油脂类的食物。有肠道疾病者采用温和、低渣饮食。

3）其他:提倡老年人多食药膳粥,如核仁粥、黑芝麻粥、松子粥、银耳粥等,既具有滋补作用,又有润肠通便作用,不仅可以治疗便秘,而且可无病先防,有利于老年人健康益寿。

（3）鼓励患者适当活动

1）按个人需要制订规律的活动计划,并协助患者进行运动,如散步、慢跑、做操、打太极拳等。不能活动的老年人应定时进行被动活动,如做床上被动活动,一般每日至少运动 15～20 分钟。

2）指导患者进行增强膈肌、腹肌和盆底部肌肉的运动,以增强肠蠕动和肌张力,促进排便。

3）指导进行腹部环形按摩,排便时用手自右沿结肠解剖位置向左环形按摩,可促使结肠的内容物向下移动,并可增加腹内压,促进排便。指端轻压肛门后端也可促进排便。

（4）正确应用药物:指导老年人出现便秘应及时就诊,切忌自行滥用泻药以至于漏诊。泻药可使肠壁对排便的反应性减弱,形成对泻药的依赖作用,反而使便秘加重。因此一般便秘尽量少用泻药,必要时遵医嘱服缓泻剂或用开塞露等。

二、排尿异常的护理

（一）尿失禁

1. 定义　尿失禁是指尿液不能控制而自行排出。我国成人尿失禁发生率为 28.9%,男、女尿失禁的发生率分别为 25.1% 和 32.4%,以老年人居多。

2. 尿失禁的类型　尿失禁并不是一种独立的疾病,而是某些疾患累及膀胱功能的结果。尿失禁可以是暂时的,这在老年人当中相当常见,如感染、药物作用、精神因素、活动受限、便秘等因素造成的尿失禁。但很多引起暂时性尿失禁的原因往往容易被人们忽视。长期尿失禁按照症状，通常可分为急迫性尿失禁、压力性尿失禁、溢出性尿失禁、反射性尿失禁和功能性尿失禁 5 种。

（1）急迫性尿失禁：指患者在膀胱充盈量较少的情况下，就出现很强烈的尿意，且不能很好地控制，在到达厕所之前尿液就已经流出。多数是由于非自主的膀胱收缩或膀胱逼尿肌不稳定引起。

（2）压力性尿失禁：主要发生在咳嗽、大笑、提重物、打喷嚏等增加腹部压力时，有少量的尿液不自主地流出。主要与盆底肌肉松弛和尿道括约肌力量减弱有关。老年经产妇女由于雌激素水平下降对尿道、阴道产生的影响，以及分娩造成的骨盆底肌肉松弛等原因，易发生此种类型的尿失禁。

（3）溢出性尿失禁：由于膀胱不能完全排空，处于充盈状态，导致尿液不自主地溢出。慢性前列腺增生及尿道狭窄等引起的下尿路梗阻、神经损伤等引起尿潴留后，均会导致溢出性尿失禁。

（4）反射性尿失禁：指在完全上运动神经元性病变时出现不自觉的自发性排尿。

（5）功能性尿失禁：常由于非泌尿生殖系统的因素，如认知功能的障碍、排尿环境及体能等因素的限制导致的尿失禁。

在临床上，有的老年患者尿失禁几种类型同时具备，称为混合性尿失禁。

3. 引起老年人尿失禁的危险因素　尿失禁并非年龄增长的必然结果，但老年人确实要比年轻人更容易发生该症，这是因为老龄带来的生理上的改变影响着正常的排尿活动。随着年龄的增长，导致尿失禁的危险因素也大大增加。

（1）神经精神系统疾病：老年人脑血管意外的发生率远高于年轻人，尿失禁是卒中后严重的并发症。还有部分老年人由于老年性痴呆等原因引起神经性膀胱而发生尿失禁。

（2）雌激素水平下降：尿失禁在老年妇女中有较高的发生率，这是因为女性更年期后雌激素水平下降，作为雌激素的靶器官，膀胱三角区、尿道以及阴道组织萎缩变薄，肌肉张力下降。如果腹部压力增高，膀胱内的压力会超过膀胱出口和尿道阻力，导致尿液外漏，发生尿失禁。

（3）尿路梗阻：男性前列腺增生、下尿路结石阻塞、尿道狭窄或者直肠内有粪便嵌塞等，均可引起下尿路梗阻而造成尿液在膀胱内潴留，最终溢出，发生尿失禁。

（4）逼尿肌或括约肌功能失调：老年人患有急性泌尿系统感染时，也容易出现尿失禁。部分前列腺摘除术后的老年男性或者直肠手术患者，由于手术损伤了尿道外括约肌，引起尿失禁。

（5）药物作用：药物是老年人发生尿失禁的重要原因。例如，镇静安眠药能使老年人的感觉减退；利尿剂引起大量利尿而促使漏尿；具有抗胆碱能不良反应的药物和阿片类药物可使逼尿肌的收缩力减弱，导致充盈性尿失禁等。

（6）其他：老年人全身的健康状况也影响着他们对于排尿的控制。

4. 护理干预　尿失禁是影响老年人身心健康和生活质量的一种常见症状。由于种种原因，人们对于尿失禁缺乏相关的医疗知识和正确的认识，相当大一部分老年尿失禁患者采取一些不正确的方法进行处理，如限制液体摄入、使用尿垫，以及减少社交活动等，但这些方法都不能从根本上解决问题，有些手段甚至对老年人的身心健康有害。作为护理人员，应该正确评估尿失禁患者的症状以及对尿失禁患者生活质量的影响,以便进行专业的护理。尿失禁的评估应包括病史询问、患者生活环境和习惯的评估、全面体检、实验室检查、尿流动力学检查等。

(1) 心理护理:许多有尿失禁的老年人常常被一些负性的情绪所困扰,如恐惧、悲观、被抛弃感、自尊心和自信心受到打击,等等。不少老年人因此不愿意与人沟通,脾气暴躁,试图通过否认和掩盖尿失禁的事实来维持自尊。护理人员在对其进行护理和健康指导时,应当充分理解他们的这种负性情绪反应,要特别注意保护患者的个人隐私,同时评估不同患者的家庭和个人背景,有针对性地开展护理。护士在护理过程中要尊重患者,从而增强他们的自信心;还应加强与患者家属的沟通和联系,使患者取得家庭的支持,更好地康复。

(2) 行为治疗:行为治疗包括骨盆底肌肉运动、膀胱训练、排尿习惯训练,等等,由于此类治疗方法无副作用,又能有效地缓解患者的尿失禁症状,因而成为压力性尿失禁、急迫性尿失禁及其他混合型尿失禁患者的首选治疗方法:

1) 骨盆底肌肉运动(pelvie muscle exercises,PME):主要是通过训练骨盆底肌肉的肌力、耐力及反应力,起到增强骨盆底肌肉的支持功能,从而改善压力性、混合型尿失禁患者的尿急及尿液无法控制等症状。此外,告诉患者避免不良的排尿姿势也很重要。

2) 膀胱再训练(bladder retraining):其先决条件是患者必须意识清楚、有尿感,可用于急迫性尿失禁。护士可为患者制定一个规律的排尿计划,如告诉患者开始每隔30~60分钟去厕所一次排空膀胱,并在此基础上,使患者逐渐增加两次去厕所的间隔时间。有留置导尿的患者进行膀胱再训练时,因夹闭导尿管,告诉其有尿感时开放导尿管10~15分钟,然后尽量延长两次开放导尿管的间隔时间。膀胱再训练可以取得较好的效果,且不受年龄限制。

3) 排尿习惯的训练:可用于对排尿有认知障碍的患者进行训练。

4) 间歇性导尿:使用于残余尿量过多或无法自行解出小便的患者。每隔4小时先诱导患者排尿,再给予导尿,使膀胱定期、规律性地充盈和排空达到或接近生理状态。根据患者的恢复情况逐渐减少导尿次数,延长间隔时间。

护士在指导患者进行行为治疗时,应告诉其不能因为尿失禁而限制饮水,因为少喝水并不能改变尿频,反而会产生脱水、便秘等并发症,对于尿路感染患者的治疗也是不利的。应鼓励患者养成保持每日总摄水量在2~3 L的习惯,告诉患者摄水量包括静脉补充液体、三餐饮食、水果、饮料等,但要指导患者避免摄入一些有利尿作用的饮料,如咖啡、茶、可乐、酒类等。

(3) 防治各种并发症:许多尿失禁的老年患者由于行动不便、无法正确识别排尿等原因,会阴部、臀部皮肤常常处于潮湿状态,极易破损,甚至发生压疮,伤口形成后容易感染不愈。因此,护理人员应做好老年人的生活护理,及时为老人更换被褥、衣服,保持皮肤的清洁干燥,避免此类并发症的发生。

尿失禁患者进行导尿时应特别注意使用无菌的导尿管,并进行无菌操作,避免泌尿系统发生感染,加重患者的尿失禁。

(4) 健康教育

1) 去除诱因:诱因的去除对于尿失禁患者来说意义重大,尤其对于一些暂时性尿失禁患者,可达到治疗和预防症状发生的目的。应全面评估患者尿失禁类型及诱发因素,从而积极治疗和预防。

2) 保持良好的环境:护理人员应尽量将有尿失禁的老年人安排在靠近卫生间的位置;马桶旁和走道应设置扶手并保持过道通畅,避免使用小块的地毯;卫生间内可放置防滑垫,夜间最好保留适当的照明或将照明开关设计在老年人随手可触及的位置等。这样的安排可以使老年人有尿意时可尽快地去厕所排尿,并能有效地防止摔跤等意外的发生。此外,房间的舒适整洁、空气清新有利于老年人保持身心舒适。

(二) 尿潴留

尿潴留是指尿液在膀胱内不能排出,可分为急性和慢性。不同类型的尿潴留患者临床表现存在差异。急性尿潴留是指突然发生的、短时间内的膀胱充盈,尿液无法排出,患者感到尿胀难忍;而慢性尿潴留起病缓慢,患者可无明显表现,有的人只是通过体检或出现其他并发症时而被发现。急性尿潴留可导致急性肾衰竭,而长期的尿潴留可造成输尿管扩张、肾积水,最后导致慢性肾衰竭,并常伴有尿路感染和尿路结石等并发症。

1. **病因** 引起老年人尿潴留的常见原因可分为机械性、神经源性、药物性和其他一些原因。

(1) 机械性:任何原因引起的尿路阻塞、尿道狭窄都可导致尿道机械性梗阻,使尿液无法顺利排出。对老年人而言,最常见的原因为老年男性前列腺增生造成的尿路梗阻。主要症状为进行性排尿困难,随着病情发展,患者可出现残余尿量逐渐增多,发生慢性尿潴留。在感冒、劳累、饮酒、久坐、吃辛辣刺激性食物等诱因存在时,患者可出现急性尿潴留。

(2) 神经源性:中枢神经系统和周围神经系统的器质性及功能性病变可不同程度地影响正常排尿的神经生理反射,也是导致尿潴留的常见原因。

(3) 药物性:很多药物都可引起尿潴留。例如,抗胆碱类药物可使逼尿肌松弛,a 肾上腺素类药物可使括约肌收缩,从而引起尿潴留;不少老年人服用抗高血压、抗心律失常等药物及某些抗抑郁剂都可导致尿潴留的发生。

(4) 其他原因。

2. **护理评估**

(1) 判断患者是否存在尿潴留:进行评估时,首先应确认患者是否有尿潴留存在。一般来说,急性尿潴留患者可表现出下腹部胀痛,有强烈的尿意却无法排尿。体检可发现患者下腹正中隆起,触诊表面光滑而有弹性,叩诊呈浊音。若导尿或耻骨上膀胱穿刺可引流出大量尿液,且患者症状立即缓解,肿块消失可证实诊断。慢性尿潴留主要表现为进行性的排尿困难,患者能够通过逼尿肌收缩或增加腹压而排出部分尿液。当成年人的残余尿量>150 ml时,提示患者存在严重梗阻,必须采取措施进行处理。同时,B超检查还有助于进行尿潴留的病因诊断,如男性患者是否存在前列腺增生等。

(2) 寻找病因和诱因:由于尿潴留只是一种临床症状,因而病因诊断非常重要。体检时应注意尿道口有无狭窄,男性有无前列腺增生、有无直肠肿瘤或粪便嵌塞;女性的盆腔检查有利于对盆腔肌肉的力量、阴道变化、是否存在盆腔器官膨出及括约肌情况作出评估。

护理人员在进行评估时,应注意患者的年龄、性别,详细询问排尿情况,如是否存在排尿费力、尿流分叉、排尿中断、夜尿次数增多,排尿时是否需依靠增加腹压才能将尿液排出等,并应询问过去病史。此外,护士还应评估老年人对于出现尿潴留症状的反应,尿潴留对老年人日常生活的影响程度及患者家属对其支持程度。

3. 治疗原则与护理干预　尿潴留在老年人中并非少见，一些老年人常反复发作急性尿潴留，感到十分痛苦；而慢性尿潴留患者又由于症状进展缓慢，不易被察觉，往往延误治疗而造成肾功能损害，带来更加严重的后果。作为护理人员，应当采取积极的措施，宣传相关知识，对存在尿潴留的老年人进行有效地防止和护理。

（1）心理护理：老年人发生急性尿潴留时，由于症状重，患者及家属常常会感到非常恐慌。作为护理人员，应尽量稳定其情绪，并和医生一起尽快采取措施解除尿潴留。护士在给慢性尿潴留患者进行健康教育时，一方面要使其对于自己的病情加以重视；另一方面，应注意不可造成患者过度紧张，告诉患者只要注意病情观察、定期随访，肾功能损害等严重的并发症是可以避免的。

（2）急性尿潴留的处理：急性尿潴留治疗重点在于尽快排空膀胱中的尿液。首先应消除患者紧张的情绪，提供合适环境，使患者采取适当体位，通过物理疗法，如按摩膀胱区、下腹部热敷、热生理盐水低压灌肠等，缓解尿道括约肌痉挛，增强膀胱逼尿肌功能，并尽量使患者自行排尿。中西医结合治疗时，还可针刺患者相关穴位，如关元、中极、三阴交等促其排尿。

经过上述治疗后仍不能自行排尿的患者，应及时插导尿管或行耻骨上膀胱穿刺引流尿液。导尿时应选用管径较小的导尿管；放置膀胱内潴留尿液时，应注意控制速度，不可过快；对极度充盈的膀胱，应分次放出尿液，每次 300～500 ml，并间隔一定时间，避免患者在一次放出大量尿液后出现出冷汗、面色苍白、低血压、膀胱出血等情况。对于尿潴留时间短、膀胱扩张不严重、导尿后排尿功能可以恢复的患者，可不保留导尿管；反之，则应留置导尿管，接引流袋，留置导尿的时间至少 1 周。

（3）慢性尿潴留的护理：对慢性尿潴留的患者，可告知其养成二次排尿的习惯，这对于逼尿肌收缩无力的患者有一定效果。嘱患者在排尿后，站或坐 2～5 分钟后再次排尿，这样做可增加膀胱的排尿效应，减少残余尿。对二次排尿无反应的患者可采用间歇导尿或留置导尿的方法治疗。

（4）病因治疗：原发病的治疗对尿潴留患者非常重要。前列腺增生的患者，首先通过药物治疗，若药物治疗无效，残余尿量＞60 ml 时，可考虑通过手术切除增生的前列腺；对肿瘤、结石、狭窄等原因引起尿路梗阻造成的尿潴留，均可通过相应的手术去除病因；药物引起者在停止使用该药物后尿潴留可得以纠正。

4. 健康教育

（1）一般指导：护理人员应教育患者定期随访，积极治疗引起尿潴留的原发病，还应告诉患者及家属切不可因为尿潴留而限制饮水，否则可能加重尿路感染、尿路结石等并发症，但饮水时应注意计划性，不可一次摄入过多水分，否则可能诱发尿潴留。护理人员还应教会患者或家属诱发排尿的方法，如听水流声、热毛巾按摩下腹部等，在患者感到不能排尿时可以使用。此外，让患者明确咖啡或热茶等饮料中含有较高的咖啡因，能够刺激排尿和平滑肌收缩，有助于排尿。病情允许的患者在盆浴或洗热水澡后应立即排尿。

（2）去除诱因：在尿潴留的病因中，前列腺增生占了很大比重，这类患者常反复发生急性尿潴留。护士应做好健康宣教工作，告诉患者饮食上注意清淡，忌辛辣刺激，戒烟戒酒；养成良好的生活习惯，不可久坐，也不可过劳，防止便秘和憋尿。去除此类诱因可有效减少尿潴留的发生。对于药物引起者，护士可让患者记下药名，告诉患者今后应禁用或慎用该类药物。

（3）留置导尿的护理：许多慢性尿潴留患者通常通过留置导尿管进行治疗，护士应选择对尿路刺激小的硅胶导尿管，大小应适合患者，无菌操作非常重要，可有效避免泌尿系统感染。护士应加强对导尿管的护理，措施如下：①保持尿道口及周围皮肤的清洁，定时用生理盐水棉球擦拭，去除分泌物；②保持导尿管通畅，防止扭曲、受压；③当患者下床活动时注意集尿袋的高度不应超过耻骨联合水平；④保证集尿系统的封闭性；⑤患者应多喝水，口服维生素C酸化尿液，减少尿路感染、结石的发生，定期更换导尿管，以防导尿管堵塞或与组织粘连；⑥留置导尿期间，应间歇开放引流和训练逼尿肌功能，每4～6小时开放一次，可预防膀胱萎缩。为降低尿路感染的发生率，从根本上说，还是应该积极治疗基础病，尽量缩短留置导尿管的时间。此外，间歇导尿的方法可有效减少尿路感染的发生。

三、舒适的护理

皮肤是人体最大的器官，有着特殊的生理功能。经过几十年的外界刺激，人体的皮肤逐渐老化，生理功能和抵抗力降低，皮肤疾病逐渐增多。因此，做好皮肤护理，保持皮肤清洁，讲究衣着卫生，是老年人日常生活护理必不可少的内容。

（一）与清洁和舒适相关的系统及组织的衰老性改变

1. 皮肤　老年人皮层变薄。表皮和真皮间的接触面积大大减少，损害了对表皮的营养供应，影响了表皮的机械性、屏障和免疫功能，皮肤容易撕裂和起水疱。表皮的更换率从31～90岁减少30%～50%。

2. 附属器官

（1）腺体：小汗腺的数量减少，分泌量减少，加之皮肤血管的减少，使老年人容易中暑。皮脂腺萎缩、皮脂分泌减少，使皮肤尤其是下肢皮肤常常易干燥、易脱落。

（2）神经：皮肤感觉末梢器官的密度降级，老年人的轻触觉、震动觉、两点觉、角膜敏感性、空间敏感性削弱、痛阈升高。

（3）毛发和指、趾甲：毛发生长周期缩短，再生能力降低。老年人头顶区、额部的毛发稀少（属雄激素性脱发）。毛发根部色素细胞合成障碍，头发变灰白。指、趾甲的生长变缓。指、趾甲变厚，逐渐失去光泽，易受到真菌感染。

（4）血循环：毛细血管减少，血液流速减慢，血液供应减少，皮肤损伤后的修复时间延长。

（5）脂肪组织：皮下脂肪数量减少、分布改变。皮下脂肪组织皱缩增加，结缔组织间隔萎缩，产生皱纹。

此外，与皮肤及附属器官关系密切之系统的血管硬化、血液供应减少，促使皮肤和附属器官的老化及皮肤敏感性的提高。

（二）个人卫生

1. 皮肤卫生　指导老年人在日常生活中注意保持皮肤卫生，特别是皱褶部位，如腋下、肛门、外阴等的清洁卫生。沐浴可清除污垢，利于预防皮肤疾病。建议冬季每周沐浴2次，夏季则可每天温水洗浴，合适的水温可促进皮肤的血液循环，改善新陈代谢。要注意避免烫伤和着凉，建议沐浴的室温调节在24～26℃，水温则以40℃左右为宜；沐浴时间以10～15

分钟为宜,时间过长易发生胸闷、晕厥等意外;沐浴时宜选择弱酸性的硼酸皂、羊脂香皂,以保持皮肤 pH 在 5.5 左右;沐浴用的毛巾应柔软,洗时轻轻擦拭,以防损伤皮肤的角质层。在晚间热水泡脚后涂上护肤霜,可预防足部皲裂。已有手足皲裂的老年人可在热水泡手足并涂以护肤霜后,再戴上棉质手套、袜子,穿戴一晚或数小时,起到有效改善皲裂状况的作用。使用药效护肤品时,应观察老年人皮肤能否耐受,有过敏反应者应及时停止使用。皮肤的健康与合理的营养关系密切,在冬令季节,有些老年人的皮肤尤其干燥,容易发生皲裂,除了多食蔬菜、水果,还要适当多食动物肝脏、鸡蛋等含维生素 A 含量丰富的食品和含胶原蛋白丰富的食品,如猪蹄、猪皮、木耳、鸡翅、牛蹄筋、鱼皮。多吃抗氧化食物,如胡萝卜、西红柿、葡萄、红酒、茶,因抗氧化食物可保护人体的皮肤细胞不受紫外线损伤,减缓皮肤的皱纹、老化。有皮肤黏膜破溃、糜烂的老年人,应补充维生素 B 族丰富的食物,如豆类;有皮肤瘙痒症的老年人,除对症治疗外,还应避免酒、葱、蒜、姜、辣椒等有刺激性的食品。

2. 头发与头部皮肤卫生　老年人的头发多干枯、易脱落,做好头发的清洁和保养,可减少头发脱落、焕发活力。应定期洗头,干性头发每周清洗 1 次,油性头发每周清洗 2 次。有条件者可根据自身头皮性质选择合适的洗发护发用品,如用肥皂,皮脂分泌较多者可用温水及中性肥皂;头皮和头发干燥者清洗次数不宜过多,可用多脂皂清洗,头发干后可涂以少许润滑油。芝麻是老年人养护头发的良好理想食品,芝麻除含有大量的蛋白质外,还含有丰富的蛋氨酸和胱氨酸,尤其是黑芝麻的酪氨酸含量很丰富,它是构成黑色素颗粒的基本物质,其数量是决定头发"黑"的程度的重要因素。

3. 指甲　修剪指甲,应在沐浴后,这时指甲较软,便于修剪。平时若要修剪,可先用热水浸泡 10 分钟。修剪前,在肢体下方垫上旧毛巾,注意指、趾甲修剪不能过短。修剪时注意不要碰伤皮肤。在从事家务劳动和洗涤时戴家用的橡胶手套,以保护双手和指甲。

(三) 良好的环境

1. 居室布置　居室整洁卫生,陈设雅致,墙上悬挂书画,室内放置数盆水养性绿叶,既可使周围环境调和,富有生气,又可防止空气过于干燥。

2. 居室温度　保持室内空气新鲜,尤其在寒冷季节,每日要定时通风 2~3 次,以降低空气中细菌污染率。理想的室温在 15~25℃ 之间。老年人对冷、热的适应力低,室温过高或过低都可影响健康。

3. 户外活动　应选择风和日丽的天气,避免日光暴晒,损伤皮肤。

4. 情绪　保持心情舒畅。烦躁或情绪的波动会加重一些皮肤疾患的症状。

(四) 衣着修饰

由于老年人皮肤的特点,其衣着与健康的关系越来越受到关注。老年人的服装选择,首先必须考虑实用性,即是否有利于老年人身体的健康及穿脱是否方便。

1. 保暖功效　老年人体温中枢调节功能降低,尤其是对寒冷的抵抗力和适应力减弱。因此,在寒冷时节要特别注意衣着的保暖功效。

2. 衣料质地的选择　要考虑衣着布料以及脏衣服上脱落表皮分解产物对皮肤的刺激等因素。有些衣料如毛织品、化纤织品,穿起来轻松、柔软、舒适,受到老年人的喜爱。然而,它们对皮肤有一定的刺激性,如果用来制作贴身穿着的内衣,就有可能引起瘙痒、疼痛、红肿或水泡,尤其是化纤织物,其原料是从煤、石油、天然气等高分子化合物或含氮化合物中提取出来的,其中有些成分很可能成为过敏原,一旦接触皮肤,容易引起过敏性皮炎;而且这类织物带有静电,容易吸附空气中的灰尘,易引起支气管哮喘。因此,在选料时要慎重考虑,尤其是内衣,应以透气性和吸湿性较高的纯棉织品为好。

3. 容易穿脱　即使是自理能力有损的老年人,也要尽量鼓励和指导老年人参与穿脱衣服的过程,以尽可能最大限度地保持和发挥其残余功能。因此,服装的设计要注意便于穿脱,如拉链上应配有指环,便于老年人拉动;衣服纽扣不宜过小,以方便系扣;尽量选择前开门式上装,便于老年人穿脱等。

4. 安全舒适　老年人的平衡感降低,应避免穿过长的裙子或裤子以免绊倒,活动时尽量不穿拖鞋。做饭时穿的衣服应避免袖口过宽,以防接触火源而着火。为了舒适,衣服要合身,但不能过紧,更不要压迫胸部。

5. 时尚　要注意关心老年人衣着的社会性。在尊重其生活习惯的基础上,注意衣服的款式要适合其个性以及社会活动需要,衣着色彩要注意选择柔和、不褪色、容易观察是否干净的色调。条件允许者,鼓励老年人的服饰打扮适当考虑流行时尚,如选择有朝气的色调、大方别致的款式以及饰物等。

(倪　英)

第四节　沟通与交流

沟通偏重个人内在的认识、见解、思维、情感等方面互相通气,沟通可以用心,用内心来感受事物。交流是用语言表达自己的意思,交流可以是在没有任何不同看法、持不同观点方之间进行,如文化交流等。沟通则更侧重于有不同看法、不同意见方之间进行,如就某一问题进行沟通。

一、与老年人沟通与交流的步骤与方法

1. 了解老人的情况

(1) 老年人的基本情况:老年人的姓名、年龄、籍贯、称呼、有何爱好与特长、家庭情况、个人经历、生平有何得意之事等。要了解老人的脾气、喜好,可以事先打听或在日后的相互接触中进一步慢慢了解。

(2) 老人们的生活环境:全面地了解他们的生活环境,明白他们是否过得很好,很舒心。随着增龄,老年人对于人情世故的态度也是在不断淡化的,一部分是居于敬老院或养老院的老年人,一部分是因病住院的老年人,封闭的生活环境使他们在内心深处与外部世界产生了隔阂,很多思想观念都与大众不同。所以,要想更好地实现与他们的交际沟通,那就要全面了解他们的生活环境,明白他们过得怎样。

(3) 老年人的健康状况:老年人除了患慢性疾病或严重疾病外,全身许多组织器官功能都衰退,如视力下降、耳鸣、耳聋、注意力不集中、思考能力和理解力大幅下降。因此,在与他们沟通过程中,护理人员必须具备良好的心理素质,要有耐心和爱心。如果老年人听不清,那你就多重复几遍;如果老年人理解不了,那你就应该很有耐心地多加解释,以便更好地实

现相互之间的理解沟通。

2. 语言与非语言交流

(1)说话时要简洁明白:由于老年人都存在着听力下降的问题,所以在交流中,你要充分考虑他们的信息接受能力,说话要清楚明白,尤其是不能使用别人听不懂的方言,因为老年人连最起码的听懂也很难了,更别说把你的方言转化成普通话,再加以理解。

(2)避免运用复杂语言:由于老年人和年轻人有代沟,故向老年人传达想法或是意见时,不要运用复杂的话语,因为他们听不懂,更不能理解。所以话要说得越简单越好,在不影响自己要表达的思想前提下,简单明了地组织语言。

(3)调整自己说话音量:由于老年人的听力不断下降,故我们要不厌其烦地重复自己所说的话,但千万不要冲着老人大喊大叫,否则会很无礼,在很大程度上会伤害到老年人的自尊心。所以,一定要掌握个度,具体应依据实际情况而定。

(4)动作语言是一种很有用的交际用语,在跟老年人的沟通中,如果出现了解决不了的问题,就要学会运用眼神沟通或是手势语来表达你的想法。

3. 实施沟通与交流过程

(1)沟通过程要缓慢、耐心:由于老年人记忆力不好,尤其是近期记忆力,刚跟他说过一件事情,一转眼,老人会忘得一干二净,故不得不多说几遍,在他的脑子里形成深刻的印象,慢慢来,让他一点一点消化,这样才能达到你想要达到的效果。当然,在这期间,你要很有耐心,否则就会前功尽弃。在沟通过程中,你要时刻面带微笑,因为笑容能够带给人一种亲和感,拉近你们之间的距离,以便更好地了解对方,加深沟通。

(2)雇用专业的助手:如果家里有老年人,不知道怎样照顾,或者是根本没时间照顾,此时应请一个专业的助手来帮忙。因为他们知道怎样全面考虑好一位老年人的想法,以更好地解决他们所面临的困难。比如,老年人不舒服了,你只会问他哪里不舒服,而一个专业助手则会问:你是不是胃不舒服?还是头疼?又或者是背酸了?其实差别是挺大的,如果条件允许的话,在家里的老年人找一个这样的助手,以便更好地解决他的生活问题。

二、与老年人沟通与交流的技巧

1. 仪表端庄、举止稳重 护士可从老年人的着装、修饰了解其职业、健康状况、文化等信息;同样,护士的仪表形象,也会影响老年人对护士的印象。由于老年患者住院后常会产生焦虑、恐惧的心理,希望由资历深、技术高的医护人员提供服务。此时,护士端庄的仪表、沉着稳重的举止,可消除老年患者的疑虑。护士要加强自身修养与职业素质的培养,树立良好的公众形象,不断丰富实践经验并灵活应用于临床。

2. 营造舒适的沟通环境 老年患者住院后,孤独感加重的同时会产生恐惧、抑郁和焦虑等心理反应。护士应首先接近患者,了解老年人家庭生活环境和老年人的个性特点,尽可能给患者营造一个轻松、舒适的环境,护理上对患者细致周到,不厌其烦,态度和蔼,耐心倾听患者的倾诉,尽可能对患者及其家属进行健康教育,陪同并指导其做各种辅助检查,使老年患者有住在家里的感觉。

3. 注意尊重老年患者 老年人和任何年龄阶段的人一样,都有自尊心,都需要得到别人的尊重。有的老年人对这方面可能会更敏感,对这种需求也会特别强烈。尤其是在住院后,老年人自卑心理比较明显,突出的要求是被重视、受到尊重。因此,对老年患者尊重的同时,护理人员能获得有效的沟通。护士在工作中可以根据老年人不同的年龄、性别、职业、文化程度等给予患者一个恰当的称呼,也可以坐、站在老人的床边,投以关切的目光、微笑的表情,使老年人的自尊得以体现。

4. 热情关怀、微笑服务 面带微笑是进行沟通的第一步。护士与老年患者交谈时,吐字要清楚,注意力集中在患者身上,交流中力求亲切大方,以热情友善的目光正视患者;注意讲话的方式和态度,要用建议和商量的语气,不要用命令和强迫的语气;在回答与患者病情有关的问题时,在不影响保护性医疗的情况下,适当给予通俗的解释,使患者能正确认识自身的疾病,且不可表现出粗暴、匆忙的态度。护士用真诚的行动与细致周到的护理去取得患者的信任,用幽默的态度去看事情能帮老人度过许多逆境,而健康、愉快的笑容则能密切子女与老年人之间的关系。幽默感能使情绪松弛、清新,最重要的是它能使老年人的生活欢欣鼓舞,情趣盎然。

5. 把握沟通的良好时机 护理人员应抓住每次与老年患者接触的时间,注意观察老年患者的情绪变化,并分析其原因,运用适当的语句与患者进行沟通,护理人员可以利用在床头交接班、晨间护理、晚间护理、入院宣教、院中健康教育、出院指导、肌内注射和输液等护理操作的时间与老年患者进行融洽的沟通。

6. 护理操作技巧的应用 应用精湛的基础护理和专科护理操作技巧赢得老年患者的信赖和配合,在实施各种护理操作时,都要注意掌握无痛性操作技术。在皮内注射、皮下注射、肌内注射、静脉输液等操作时,必须掌握无菌技术操作。护理人员应沉着、冷静、敏捷、娴熟地做好每一项护理操作技术。实际上,护理操作是一种综合性的非语言交流,是维系沟通效果的纽带。熟练的操作技巧可给老年患者留下安全、信任感,同时也能使老年患者的情绪得以平静。

三、与老年人沟通与交流的注意事项

1. 避开隐私 初次见面或者对老人情况不熟悉时,避免谈及老人的隐私问题,以免激起老人内心痛苦或不安。

2. 切忌冲撞 在与老年人交流过程中不要发生言语冲撞,应宽容忍让、耐心倾听,一旦发生争执务必顺从老人。

3. 不要承诺 在为老年人服务时,应尽量满足老人的需求,但不要对老人轻易许诺。

4. 主动交流 老年人由于长期独居,加上以往的一些不愉快的经历可能给老人留下了心理阴影,大多数的老人性格孤僻、古怪。这就需要我们用加倍的热情和耐心,积极主动去接触他们,使他们感到关心。去融化老人的心,取得老年人的信任。

5. 态度和蔼 大部分老年人缺乏安全感,希望得到别人的关怀和接纳,故护理人员脸上应常带微笑,以坦诚的态度与老年人交往,让老年人能感受到你的亲切感,感受到一种真挚的关心。

6. 用心交流 护理人员的眼睛要注视对方眼睛,视线不要游走不定,让老年人觉得你不关注他,同性间可以摸着对方的手交谈。不要让老年人抬起头或远距离跟你说话,那样老年人会感觉你高高在上和难以亲近,应该近距离弯下腰去与老人交谈,老人才会觉得与你平

等,并觉得你重视他。

7. **语言适中** 说话的速度要相对慢些,语调要适中。有些老年人撞聋(弱听),说话则须大声点,但还要关注对方表情和反应,去判断对方需要。运用合适的语速,即语速的快慢、停顿在交流中很重要,快速语速有时可用于尴尬的场面或者岔开话题,以分散老年人的注意力,语速缓慢可以用来思考。说话简洁清晰,适当的幽默,它能更好地帮助与老人增进信任和沟通。

8. **话题选择** 要选择老年人喜爱讨论的话题,如家乡、亲人、年轻时的事,以及电视节目等,避免提及老人不喜欢的话题,也可以先多说一下自己,让老年人信任你后再展开别的话题。

9. **真诚赞赏** 人都渴望自己被肯定,特别是老年人,他们就像小孩一样,喜欢表扬、夸奖、赞扬。所以,护理人员要真诚、仁爱、慷慨地多赞美老年人,让他们心情愉快,保持活跃的谈话气氛。

10. **注意应变** 万一有事谈得不如意或老年人情绪发生变化时,尽量不要劝说,先用手轻拍对方的手或肩膀以示安慰,稳定情绪,然后尽快扯开话题。

11. **要有耐心** 老人家一般都比较唠叨,一点点事可以说很久,你不要表现出任何的不耐烦,要耐心地倾听老人的讲话。选择合适的时机转移话题。

12. **尊重习惯** 护理人员要充分了解老人平时的讲话习惯,语速、语音、语调、喜谈的话语、不想谈的话语,顺应老人,千万不要违背老人的意愿,不要随便更改老人平时的闲谈习惯。

(莫婵萍)

第五节 性需求与性生活指导

随着社会的发展和物质条件的改善,人类的寿命越来越长,老年问题已成为一个比较突出的社会问题,老年人性问题也是其中之一。一个人的生命只有在性的作用下,才表现得异常顽强,人们可通过性生活的满足而达到爱与被爱、尊重与被尊重等较高层次的需求。老年人的性活动往往和生命联系在一起。人体的衰老并不意味着性的全部衰老。因此,老年人需要有适度的、和谐的性生活,它可使老年人生活更充实、愉快,保持年轻健康的体魄,可以使老年人获得第二青春,从而健康长寿。

一、影响老年人性生活的因素

在现实生活中,不少老年人的性生活并不尽如人意。有诸多因素影响老年人过性生活,这些因素来自于老年人自身,或源于社会因素。大致有以下几个方面。

1. 生殖器官衰退

(1)男性的变化:男性表现为阴茎痿软,勃起不坚、不久,睾丸萎缩,性激素分泌减少,性欲下降;射精前分泌物及精液减少,且并非每次的性交都有射精,射精后阴茎较快痿软。

(2)女性的变化:女性表现为外阴、生殖道萎缩,阴道分泌物减少,阴道干涩,子宫和卵巢萎缩,雌性激素分泌减少,性欲淡漠。在性交时产生疼痛的感觉;高潮时间变短。乳房的血管充血反应会减少或消失,这些情况的出现都会导致性交不适,性趣寡然。

2. 老年疾患影响　老年人易患高血压病、冠心病、糖尿病、前列腺炎等,这些疾病在老年人的心理上投下阴影,直接或间接地影响了老年人的性生活。如糖尿病,它对性功能的影响主要表现在阳痿、逆行射精、性欲低下、早泄及生精障碍。糖尿病所致阳痿的发病率为37%～60%,从而影响了性功能。又如前列腺炎长期未能治愈,易导致阳痿、早泄等性功能障碍,影响前列腺分泌功能,进而影响精液液化时间,精子活动力下降,可导致男性不育。

3. 传统观念束缚　有些老年人认为性是年轻人的事,老年人仍有性需求或性生活简直就是"老不正经";不少老年朋友认为自己已步入老年行列,再涉及性问题,会引起子女及亲朋好友的笑话。有的人在思想深处认为性生活是不光彩的事,到老年后,与生殖脱离的性生活更属于无意义的人欲,或把性功能与生殖功能等同起来,认为生殖能力的消失就意味着性功能的丧失,这些观念都影响着老年人的性生活。老年人射精后易伤身、导致身体虚弱;女性在停经后性欲就会停止等。这些观念无形中让老年人对性生活望而却步。

4. 科学知识缺乏　部分老年人缺少科学的性知识,往往把一次射精后阴茎24小时内不能再勃起、生殖器官敏感度降低等正常的生理现象,认为是性功能障碍或丧失。因此,产生不必要的心理负担,成为精神上的抑制因素,逐渐失去了对性生活的信心和兴趣。还有些老年人常因外表的衰老而对本身的性能力失去信心,造成性吸引力淡漠;或由于退休丧失了社会性角色,认为自己应从性生活角色中退出等。诸如此类的观念,影响了老年人对性问题的认知,使老年人的性生活遇到种种阻碍。

5. 社会环境因素　社会上有许多现实的环境与文化因素影响着老年人的性生活。例如,家庭中住房有困难,老人和小孩同居一室;养老机构中房间设置,即使是夫妻同住者的房间也只放置两个单人床;对那些部分或完全丧失自理能力的老年人,多数由其子女照顾,一般很少顾及老年人性方面的需求;老年夫妻由不同的子女进行赡养而长期处于分居状态;相当数量的子女反对寡居的父亲或母亲再婚。

6. 其他多种因素

(1) 药物的不良反应影响:老年人难免有这样或那样的慢性病,要长期服用一些药物,而有些药物长期服用,会降低人的性功能。如抗精神病药物可以抑制阴茎勃起或射精的能力;镇静催眠药物,能抑制个体的性欲;一些抗高血压药物、治疗心脏病药物或部分交感神经阻断剂等会降低性欲,影响性生活。

(2) 饮酒的影响:长期大量饮酒会导致性功能的障碍,甚至少量饮酒也会抑制男性勃起功能。醉酒后多表现为性抑制,甚至不能完成性交。

二、老年人的性需求

在日常生活中老年人性生活的缺失主要是两个方面:第一是身体问题,即疾病的影响;第二是心理问题,即内心感觉烦躁。虽然老年人性激素水平降低,但他们大脑中储存的大量信息和已建立的种种条件反射,仍使他们保持较旺盛的性需求。

在人的许多天性中,性是最原始的快乐源泉。性是人类的基本需要,不会因为疾病或年龄的不同而消失,即使患慢性病的老年人仍应该和有能力享有完美的性生活。健康的性生活包括以许多不同的方式来表达爱及关怀,而不只是性交而已。性生活有两种类型:一是性交型,二是性接触型。对于老年人来说,往往只需要一些浅层的性接触就可以获得性满足。例如,彼此之间的抚摩、接吻、拥抱等接触性性行为。

适度、和谐的性生活对于老年夫妻双方的生理与心理、社会健康都有好处,而且这种好处是日常生活中其他方式所不能取得的。相对于年轻人来说,老年人的性生活更注重其相互安慰、相互照料等精神方面的属性。性生活会使老年夫妻双方更多地交流感情,产生相依为命的感觉,使老年人的晚年生活变得丰富,从而有效地减少孤独、寂寞、空虚等影响寿命的不良情绪。

性快乐可以消除老年人的自卑心理。老年人思虑最多的就是自己的衰老,老化现象让老年人无法跨越这种心理上的巨壑。但性活动和由性活动带来的快乐却能使他们增强自信。性冲动可以证明他们的健康状况良好,身体功能正常,心理没有改变。性生活使他们意识到,自己性能量衰弱的速度比他们想象的要乐观得多,从而树立对自己性能力的信心,让人获得难以言说的自豪感和成就感。

性快乐能使老年人的情绪稳定。老年人的心理波动呈现着非常奇妙的无规则的曲线图,这种曲线蕴含的机制极为复杂,难以破译。年轻人心理波动基本有迹可循,或来自工作上的,或来自经济上的,或因为情感上的。但老年人的心理波动难以捉摸,他们对世事敏感的程度令人难以想象。而性快乐至少可以使他们获得一种心理平衡,这是很重要的一种老年心理慰藉方式,比任何说教都管用。

性快乐本身能给人带来身体和心理上的快乐,同时对健康也是有益的。性生活不但可改善心血管系统的功能状态,减少心血管疾病和脑卒中的发生,还可以增强人的免疫系统功能,甚至可减少感冒及某些肿瘤性疾病的发生。

性快乐不但可以驱赶老年人的寂寞、孤独心理,还能获得情感的满足。性对年轻人来说,或许更多来自身体上的冲动,而对老年人来说,更多则是心理上和情感上的一种需要。一个老年人沉浸在性的快乐和持续回味这样的快乐,既增加了生活的乐趣,也弥补了他们感情上时常出现的空虚。

三、老年人性生活的指导

1. 性生活观念指导

(1)树立正确观念:应对老年人、照顾者进行有针对性的性健康观念教育,正视老年人的性需求,帮助他们树立正确的性观念。

(2)彼此取得信任:鼓励和促进老年人与其配偶或性伴侣间的沟通,只有彼此之间坦诚相对,相互理解和信任,才能让老年人对于正常的性生活充满信心。

(3)保持健康心态:防止老年"衰败心理",过早关闭"性福"大门,造成"心老性先衰"。老年人要保持"我还年轻"的健康心理。另外,性生活时,要顺其自然,不强求、不压抑、不故意中断性生活,即使几个月一次也行。如果性生活中断了几年,开始恢复可能有一定困难,但不要着急,也不要气馁。先调节好自己的心态,做好性生活的心理和环境准备。如果患有心血管等慢性疾病,千万不要勉强。老年夫妻不宜长期分床,应保持经常性的身体接触,如亲吻、爱抚等,才能有效地开展正常的性生活。

2. **性生活频度指导**　性生活频度的调适是指多长时间一次性生活比较合适,由于个体差异极大,没有一个统一的客观标准,一般以性生活的次日不感到疲劳且精神愉快较好。在时间的选择上以休息后为佳。有研究表明男性激素在清晨时最高,故此时对男性而言是性生活最佳的时间选择。

3. **性生活时机指导**　60岁后性爱最好在早晨,经过一夜的休息,疲劳得以恢复,精力最为充沛。但不要醒来后马上进行,双方躺一会,聊聊天,等身体适应了再进行。总的原则主要是根据自己的习惯和情况,因人而异,一般是一个月1～2次,也有人数月1次。应以性生活后无不适感为宜,最好不要轻易中断。

4. **性生活姿势指导**　因为老年人身体大多偏胖,有的老年人还有不同程度的慢性病,动作不便,性生活的体位可采取女上位、侧位或男性站立床边等。在性爱姿势上,也可以两人侧身接触,男性从前面或者后面进入,优点是节省双方体力,可以解放双手,尽情抚摸。侧卧姿势更省力。

5. **性器官卫生指导**　要求男女双方在性生活前后都要清洗外阴,即使平时也要养成清洗外生殖器的习惯,否则不洁的性生活可以引起男女双方的生殖系统感染。

6. **性生活安全指导**　在享受美好的性生活时,应提醒老年人必要的安全措施仍应注意,如性伴侣的选择及安全套的正确使用等。

7. **性生活促进指导**

(1)外观修饰:提醒老年人在外观上加以修饰,如服装要得体,看上去很舒服;发型应注意性别角色的区分,与本人的年龄相符;依据个人喜好或习惯,女性使用香水、戴饰物等,男性使用古龙水、刮胡子等,更能彼此吸引对方。

(2)环境适宜:除温度、相对湿度适宜外,基本的环境要求应具有隐私性及自我控制的条件,如门窗的隐私性、床的高度及适用性等;在性过程中不应被干扰,在时间上应充裕,避免造成压力。

(3)合理饮食:低脂饮食可保持较佳的性活动,因高血脂易引起心脏及阴茎的血管阻塞而造成阳痿。

8. **性生活前做好充分准备**　老年人性生活有其自身特殊点,如性唤起兴奋很慢,因此准备时间应稍长一些,而且动作要轻缓。尤其是老年女性阴道分泌物少,非常干涩,如果没有充分润滑剂,动作过快、过大,会引起阴道痉挛、疼痛,甚至阴道擦伤,导致性生活失败,必要时可准备一些性爱用的润滑剂。老年女性停经后由于雌激素水平下降而导致阴道黏膜较干,可使用润滑剂来进行改善。

9. **对患病老年人性生活的指导**

(1)心脑血管病:一般应在医生的允许下才能进行,通过心脏检测决定患者是否能承受性交的活动量,即相当于爬楼梯达到心跳174次/分的程度;同时应避免在劳累、饱餐、饮酒之后进行,最好经过休息后进行;原有冠心病的老年人经医生同意在性生活前15～30分钟服用硝酸甘油,以达到预防的效果。

(2)呼吸系统疾病:教会老人性生活的姿势摆放,可采用侧卧或面对背的姿势以减轻负担,或进行中以侧卧方式休息。教会老年人在性生活中应用呼吸技巧来提高氧的摄入和利用,平时可利用上下楼梯来练习,活动时呼气,静止时吸气。教会老人早晨睡醒时,需注意口鼻分泌物是否已清除,以免分泌物较多而妨碍呼吸功能。

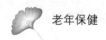
（3）其他疾病：对前列腺肥大患者，应告之逆向射精是无害的，不要因此而心生恐惧；关节炎患者可由改变姿势或服用止痛药等方法来减轻不适的程度，或在事前 30 分钟泡热水澡，可使关节肌肉达到放松舒适的状态。

（戴蕙萍）

第六节　危机与安全

老年人由于老化带来保护自己不受侵害的能力降低，故对生理和安全的需要更为迫切。因此必须重视老年人现在的和潜在的安全健康问题。由于客观危机产生变化会导致各种心身疾病的发生，所以消除不良情绪是老年人减轻压力的最好途径，也是老年人平安度过各种危机走向健康的必由之路。

一、老年人的潜在危机与安全

在生理和病理方面出现的老化和衰老现象，造成了老年人安全的危害。以下是几种由老化而出现的潜在危机与安全。

（一）压力

人步入老年，就要重新认识自己，做出自我评价。这种认知的态度，决定老年人是否能够适应角色的变化，角色的改变不仅意味着权力的丢失，更重要的是丧失了原来角色的情感。老年人将进入离退休角色、患者角色的转变。从繁忙的工作中到闲居家中，从领导干部、教授、职工到普通市民，心理上会产生一种失落感，角色的差别越大，失落感也越强烈，于是产生一种无法接受和不适应的情绪。患者角色的转变更使老年人产生一种恐惧感。他们担心疾病或功能障碍会失去独立，成为亲人的负担，或因生活不能自理而离开家庭进入医院或老人院。这种心理压力比疾病本身带来的痛苦更难于忍受。

（二）组织与细胞的老化

1. 细胞内液减少　较易发生脱水现象。
2. 基础代谢率降低　表现为体温过低。
3. 味觉改变　易引起营养不良。
4. 骨质疏松　骨折发生率增加。
5. 肌肉萎缩　活动受限。

（三）脏器功能的减退

1. 心功能减退　影响老年人的活动。
2. 肺功能减退　易发生感染。
3. 吞咽功能减退　易发生坠吸性肺炎。
4. 肾功能减退　易导致中毒现象。

（四）抵抗力的下降

1. 牙齿老化　潜在性感染和营养不良。

2. 当阴道分泌物偏碱时 易引起泌尿系感染。

3. 长期卧床皮肤受压 易引起压疮的发生。

(五) 适应能力的减退

1. 视力和听力降低 影响社交与活动。

2. 皮肤感觉减退 易引起烫伤、冻伤。

3. 记忆力减退 因忘记服药而影响治疗,另外可导致意外事件的发生。

4. 心理负担过重 易患心身疾病。

二、与老年人有关的安全问题

1. 老年人患有急慢性疾病 如心肺功能受损(充血性心力衰竭、心律失常、慢性肺部疾病等)、神经功能受损[帕金森病、脑卒中(中风)后遗症、痴呆]等疾病造成老年人危险因素增加。

2. 骨骼肌肉的疾病 如骨质疏松、肌肉病变、关节疾病等造成老年人活动受阻,容易受伤。

3. 老年人视觉、听力功能受损 视力、视野、听力的下降,引起漏看、漏听等误判,以及行动上的失误,缺乏安全的警觉。

4. 药物的不良反应 如镇静安眠剂、降压剂、抗抑郁剂等可造成老年人安全问题。

5. 其他 如手指甲脚趾甲过长、穿不适合的鞋子、过度饮酒、营养不良、脱水等也是造成老年人安全问题的危险因素。

三、老年人的安全护理

(一) 护理评估

老年人常见的安全问题有跌倒、坠床、烫伤、误服等,护理人员除了应该了解老年人发生安全问题的原因外,更重要的是为了预防再次危险发生的存在,应该对于潜在造成的危险因素进行了解。

1. 收集病史

(1) 了解当时发生危险的环境因素和发生的时间、地点,以及老人正在做什么。

(2) 了解当时的相关征象,包括感知和感觉两方面。

(3) 了解老人出现危险时伴随的症状。

(4) 了解老人是否受伤,以及受伤的程度。

(5) 了解老人受伤时是一个人或有其他人在场,若有,则记录在场人的描述。

(6) 了解老人的既往史、用药情况、营养情况。

2. 体格检查与评估 获得完整详细的病史后,护理人员对老年人为何出现危险有了一些了解,护理人员执行身体评估时可依赖收集的资料,有重点地进行检查。如老年人跌倒后告知护理人员:"自己突然眼前发黑,自己都还弄不清发生了什么事情就跌倒了。"护理人员就应该考虑患者是否有心律失常的病史等。总之,对于老年人的身体评估重点包括生命体征、视力、听觉、头颈部、皮肤、肺部、心脏、肌肉骨骼、步态、智力、神经和心理状态等方面。

3. 其他方面的评估

(1) 如果遇到老年人跌倒则要了解老年人鞋子是否合适、衣服是否过长、辅助器具是否合适。

(2) 对误服药物的老年人应检查常用药物是否妥善保存,内服与外用药严格分开,检查药瓶标签是否清晰。

(3) 对烫伤的老年人应严格检查暖气设施的情况,如热水袋好坏、患者是否吸烟,等等。

(二) 护理措施

1. 保持稳定情绪 老年人需要不断地学习,一方面培养新的乐趣满足精神需要,另一方面可开发智力,防止和延缓脑组织衰退,从而有利于心身健康。由于工作期间的繁忙,不可能满足一个人所有的愿望和要求,离退休后,可以有充足的时间安排自己所要学而未学的知识,使老年人很自然地转移注意力,情绪情感也得到了调整。目前社会上为老年人开办的学校越来越多,学习的内容也越来越丰富,如绘画班、书法班、养鱼、养花学习班、健身气功班等。通过学习不但陶冶了情操,而且还形成了个人的专长。这种学习交流,可增进人际关系的交往,摆脱老年人失落感、孤独感,充分发挥他们的潜能,有利于他们的心身健康,同时也满足了社会的需要。

2. 无障碍及安全的居住环境

(1) 于卧床到厕所之间,装置夜间照明。

(2) 室内可装置针对烟火、液化气、煤气等语音或闪灭式报警器,来弥补视觉或听觉的缺损。

(3) 室内尽量减少门槛的设计。

(4) 避免走道楼梯长而中间无休息设备或宜选择拐杖椅子双用途的辅助用具。

(5) 长型门把比环型门把理想,门把若为长型可加长其长度,以达到省力的功能,并设计较省力方便的钥匙。同样的原则也可用在水龙头开关的设计上。

(6) 桌椅等高度则考虑实际使用者为轮椅或拐杖使用者,或自行走动者而做不同的调整。

(7) 家具、扶手等会直接接触到身体,应避免粗糙的材质。

(8) 室温最好不低于 24℃。

(9) 室内采用分散柔和的光线,避免强而集中的光线。

(10) 家具的选择与摆设要有利于老年人使用方便、安全,不受限制。

(11) 浴室内门最好为外开式,防止意外发生时紧急处理的困难。浴室地方防滑措施相当重要,浴缸边加上扶手以保安全。

3. 老年人自身安全措施

(1) 选择适当的眼镜。

(2) 选择适当的助听器。由于助听器会将环境中所有需要与不需要的声音都予放大,造成使用者在安静时也受到干扰,因此可以选择开关自如的随身遥控装置机型,以提高老年人使用助听器的接受程度。在使用期间要检查电池是否为充电状态,以免减低其功能及品质。

(3) 没有特殊需要,避免睡前饮用大量的水,以减少晚间上厕所的次数。同时宜尽量安排老年人睡在较近厕所的卧室以方便入厕。

（4）老年人常用药物一定要放在固定位置，药瓶标签要清楚醒目，最好将每日需服的药品按次数分好。

（5）老年人床铺不设置在暖气式火炉旁边，在使用热水袋、热敷、烤灯时要严格掌握温度和时间，以防烫伤。对老年人应劝其戒烟，尤其是防止在床上吸烟，以防发生意外。

（6）做好安全宣教工作，提高老年人的安全防范意识。

（王映丽）

[案例分析与思考题]

1. 患者为退休后独居老人，平时与社会联系很少，且不愿参加诸如健身、体育锻炼、旅游等活动，经常在家看书，睡眠欠佳。饮食上主要吃精细食物，以荤菜为主，而蔬菜尤其是绿色蔬菜则吃得过少。最近，他自感大便时明显发生排便困难，大便干硬且排便次数由以往每1～2天1次减少到每周只有2～3次，自行服用酚酞缓泻药，但症状并未改善，来医院就诊。

问病史时医务人员发现该患者精神较为抑郁，不愿与他人交流。体检：身高170 cm，体重80 kg，有高血脂、高血压，未发现其他器质性疾病。

请解答：(1) 此患者发生了什么问题？

（2）为什么会发生上述情况？

（3）应采取哪些措施及护理？

2. 某一对老年夫妇均患高血压和冠心病，有一天他们来到社区卫生中心咨询想制定每天的菜谱。

请解答：(1) 怎样按老年人的营养需求与饮食原则，来制定这对老年夫妇的菜谱？

（2）如何提醒这对老年夫妇在选择膳食时应注意哪些问题？

3. 有一位男性老人，65岁，因长期高血压，某天和媳妇发生争吵后突然脑梗死，经急性期和康复治疗后基本痊愈，无任何后遗症。他很想过性生活，但老夫人不肯，担心会影响他的身体，他十分苦恼。

请解答：(1) 老妇人不肯和老爱人进行性生活的原因何在？

（2）如何为这对老年夫妇进行性生活的指导？

4. 患者女性，76岁，丧偶后独居，有高血压病史11年，长期服用抗高血压药物治疗，近2年来记忆力明显下降，反应迟钝，目光稍有呆滞，曾有两次在外活动时找不到自己的家门。于4个月前因开大门时在家门口跌倒过一次，邻居及时发现有明显的外伤。于2013年6月28日上午8时患者突然再次跌倒，不能站立入院。

体检：体温37.2℃，脉搏76次/分钟，呼吸18次/分钟，血压140/82 mmHg，神志清，精神差，头颅未见明显的外伤，双眼视力差，眼底检查见眼底血管明显充血水肿。心、肺正常，腹部平坦，无腹肌紧张、压痛、反跳痛，大小便正常。右下肢不能站立，髋部明显触痛，呈屈髋屈膝右旋位。余未见异常。

请解答：(1) 该患者发生了什么情况？

（2）该患者发生跌倒的危险因素有哪些？

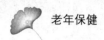

（3）根据目前患者情况，护士应该从哪些方面指导患者及其家属预防再跌倒？

5. 简述影响老年人运动与安全的因素。

6. 老年人运动的原则有哪些？

7. 老年人运动的注意事项有哪些？

8. 简述尿失禁与尿潴留的护理干预。

9. 如何做好老年人的舒适护理？

10. 简述与老年人沟通和交流的注意事项。

11. 老年人有哪些性需求？

12. 怎样指导老年人进行性生活？

13. 老年人的潜在危机与安全有哪些？

14. 与老年人有关的安全问题有哪些？

15. 老年人的安全护理措施有哪些？

（戴慰萍　倪　英　王映丽）

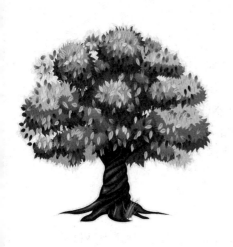

第三章
老年人的养生保健

　　居家养老在中国老年福利服务体系中处于基础地位,是中国长期形成的传统养老模式。然而居家养老一定程度上主要是依靠我们老年人自己养生保健。老年人在退休以后,由于没有了工作压力,一下子变得清闲起来,空余时间增多了,这就为老年养生保健提供了时间上的保证。此外,老年人一旦退休,会有一种远离社会,甚至被社会抛弃的感觉,而且退休后老年人的人际交往大大减少,子女独立或成家,更有的老伴已不幸先逝,这些都使老年人的孤寂感增强。孤独是健康的大敌,孤独、寂寞会引发抑郁症,可使癌症发病率增加。通过养生保健,一方面使老年人有事可做,不至于觉得过于无聊,另一方面可以促进老年人的身心健康,减少老年人的疾病发生率,有利于延年益寿。

　　不可否认,老年人存在着弱点,有一定的劣势,这主要是来自于身体的衰老和头脑的僵化。老年人要想改变此种情况,就应该进行科学合理的养生保健,加强学习,积极参与社会生活,树立健康向上的老年观,量力而行地有所作为,潇洒欢乐地颐养天年。

第一节　养生保健方法和关键

一、养生保健的方法

(一) 传统养生保健法

　　老人养生,顺应时辰。早、中、晚,老年人养生看时辰更是事半功倍。老年人养生要分时段,一天中的时段不同,养生方法也大有区别,只有顺应时辰,才能达到事半功倍的健身效果,同时还应遵循养生保健的方法。

　　1. 早晨养生保健的 3 件事　通常时辰为上午的 7:00～9:00,是调养肠胃的好时机。

　　(1) 口腔保健操:刷牙时做叩齿、搅海、嗽津、转舌等运动,以健齿洁龈,增强口腔咀嚼能力。

　　(2) 十指梳头:以十指代替木梳,从前往后,自下而上梳理、按摩头部百会、后顶等穴位,有安神醒脑、引气养血、通关开窍的作用。

　　(3) 补水:晨起后空腹喝 150～200 ml 温白开水,有稀释血液、促进代谢、增强肠道排空作用。

　　2. 白天养生保健的 7 项运动　根据个人体质,可选做以下运动:

（1）深呼吸：采用腹式呼吸法或缩唇呼吸法,可扩充肺部功能,应对雾霾天。

（2）鼻部保健操：通过捏鼻翼、揉印香穴,可增强鼻部功能,预防鼻塞感冒。

（3）拍手：边走步边拍手,可以促进血液循环,预防手指麻木的情况发生。

（4）抗背：将背部在树干上有节奏地抗击,以刺激背部经络,改善血液循环。

（5）做带环腰操：双手推拿腰部两侧,以梳理环绕腰腹的带脉,减少脂肪。

（6）晒太阳：“日光浴”可促进血液流通,增强骨关节功能。

（7）打太极拳：增加腹肌功能,预防心脑血管疾病。

3. 晚上养生保健的有效三法

（1）散步：晚饭后开展 1 小时散步或 20 分钟的慢跑,可增强胃肠道蠕动,促进血液循环,减少脂肪堆积。

（2）泡脚：坚持用热水或中药水足浴,有温经通络、疏经活血作用。

（3）捶背：自上而下捶叩背部,可提高内分泌功能,有宁心安神、催人入睡之效。

4. 睡前养生保健力戒“三不”　睡前不生气、不醉酒、不饮浓茶是养生的三大戒律。因为睡前生气会影响情绪,导致血压升高。饮酒饮浓茶会刺激中枢神经,造成肝气郁结。

5. 老年人锻炼遵循“大、中、多”方法

（1）以“大”为主：以“大”为主是指活动要以大关节、大肌群参与为主。因为只有大肌群运动,才能对心肺功能有较大的影响,并协助调整新陈代谢和神经活动。比如,做手指、手腕活动,心率基本无改变,但做肩、肘关节和腰部等活动,因为这些关节都有大量肌肉群相附,所以整体运动效果更好。在大关节、大肌群活动中,尤以下肢周期性活动更为合适。例如,散步和健身跑。

（2）以“中”为度：对老年人来说,运动的速度和强度都要适中。运动的速度不宜过快或过慢。过快运动强度偏大；过慢会引起活动肌肉的过分紧张用力,也不适宜。速度适中的运动包括各种形式的拳、操、刀、剑等。控制运动强度的方法很多,对老年人来说,多伴有某些慢性病,运动中的脉搏次数每分钟 170 次比较安全。

（3）“多”练呼吸：“多”练呼吸是提倡在锻炼的过程中,尽量以腹式呼吸为主。一般要求在自然、不用力的基础上,长吸一口气,使气运到小腹,然后再缓慢呼气,这样完成一次呼吸。这样的呼吸有助于增加肺的有效通气量,改善氧的供应和胸腔内的血液循环。气功锻炼和健身跑就是需要这样呼吸方法的运动。

（二）养生保健新方法

1. 西氏养生保健　最近,日本养生学家推出了被誉为“西氏健康法”的养生保健方法。包括睡平板床、枕硬枕头、金鱼运动、毛细血管运动、合掌合法以及背腹运动等 6 项运动方法。这些健康法可以达到两个主要目的：一个是纠正脊椎的歪斜、弯曲、副脱臼,从而使人体保持良好的健康状况；另一个是促进血液回流,改善微循环通路,加速并拮抗血液黏稠,使心脏回流量及搏出量增加,改善身体主要脏器的供血和供氧,以抗衰老。

（1）睡平板床、盖薄被：平时盖厚被的人要逐渐习惯盖薄被。睡平板床全身能真正安静休息,脊椎各节的半脱臼能得到纠正,并可矫正脊柱的前后弯曲,增加肺活量,减轻对心脏的压迫,促进肾功能,改善血液循环及皮肤的功能(脊椎的第 3～第 10 节保持水平状,肝脏和肾脏功能就能完善)。姿势宜仰卧,床板宜硬而平,开始不适应,逐步就会习惯。

（2）枕硬枕头：据正常人体生理解剖，颈部的弯曲部适合枕硬枕头，它能确保解剖学所说的正常弯曲。用木制或陶器的硬枕，枕在第3、第4颈椎的部位，身体仰卧。刚开始有疼痛感，可垫一块毛巾，待习惯后取掉毛巾。通过枕硬枕头，增加肌肉张力，可防止颈椎半脱臼。有些中老年人因颈椎疾病引起颈、肩、脑综合征，若采取睡平板床、硬枕头，就可以纠正颈椎疾病而治愈。枕硬枕头还可以防治动脉硬化症，同时硬枕对多种疾病有疗效，包括嗅觉减退、创伤脑震荡后遗症。由于硬枕头的压迫，血管的横断面缩小，这时血液流速会成倍增加，血液的流动力增加，增加了血流，改善血循环。

（3）金鱼运动：模仿金鱼游泳的姿势，平床仰卧，身体伸成一条直线，两脚尖弯曲呈直角，两手交叉重叠放在第4颈椎部位，像金鱼的样子身体左右水平摇动。动作要迅速，每日早晚各做一次，每次1～2分钟。此运动亦可矫正脊椎的半脱臼。金鱼运动能协调交感神经与副交感神经和全身的神经功能，能预防脊椎侧弯症，能增强胃肠蠕动，可预防肠扭转和肠闭塞，减少发生阑尾炎的机会。此外，金鱼运动还能增进骨髓红细胞的生成。也可靠他人辅助做金鱼运动，别人两手握住足腕，进行左右摆动，但必须根据患者感觉是否良好而对摇动的速度和振幅进行调节。

（4）毛细血管运动：根据毛细血管循环原动力的道理，设计"毛细血管运动"，达到促进血流速度、回心量增加、改善毛细血管微循环的作用。四肢的血液占全身血液的70%，平床仰卧，头枕硬枕，两手、两足垂直高举，然后缓慢抖动，每次最少一二分钟。此运动可促进全身血液循环和淋巴液的回流，消除疲劳，预防各种疾病，提高心脏、肾脏和血管系统的功能，治疗心脏病、高血压、动脉硬化症、肾脏病等。

（5）合掌合法运动：平床仰卧，两手相合置于胸部，两手指尖合并，膝盖弯曲，两脚底合并形成合掌合。合掌后两前臂顺长轴上下活动，下肢亦顺长轴活动，但下肢活动范围不可过伸，合掌合上下伸屈运动36～100次，做完后手掌与脚底仍合拢，静躺1～10分钟。此运动可调节全身，特别是腰部、双下肢的肌肉，以及血管、神经的功能，从而促进骨盆内脏器和腹部脏器的功能。

（6）背腹运动：做此运动之前，首先做如下准备运动：

1）两肩同时上下端肩10次，能消除肩部疲劳，改善肩部的血液循环；

2）头向右、左、前、后各转动10次，刺激颈部神经；

3）头向右后方、左后方各转动10次，刺激颈部静脉，促进其功能；

4）两臂伸直，头向右、左各转动一次，促进上肢静脉的功能；

5）两臂上直高举，头向右、左各转动一次，可使胸部及腋部的肌肉伸长，促进其功能；

6）拇指曲向手心用力握拳，两上臂降至水平位，前臂自然弯曲呈直角，使手掌纹路明晰，握力增强；

7）肘不要低于肩的位置，手腕向后伸张，同时下颌上倾，头向后仰。可缓和锁骨对颈部静脉的压迫感，促进血液循环，还可刺激甲状腺调节其功能。

结束后，自然放松，手轻放于膝上；然后转入背腹运动：手自然放在膝上，脊柱以尾骶骨为基地，到头顶部成为一条直线。脊柱和腹部运动要同时进行。躯干挺直，重心落在尾骨上，身体左右摇晃，在不受呼吸影响的前提下，脊柱左右倾斜的同时，腹肌也收缩、松弛交替。进行速度以来回为1次，1分钟50次左右，做10分钟，总数500次为标准。最初200～300次，可逐渐增加至500次。

2. **居家日常养生保健** 老年人老有所养,晚年生活幸福安定,乃是社会进步、社会文明的另一个反映。护理老年人应与成年人有所不同。家属或护理人员首先应了解老年人或老年患者的特点,从护理和保健角度出发,使老年人精神愉快,减轻痛苦。这就需要家属和护理人员掌握以下各点:

(1)掌握老年人具体衰老特征,例如,视力、听力、步行能力、睡眠、食欲等,以便采取针对性措施。

(2)对衰老或病情的观察要细致、及时、全面。老年人各系统的老化程度不同,往往多种疾病并存,常叙述不清,只有通过细致观察和全面查体才能掌握整体情况,从而采取正确护理措施。

(3)饮食、运动、休息、大小便是老年人保健护理的重点。同时注意老年人精神方面的护理,老年易感孤独、寂寞,家属及护理人员要给予充分的关怀,使老年人感到温暖和安慰。

(4)老年人饮食卫生:老年人的消化道也像全身所有组织日趋衰老一样,不可避免地发生变化,如牙齿松动或脱落,味蕾敏感性差,吞咽不便,胃内膜及胃部肌肉逐步失去原有功能,不能产生足够的具有活力的消化液,小肠液和胰液及胆汁分泌减少,大肠运动能力降低等。上述变化可使老年人在饮食方面表现出食欲缺乏、进食量减少,易产生腹胀和便秘,甚至体重下降。所以老年人要做好胃肠道保健,讲究饮食卫生,做到以下几点:

1)注意保护牙齿,少吃甜食,早晚刷牙,发现牙齿不好要及时修补;

2)合理饮食,多吃富有纤维的食物和水果,一则加强牙齿的咀嚼能力,二则可减少便秘;

3)食物烹调尽可能做到色香味俱全,并保持一定水分。避免单独进食,多同子女一起进餐,这样可以增进食欲;

4)注意按时进餐,晚餐不能过饱;

5)适当运动增加全身血液循环和加强胃肠蠕动,从而增进食欲;

6)一旦出现胃肠功能紊乱,特别是当症状持续2周以上时,如腹泻、便秘、疼痛、呕吐、黑便、便血、体重减轻等应及时就医;

7)养成定时大便的习惯。大便时注意观察颜色,不可乱用泻药,不要吸烟和过量饮酒。

(5)居家日常养生保健合理需注意以下三平衡

1)心态平衡:步入老年或离退休是老年人生的一个大转折,这一转折将给他们心理状态、生理功能、生活规律、饮食起居、人际关系、社会交往等带来很大变化,其中以心理变化更为突出,更为重要。失落、孤独、气怒、悲观等不良情绪长期下去将导致食欲缺乏、睡眠不好、免疫功能下降、老年性疾患加重,尤其是老年人最常见的心脑血管疾病。因此,老年人一定要保持心态平衡、情绪稳定。

2)膳食平衡:一是膳食中要含有人体所需的各种营养(蛋白质、脂肪、碳水化合物、维生素、无机盐、水、纤维素),并与机体的需要量平衡;二是膳食的餐次及餐次比例平衡,在生活中可根据各自的体质、活动等具体情况做相应的调整。老年人一般以一日3~4餐为宜,应做到早餐吃好,中餐吃饱,晚餐吃少。睡觉较晚的老年人,可以在睡前1小时适当加食点奶类、面包等易于消化的食品,这样既可补充营养又可防止夜间出现饥饿感而影响睡眠。

3)动静平衡:老年人运动应做到动中有静、静中有动、动静平衡。老年人的运动内容较丰富,选择什么样的运动,一定要根据自身的健康状况来选择并循序渐进,切忌过急过量。

有人提倡老年人多做些家务劳动,这一倡导很好,家务劳动可以说是一种运动与静养、脑力与体力相结合的最佳形式,家务劳动的内容丰富、机动灵活、可提可放、可轻可重,不同情况的老年人都可运用。

(三) 中医养生保健法

详见本章第四节。

二、养生保健之关键

随着人们生活水平的提高,人们便有了更高层次的追求,即希望健康,渴望长寿,越来越重视生存质量。对于老年群体来说,这更是每个人苦苦追寻的梦,而梦的实现又取决于养生保健方式和效果的优劣。也许有人认为,老年人的养生保健不外乎吃喝、锻炼两方面,其实不然。医学科学的发展赋予了老年养生保健更新、更广、更科学的内容,只有用科学的知识来养生保健,才能达到益寿延年的目的。

1. 合理膳食是基础　在现实生活中,牵涉老年人健康长寿的因素很多,其中"合理膳食"便是基础。中国营养学会新近制定了中国居民健康膳食指南,即:食物多样,谷类为主,粗细搭配;多吃蔬菜、水果和薯类;每天吃奶、大豆或其制品;常吃适量鱼、禽、蛋和瘦肉,减少烹调油用量,吃清淡少盐饮食;食不过量,天天运动,保持健康体重;三餐分配合理,零食要适当;每天足量饮水,合理选择饮料,如饮酒则应限量;吃新鲜卫生的食物。老年膳食指南饮食提出,碳水化合物、脂肪、蛋白质三类热源营养素的比例:碳水化合物占 70%、脂肪占 20%、蛋白质占 10%。老年人体质较弱,总体功能下降,决定了他们所需的营养素与年轻时有所不同。针对老年人的体质特点,应注意以下 3 种情况:

第一,食物宜粗细搭配。因老年人胃肠功能减弱,牙齿不好,尽量选择易消化的食物,以保证其消化吸收。

第二,营养成分宜合理,以提高机体代谢能力。充足的维生素和多种微量元素可使各种代谢酶的功能加强。特别是维生素 E、维生素 C 和胡萝卜素,有抗氧化作用,能消除有害的自由基,防止和减少细胞受损,推迟衰老;海带不仅含有大量的碘元素,还含有钙、磷、铁、蛋白质、脂肪、碳水化合物、矿物质和纤维素等人体不可缺少的营养成分;花生、芝麻、核桃是老年人补脑护脑的三大营养食品,可多食用。

第三,牛奶、大豆及其制品,可以抑制细胞脂质的氧化,抵抗人体衰老,是餐桌上必备的食品;骨头汤还能缓解老年人的骨质疏松,预防筋骨挛痛和膝脊痛,防止人体老化。此外,老年人代谢功能降低,体力活动较少,以每餐八九分饱为度,七成饱为佳。

2. 宜做有氧运动　生命在于运动。相信,每天早晨在公园、绿地,甚至大街上,或慢跑、或舞剑,或散步的老年人,都怀着益寿延年的美好愿望,许多老寿星就在他们中间产生。

一个人如果长期缺乏体育锻炼,他的机体组织器官功能将会下降,最终导致机体衰退,引发一系列疾病。而长期进行锻炼,则会产生强身健体、减少疾病及延缓衰老等多种功效。老年宜做的运动便是有氧运动,它的形式很多,如快走、慢跑、健身操、游泳、骑自行车、跳绳等。在做有氧运动时,人体吸入的氧气是静息状态下的 8 倍。长期坚持有氧运动能增加体内血红蛋白的数量,提高机体抵抗力,抗衰老,增强大脑皮质的工作效率和心肺功能,增加脂肪消耗,防止动脉硬化,降低心脑血管疾病的发生。

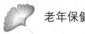

有氧运动量的估算,最简单的方法是测每分钟心跳的次数,以 170 次减去你的年龄数,如果年龄为 40 岁,运动量应该是每分钟心率 130 次。运动有益健康,但如果方法错了就会适得其反。在进行有氧运动时须注意以下事项:

(1)患心脏病、高血压者等不适合慢跑疾病者,要经过医生的检查治疗,控制病情后在医生的指导下开始有氧运动。

(2)循序渐进,根据自己的情况,慢慢加大运动量。特别是刚开始时,不要急于达到较高级标准,起初锻炼时也不要强行达到每周 30 分钟的运动量。

(3)不要过于劳累,运动量过大会造成过度疲劳,此时就应调整、休息,不然,就会加重身体的负担。

3. 提倡老有所乐　老年人在身体许可的情况下,参加一些有益的社会活动,发展和培养一些兴趣,可以减缓大脑皮质细胞的萎缩。同时,肢体的运动还可延缓各器官功能的衰退,对老年人健康长寿有极大的益处。人到老年后,多参加一些力所能及的活动,让自己的生活充实而有乐趣,这种自我价值得以实现的满足心态是精神健康极好的促进剂。比如,一些歌唱家、画家,老年后仍能从事自己所喜爱的工作,老年大学里年逾古稀的老人还在兴致盎然地学习、创作,都充分说明了老有所乐对健康的重要性。许多老年人退休前因工作繁忙,几乎没有自己的兴趣。退下来后,为驱除寂寞和惆怅,急于建立一些兴趣和爱好。需要注意的是,只有健康的活动才会促人长寿,如听音乐、习书画、收藏、交友、垂钓、弹琴、养鱼种花、下棋打牌等。

4. 注重心理健康　传统的健康观认为,身体无病就是健康,随着现代医学模式的确立,人们对健康的认识发生了较大的变化,为人们所认同的新的健康观念是身心与环境处于安宁和谐的状态,是体格与心态的协调发展,不仅要有好的躯体,而且要有最佳的心理状态。心理健康和生理健康有着密切的关系,如果心理不健康,会严重影响生活质量,最终必然损害躯体健康。所以要把学习心理保健知识、掌握心理保健手段、学会身心愉快地生活,并作为每个老年人健康长寿、安度晚年的重要条件。老年人在心理方面的自我判病能力十分有限,其判断标准如下:

(1)有正常的感觉和知觉,有正常的思维,有良好的记忆;

(2)有健全的人格,情绪稳定,意志坚强;

(3)有良好的人际关系,乐于帮助他人,也乐于接受他人的帮助;

(4)能正确地认知社会,与大多数人的心理活动相一致;

(5)能保持正常的行为。

老年人如何做到年高而不老、寿高而不衰,让快乐的音符贯穿整个晚年生活,可概括为四个字,即"动"、"仁"、"智"、"乐"。如"动"字,就是多运动,运动不仅能延缓衰老,生物学家研究证明,人的机体"用进废退"。因此,老年人应加强身体的适度锻炼,循序渐进,持之以恒。

5. 老年人养生保健的注意事项

(1)一忌久坐,久坐者伤肉:坐是消除疲劳的一种必要的休息,但久坐易使肌肉衰退与萎缩。故老年人应多参加适合自己的户外活动,加强肌肉锻炼,增强体质。

(2)二忌久立,久立者伤骨:老年人气血运动全靠动静结合调节平衡,如果一直站立不动,就会影响气血运行,使人体部分组织和细胞营养失调,出现气滞血凝,从而招致疾病。

（3）三忌久视，久视伤血：人到老年，如果久视就会伤血耗气，产生头晕目眩等症。故老年人看报或看电视、电影应控制在1～2小时之内，不宜连续观看。

（4）四忌久卧，久卧伤气：适可而止的睡眠对老年人健康有益，久睡则身体软弱。要顺应四时，春夏季晚卧早起，秋季应早卧早起，冬季早卧晚起。

（5）五忌久静，久静伤神：过分安静、寂寞、无聊、孤独的处境，会使老人变得精神不振、性情孤僻，丧失生活信心，导致健康状况下降。另外，优美的音乐使人轻松愉快，精神焕发。故老年人应有适当的良性声音刺激，以增进身心健康。

（盛爱萍）

第二节 养生要点和老年人保健品

一、老年人养生保健的要点

常言道，老年人的养生保健不外乎吃喝、锻炼两方面，其实不然，老年人养生具有科学的养生之道，归纳为养生保健要点的原则及养生保健方法的要点。

（一）养生保健要点的原则

1. 每年需体检预防疾病　疾病是每个人都避不开的，所不同者只在于轻重而已，预防疾病就要提倡早期发现、早期治疗是非常重要的。平素自己应当多学点疾病自查知识，发现不适时应及早就医，力争每年检查一次身体，以防患于未然。对已查明患了各种慢性疾病的老年患者，须知应按医嘱服药，不要盲目服药。

2. 根据体能选择滋补药　老年人由于身体虚弱，大多存在多种虚症。根据自己体能选用一些补药，常年服用，对抗衰延年是有补益的，如服用黄芪、枸杞子、灵芝、当归等价廉补品就可获得滋补效果。再如补钙是每位老年朋友必须认真注意的，人到老年骨密度降低是必然的，除了饮食注意补钙外，还应适当补充钙剂。

3. 适当运动，强筋健骨　运动对防衰抗老起着很重要的作用，但运动的学问很多，不要人动己动，人跑己跑，那是很危险的。老年人不适合激烈运动，如过去没有跑步史、游泳史的老年人，不要贸然去参加，因为你的心脏负荷可能承受不了。适合老年人的运动一是做气功、二是散步，如果每天能做半小时气功，再漫步半小时，对保持良好的体能、体态、体型均有裨益。

4. 多吃素平衡膳食　主食要粗细搭配，每餐不宜过饱，七分饱为度；副食要多食果蔬、鱼、蛋、适量奶；应戒烟酒；洋葱或大蒜每餐必备；多吃黄豆制品对人体大有补益；每天最好饮酸奶500 ml。

5. 处事淡泊避喜怒　人进入老年切忌过喜和暴怒，在自己心态中要彻底悟透一个"淡"字。活在淡中，乐在淡中，淡忘了年龄，淡忘了生死，淡忘了疾病，淡忘了名利，以淡养身，寿也就在淡中化生。有些老年人易于激动，不懂得以淡养生，以至在狂喜暴怒中暴卒。

（二）养生保健方法的要点

1. 睡　即睡好觉。保证睡眠充足，老年人要学会有规律的生活，合理安排作息时间，保证一天有 7～8 小时的睡眠时间。

2. 保　即保持大脑的活力。用进废退，故老年人要多用脑，如坚持读报看书、绘画下棋，培养各方面的兴趣爱好。

3. 转　即转换不同性质的运动。在较长时间的单调工作或读书、写作后，应及时转换另外不同性质的活动，使大脑神经松弛而不过分疲劳，使脑力保持最佳状态。

4. 活　是指活动手指，俗话说心灵手巧。经常活动手指，做两手交替运动及转动健身球，可以刺激大脑两半球，有健脑益智、延缓大脑衰老的作用。

5. 参　即参加社会活动和体育活动。结交年轻朋友，以接受青春活力的感染，经常保持愉快的情绪，脱离孤僻的生活环境。

6. 听　即听优美动听的歌曲。优美的旋律可调节中枢神经系统的功能，使人有一种心旷神怡的欢乐感觉。

7. 调　即调节饮食。做到粗细混杂，荤素搭配，兼收并蓄，多吃维生素和矿物质丰富的红枣、牛奶、豆浆、蛋黄、桑葚、芥菜、芝麻、核桃仁、百合、猪脑、猪心、黑木耳，以及大部分蔬菜水果，少吃动物脂肪和含糖类食物。

二、老年人养生保健品

（一）老年保健品现状

近年来，随着人们物质条件的改善，人们的生活观念也由此发生了很大的改变，尤其是关于人们息息相关的健康问题。人们的健康意识也随着物质条件的不断改善而发生改变，健康养生的概念也不断深入人心。以前是病来了才去医治，现在人们更加注重提前防御，观念的转变是显而易见的。从市面上琳琅满目的保健品、养生产品我们不难看出，人们对于健康的要求也越来越高了。现在保健品非常的多，以下对适合老人需补的保健品作些列举，但须根据个人的具体情况应用。

1. 常规保健　深海鱼油、卵磷脂、大蒜油、蜂胶等。

2. 腰酸背痛和关节疼痛　液体钙、海豹油、葡萄籽、牛初乳等。

3. 失眠多梦　脑白金、大蒜油、液态钙等。

4. 便秘、肠胃功能失调　芦荟、大蒜油、蜂胶、蜂灵、天然维生素、通便素、膳食纤维等。

5. 抵抗力差、易患病　牛初乳、蜂胶、蜂王浆、大蒜油、蜂灵、螺旋藻、鱼蛋白等。

6. 精力匮乏、体力不支　维生素 B 族、维生素 C、蜂胶、钙、铁、锌、硒、大豆卵磷脂等。

7. 高血脂、高血压、高胆固醇　蜂胶、蜂灵、深海鱼油、大豆卵磷脂、蜂王浆、大蒜油、银杏、甲壳素、西洋参等。

8. 延缓衰老　羊胎素、胶原蛋白、成人多维、大豆异黄酮、蜂胶、银杏、角鲨烯、大豆卵磷脂等。

另外，根据老年人的身体疾病状况，有以下适合老年人的保健品：

1. 一般气血虚　可以用补血类和补蛋白质来获得改善，如小米生物素。

2. 睡眠不好　可以补充松果体素和维生素 B 族，如脑白金或松果体素胶囊，维生素 B 族和蜂王浆。

3. 心脑血管　以清血脂、降血压、溶血栓为主，如纳豆红曲片、罗布麻茶，以及鱼油、卵磷脂、银杏类等保健品。

4. 血糖高、糖尿病患者 以降糖为主,如蜂胶、糖服宁,血糖太高的同时还要吃二甲双胍类药物和注射胰岛素。

5. 肠胃不好 长期便秘者,可用酸菜软胶囊。

(二) 不同季节的老年养生特点

详见第八章老年人四季保健。

(三) 老年人的适宜保健食品

在我们日常生活中经常所见的老年人保健食品,包括增强骨密度补钙类的保健品,如液体钙;调节血脂类的保健品,如鱼油、卵磷脂;提高免疫力类的保健品,如牛初乳、蜂胶等。而根据中医养生概念药食同源的原理,食疗也是一种很不错的选择,有很多食物都具有保健养生功效。一般常见的食物如海参、大虾、鱼、果蔬等都具有很好的养生效果。现列举几种适宜老年人选用的保健品。

1. 液体钙 钙质在人体中是极为重要的营养素,是构成骨骼最主要的元素,对于发育中的儿童与青少年之骨骼、牙齿的生长和巩固尤其重要,同时也对任何年龄的男女,尤其是妇女的健康具有重要的作用。研究证明,中国妇女的缺钙率达 70％以上,人体每天会流失 600 mg 的钙质,而钙的主要功能是维持神经系统、肌肉、心脏的正常运作,对于血液凝固、血压控制方面也有影响。缺钙会造成骨质疏松症、腰酸背痛、驼背、高血压、龋病、失眠、经痛、心悸、面潮红、情绪不稳定等更年期症状。液体钙容易被身体吸收和最大限度避免肾结石的发生,从而使其生物利用度大大超过其他钙剂。液体钙的液体大部分是用大豆植物油合成的,所以有脂肪含量及成分适宜,它含有丰富的亚油酸,有显著降低血清胆固醇含量、预防心血管疾病的功效。液体钙比固体传统钙片容易吸收,适合老年人食用。

(1) 液体钙的主要保健作用

1) 采用海洋天然珠贝精制而成的液体碳酸钙,能有效提高钙的生物利用活性。

2) 钙质的存在形式为液态,其颗粒更为细小且更容易为人体吸收,不容易产生服用固态补钙剂产生的便秘。

3) 钙是组成人体的重要元素,人体中钙的含量占总体重的 2％,其中 99％的钙是用来强健骨骼和牙齿。维持正常的血钙浓度,对于人体代谢、细胞功能、神经系统运作、蛋白激素合成等起到至关重要的作用。

(2) 液体钙对人体的作用

1) 形成强健的骨骼和牙齿,有效减低因年龄增长而造成的骨质流失,舒缓骨质疏松情况。

2) 对中老年心脏的保护,有预防老年痴呆、高血压及心血管疾病的发生。

3) 有助于神经系统正常运作及受伤后血液凝固。

4) 预防骨质损失。

5) 减轻女性经前易怒、烦躁和郁闷,见图 3-1 液体钙。

2. 卵磷脂和深海鱼油搭配的保健作用 有研究发现鱼油的吸收有其不足之处。由于鱼油的消费对象为中老年人,而中老年人肝的吸收能力普

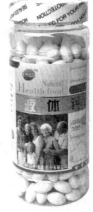

图 3-1 液体钙

遍较差。若要更好、更安全地发挥深海鱼油的作用,却离不开卵磷脂的协同作用,老年人在服用鱼油的同时服用卵磷脂,可起到相辅相成的效果。

(1)增加排泄作用:鱼油把心脑血管里多余的胆固醇及其他不利机体的物质溶解分离出来,通过卵磷脂能起到运输排泄物及修复激活体内细胞的作用。

(2)降低血清胆固醇含量,促进血液循环:卵磷脂具有乳化、分解油脂的作用,可增进血液循环,改善血清脂质,清除过氧化物,能使血液中胆固醇及中性脂肪含量降低,减少脂肪在血管内壁的滞留时间,促进动脉粥样硬化斑的消散,防止由胆固醇引起的血管内膜损伤。

(3)协同增效作用:在服用鱼油的同时服用卵磷脂,能使鱼油的主要功效成分不饱和脂肪酸功效倍增,即起到事半功倍的作用。

(4)增强肝功能,保护肝脏:鱼油在调节血脂时的代谢产物要经过肝脏代谢,从而加重了肝脏的负担,尤其是老年人的肝脏更易受损。由此可见,鱼油与卵磷脂同服,不但建立了一个清洁通畅的血液环境,使血管柔韧性增加,有效呵护心脑血管,并且卵磷脂能增强肝的排泄功能,从而保护肝脏不受损害。

食深海鱼油的同时最好配合卵磷脂一起服用,一般按 1∶2 或 1∶3 的比例服用效果最好。中老年朋友最好早晨空腹服 1 粒鱼油,2 粒卵磷脂;晚餐后 2 小时再服 1 粒鱼油,2 粒卵磷脂胶囊。如图 3-2 为卵磷脂胶囊;图 3-3 为鱼油胶囊。

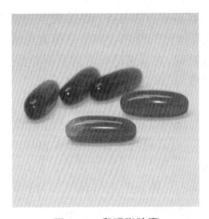

图 3-2 卵磷脂胶囊

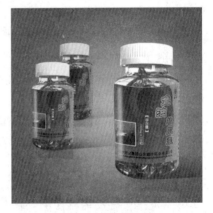

图 3-3 鱼油胶囊

3. 牛初乳 牛初乳是指乳牛产犊后 3 天内所分泌的乳汁。这些乳汁是母牛为了供给牛犊在新生环境下,可以抗外来病毒及细菌而合成的,牛初乳在体内富含自然合成的天然抗体,它除了含有丰富的优质蛋白质、维生素和矿物质等营养成分外,还富含免疫球蛋白(主要为 IgG 抗体)、生长因子等活性功能组分,能杀伤侵入人体的致病原,抑制病菌繁殖,是一种能增强人体免疫力、促进组织生长的健康功能性食品。牛初乳被誉为最佳发展前景的非草药类天然健康食品,是免疫力低下的中老年人养生保健品。

4. 蜂胶 老年人养生保健的健康食品中经常会提及蜂胶。蜂胶是蜜蜂加工转化而成的一种有较强黏性的、棕黑色、有芳香气味的固体物质。蜜蜂从树木的新生枝芽处采集胶状物,并混入其上颚腺、蜡腺分泌物反复加工而成。蜂胶是天然药材、辅料、兽医药、植物和肉食品加工、食品防腐保鲜的好材料。蜂胶内含有丰富的氨基酸、维生素、矿物质和微量元素。蜂胶的作用和用途很广,它的主要功效成分是黄酮类化合物,具有抗病原微生物活性、抗肾中毒活性、抗癌活性;有解痉、镇静、消炎、抗感染、抗溃疡;促进组织再生、增强免疫细胞活性、预防衰老、调节免疫功能;改善血管弹性与渗透性、清除血管内壁积存物、降低血液黏稠度、有效调节内分泌等多方面效用。临床上用于治疗胃溃疡、哮喘、心血管病、肝炎、口腔炎及各种皮肤病等,如图 3-4 所示蜂胶。

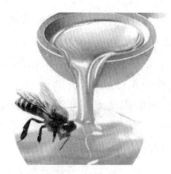

图 3-4 蜂胶

5. 冬虫夏草

的养生保健作用 虫草,是虫和草结合在一起形成的,冬天是虫子,夏天从虫子里长出草来。虫草是一种叫做蝙蝠蛾的动物,将虫卵产在地下,使其孵化成长得像蚕宝宝一般的幼虫。另外,有一种孢子,会经过水而渗透到地下,专门找蝙蝠蛾的幼虫寄生,并吸收幼虫体的营养,且快速繁殖,称为虫草真菌。当菌丝慢慢成长的同时,幼虫也随着慢慢长大,并钻出地面。直至菌丝繁殖至充满虫体,幼虫就会死亡,此时正好是冬天,就是所谓的冬虫。而当气温回升后,菌丝体就会从冬虫的头部慢慢萌发,长出像草一般的真菌子座,称为夏草,见图 3-5 所示虫草。

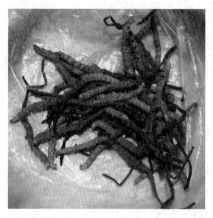

图 3-5 虫草

(1) 虫草具有强身延年、延缓衰老作用:虫草历来是滋补强身的佳品,是强身健体、延年益寿的常用补药。《本草纲目拾遗》谓"治诸虚百损,宜老人,与荤素作肴炖食或鸭肉同煮则大补"。衰老是人体结构和功能随年龄的增长逐渐衰老的现象,是人类不可抗拒的历程。要延缓衰老就要保持合理的营养和随时补充抗衰老的活性成分。虫草就涵盖了五大类抗衰老的成分,分别是多糖、氨基酸、多肽(蛋白质)、核酸和维生素,另外两种是黄酮和苷类。除此之外,虫草还为人体提供了种类齐全、数量充足的微量元素,能促进延缓衰老激素的合成,延缓人体的衰老进程。

(2) 虫草的益精壮阳、提高性能力作用:虫草性温味甘,有较好的益精壮阳作用,用于肾阳不足的阳痿遗精、腰膝疲软等症,故《药性考》谓"秘精益气,专补命门"。虫草益精壮阳的功效主要表现在其性激素样作用。冬虫夏草能增高浆皮质醇含量,提高靶组织中的肾上腺素、胆固醇含量,增加肾上腺素的分泌,用虫草及虫草制剂能改善阳虚患者的自主活动次数增加,证明虫草有益精壮阳的作用。

(3) 虫草的抗癌、抗肿瘤作用:虫草的抗癌和抗肿瘤作用是由虫草中的特殊物质——虫草素和虫草多糖两种物质交叉配合起作用。虫草素是迄今为止发现的唯一的天然核苷类抗生素,也是自然界相对富集的天然抗癌抗生素。虫草素即 3-脱氮腺苷,为含氮苷的核酸衍生物,属嘌呤类生物碱,有抗病毒、抗肿瘤作用。虫草多糖是一种结构复杂的高分子化合物,具有明显的抗肿瘤作用,也是理想的免疫增强剂。因其有多种生物活性且无毒副作用,越来越引起人们的关注。虫草多糖是人工虫草的主要有效成分,其特点是生物活性强、适用面广,可用于恶性肿瘤及减轻肿瘤放疗和化疗后的毒副作用等。有实验证明,虫草多糖具有下列作用:①免疫调节作用,虫草多糖有刺激 T 细胞和 B 细胞产生增殖作用,对单核巨噬细胞、T 细胞、B 细胞和 NK 细胞均有作用,是一种适用面较广的免疫增强剂,能增强机体抵抗力,改善机体功能,有助于延缓衰老。②降低血糖作用,对正常小鼠、四氧嘧啶糖尿病模型小鼠和链脲佐菌素糖尿病模型小鼠均有显著的降血糖作用,且呈现一定的量-效关系。③增加脾脏营养性血流量,对放射性损伤小鼠有明显的保护作用,使动物成活率增加,并对抗化疗药引起的骨髓抑制等不良反应。④具有降血脂、抗动脉粥样硬化作用。⑤有抗病毒、保护肝脏等作用。⑥虫草多糖对庆大霉素所致小鼠急性肾损伤具有显著的保护作用,可使尿蛋白、血清肌酐、尿素氮和肾指数显著下降。

(4)虫草对肝脏的作用:肝脏是人体的消化和解毒器官,我们每天进食的大量食物都要经过肝脏的分解、代谢才能变为我们身体可利用的营养物质。进入身体的药物或者有毒物质也是经过肝脏解毒作用才避免了对我们身体和日常生活造成更大的伤害。解毒本身对肝脏损伤也较大,尤其是当患有肝脏方面的疾病损伤影响就更大,而虫草就能有效地保护肝脏的作用。

(5)虫草对中老年及体弱多病者的作用:中老年人是多种病的易患人群。老年人因味觉、嗅觉减退,消化酶产生减少,食欲与消化能力差,导致营养不良或不平衡,因此需要多方面补充营养,协调体内的营养平衡。虫草能提高机体免疫能力、增强机体抗病能力,并提高体内各器官、各系统的功能,对中老年人疾病的发生起到预防作用,使身体处于最佳健康状态,特别是对术后患者、久病体虚者来说是十分重要的。虫草营养全面充分,能提供各种氨基酸、蛋白质、维生素、微量元素,并随时补充人体营养,促进伤口愈合及体内的酶、激素、抗体等重要物质的合成,其中有些活性成分使患者对虫草提供的营养保持有很高的吸收率。

(6)虫草对神经衰弱、改善睡眠的作用:神经衰弱是一种常见病,头痛是神经衰弱最突出的临床表现,患者常常觉得整天头昏脑涨,头痛虽然不十分重要,但时轻时重拖延不愈,尤其是在看书、写作、思考等脑力劳动时都使头痛加重。患者由于夜间失眠、多梦、翌晨头昏脑涨、疲劳无力、昏昏欲睡,到下午时更加严重。由于注意力不集中、注意力减退,往往造成工作效率显著降低等,即为"神经衰弱"的表现。若使用虫草系列产品,可以缓解神经衰弱,由于虫草能加速血液流动,迅速消除乳酸的代谢产物,使各种血清酶的指标迅速恢复正常,从而引起血液中性物质的释放,加快血液循环,舒通经络,调和气血,并进而增加细胞的活力和表面张力,改善脑部循环,增加静动脉流入肺部的血液量,使大脑神经处于有序活泼状态,对头痛、头晕、神经衰弱、失眠及心脑血管疾病具有良好的预防和辅助治疗效果。

总之,老年养生保健品种类繁多,功效攀硕,如番茄红素软胶囊的主要作用是提高免疫力、抗老化、抑制癌细胞生长等功效;再如蜂蜜的主要作用抗菌消炎、促进组织再生、提高免疫力、改善睡眠、保护心血管、促进长寿等功效。然而人们的健康意识也随着物质条件的不断改善而发生改变,健康养生的概念也不断深入人心。由原来的病后才去医治,转变为现在人们更加注重提前防御,观念的转变是显而易见的,选择合适的养生保健品,才能达到真正的保健目的。

(盛爱萍)

第三节　老年人的健身运动

身体适当运动对中老年人的健康好处很多。在疾病的预防、治疗和康复过程中都能发挥积极的作用,也是促进老年人长寿的重要手段之一。坚持锻炼,适当运动,可增进中老年人的生理和心理健康,达到防病祛病的目的。适合中老年人健身锻炼的项目很多,各人应根据年龄、性别、体质状况、原有基础、兴趣爱好、设备条件和周围环境等因素,慎重考虑和选择适宜本人锻炼的项目。一般来说,应选择全身各关节和便于掌握并能够坚持锻炼的项目。

一、老年人的运动应该遵循"四四三三"的原则

(一) 四要原则

1. 要因人而异、量力而行　根据自身的情况,选择适合自己的运动项目,以参加动作缓慢、速度均匀、呼吸自然、费力不大的体育项目为宜。

2. 要循序渐进、逐步提高　体育锻炼不能急于求成,必须一点一点逐步增加运动量。

3. 要持之以恒、细水长流　体育锻炼最重要的就是坚持不懈,方能奏效。

4. 要注意安全　运动前要做好准备工作,还应注意周围的环境安全,以免身体受到伤害。

(二) 四不要原则

1. 不要进行力量性锻炼　随着年龄增长,老年人会出现运动器官萎缩、韧带弹性减弱、骨质疏松、关节活动范围减小等情况,若进行体力较强的力量性锻炼,容易造成骨骼变形,轻则损伤关节和韧带,重则骨折成疾。

2. 不要进行闭气锻炼　老年人呼吸肌的力量较弱,肺泡的弹性也相应降低,若锻炼时用力闭气,就容易损坏呼吸肌,导致肺泡破裂,引起肺支气管咯血现象。因此,进行任何体育锻炼时都必须配合有节奏的自然呼吸。

3. 不要进行速度锻炼　老年人的心脏收缩力量减弱,血管壁的弹性降低、管腔变窄,血流阻力增大,若再进行快速度的锻炼,将使心脏更加不堪承受。如果原来患有高血压和心脏病,此时更容易促使脉搏和血压骤然猛升,以致造成死亡事故。

4. 不要比赛争胜　因为在比赛争胜的过程中,会促使当事者神经中枢兴奋,引起血压和心率剧增,以至于发生严重后果。

(三) 三个半分钟原则

醒来后不要马上起床,在床上躺半分钟;坐起来后要坐等半分钟;然后两条腿垂直在床沿再等半分钟。

(四) 三个半小时原则

早上起来运动半小时;中午睡半小时;晚上 6～7 点散步行走半小时。

二、常用的健身运动方式

老年人的健身应选择对机体无害、具有保健作用、简便易学的方法,并且运动量不宜过

大、不过分剧烈、不过分弯腰、不硬性低头。常选用如下方法。

(一) 现代耐力体育活动

1. 散步 散步对中老年人最易掌握,是一项随时随地都可锻炼的活动。选择空气清新,林木幽静环境,轻松舒展,不紧不慢地信步而来,一定会感到心旷神怡、周身舒爽。参加约会和社会活动,如果路程不远,时间充裕,那就以步当车,及时到达目的地,也是锻炼机体耐力的良好机会。要使步行达到健身的目的,行走要有一定速度(每分钟 80～90 步为中速,100 步以上为快速),路程要有一定距离(一般每天 6 000 步左右,体力强的可达 1 万步)。每天走路 1 小时左右,一次完成或上下午分次完成。做到自我感觉良好,没有心悸气促,全身温暖舒适或微微有汗。利用"计步器"测定运动量则是更为可靠的科学方法。

2. 慢跑 慢跑的运动量比散步走路大,受到许多中老年人的喜爱,是风靡国内外的强身健体的体育项目。健身跑在开始时应舒展活动一下肢体,放松肌肉,做好热身活动。然后展开双臂前后摆动,协调而又有节奏、深而均匀地呼吸。锻炼应从慢至快,时间从短至长,开始初练时慢跑 5～10 分钟而不觉胸闷、气短,然后每天逐渐增至 15～20 分钟,每天或隔天一次,最后甚至可增到 30～40 分钟。慢慢结束后,应缓慢步行或原地踏步,不要马上停下,做好放松整理活动,渐渐恢复到安静状态。

3. 骑自行车 骑自行车是我国大多数人的主要出行方法,也是一项锻炼肌肉(特别是腿部肌肉和关节)的全身性运动。很多中老年人仍将骑自行车作为交通和锻炼身体的两重功能。骑车的速度、距离和次数可根据各人体力酌情而定。但老年人究竟年事逐渐增高,应尽量不在刮风、下雨、严寒或酷暑时锻炼。在交通拥挤地区更要特别注意交通安全和发生意外。

4. 游泳 游泳是一项比较适于中老年人的全身性健身运动,经常锻炼对身心健康好处很多。游泳活动需要一定设备和环境,开始前应做一次全身体格检查(患严重心、肺疾病和传染病者不宜游泳)。游泳时务必采取安全措施,下水前要做准备活动;姿势则各取所好,蛙泳、仰泳或自由泳等均可。运动量妥善掌握,根据各人的自我感觉,游程一般不宜过长,50 m即休息一下,总量不超过 500 m。如能坚持每天或隔天活动,效果较好。坚持适度的游泳锻炼,可增强心、肺功能,促使肌肉发达,减少腹部脂肪,保持匀称体型。

5. 球类 各项球类活动包括乒乓球、羽毛球、网球、台球、门球等,可根据各自的条件和个人爱好加以选择锻炼。目的在于健身而不做剧烈性和竞技比赛。我国古人以圆形核桃置于手掌中运转,用以锻炼指、腕关节的灵活性和协调性,并按摩掌心的穴位。目前已制成空心金属球、玉球和石球等,很受广大中老年人喜爱且适宜推广介绍。

6. 步行 步行是老人锻炼最简便、安全的运动,如果锻炼得法,效果可与慢跑相同。生理医学研究表明,步行可促进体内新陈代谢,如以 2 分钟走 100 m 的慢速步行 1.5～2 小时,新陈代谢率可提高 48%;步行还能调整神经系统功能,缓解血管痉挛状态,使血管平滑肌放松,有益于防止高血压、动脉硬化、糖尿病等疾病的发生;步行可以增强下肢肌肉及韧带的活动能力,保持关节灵活,促进四肢及内脏器官的循环,对于调节神经系统、加强新陈代谢有良好作用;步行可以使呼吸加深、肺活量增大,提高呼吸系统功能,同时可以使消化液分泌增加,加强肠胃功能。步行宜选择在空气清新、道路平坦的地方,而不要在烟尘多、噪声大的地方。可以固定在一个地点,也可以选择几个地点,今天去鸟语花香的公园,明天到湖畔、江边,意在使心境舒畅,让四肢舒缓、协调地摆动,全身关节筋骨得到适度的活动。有些老年人离退休后,容易产生孤独、抑郁的精神变化。步行还可以促进大脑兴奋和抑制的协调,平衡心理,消除孤独和抑郁。

(二) 传统体育健身运动

我国古代传统的民间保健体育,源远流长,具有广泛的群众基础,是我国中老年保健体育的一大特色。流传最广的项目有太极拳、气功、八段锦和保健按摩操等。

1. **太极拳**　太极拳是人人可参与的健身运动,非常适合中老年人的一种锻炼项目。操练需要全神贯注,精神集中,动作柔和、连贯、稳健、协调,目随手转和身随移,往往一气呵成。流派较多,各有优点,但以"简化太极拳"实用、易学,效果较好,便于普及,且室内外随处均宜。清晨练拳利于启动五脏六腑,傍晚练拳不仅风靡全国,是老少皆宜的活动,而且已传往国外,受到国际友人的重视。

2. **气功**　气功是我国传统医学宝库中独有的强身保健方法。中老年人通过调身(调整姿势)、调息(调整呼吸)和调心(调整精神)的锻炼达到协调身体各部的作用,增强体质,增强防病和抗病的能力。练功时应摆好姿势,坐、卧、站可按各人习惯选取,均需使身体端正和肌肉放松,达到"调身"的姿态要求;然后作均匀、深长的腹式呼吸,周而复始,进入"调息境界"。练好气功的关键是练"意志",有意识地集中思想,排除杂念,将"意志"集中在身体某一部位(如丹田),达到"调心"的目的。"调心"和"调息"要互相配合,做到"意""息"合一,常对增强身体健康、延缓衰老,防治一些慢性病发挥较好的作用。采用何种气功方法,遵循哪个气功流派,均应采取科学的态度,由易到难,循序渐进,持之以恒,必有功效。应避免道听途说,把气功说得玄乎和神秘莫测,甚至有一迷信和愚昧的宣传来欺骗大众,这是在发挥气功的保健作用时应要注意避免的问题。

3. **八段锦**　八段锦是一个优秀的中国传统保健功法。八段锦形成于 12 世纪,后在历代流传中形成许多练法和风格各具特色的流派,它动作简单易行,功效显著。古人把这套动作比喻为"锦",意为动作舒展优美,如锦缎般优美、柔顺,又因为功法共为八段,每段一个动作,故名为"八段锦"。整套动作柔和连绵,滑利流畅;有松有紧,动静相兼;气机流畅,骨正筋柔。

4. **保健按摩操**

(1) 踮脚:踮脚运动人的腿部肌肉中分布着大大小小的血管,人在踮脚时,腿部肌肉就会一张一弛。当肌肉放松时,来自心脏的动脉血液会增加向肌肉的灌注量;而当肌肉收紧时,通过挤压血管加快静脉血液回流心脏,从而促进血液循环。医学人员经过测试发现,当人踮起脚尖时,双侧小腿后部肌肉每次收缩时挤压出的血液量,大致相当于心脏脉搏的排血量。所以不要小看这简单的踮脚动作,它不受场地、时间的影响,却能改善整个身体的血液循环,尤其适合那些运动不多的老年人。踮脚动作的具体做法:双脚并拢,用力踮起脚尖,脚后跟离地面约 1 cm,然后用力着地,这样算 1 次(1 秒钟内不得多于 1 次),30 次为 1 组,每次锻炼 1~2 分钟,每天重复 3~5 次。

(2) 敲大腿:敲打大腿可以视为一种复合性的刺激经络的运动,可兼治胆、胃、膀胱三经之疾患。敲腿几乎适合每位老年人。敲击大腿的基本动作很简单,把两手握成空拳,用力敲打大腿正面和两侧,各 200 下不等,直至大腿有麻麻的感觉即可。经常敲打大腿的表面可以让胃经受到刺激而使气血运行通畅,胃经上有一个很重要的穴位叫足三里,在膝下 3 寸处,它被认为是长寿穴。经常按摩足三里可以养护胃气,起到养生的目的。

(3)拉耳朵:中医认为,肾主藏精,开窍于耳,医治肾脏疾病的穴位有很多在耳部。所以经常进行双耳锻炼法,可起到健肾壮腰、养身延年的作用。具体方法:把双手食指放在耳屏内侧后,用食指、拇指提拉耳屏、耳垂,自内向外提拉,每次 3～5 分钟。此法可医治头痛、头昏、神经衰弱、耳鸣等疾病。如果用双手握空拳,以拇、食指沿耳轮上下来回推摩,直至耳轮充血、发热,可有耳聪、明目的功效,可防治阳痿、头昏等病症。如果双手拇、食指夹捏耳郭尖端,向上提揪、揉、捏、摩擦 20 次,使局部发热发红,可以镇静、止痛、清脑、明目,还可防治高血压。如果用双手掌心摩擦发热后,向后摩擦腹面(即耳正面),再向前反折摩擦背面,反复摩擦 5～6 次。此法可疏通经络,对肾脏及全身脏器均有保健作用。

三、老年人运动的注意事项

1. 老年人必须特别强调热身运动与缓和运动　热身运动 10～15 分钟,以做静态式的伸展操为主,改善柔软度及关节活动范围,缓和运动 5～10 分钟。

2. 老年人应该懂得选择适宜的运动项目　因人制宜、因时制宜、因地制宜,坚持合理运动,规定运动时间,选择运动场所。不要在思想高度紧张和情绪剧烈波动时进行训练;不要选择过于偏僻或繁华的地点进行锻炼,锻炼地宜在离家附近且附近有良好通讯、交通条件的地方,以便有事时能及时求助或报警。

3. 老年人运动量要合适　任何一项运动都要讲究科学性,要选择缓慢的锻炼形式。平常不运动的老年人,应从低强度、低冲击的运动开始。一般要求是重量肌力训练和有氧运动交叉进行,每周一、三、五行重量训练,二、四、六做有氧运动。重量肌力训练 10～15 分钟,有氧运动,即中等强度的慢跑、快走、跳绳、游泳、自行车等运动 20～40 分钟。禁忌负重、屏气、快速、争抗和激烈竞赛运动。

4. 老年人运动要循序渐进,持之以恒　运动时间 30～60 分钟即可。通常在运动时,微微出汗即可,运动后不感到疲惫,仍然能较好地保持食欲与睡眠习惯,对于运动仍然有良好的兴趣,这种状态为最佳。但是,如果在运动过程中出现头晕不适,甚至心悸、心绞痛时,应减少运动量或停止运动,不能勉强。老年人运动一定要注意安全。

5. 老年人冬季锻炼注意防寒防感冒　室内锻炼空气要流通,温度要适宜,清洁干燥,切忌关闭门窗。运动后宜加强营养。最好结伴锻炼,既能解除寂寞,又能相互督促、勉励和照料,以防意外。

(郝　佳)

第四节　老年人的中医养生保健

养生是保护生命、延年益寿。我国中医学十分重视预防保健,通过精神调养、食疗药膳、养生功法等整体综合措施,达到体质增强、防治疾病、防止衰老、延长生命的目的。

一、老年人的生理特点

老年人的全身性退化既包括了其功能性的退变,也包括了其物质上的衰减,还包括了其心理上的衰老。因此老年人的生理特点可概括为脏腑功能虚损、气血精津液等物质的减少,以及心理衰老。

(一)五脏虚损——功能衰退

不同的脏器具有不同的功能特点,不同脏器的虚损也有不同的表现。在老年人,人体的各个脏器功能均出现不同程度的衰退。

1. 心 在临床上或在日常生活中经常可以见到许多老年人总感到心悸、胸闷、气短、乏力、不耐久劳、夜寐不安、容易惊醒、眩晕等,而做心电图等检查则又往往是正常的。其实这就是老年人的心脏功能不断老化的表现,因此我们平时要重视对心脏的保养。

2. 肺 肺主要涉及人的呼吸功能、免疫功能,并与人体的水、电解质代谢有一定的关系。由于老年人肺的通气功能、抵御外邪的能力减退,因此,其耐缺氧能力较差,平时容易外感,且不易恢复,对季节、气候的变化交替适应性差,容易发生呼吸道病变。

3. 脾 脾是人出生以后人体各项功能活动所需营养物质的直接来源,参与人体的水、电解质代谢。人到中年以后,特别是进入老年后,脾的功能出现不同程度的衰减,脾的虚损,主要表现为食欲缺乏,或饮食无味,或口味异常,常伴有腹胀、不易消化、大便不调,以及肌肉弹性的下降、舌苔腻等。

4. 肝 肝与人体许多功能有关,如人的精神情志活动、饮食物的消化吸收、气血的运行、运动平衡、月经生育以及解毒等。中老年人普遍存在着肝脏功能活动的衰减和异常,一是肝的物质不足,出现胁痛、目涩目糊、入夜抽筋、爪甲无华;其二是肝的功能衰退和失常,对饮食物的消化、吸收调节障碍,则出现食欲缺乏、腹胀、嗳气、大便失调。

5. 肾 肾与人体的许多功能和生命活动有关,在中老年人中肾亏的现象十分普遍,而且是随龄增长。肾虚的出现率40～49岁为60%,以后每增长10岁,肾虚比例递增10%,80岁以上则为90%以上。人在进入中老年以后,普遍会出现精力不济、体力下降、发疏发白、牙齿松动脱落、记忆力下降、性欲减退、生殖力下降乃至丧失,腰膝酸软、听力减退、耳鸣、夜尿频多等,这些表现都与肾亏有关。

(二)气血精津液不足——物质缺损

在中医学中,气血精津液既是构成人体又是维持人体生命活动的基本物质。人在步入中老年以后,五脏功能日渐虚损,产生和代谢这些基本物质的功能也逐步减退,而机体对这些物质的需求则有增无减。因此,在老年人,各种物质的减少会引起人体众多的生理性改变。下面就气血精津液不足的几种情况予以描述。

1. 气血不足 气血衰少在老年人中十分普遍,既有单纯性的气虚或血亏,更多的则是气血两虚。如气虚常常出现神疲乏力、少气懒言等,平素易感、面色无华、多汗、眩晕;血亏则表现为毛发干枯、肌肤粗糙、爪甲枯萎,以及心悸、失眠、健忘、神疲乏力、视物昏花等;气血两虚则两者互见。

2. 津亏液少 津液是机体一切水、电解质的总称,对人体具有滋润和营养作用。津液不足则无以润泽皮肤、毛发等,出现肌肤粗糙、弹性下降、毛发干枯、皮肤瘙痒;津液不足、润滑无力、肠道干枯则肠燥便秘;津液不足,不能上呈口舌,则口干舌燥、入夜尤甚。因此,在临床上,老年性皮肤瘙痒、老年性便秘、口干等现象非常常见。

3. 精血不足　虽然引起衰老的原因很多,但目前趋于一致的看法是精血亏虚是人体衰老的核心环节。人在发育到顶峰后,随着年龄的增长,日益出现了精少,从而引起生理性的衰老。精血不足普遍存在于老年人中,而精亏的程度则决定了老年人衰老进程的快慢和衰老程度的轻重。在老年人普遍出现精力不济、体力不支,生殖功能和性欲减退,甚至丧失,两鬓斑白,头发稀疏甚则脱发,牙齿松动甚至脱落,记忆减退、腰膝酸软、容易骨折等,都是因为精血不足所致。

(三) 易伤七情——心理衰老

老年人由于脏腑功能的衰减,气血精亏,从而使精神情志活动所需的营养物质减少;同时因脏腑功能的老化,人的各种感知能力也明显下降,如听觉、嗅觉、视觉、触觉等,致使许多高级而复杂的精神、心理活动出现不同程度的异常变化,因这些活动的本身就是建立在感知功能的基础上。此外,老年人由于其社会角色、社会地位等的改变,多种事件(包括家庭、社会、个人等)的影响,均能刺激、加剧其心理活动,出现种种变化。因此许多老年人都会表现出不同程度的心理衰老,表现形式多种多样,如性格改变、喜怒无常、自负孤独、喜谈往事、自私多疑、睡眠障碍、记忆下降、抑郁焦虑、注意力难以集中,等等。

二、老年人总的病理特点和症候表现

(一) 老年人五脏病理特点和症候表现

1. 肾脏病理变化和症候表现　老年人肾气日衰,肾精不充,清窍失养,则精神萎靡而健忘、耳聋;肾虚,骨髓失养,骨弱无力,则腰膝酸软;肾主二阴,肾气不充,二阴不固,则大小便失禁,阳萎遗精;肾虚,元阳衰微,则畏寒、肢冷,手足不温,倦怠蜷卧。故老年人肾精不足者,常可出现耳目失聪、健忘、精神萎靡;腰酸、腿软、阳痿、遗精、两便失禁等证。高龄老人还会出现畏寒肢冷、手足不温、倦怠蜷卧等症。

2. 肝脏病理变化和症候表现　肝藏血,指肝是储藏血液的脏器,具有调节周身血量的作用,所谓"人动则血运于诸经,人静则血归于肝脏"。肝血充足,则人动静有序,活动自如。然而,老年人肝脏功能趋于衰弱,加之年老生化之源不足,故往往是藏血少而调节力差。中医学认为目受血而能视,筋受血而能动,如果肝血不足,使目失其荣,筋失其养。目失其荣,则视物昏花、眼目干涩而眩晕;筋失其养,则拘挛而动作迟缓。肝乃罢极之本,可耐受疲劳,肝血不足,则不胜劳累,稍觉劳累,其症状即加重。故老年人肝血不足者,常可出现眩晕、眼目干涩、视物昏花、腿脚不利、筋脉拘挛而动作迟缓等症。肝主疏泄,可条达气机,疏畅情志,流通血脉。老年人肝木气衰,则消化力弱;疏泄失常,则情志失调。故老年人肝失疏泄者,常可出现不思饮食、胸胁胀满、烦躁易怒等症。

3. 心脏病理变化和症候表现　心主血,主神志。血为心所主,心脏具有推动血液循环,营养全身的功能。心血充盈,则神得以养,精力充沛。老年人心气衰弱,心脏鼓动无力,则心悸而觉心中空虚;汗为心之液,心气虚,心液外泄,则汗出;心血不足,血不养神,则神疲嗜卧,或失眠、多梦;面、舌均为心之外候,心虚则血不上荣,故面白而舌质淡。

临床上常见的老年患者,有心悸、胸闷、胸痛等证,均因心气虚弱、心脉瘀阻所致。胸痛,甚则面、唇青紫,冷汗出,四肢厥冷,脉微欲绝,此为心阳暴脱之证,亦属老年病中多见。

4. 脾脏病理变化和症候表现 脾主运化,为气血生化之源。脾运正常,营养充盈,则肌肉丰满、四肢强健有力。老年人脾虚不运、消化吸收功能失常,则食少纳呆、大便溏泻;升降失职,气机阻遏,则脘腹胀满疼痛;脾主四肢肌肉,中气不足,则四肢倦怠、乏力,消瘦;脾主统血,脾虚血失统摄则见出血等证。此外,还有脾虚不运、水湿内停的浮肿;中气下陷的脱肛等,也都是老年脾虚而出现的常见证候。

5. 肺脏病理变化和症候表现 肺主一身之气,通过呼吸,吐故纳新,与自然界大气进行气体交换,以形成胸中之宗气。肺气通调,则水道畅通。老年人肺气虚损、气机壅塞,则呼吸气促、胸闷胸憋;肺气上逆,则生咳嗽。老人虚咳,以干咳无力为其特点;呼吸吐纳不足,则喘息;气虚肌表不固,则汗出;肌肤防御功能减退,则易感冒。故老年人肺气虚损,常见呼吸气促、咳嗽、喘息、胸憋、气短、汗出、易感冒等。

(二) 老年人的气血、精津、阴阳的病变特点和症候

1. 气虚 气运不畅,则出现胀满、憋闷;气运不通,经络阻滞,不通则痛。老年人脾胃多虚、脾气虚,则升降失职、水谷不化;若气虚较甚者,还会导致气虚下陷之证,诸如:脏器下垂、腹泻、肌肉萎软无力等。故老年人气虚常表现为气短、乏力、懒言、语言低微、自汗等。

2. 血虚 血不养心则心悸;血不养神,则失眠多梦;心主血,其华在面,心血不足,则面色苍白而无华;肝藏血,其华在爪甲,肝血不足,则爪甲不荣;肌肤失养,则毛发干枯、肌肤干燥;筋脉失养,则肢体麻木。此皆为血虚,机体失养的症候表现。

3. 气血失调 气为血帅,气虚或气滞,易影响血运不畅,即所谓"气滞则血瘀"。气血瘀滞者,则出现疼痛,甚则出现癥瘕、积聚,以及痹证等。气虚不能摄血,则会导致血不循经,而出现诸种出血之证,如皮肤紫斑、便血、尿血,老年女性还可出现崩漏证。而种种出血症状,又会导致和加重气虚,即所谓"气随血脱"。

4. 精亏 精是生命的物质基础,人体之精充盛,则生命力旺盛,长寿不衰;精不足,则生命力衰弱而导致体弱多病,甚至早衰。老年以后,阴精亏损是一个突出的病理变化。精亏,髓海不充,则脑转耳鸣、目眩昏冒;阴精不足,则虚阳浮越,引起阴虚阳亢诸证,如头晕头痛、急躁易怒;阴精亏损、水火不济、心肾不交,则失眠、健忘、虚烦等。

5. 津液失常 津液是机体内一切水液的总称,有润肌肤、养脏腑、益脑髓、利关节、润孔窍的作用。津液的输布在于三焦气化,老年人脏气虚弱,三焦气化能力不足,故容易出现津液输布失常的症状。津液不得输布,则为水肿;积于关节,则为关节肿胀;积于脏腑,则成湿痰。气化失职,津液不得约束,在外则成汗泄;在上则涕泣俱出,流涎不止;在下则成尿失禁或水泻。老人遗尿、尿频或尿闭不通或点滴而下者多属此证。

6. 阴虚 中医学认为阴虚则生内热,故老年患者属于阴虚者大多表现为低热、盗汗、咽干、心烦、失眠、头晕、便秘、视物昏花、腰膝酸软无力、舌红少苔、脉细数等;当阴虚、筋脉失养时则常常出现肢体颤动、步履不稳等。

7. 阳虚 阳虚则生内寒,故老年患者属于阳虚者大多表现为畏寒、四肢不温、面色㿠白、精神萎靡、大便溏泄、小便清长、腰膝冷痛、浮肿、阳痿阴缩,舌淡而水滑、脉沉迟等。

三、老年人日常生活中的中医养生要点

中医认为,凡追求健康老年长寿者首先要从修身养性做起。

1. **经络养生**　经络是遍布人体全身的"网络"系统，它控制着血和气的运行流动，以保证各组织系统的正常功能。《黄帝内经》说，经络具有决生死、处百病、调虚实之作用。养生学家认为，疏通经络可作为摄生的重要措施，而最简便的方法就是经常刺激、按摩、针灸，三个重要穴位即合谷穴、内关穴和足三里穴。

2. **进补养生**　传统医学十分推崇用滋补药物调理阴阳、补益脏腑、滋养精血。合理进补可以强身、防病、祛病。但进补既要辩证，又要适量，还应考虑顺应四时。服用补药时，如系入肺药，在秋季较合适；如系温补药，则在冬季比较适宜。

3. **固精养生**　中医认为，精血是人体营养物质中的精华部分，是生命的物质基础，五脏六腑得精血的供养，才能保持其正常功能。如性欲无节、精血亏损过多，就会造成身体虚弱、病变百出、减损寿命。而保养阴精则可延缓衰老。

4. **饮食养生**　中医认为，合理饮食可以调养精气，纠正脏腑阴阳之偏，防治疾病，延年益寿。故饮食既要注意"博食"，即以"五谷为养、五果为助、五畜为益、五菜为充"，又要重视五味调和，否则，会因营养失衡、体质偏颇、五脏六腑功能失调而致病。

5. **顺时养生**　中医认为，天有四时气候的不同变化，地上万物有生、长、收、藏之规律，人体亦不例外。因此，古人从衣、食、住、行等方面提出了顺时养生法。人的五脏六腑、阴阳气血的运行必须与四时相适应，不可反其道而行之。因时制宜地调节自己的生活行为，有助于健体防病；否则，逆春气易伤肝，逆夏气易伤心，逆秋气易伤肺，逆冬气易伤肾。

6. **排毒养生**　中医认为，人若喜怒无常则会导致体内阴阳、气血失调。劳累过度会损伤脾气，伤于饮食则生湿、热、痰浊，冒犯六淫，伤之外邪则百病丛生。这种致病因素被人体视为"毒"，因此提出以"排毒"来保全真气的养生之道。

7. **静神养生**　中医认为，神是生命活动的主宰，保持神气清静、心理平稳，可保养元气，使五脏安和，并有助于预防疾病、增进健康和延年益寿。反之则怒伤肝、喜伤心、忧伤肺、恐伤肾，以至诱发种种身心疾患。

8. **修身养生**　中医认为，凡追求健康长寿者首先要从修身养性做起。平日应排除各种妄念，多说好话、多行善事。养成良好品行，常做有利于他人的事，可使自己心胸开阔、心情愉悦。

9. **调气养生**　中医认为，人体元气有化生、推动与固摄血液，温养全身组织，抵抗病邪，增强脏腑功能之作用。营养失衡、劳逸失当、情志失调、病邪夹击等诸多因素，可导致元气的虚、陷、滞、逆等症候，进而使机体发生病理性变化。

10. **医疗保养**　老年人总存在着这样那样的疾患，因此医疗保养对老年人来讲显得尤为重要。医疗保养至少应包括调补防病和有病早治。

（1）调补防病：应该讲这是中医药的优势所在。"上医治未病"说明中医学对"未必先防"有较为深刻的认识，人在没有疾病、相对健康的时候，应用适当的方法和药物调补身体，增强和改善体质，以加强和提高机体自身的防御能力，这样既可延缓人体的生理性衰老，又能对抗病理性衰老的发生。

（2）有病早治：我们知道，健康人的生理性衰老的进程十分缓慢，而任何病理性的改变则对人体的伤害性极大，会大大加速衰老的进程，而且老年人患病以后极易变化。因此对老年人要及时发现病情、诊断疾病，有的放矢地治疗。这对老年人的养生保健、延缓衰老具有重要的意义，老年人对此要有清醒的认识，予以高度的重视。

四、既病老年人的中医养生要点

(一) 治病求本

治病求本,就是要求从复杂多变的疾病现象中,抓住病变的本质,并针对根本原因进行治疗。但由于年高之人,脏腑亏损,气血不足,抗病能力差,自我调节能力不足,故临床上症状复杂,常多病相兼,正虚邪实,且易生突变。故针对老年人正虚邪实、虚实夹杂,不仅要治病求本,还常常需要标本兼顾、标本同治。在重病急症时,因不及时解决,可危及患者生命或影响疾病的治疗,应采取"急则治其标"的法则,先治其标病,后治本病。如病情不急,治疗时应缓图其本,即所谓"缓则治其本"的法则。

(二) 扶正与祛邪

所谓扶正,即是通过补虚方法达到扶助正气、增强体质,提高机体抗邪的能力。祛邪,即是祛除病邪,使邪去正安。但祛邪应慎重,攻邪不可过猛,以免更伤元气。扶正与祛邪相互为用、相辅相成。扶正有助于机体抗御和祛除病邪;祛邪能够排除病邪的侵害和干扰,利于正气的保存和恢复。老年之病多虚实夹杂,故治疗上多攻补兼施,补而不偏,攻而不伤,补中有泻,泻中寓补,如此才能做到攻邪不伤正,扶正不滞邪。

(三) 调理阴阳

老年患者由于阴阳平衡遭到破坏,故在治疗上应"谨察阴阳所在而调之,以平为期";在"损其有余"的同时,应当重视"补其不足"。调理阴阳时还应注意"阴中求阳"或"阳中求阴",即在补阴时适当配用补阳药,补阳时适当配用补阴药,如此才能做到"善补阳者必于阴中求阳,则阳得阴助而生化无穷,善补阴者必于阳中求阴,则阴得阳升而泉源不竭"。

(四) 调整脏腑

衰老是脏腑病变的基础,脏腑病变又进一步加速老化,故老年病人的治疗过程中应注意调整脏腑,尤其是培补脾、肾。脾胃为后天之本,气血生化之源。年老之人,禀于父母的先天之气已竭,维持人体生命活动则全靠后天水谷之充养。临床可见老年患者胃纳一减、形衰神疲立现,但胃纳好转,病情随之稳定或好转。肾为先天之本,内寓元阴元阳,藏先天之精及五脏六腑之精华。肾之精气一虚,形体亦逐渐衰老,而见肾虚征象,可谓穷于精者万邪蜂起。由此可见,培补脾、肾对于老年人具有举足轻重的重要性。当然脏腑之间是一个有机的整体,相互影响,治疗上若能相互兼顾,方可达到良好的治疗目的。

(五) 调理气血

气血是各脏腑及其他组织功能活动的主要物质基础,气为血之帅,血为气之母,气血虽各具其功,但又相互为用。老年患者气血不足者多见,故在调理气血的时候,务必注意气血的互根、互用。

(六) 重视食疗

孙思邈在《千金要方》中提出:"凡欲治疗,先以食疗,既食疗不愈,后乃用药尔。"故食疗是治疗老年病的一大疗法。由于饮食的性味多平和,不损伤正气和脏腑,与药物相比较无特殊的副作用,较易为患者所接受。尤其是体质过于虚弱之患者,胃气虚弱不支,以致经受不了药物的治疗,通过食饵的调理,可增强脾胃运化功能,提高肌体抵抗力。另外,老年病多是慢性病,从心理上来说,既想坚持治疗,又不想过多地服药,故用食疗代替药疗,一方面符合老年人的心愿,另一方面又可起到长期治疗作用,强健身体,防治疾病。在老年病的治疗过程中,重视食疗调理,积极配合药物作用,可提高临床疗效。

(郝　佳)

[案例分析与思考题]

1. 郁某,男,69 岁,退休干部。2003 年患冠心病、高血压,经某市医院抢救,暂时缓解,但身体非常虚弱,有非稳定型心绞痛。经医院检查为冠状动脉硬化性心脏病。患者拒绝手术,以化学药物维持。血压在降压药控制下为 160/100 mmHg。有期前收缩(早搏)、房颤、胸闷、不能走路、失眠、头晕、心绞痛等症状。

请解答:(1) 你认为该患者目前心功能处于临床的哪一期?

(2) 你需要为患者制订哪些中医养生保健基本疗法?

(3) 你该为患者采取哪些中医养生保健护理措施?

2. 董某,女,64 岁。一年前由于操劳过度,复因情志惊恐所伤,逐渐酿成心悸胆怯、多虑善忧之病,常失眠健忘、精神不易集中、疲乏无力、倦怠嗜卧。查舌质淡、苔白,两脉弦细。

请解答:(1) 根据老年人的中医养生保健,你认为该患者目前应着重调理哪些脏腑?

(2) 请指导该患者制订保健计划。

3. 老年居家日常养生保健疗法的内涵包括哪些?

4. 请说出老年人养生保健之关键的内容。

5. 请说出老人养生保健的注意事项。

6. 简述老年人运动时的注意事项。

7. 老年中医养生保健法包括哪些内容?

(郝　佳　盛爱萍)

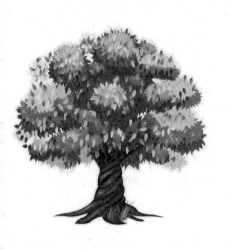

第四章
老年人用药保健

中国从 1999 年进入了老年社会,截至 2005 年底我国年龄≥65 岁老年人口达 10 055 万人,占全国总人口的 7.7%,占世界老年人口的 1/5,占亚洲老年人口的 1/2。随着年龄的增长,许多疾病的发病率也随之增加,老年人须使用更多的药品,在美国,65 岁以上的老年人消费了全国 25% 的处方药和 30% 的总医疗费用。老年人各脏器的组织结构和生理功能逐渐出现退行性改变,老年人的生理特点、药动学和药效学的改变以及顺应性差,影响机体对药物的吸收、分布、代谢和排泄。老年人更容易出现药物相关问题(drug-related problems, DRPs)。药物代谢动力学的改变,直接影响组织器官特别是靶器官中有效药物浓度维持的时间,影响了药物的疗效。此外,老年人常同时患有多种疾病,治疗中应用药物品种较多,发生药物不良反应的概率相应增高。因此,老年人的安全用药与护理显得尤为重要。

老年人用药最多,极易因用药不当和药物毒性导致各种危险的发生。老年人往往患有各种慢性疾病,服用多种药物后,因药物交叉反应而产生医源性疾病。在美国,约 85% 老年人患有 1～2 种慢性疾病,每人平均每天服用 7～8 种不同的药物,而药物交叉反应是许多药物毒性和不良反应产生的主要原因。老年人常用药物包括:肾上腺素受体阻滞剂、钙通道阻滞剂、拟交感神经药物、甲基多巴、呋塞米(速尿)、噻嗪类利尿剂、非甾体抗炎药、类固醇、氨茶碱等。联合用药常产生毒性作用,例如,服用卡托普利(抗高血压药)同时长期补钾、服用 β 受体阻滞剂(治疗心血管疾病)、服用抗抑郁药物同时服用可乐定(抗高血压药)、地高辛与奎尼丁同时服用等。

药物通过在老年人体内的吸收、分布、代谢和排泄而起作用,了解老年人药物代谢动力学和药物效应动力学改变对老年人用药管理具有重要的临床意义。护士对老年人的用药管理必须重视,用药不当最易损害老年人的健康。护士要了解老年人用药特点和原则,了解老年人用药常见的不良反应及安全用药注意事项,并制定相关的用药管理措施。

第一节 老年人用药特点与原则

一、老年人药物代谢特点

老年药物代谢动力学(pharmacokinetics in the elderly)简称老年药动学,是研究老年人机体对药物处置的科学,即研究药物在老年人体内的吸收、分布、代谢和排泄过程及药物浓度随时间变化规律的科学。老年药动学改变的特点为:药物代谢动力学过程降低,绝大多数药物的被动转运吸收不变、主动转运吸收减少,药物代谢能力减弱,药物排泄功能降低,药物消除半衰期延长,血药浓度增高。

(一) 药物的吸收

药物的吸收(absorption)是指药物从给药部位转运至血液的过程。大多数药物都通过口服给药,经胃肠道吸收后进入血液循环,到达靶器官而发挥效应。因此,胃肠道环境或功能的改变可能对药物的吸收产生影响。影响老年人胃肠道药物吸收的因素有以下几点。

1. **胃酸分泌减少导致胃液 pH 升高** 老年人胃黏膜萎缩,胃壁细胞功能下降,胃酸分泌减少,胃液的消化能力减弱,黏蛋白含量减少,胰液分泌功能下降,脂肪分解和糖分解活性下降,消化腺对神经反射反应的减弱,胃液 pH 升高,可影响药物离子化程度,使巴比妥类、水杨酸类、保泰松、磺胺异噁唑等弱酸性药物在胃中脂溶性降低、解离增多,但吸收几乎与青年人无差异,需经主动吸收的药物如铁、钙、半乳糖、维生素 B_1、维生素 B_6、维生素 B_{12}、维生素 C 和木糖等,由于吸收所需的酶、糖蛋白等载体分泌减少而吸收降低。

2. **胃排空速度减慢** 老年人胃变化表现在运动和分泌功能的减退,胃黏膜变薄萎缩,血流量减少,腺体萎缩,多种细胞分泌功能减弱,胃酸、胃蛋白酶分泌减少,对体液物质刺激的反应更明显,胃壁肌层也萎缩,蠕动减慢,使胃排空延迟,药物到达小肠的时间延长。因此,药物的吸收延缓、速度降低,有效血药浓度到达的时间推迟,特别对在小肠远端吸收的药物或肠溶片有较大的影响。

3. **肠活动度减少** 老年人小肠黏膜因年龄增长而萎缩,腺体萎缩分泌减少、血流量减少、有效吸收面积减少,吸收能力下降。肠蠕动减慢,易致便秘,肠内容物在肠道内移动的时间延长,增加了药物与肠道表面接触时间,使药物吸收增加。但胃排空延迟、胆汁和消化酶分泌减少等因素也会影响药物的吸收。

4. **首过消除作用减弱,生物利用度增加** 口服药物通过胃肠道黏膜进入门静脉,有些药物在途经肝脏时大部分被代谢,只有少部分进入血液循环,这个过程叫做首过消除(first pass elimination)。老年人随着年龄增长,胃肠道和肝脏血流量减少。胃肠道血流量减少可影响药物吸收速率,老年人对地高辛、普鲁卡因胺、奎尼丁、氢氯噻嗪等药物的吸收可能减少。肝脏血流量减少使药物首过效应减弱,对有些主要经肝脏氧化消除的药物如普萘洛尔,其消除减慢,使得血药浓度升高。老年人首过消除作用明显减弱,导致血药浓度高,生物利用度增加,要予以重视。

(二) 药物的分布

药物的分布(distribution)是指药物吸收进入体循环后向各组织器官及体液转运的过程。药物的分布不仅与药物的储存、蓄积及清除有关,而且也影响药物的效应。影响药物在体内分布的因素主要有:机体的组成成分、药物与血浆蛋白的结合能力及药物与组织的结合能力等。

1. **机体组成成分的改变对药物分布的影响** 老年人细胞内液减少,体液总量减少,故水溶性药物如阿司匹林、地高辛、哌替啶、西咪替丁、吗啡等分布容积减小,血药浓度增加;老年人脂肪组织增加,非脂肪组织逐渐减少,所以脂溶性药物如地西泮、硝西泮、氯丙嗪、苯巴比妥、利多卡因等在老年人组织中分布容积增大,药物作用持续较久,半衰期延长;老年人肝合成白蛋白的功能下降,当营养不良或有慢性病(如肝、肾疾病)时,血浆白蛋白含量的下降更为显著,药物游离型增加,表观分布容积加大,药物作用增强易引起不良反应。如抗凝药华法林与血浆白蛋白结合减少,游离药物浓度增高而抗凝作用增强、毒性增大。因此,老年人使用华法林应减少剂量。

2. 器官血流量减少,改变药物的局部分布 随着增龄,心脏重量增加,左心室壁增厚,心包膜下脂肪增多。70岁以上老年人多有心脏淀粉样变性,褐色心,主动脉和二尖瓣膜因纤维化和钙化而增厚变硬,导致心功能下降,心输出量降低。左室充盈度降低,心搏出量减少,比青年人减少30%～40%,心肌收缩期延长,收缩力与顺应性减退,致各器官血流分布减少,脑血流量比青年人减少20%。老年人主动脉及其他大动脉的弹力组织减少,胶原增多,钙沉积,导致动脉弹性变小、僵硬,内腔狭窄,造成血流速度减慢,使冠状动脉及脑、肝、肾等主要脏器的血流减少。当肌内注射和皮下注射后,药物停留在局部的时间较长。

3. 药物与血浆蛋白的结合能力对药物分布的影响 老年人血浆蛋白含量随年龄增长而有所降低,青年人为49%,而65～70岁者可减至39%左右(视营养状态、膳食及疾病状态而定),但在老年人,药物与血浆蛋白的结合率变化不大。因此,在老年人单独应用血浆蛋白结合率高的药物时,血浆蛋白含量的降低对于该药在血浆中自由药物浓度的影响并不明显,而在同时应用几种药物时,由于竞争性结合,则对自由药物的血浆浓度影响较大。老年人由于脏器功能衰退,多种疾病并存,需同时服用2种及以上药物。由于不同药物对血浆蛋白结合具有竞争性置换作用,从而改变其他游离型药物的作用强度和作用持续时间,如保泰松和水杨酸可取代甲苯磺酰丁脲与蛋白的结合,使甲苯磺酰丁脲在常用剂量下即可因游离型药物浓度增高而导致低血糖。

(三) 药物代谢改变

药物的代谢(metabolism)是指药物在体内发生化学变化,又称生物转化。主要有氧化、还原、水解、结合等方式。肝脏是药物代谢的主要器官。药物经过生物转化可以被灭活或解毒,还有一些药物,本身没有药理活性,需要经过生物转化才能够形成具有活性的产物。老年人生物转化能力的改变主要有如下几方面。

1. 肝重量减少,肝血流减少,肝药酶活性下降 一般对药物氧化、还原、水解的影响较大,对结合反应影响较小。研究显示,25岁以后,肝血流量每年递减0.5%～1.5%,65岁老年人的肝血流量仅为青年人的40%～50%,90岁老年人仅为青年人的30%。也有报道,20岁以后肝血流量每10年减少6%～7%。

2. 肝脏药物代谢减慢,药物半衰期延长 多次给药时血药浓度增高,因此老年人使用经肝脏灭活的药物时,应减少剂量。老年人肝脏微粒体酶系统的活性下降,肝脏代谢速度只有青年人的65%。因此,药物代谢减慢、半衰期延长,易造成某些主要经肝脏代谢的药物蓄积。现已证实,老年人使用利多卡因、普萘洛尔、保泰松和异戊巴比妥后,血药浓度增高,半衰期延长。值得注意的是,老年人肝脏代谢药物的能力改变不能采用常规肝功能检查来预测,这是因为肝功能正常不一定说明肝脏代谢药物的能力正常。一般认为,血药浓度可以反映药物作用强度,血浆半衰期可作为预测药物作用和用药剂量的指征。但是还应注意血浆半衰期并不能完全反映药物代谢、消除过程和药物作用时间,如米诺地尔作为长效降压药,

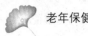

其血浆半衰期为 4.2 小时,但降压效果可持续 3～4 天,这是药物与血管平滑肌结合,使其作用持续时间远远超过根据血浆半衰期所预测的时间。

3. 肝药酶诱导作用减弱　药酶自身诱导是产生药物耐受性的原因之一,老年人对巴比妥类、利福平、苯妥英钠或吸烟、饮酒引致的肝药酶诱导反应减弱,提示老年人不易产生药物耐受性,因此对老年人增加药物剂量以提高疗效常常是有害的。

(四) 药物的排泄

药物的排泄(excretion)是指药物在老年人体内吸收、分布、代谢后,最后以药物原形或其代谢物的形式通过排泄器官或分泌器官排出体外的过程。药物由尿液、胆汁、唾液、汗液、乳汁及呼吸等途径排泄。肾脏是药物排泄的主要器官,老年人肾脏重量减轻,肾脏的重量在 40～80 岁之间要减少 10%～20%,肾功能减退,因肾皮质萎缩所致,肾小球萎缩、肾血流减少,在 40 岁前无明显变化,40 岁以后每年递减 1.5%～1.9%,65 岁老年人的肾血流量仅及青年人的 40%～50%。肾单位减少,肾小球的滤过率下降,肾小球滤过率在 50～90 岁间可下降 50%。肾小管的主动分泌功能和重吸收功能降低,尿浓缩能力每 10 年约下降 5%,导致肌酐清除率和尿比重下降。这些因素均可使主要由肾以原形排出体外的药物蓄积,表现为药物排泄时间延长、清除率降低。某些通过肝胆系统排泄的药物,其清除率也会下降。由于老年人呼吸能力下降,挥发性药物的清除率亦下降,故老年人治疗需要麻醉时,应尽量少用吸入麻醉,多采用静脉麻醉方法。老年人常见代谢或排泄减少的药物见表 4-1。

表 4-1　老年人代谢[*] 或排泄减少的药物

药物类别	在肝内代谢减少	经肾脏排泄减少	药物类别	在肝内代谢减少	经肾脏排泄减少
抗生素		阿米卡星	精神活性药	阿普唑仑[+]	利培酮[++]
		庆大霉素		三唑仑[+]	
		妥布霉素		氯氮	
		环丙沙星		地西泮	
		呋喃妥因		丙咪嗪	
		链霉素		地昔帕明[+]	
止痛药和抗炎药	右丙氧芬			去甲替林	
	布洛芬			曲唑酮	
	哌替啶			苯二氮䓬类	
	吗啡			巴比妥类	
	萘普生				
心血管药	氨氯地平	卡托普利	利尿药		呋噻咪
	硝苯地平	依那普利			氢氯噻嗪
	地尔硫䓬	赖诺普利			氨苯蝶啶
	维拉帕米	喹那普利			阿米洛利
	利多卡因[+]	地高辛	其他	左旋多巴	金刚烷胺
	奎尼丁	普鲁卡因胺			氯磺丙脲
	普萘洛尔	N-乙酰普鲁卡因			西咪替丁
		酰胺			雷尼替丁
	茶碱				甲氨蝶呤

注:* 根据大多数研究的结果;＋示只在男性老年人中;＋＋示 9-羟利司培酮是其活性代谢产物。

总之,老年人肾功能减退,血浆半衰期延长,用药剂量应减少,给药间隔应适当延长,特别是以原形排泄、治疗指数窄的药物,如地高辛、氨基糖苷类抗生素尤需引起注意。老年人如失水、低血压、心力衰竭或其他病变时,可进一步损害肾功能,故用药更应谨慎,最好能监测血药浓度。

二、老年人药效学特点

老年药物效应动力学(pharmacodynamics in the elderly)简称老年药效学,是研究药物对老年机体的作用及其机制的科学。老年药效学改变是指机体效应器官对药物的反应随年龄增长而发生的改变。老化对药物效应的影响见表4-2。

表4-2　老化对药物效应的影响

药物类别	药物	作用	老化的影响
止痛药	阿司匹林	急性胃十二指肠黏膜损伤	无变化
	吗啡	急性止痛作用	增加
	喷他佐辛	止痛作用	增加
精神活性药品	地西泮	镇静作用	明显增加
	替马西泮	精神运动作用,镇静作用	增加
	三唑仑	镇静作用	无变化
	氟哌啶醇	急性镇静作用	降低
	苯海拉明	精神动力功能	无变化
心血管药	腺苷	心率效应,血管扩张	无变化
	血管紧张素Ⅱ	血压增加	增加
	地尔硫䓬	急性抗高血压作用	增加
	非洛地平	抗高血压作用	增加
	维拉帕米	急性抗高血压作用	增加
	依那普利	急性抗高血压作用	增加
	哌唑嗪	急性抗高血压作用	无变化
	多巴胺	增加肌酐廓清	降低
	组胺	血管扩张	无变化
	异丙肾上腺素	变速作用	降低
		喷射分数	降低
		血管扩张	降低
	硝酸甘油	血管扩张	无变化
	去甲肾上腺素	急性血管收缩	无变化
	去氧肾上腺素	急性高血压作用	无变化
		急性血管收缩	无变化
	普萘洛尔	变速作用	降低
	噻吗洛尔	变速作用	无变化
支气管扩张剂	沙丁胺醇	支气管扩张	增加
	异丙托溴胺	支气管扩张	降低
利尿药	布美他尼	利尿和钠排泄	降低
	多巴胺	肌酐廓清	降低

续　表

药物类别	药　物	作　用	老化的影响
	呋塞米	高峰利尿效应的延缓和强弱	降低
抗凝血药	肝素	激活部分凝血活酶时间	无变化
	法华林	凝血酶原时间	增加
口服降糖药	格列本脲	慢性降血糖作用	无变化
	甲苯磺丁脲	急性降血糖作用	降低
其他	阿托品	胃排空减少	无变化
	左旋多巴	由于不良反应,剂量限制	增加
	甲氧氯普胺	镇静作用	无变化

（一）老年药效学改变的特点之一

对大多数药物的敏感性增高、作用增强。

1. 对中枢神经系统药物的敏感性增高　老年人脑萎缩,脑神经细胞数目减少,脑血流量减少,导致中枢神经系统功能减退。中枢抑制药的作用增强,如服用巴比妥类催眠药后,常见兴奋躁狂或次晨的宿醉现象;吗啡的镇痛作用时间显著地长于青年人,呼吸更易抑制;地西泮引起的醒后困倦或定位不准反应;中枢抑制性降压药利舍平或氯丙嗪、抗组胺药及皮质激素等引起明显的精神抑郁和自杀倾向;氨基糖苷类抗生素、依他尼酸易致听力损害等。老年人有缺氧、发热等情况时更为明显,故老年人出现精神紊乱首先应排除中枢神经系统药物所致。

2. 对抗凝血药物的敏感性增高　老年人肝合成凝血因子的能力减退,血管发生退行性病变,止血反应减弱,故对肝素和口服抗凝血药物非常敏感、一般治疗剂量的抗凝血药可引起持久凝血障碍,并有自发性内出血的危险。

3. 对利尿药、降压药的敏感性增高　老年人每搏心输出量、心脏指数及动脉顺应性下降,总外周阻力上升,压力感受器的敏感性降低,对缺氧、儿茶酚胺等刺激的反应明显下降,对β受体激动药和阻断药反应性均降低,应用降压药、肾上腺素能神经拮抗、血管扩张药、左旋多巴、三环类抗抑郁药、吩噻嗪类易引起直立性低血压,其发生率与严重程度均较青壮年高。

（二）老年药效学改变的特点之二

它是对少数药物的敏感性降低,药物耐受性下降。具体表现如下:

1. 多药合用耐受性明显下降　老年人单一用药或少数药物合用的耐受性比多药合用好,如利尿药、镇静药、安眠药各一种并分别服用,耐受性较好,能各自发挥预期疗效。但若同时服用,则患者不易耐受,易出现直立性低血压。

2. 对易引起缺氧的药物耐受性差　因为老年人呼吸系统、循环系统功能降低,应尽量避免使用这类药物。如哌替啶对呼吸有抑制作用,禁用于患有慢性阻塞性肺气肿、支气管哮喘、肺源性心脏病等的患者,慎用于老年患者。

3. 对排泄慢或易引起电解质失调的药物耐受性下降　老年人由于肾脏调节功能和酸碱代偿能力较差,输液时应随时注意调整,对于排泄慢或易引起电解质失调药物的耐受性下降,故使用剂量宜小,间隔时间宜长,还应注意检查药物的肌酐清除率。

4. 对肝脏有损害的药物耐受性下降　老年人肝功能下降,对利舍平及异烟肼等损害肝脏的药物耐受力下降。

5. 对胰岛素和葡萄糖耐受力降低　老年人对胰岛素和葡萄糖的耐受力下降,大脑对低血糖的耐受力亦差,在使用胰岛素时,易引起低血糖反应或昏迷。因此,要教会老年糖尿病病人和家属识别低血糖的症状,随身携带糖果、饼干和糖尿病卡,便于发生意外时的救治。

三、老年人用药原则

1985 年,WHO 在肯尼亚首都内罗毕召开了合理用药专家会议,并将合理用药定义为:"合理用药要求患者接受的药物适合其临床需要,药物剂量应符合患者的个体化要求,疗程适当,药物对患者及其社区最为低廉。"一般认为,合理用药包含 3 个基本要素:安全、有效和经济。老年人由于各器官贮备功能及身体内环境稳定性随年龄而衰退,因此,对药物的耐受程度及安全幅度均明显下降。据有关资料统计,在 41～50 岁的患者中,药物不良反应(adverse drug reaction,ADR)的发生率是 12%,80 岁以上的患者上升到 25%。我国中南大学湘雅二医院老年病学临床教研室主任塞在金教授推荐老年人用药五大原则可作为临床合理用药的指南。

(一) 受益原则

受益原则首先要求老年人用药要有明确的适应证。其次,要求用药的受益/风险比值>1。只有治疗益处大于风险的情况下才可用药。有适应证而用药的受益/风险比值<1者,不用药,但可选择疗效确切而毒副作用小的药物。例如,无危险因素的非瓣膜性房颤的成年人,每年抗凝治疗并发出血的比率约 1.3%,而未采用抗凝治疗者每年发生脑卒中的比率为 0.6%,因此,对这类患者不需抗凝治疗。又如对于老年人的心律失常,如果既无器质性心脏病,又无血流动力学障碍时,长期服用抗心律失常药物可使死亡率增加。因此,应尽可能不用或少用抗心律失常的药物。选择药物时要考虑到既往疾病及各器官的功能情况,对有些病症可以不用药物治疗则不要急于用药,如失眠、多梦老年人,可通过避免晚间过度兴奋的因素包括抽烟、喝浓茶等来改善。例如,老年重症肺炎患者,根据痰的细菌学培养,已同时用多种针对革兰阳性菌和革兰阴性菌的抗生素,病情仍然控制不好,这时是否选用利奈唑胺,必须权衡利弊,因为利奈唑胺可以引起血小板严重减少。

(二) 5 种药物原则

许多老年人多病共存,老年人平均患有 6 种疾病,常常多药合用,根据某医院对 500 位住院老年患者的调查,在这些患者中,平均每位患者每天用药 8～9 种,有 1/3 的患者用药量在 10 种以上,最多的高达 25 种。过多使用药物不仅增加经济负担、依从性降低,而且还增加药物相互作用。有文献资料表明,老年人同时 2 种药物合用可使药物相互作用增加 6%;同时服用 5 种药物发生不良反应的比例为 18.6%;同时服用 6 种以上药物发生不良反应的比例高达 81.4%;同时服用 8 种药物增加 100%。并非所有药物的相互作用都能引起 ADR,但无疑会增加潜在的危险性。40%非卧床老年人处于药物相互作用的危险之中,其中 27%

的老年人处于严重危险阶段。联合用药品种愈多,药物不良反应发生的比例愈高。用药品种要少,最好5种以下,治疗时先急后缓。

执行5种药物原则要注意:①了解药物的局限性,许多老年疾病无相应有效的药物治疗,若用药过多,ADR的危害反而大于疾病本身。②抓主要矛盾,选主要药物治疗。凡疗效不明显、耐受差、未按医嘱服用药物应考虑终止,病情不稳定可适当放宽,病情稳定后要遵守5种药物原则。③选用具有兼顾治疗作用的药物,如高血压合并心绞痛者,可选用β受体阻滞剂及钙拮抗剂;高血压合并前列腺肥大者,可用α受体阻滞剂。④重视非药物治疗。⑤减少和控制服用补药。老年人并非所有自觉症状、慢性病都需药物治疗,如轻度消化不良、睡眠欠佳等,只要注意饮食卫生,避免情绪波动均可避免用药。治疗过程中若病情好转、治愈或达到疗程时应及时减量或停药。

(三) 小剂量原则

老年人用药量在中国药典规定为成人量的3/4;一般开始用成人量的1/4～1/3,然后根据临床反应调整剂量,至出现满意疗效而无 ADR 为止。剂量要准确适宜,老年人用药要遵循从小剂量开始逐渐达到适宜于个体的最佳剂量。有学者提出,从50岁开始,每增加1岁,剂量应比成人药量减少1%,60～80岁应为成人量的3/4,80岁以上为成人量的2/3即可。只有把药量掌握在最低有效量,才是老年人的最佳用药剂量。老年人用药剂量的确定,要遵守剂量个体化原则,主要是根据老年人的年龄、健康状况、体重、肝肾功能、临床情况、治疗反应等进行综合考虑。

(四) 择时原则

择时原则即选择最佳时间服药。根据时间生物学和时间药理学的原理,选择最合适的用药时间进行治疗,以提高疗效和减少毒副作用。因为许多疾病的发作、加重与缓解都具有昼夜节律的变化。例如,夜间容易发生变异性心绞痛、脑血栓和哮喘,类风湿关节炎常在清晨出现关节僵硬等;药代动力学也有昼夜节律的变化。因此,进行择时治疗时,主要根据疾病的发作、药代动力学和药效学的昼夜节律变化来确定最佳用药时间。对消化道具刺激性的如四环素类抗生素、铁剂等一般是在饭后给药,但健胃药、利胆药、抗酸药、胃肠解痉药、驱肠虫药、盐类泻药等宜在饭前服用。掌握最佳时间的用药,是提高药物疗效和减少不良反应的重要措施,老年糖尿病患者的胰岛素治疗,格列本脲(优降糖)、格列喹酮(糖适平)在饭前半小时用药,二甲双胍应在饭后用药,阿卡波糖(拜糖平)与食物同服,降血糖作用强。对需长期应用皮质激素,待病情控制后,宜将2天的给药总量于隔日上午6:00～8:00一并给予,既可填补皮质激素每日分泌高峰后出现的低谷期,又可减少对肾上腺皮质功能的抑制,疗效好、不良反应亦较少。治疗变异型心绞痛宜睡前用长效钙拮抗剂,治疗劳力型心绞痛应早晨用长效硝酸盐、β阿卡波糖受体阻滞剂及钙拮抗剂。

(五) 暂停用药原则

老年人在用药期间,应密切观察,一旦出现新的症状,应考虑为药物的不良反应或是病情进展。前者应停药,后者则应加药。对于服药的老年人出现新的症状,停药受益可能多于加药受益。因此,暂停用药是现代老年病学中最简单、有效的干预措施之一。

第二节　老年人安全用药注意事项

一、老年人常见药物不良反应及原因

(一) 老年人常见药物不良反应

药物不良反应(adverse drug reaction，ADR)是指在正常用量情况下，由于药物或药物相互作用而发生意外，与防治目的无关的不利或有害反应，包括药物不良反应、毒性作用、变态反应、继发反应和特异性遗传素质等。老年人常见的药物不良反应有以下几种。

1. 精神症状　老年人的脑血流量减少，脑内酶活性减弱，或因年龄增加影响一些受体数量与结合力，或因神经介质受体的改变，因此药物小剂量时可起治疗作用，常规剂量即可引起较强的药理反应。中枢神经系统尤其大脑最易受药物作用的影响。老年人中枢神经系统对某些药物的敏感性增高，可引起精神错乱、抑郁和痴呆等，如吩噻嗪类、洋地黄、降压药和吲哚美辛等可引起老年抑郁症；中枢抗胆碱药安坦，可致精神错乱；老年痴呆患者使用中枢抗胆碱药、左旋双巴或金刚烷胺，可加重痴呆症状。

2. 体位性低血压　老年人血管运动中枢的调节功能没有青年人灵敏，压力感受器发生功能障碍，即使没有药物的影响，也会因为体位的突然改变而出现头晕。使用降压药、三环抗抑郁药、利尿剂和血管扩张药时，易发生直立性低血压，因此，在使用这些药物时应特别注意。70岁以上的老人选用降压药时，首先要考虑到其不良反应，如美卡拉明、哌唑嗪的降压作用虽强大，但易引起直立性低血压及头昏、眩晕甚至晕厥的症状，故老年人应避免使用。

3. 耳毒性　老年人由于内耳毛细胞数目减少，听力有所下降，易受药物的影响，而产生前庭症状和听力下降。年老体弱者应用氨基糖苷类抗生素和多黏菌素可致听神经损害。前庭损害的主要症状有眩晕、头痛、恶心和共济失调，出现耳鸣、耳聋等症状预示可能有耳蜗损害。由于毛细胞损害后难以再生，故可产生永久性耳聋，所以老年人使用氨基糖苷类抗生素时应减量，最好避免使用此类抗生素和其他影响内耳功能的药物。

4. 尿潴留　三环抗抑郁药和抗帕金森病药有副交感神经阻滞作用，老年人使用这类药物可引起尿潴留，而伴有前列腺增生及膀胱颈纤维组织增生的老年人尤易发生，所以在使用三环抗抑郁药时，开始应以小剂量分次服用，然后逐渐加量。患有前列腺增生的老年人，服用呋塞米(速尿)、依他尼酸(利尿酸)等强效利尿剂可引起尿潴留，在使用时应加以注意。老年患者伴有前列腺肥大者在应用利尿剂后易出现急性尿潴留，因此，老年患者使用利尿剂最好选用中效、弱效利尿剂，如氢氯噻嗪、氨苯蝶啶等。

5. 药物中毒　老年人各个重要器官的生理功能减退，60岁以上老年人的肾脏排泄毒物的功能比25岁时下降20%，70～80岁时下降40%～50%。60岁以上老年人的肝脏血流量比年轻时下降40%，解毒功能也相应降低。据多数文献报道，引起药物性肝损害的药物第1位是抗结核药，主要有异烟肼、利福平和吡嗪酰胺，以利福平多见。尤其是3种药联合应用时，占药物性肝损害约38.6%。利福平为药酶诱导剂，能增强微粒体酶的活性，促进异烟肼水解，增加中间代谢产物乙酰化异烟肼，直接损伤肝细胞。第2位是中草药(有的报告占第1位)，占肝损害的21%～33%。人们普遍认为中药系纯天然植物，无毒性，多因皮肤病、风湿

病、肾病、骨关节病及其他一些疾病服用中药汤剂、中成药、偏方所致,甚至因服用保健品而引起。不能不引起临床医生和广大民众的高度重视,不能自服偏方或验方,更不能大剂量、长期服用,其次为抗生素、抗肿瘤药,以及免疫抑制剂、抗真菌药、抗精神病药、抗甲状腺功能亢进药。因此,老年人用药容易中毒。肾毒性大的药物,如氨基糖苷类、万古霉素等尤应慎用。老年人由于易感病原菌种类的不同,常应用高效、广谱抗生素,疗程较长时应注意监测肝、肾及造血功能,并注意防止二重感染。

(二) 老年人服用危险性增高的药物

老年人由于各器官组织结构与生理功能出现退行性改变,服用某些药物中毒的危险性增加。欧洲有关方面研究表明,20%家庭护理的老年患者使用了至少一种不适当处方。基于客观标准的明确方法,目前评价不适当处方的最佳方法还没有确定,其中应用最广泛的是Beers 标准。Beers 标准是由美国老年医学专家 Mark H. Beers 在 1991 年提出的。通常认为老年人使用了该标准中的药物是不恰当的,因为使用这些药物的风险可能大于获益。Beers 标准已经被多个国家和医疗机构使用,成为评价潜在不适当用药(potentially inappropriate medication, PIM)最广泛的和可以接受的标准。一项美国研究显示,493 971名住院患者,49%的患者至少使用了 Beers 标准中的一种药物,6%的患者使用了 3 种或 3 种以上不适当用药,最常使用的药物是异丙嗪、苯海拉明和丙氧酚。老年人服用属于高危险性的常见药物见表 4-3。与老年人疾病和生理状况无关的不合理用药标准见表 4-4。特定疾病和生理状态下的老年人不合理用药标准见表 4-5。

表 4-3 老年人服用的危险性增高的药物

药物类别	药物	高危险因素
止痛药	吲哚美辛	目前所有非甾类固醇消炎药(NSAID)中,吲哚美辛引起的中枢神经系统不良反应如头痛、眩晕等,最为严重
	保泰松	保泰松可引起抑制骨髓而致粒细胞减少,甚至再生障碍性贫血
	哌替啶	哌替啶不是有效的口服止痛药,与其他阿片类药比较,有许多的缺点
	喷他佐辛	喷他佐辛是阿片受体的激动剂,可引起许多中枢神经系统不良反应(如神志模糊、幻觉等),且比其他阿片类药常见
镇静催眠药	苯二氮䓬类	老年人对苯二氮䓬类药敏感性增加。较小剂量才是有效、安全的,如阿普唑仑 2 mg,劳拉西泮 2 mg,奥沙西泮 60 mg,替马西泮 15 mg,三唑仑 0.25 mg
		氯氮䓬、地西泮、氟西泮和硝西泮在老年人中的半衰期长,造成镇静作用延长,增加老年人跌倒和骨折的危险
	巴比妥类	在老年人中用药,巴比妥类比其他大多数镇静催眠药引起更多的不良反应,且极易成瘾,除非为了控制惊厥,否则慎用
	苯海拉明	苯海拉明是一种很强的抗胆碱能药,老年人用药后易引起长时间的呆滞或头晕等,通常不作为安眠药
	甲丙氨酯	甲丙氨酯是非苯二氮䓬类的抗焦虑药,老年人长期使用可成瘾,须逐渐减量停药
抗抑郁药	阿米替林多塞平(多虑平)	有强的抗胆碱作用的镇静作用,在老年人中很少选用为抗抑郁药

续　表

药物类别	药物	高危险因素
心血管药物	丙米嗪	
	地高辛	在老年人中地高辛经肾脏排泄减少,易引起药物蓄积
	双嘧达莫	双嘧达莫在老年人中使用常引起直立性低血压
	丙吡胺	丙吡胺在所有抗心律失常药物中,具有最强的负性收缩力作用。在老年人中使用可导致心力衰竭
	甲基多巴	甲基多巴可引起心动过缓,在老年人中可促发抑郁症
	利舍平	利舍平可引起老年人抑郁症、镇静作用和直立性低血压
胃肠解痉药	颠茄生物碱莨菪碱	胃肠解痉药具有高度抗胆碱能作用,老年人易引起中毒,其有效剂量老年人不一定能够耐受
抗组胺药	溴苯那敏	许多抗组胺药有很强的抗胆碱能作用,所以老年要选用较安全的替代药
	氯苯那敏	
	曲吡那敏	
	苯海位明	
	噻庚啶	
	溴马秦	
	羟嗪	
	异丙嗪	
降血糖药	氯磺丙脲	氯磺丙脲在老年人中半衰期延长,能引起持久的、严重的低血糖

表4-4　与老年人疾病和生理状况无关的老年人不合理用药标准

药物类别和名称	不宜在老年人中使用的原因	严重等级（高危或低危）
丙氧芬和含其成分药物	镇痛作用优于对乙酰氨基酚,但也有其他麻醉药物的不良反应	低危
吲哚美辛	在非甾体抗炎药中,对中枢神经系统产生不良影响最严重	高危
喷他佐辛	为麻醉止痛药物,既是激动剂也是拮抗剂,可导致更多的中枢神经系统不良反应,包括混乱和幻觉,比其他麻醉药品更普遍	高危
三甲氧苯扎胺	为最有效的止吐药物之一,可引起锥体外系不良反应	高危
肌肉松弛药和解痉药:美索巴莫,异丙基甲丁双脲,氯唑沙宗,美他沙酮,环苯扎林和奥昔布宁,不包括缓释奥昔布宁	老年患者对大多数肌肉松弛药和解痉药物的耐受性差,因其可引起抗胆碱能的不良反应:镇静、疲劳,此外,老年患者能耐受的有效剂量还值得商榷	高危
氟西泮	在老年患者体内半衰期长(通常为数天),产生长期镇静作用和增加跌倒及骨折的发生率。而中短效的苯二氮䓬类药物是可选择的	高危
阿米替林,氯氮䓬-阿米替林复合剂,奋乃静-阿米替林复合剂	因其强大的抗胆碱能和镇静作用,阿米替林很少作为老年患者的首选抗抑郁药	高危

续　表

药物类别和名称	不宜在老年人中使用的原因	严重等级（高危或低危）
多塞平	因其强大的抗胆碱能和镇静作用，多塞平很少作为老年患者的首选抗抑郁药	高危
甲丙氨酯	其为高度成瘾性的镇静、抗焦虑药。患者长时间使用可能会成瘾，需缓慢撤药	高危
高剂量的短效苯二氮䓬类安眠药：劳拉西泮＞3 mg，奥沙西泮＞60 mg，阿普唑仑＞2 mg，替马西泮＞15 mg，和三唑仑＞0.25 mg 以上时	由于老年患者对苯二氮䓬类敏感性增加，小剂量安全有效。每日总剂量不应超过建议的最大量	高危
长效苯二氮䓬类：氯氮䓬，氯氮䓬-阿米替林复合剂，可利啶-氯氮䓬复合剂，地西泮，夸西泮（四氟硫安定），哈拉西泮和氯氮䓬盐	在老年患者体内半衰期（通常为数天），可产生长期镇静作用，还可增加跌倒及骨折的发生率如必须使用，中短效的苯二氮䓬类药物是首选	高危
丙吡胺	在所有抗心律失常药物中其副作用最强，可引起老年患者心脏衰竭，它还是强抗胆碱能药，因此老年患者宜选用其他抗心律失常药物	高危
地高辛（不应超过＞0.125 mg/d，治疗房性心律失常时除外）	肾脏清除率下降，引起毒性反应的风险增加	低危
短效双嘧达莫	可引起直立性低血压	低危
甲基多巴和甲基多巴-氢氯噻嗪复合剂	可引起心动过缓，还能加剧老年患者抑郁症	高危
利舍平（剂量＞0.25 mg）	可引起抑郁症、阳痿、镇静、体位性低血压	低危
氯磺丙脲	在老年患者体内半衰期长，还能引起长时间的低血糖。此外，它是唯一可引起抗利尿激素分泌异常综合征的口服降糖药	高危
胃肠道解痉药：双环胺、莨菪碱、溴丙胺太林（普鲁本辛）、颠茄碱和可利啶-氯氮䓬复合剂	胃肠解痉药物具有强的抗胆碱作用，其疗效在能耐受的剂量下也是不确定的，这些药物应避免使用（尤其是长期使用）	高危
抗胆碱药和抗组胺药：氯苯那敏（扑尔敏）、苯海拉明、羟嗪、赛庚啶、异丙嗪、曲吡那敏、右氯苯那敏	所有非处方和一些处方抗组胺药可能具有强大的抗胆碱能作用，治疗老年患者过敏性反应时非抗胆碱能的抗组胺药应首选	高危
苯海拉明	可引起精神错乱和镇静，不用于催眠，当用于处理紧急过敏反应时宜使用尽可能小的剂量	高危
氢化麦角胺和环扁桃酯	在剂量研究中其有效性尚未证实	低危
硫酸亚铁＞325 mg/d	剂量＞325 mg/d 吸收量没有显著增加，但便秘的发病率增加	低危
所有的巴比妥类（除苯巴比妥）类药物（除外控制癫痫发作）	均具有高度成瘾性，和大多数镇静催眠药物比在老年患者中更易引起不良反应	高危
盐酸哌替啶	不是一个有效的常用口服镇痛药，可引起精神错乱，还具有其他麻醉药品的不良反应	高危
噻氯匹定	在抗凝方面不优于阿司匹林，可能还有更大的毒性。有更安全、有效的替代品	高危
酮咯酸	应避免老年人中短期和长期使用，因为有相当数量的无症状胃肠道病变	高危

续　表

药物类别和名称	不宜在老年人中使用的原因	严重等级（高危或低危）
苯丙胺和治疗厌食症的药物	这些药物具有潜在的成瘾性,还可引起高血压、心绞痛、心肌梗死	高危
长期足量使用,半衰期较长,非COX酶选择性非甾体类抗炎药:萘普生、奥沙普秦和吡罗昔康	可引起胃肠道出血、肾功能衰竭、高血压和心力衰竭	高危
日常使用氟西汀	其半衰期长,可过度刺激中枢神经系统而引起睡眠障碍,加剧焦虑	高危
长期使用兴奋剂泻药:比沙可啶、药鼠李皮和蓖麻油制剂(不包括与阿片类镇痛药同时使用)	可加剧肠功能紊乱	高危
胺碘酮	可引起QT间期延长和尖端扭转型室性心动过速	高危
奥芬那君	与更安全的替代品相比可引起更强的镇静和抗胆碱能不良反应	高危
胍乙啶	可引起体位性低血压,有更安全的替代品	高危
胍那决尔	可引起体位性低血压	高危
环扁桃酯	缺乏疗效	低危
盐酸苯氧丙酚胺	缺乏疗效	低危
呋喃妥因	有潜在的肾功能损害,有更安全的替代品	高危
多沙唑嗪	有潜在低血压、口干、泌尿系问题	低危
甲睾酮	可引起前列腺增生和心脏病	高危
硫利达	更易引起中枢神经系统和锥体外系不良反应	高危
美索哒嗪	可引起中枢神经系统和锥体外系不良反应	高危
短效硝苯地平	可引起低血压和便秘	高危
可乐定	可引起体位性低血压和中枢神经系统不良反应	低危
矿物油	疗效和安全性尚不明确,有更安全的替代品	高危
西咪替丁	中枢神经系统不良反应,包括精神错乱	低危
依他尼酸	可引起高血压和体液平衡紊乱,有更安全的替代品	低危
干粉状甲状腺制剂	应关注对心脏的影响,有更安全的替代品	高危
苯丙胺类(不包括盐酸哌甲酯和食欲抑制剂)	可兴奋中枢神经系统	高危
口服激素	有证据证明在老年妇女可致癌(乳腺癌和子宫内膜癌),还易使心脏失去保护	低危

表4-5　特定疾病和生理状态下的老年人不合理用药标准

疾病和生理状态	药物的类别和名称	不宜在老年人使用的原因	严重等级（高和低）
心力衰竭	丙吡胺、高钠含量有药物〔钠和钠盐(海藻酸钠碳酸氢盐,二磷酸盐,柠檬酸盐,磷酸盐,水杨酸盐,一硫酸盐)〕	负性肌力作用。有可能加重水肿,使心脏衰竭恶化	高

疾病和生理状态	药物的类别和名称	不宜在老年人使用的原因	严重等级（高和低）
高血压	盐酸苯丙醇胺(2001年撤出市场),伪麻黄碱,减肥药和安非他明	可能引起交感神经亢进,继而使自血压升高	高
胃或十二指肠溃疡	非甾体类抗炎药和阿司匹林>325 mg(昔布类除外)	可使原有溃疡加重或产生新的溃疡	高
惊厥或癫痫	氯氮平,氯丙嗪,硫利达嗪和替沃噻吨	可降低癫痫阈值	高
血液凝固或回流障碍	阿司匹林抗凝治疗,非甾体抗炎药,双嘧达莫(潘生丁),噻氯匹定和氯吡格雷	可以延长凝血时间,提高国际标准化比率(INR)值或抑制血小板聚焦,增加潜在的出血风险	高
膀胱颈梗阻	抗胆碱药和抗组胺药,胃肠道解痉药,肌肉松弛剂,奥昔布宁,黄酮哌酯,抗胆碱药物,抗抑郁药,减充血剂和托特罗定	可使尿流减慢,导致尿潴留	高
应力性尿失禁	α受体阻断药(多沙唑嗪、特拉唑嗪),抗胆碱药,三环抗抑郁药(盐酸丙咪嗪、盐酸多塞平、盐酸阿米替林)和长效苯二氮草类	可引起多尿及尿失禁恶化	高
心律失常	三环抗抑郁药(盐酸丙咪溱、盐酸多塞平、盐酸阿米替林)	因可致心律失常发作还能引起 QT 间期的变化	高
失眠	减充血剂,茶碱,哌甲酯,单胺氧化酶抑制剂和安非他明	因为其对中枢神经系统的刺激作用应引起注意	高
帕金森病	甲氧氯普胺,常规抗精神病药物和他克林	因为它们的抗多巴宁/胆碱能作用应引起关注	高
认知障碍	巴比妥类,抗胆碱药物,解痉药和肌肉松弛剂,中枢神经兴奋剂:右苯丙胺、哌醋甲酯、甲基苯丙胺和匹莫林	因为中枢神经系统的改变应引起关注	高
抑郁	长期使用苯二氮草,交感神经阻滞剂:甲基多巴、利血平和胍乙啶	可引起抑郁症或使抑郁症加剧	高
厌食和营养不良	中枢神经兴奋剂:右旋苯丙胺、哌醋甲酯、甲基苯丙胺、匹莫林、与氟西汀	因有抑制食欲的作用应引起注意	高
晕厥或跌倒	短效、中效苯二氮草类和三环抗抑郁药(盐酸丙咪嗪、盐酸多塞平、盐酸阿米替林)	可能引起共济失调、精神运动性障碍、晕厥、跌倒	高
抗利尿激素分泌失调综合征/低钠血症	选择性5-羟色胺再摄取抑制剂:氟西汀、西酞普兰、氟伏沙明、帕罗西汀和舍曲林	可能会加剧或引起抗利尿激素分泌失调综合征	高
癫痫	安非他酮	可降低癫痫阈值	高
肥胖	奥氮平	能刺激食欲,增加体重	低
慢性阻塞性肺病	长效苯二氮草类:氯氮草、氯氮草(利眠宁)-阿米替林复合剂、可利啶-氯氮草、地西泮、夸西泮、哈拉西泮和二钾氯氮草,β受体阻断药:普萘洛尔	中枢神经系统的不良反应,可能会加剧或引起呼吸抑制	高
慢性便秘	钙通道阻滞剂,抗胆碱药物和三环抑郁药(盐酸丙咪嗪、盐酸多虑平和盐酸阿米替林)	可加重便秘	低

（三）老年人药物不良反应发生率高的原因

老年人由于药物代谢动力学的改变,各系统、器官功能及代偿能力衰退,机体耐受性降低、患病率上升,对药物的敏感性发生变化,药物不良反应发生率增高。据统计表明,50～60岁患者的药物不良反应发生率为 14.14％,61～70 岁为 15.17％,71～81 岁为 18.13％,80岁以上为 24.10％。老年人药物不良反应发生率高的原因如下。

1. 多重用药　多重用药是老年患者 ADR 最重要的危险因素,随着用药数目增加,ADR呈指数上升,现已确认,老年人药物不良反应的发生率与用药品种呈正相关。据统计,同时用药 5 种以下者,药物不良反应发生率为 6％～8％,同时用 6～10 种时升至 40％,同时用 15～20 种以上时,发生率升至 70％～80％。其次是女性、低体质量和肝肾功能减退;再次是多病共存、依从性降低等。在多因素分析中,年龄并不是 ADR 的独立危险因素,其危险主要来自与年龄相关的因素,如增龄性变化、多种慢性疾病、医疗保健服务体系和不合理用药。老年人常患多种疾病,接受多种药物治疗,易产生药物的相互作用。

2. 老年药物代谢动力学改变　老年人肝、肾功能减退,药物代谢减慢、排泄减少,药物半衰期延长,ADR 增加。老年患者白蛋白降低,结合型药物减少,游离型药物增加,故 ADR发生率升高。老年人所用药物在血液和组织内的浓度发生改变,导致药物作用增强或减弱,在药效欠佳时,临床医师常加大剂量,使老年药物不良反应发生率增高。

3. 老年药效学改变　老年人机体内环境稳定性减退,中枢神经系统对某些药物特别敏感,镇静药易引起中枢过度抑制;老年人免疫功能下降,使药物变态反应发生率增加。

4. 滥用非处方药　有些老年人常因缺乏医药知识,擅自服用、滥用滋补药、保健药、抗衰老药和维生素,用药的次数和剂量不当,易产生药物不良反应。据报道,服用过量维生素E 可致恶心、呕吐及免疫功能下降等。过量服用维生素 C 能破坏食物中的维生素 B_{12},干扰维生素 A 的利用。另外,如阴虚火盛者服用人参,不但不能获得疗效,还可能出现便秘、流鼻血等症。

5. 药物—疾病相互作用　老年患者多病共存,药物可以导致疾病恶化或功能异常。阿尔茨海默病患者应用抗胆碱能药和利尿剂治疗可出现神志模糊和谵妄;慢性肾功能不全者使用非甾体消炎药、氨基糖甙类、造影剂可诱发急性肾衰竭。

6. 药物—药物相互作用　老年患者多重用药,增加了药物之间的相互作用。同时使用2 种药物易发生药物之间相互作用的概率为 6％,5 种为 50％,8 种为 100％。虽然并非所有药物相互作用都能导致 ADR,但这种潜在的危险性无疑是增加的。如阿司匹林与华法林合用,前者可使后者从白蛋白中置换出来,增加抗凝作用,导致出血;β 受体阻断药和地尔硫草合用可加重心脏传导阻滞或心力衰竭。

7. 用药依从性差　WHO 对用药依从性的定义是患者服药行为与医务人员推荐的符合程度。用药依从性差的形式包括药品用完没有及时补充、擅自停药和不按医嘱服药。国内研究表明,用药顺应性差在老年人中的发生率是 40％～80％(平均为 50％),据 Smith 等统计,非住院患者对用药的依从性为 50％～65％,而此比例在老年非住院患者中就占 40％～75％。导致用药顺应性差的原因包括药品费用高而承担不起、产生了药物不良反应、无法阅读说明书、对药品缺乏全面信息、独居、文化程度低、抑郁症和痴呆患者等。目前有限的回顾性研究表明,用药依从性差与医疗费用和药物不良反应的增加有关,约 10％的老年患者入院

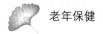

原因是顺应性差。

二、老年人安全用药注意事项

随着年龄增长,老年人记忆力减退,学习新事物的能力下降,对药物的治疗目的、服药时间、服药方法常不能正确理解,影响用药安全和药物治疗的效果。因此,指导老年人正确用药是护理人员的一项重要服务。

(一) 全面评估老年人用药情况

1. 用药史　详细评估老年人的用药史,建立完整的用药记录,包括既往和现在的用药记录、药物的过敏史、引起不良反应的药物、老年人对药物的了解情况,询问患者如何获得药品以及如何服用药品。

2. 各系统老化程度　仔细评估老年人各脏器的功能情况,如肝、肾功能的生化指标。

3. 服药能力和作息时间　包括视力、听力、阅读能力、理解能力、记忆力、吞咽能力、获取药物的能力、发现不良反应的能力和作息时间。

4. 心理-社会状况　了解老年人的文化程度、饮食习惯、家庭经济状况、个人生活习惯,是否吸烟、饮酒、喝咖啡等,对当前治疗方案和护理计划的了解、认识程度和满意度,家庭的支持情况,是否对药物有依赖、期望、恐惧等心理。

(二) 密切观察和预防药物不良反应

老年人药物不良反应发生率高,护理人员要密切观察和预防药物的不良反应,提高老年人的用药安全。

1. 密切观察药物不良反应　要注意观察老年人用药后可能出现的不良反应,并及时处理。如对使用降压药的老年患者,要注意提醒其起床时动作要缓慢,不要突然由坐卧改为直立位,避免体位性低血压。

2. 注意观察药物矛盾反应　老年人用药后容易出现药物矛盾反应,即药物在应用过程中出现的与其作用完全相反的矛盾现象。如用硝苯地平治疗心绞痛反而加重心绞痛,甚至诱发心律失常,所以在用药后要细心观察,一旦出现不良反应则及时停药,并就诊,根据医嘱改服其他药物,保留剩药。

3. 用药从小剂量开始　用药一般从成年人剂量的 1/4 开始,逐渐增大至 1/3→1/2→2/3→3/4,同时要注意个体差异,治疗过程中要求连续性的观察,一旦发现不良反应,及时协助医生处理。

4. 选用便于老年人服用的药物剂型　一般情况下,老年人需要长期服药时,最好选用口服给药,同时避免重复给药。另外,老年人用药应从小剂量开始,然后逐渐达到个体的最适应量。对吞咽困难的老年人不宜选用片剂、胶囊制剂,宜选用液体剂型,如冲剂、口服液等,必要时也可选用注射给药。胃肠功能不稳定的老年人不宜服用缓释剂,因为胃肠功能的改变影响缓释药物的吸收。

5. 规定适当的服药时间和服药间隔　根据老年人的服药功能、生活习惯,给药方式尽可能简单,当口服药物与注射药物疗效相似时,则采用口服给药。由于许多食物和药物同时服用会导致彼此的相互作用而干扰药物的吸收,如含钠基或碳酸钙的制酸剂不可与牛奶或其他富含维生素 D 的食物一起服用,以免刺激胃液过度分泌或造成血钙或血磷过高。多数口服药物可在餐后服用,尤其是对消化道有不良反应的药物,如铁剂、某些抗菌药等。有些药物要求在餐前服用,如健胃药、助消化药等。有些药物要求在空腹或半空腹服用,如驱虫药、盐类泻药等。此外,服药间隔对治疗效果影响也较大,如果给药间隔过长达不到治疗效果,而频繁地给药又容易引起药物中毒。因此,在安排服药时间和服药间隔时,既要考虑老年人的作息时间又应保证有效的血药浓度。

6. **注意药物相互作用,防止不良反应发生** 老年人要选择疗效确切,对肝、肾功能损害都较小的药物。如病情需多种药物联合应用时,应注意其毒性有无相加,尽可能避免其不良反应。如普萘洛尔与降糖药合用,可加重低血糖反应,而且普萘洛尔能掩盖急性低血糖症状,危险性更大。因此老年人用药要抓主要矛盾,尽可能减少服药种类。并用药物配伍不合理举例如下:①药理性配伍禁忌,临床较常见,如维生素 C+胰岛素;维生素 C+肌苷;维生素 C+三磷酸腺苷。维生素 C 为酸性药物,可使胰岛素、肌苷等药物效价明显降低或消失。同样,中草药制剂加入其他药物也不合适,一些药物在 pH<6.8 的水溶液中极不稳定,因此应尽量分开应用,避免同时使用。②并用药物过多,3 种药物甚至≥5 种药物加入同瓶溶液中静脉滴注。例如,5%葡萄糖 250 ml+氯化钾 0.5 g+维生素 C 5.0 g+三磷酸腺苷 40 mg+辅酶 A 100 U+曲克芦丁 400 mg+胰岛素 3~4 U+肌苷 0.4 g(7 种),许多并用药物目前无法证明实际临床效果及其并用是否合理,应谨慎使用。

7. **合理饮食,以达最佳疗效** 如老年糖尿病患者在服用降糖药时若不控制饮食,则无法取得满意疗效。在服用降压药与强心苷时,要控制盐的摄入。老年患者体质较弱,在服用抗生素和进行化疗时如不及时进行食物营养补充增强体质,常使治疗难以继续。

8. **其他预防药物不良反应的措施** 由于老年人用药依从性较差,当药物未能取得预期疗效时,要仔细询问患者是否按医嘱服药。对长期服用某一种药物的老年人,要特别注意监测血药浓度。对老年人所用的药物要进行认真记录并注意保存。

(三) 提高老年人服药依从性

老年慢性病患者治疗效果不满意,除与病因、发病机制不明,缺乏有效的治疗药物外,还有一个不容忽视的问题,就是患者服药的依从性差。老年人由于记忆力减退,容易忘记服药或错服药,以及经济收入减少、生活相对拮据,担心药物不良反应、家庭社会的支持不够等原因,导致服药依从性差。提高老年人服药依从性的护理措施如下。

1. **加强药物护理**

(1) 对住院的老年人,护理人员应严格执行给药操作规程,按时将早晨空腹服用、进餐前服用、进餐时服用、餐后服用、睡前服用的药物分别送到患者床前,并照顾其服下。

(2) 对出院带药的老年人,护理人员要通过口头和书面的形式,向老年人解释药物名称、用量、作用、不良反应和用药时间。用字体较大的标签注明用药的剂量和时间,便于老年人记忆。此外,社区护士定期到老年人家中清点其剩余药片的数目,也有助于提高老年人的服药依从性。

(3) 对空巢、独居的老年人则需加强社区护理干预。可将老年人每天需要服用的药物放置在专用的塑料盒内,盒子有 4 个小格,每个小格标明服药的时间,并将药品放置在醒目的位置,促使老年患者养成按时服药的习惯。

(4) 对于精神异常或不配合治疗的老年人,护理人员需协助和督促患者服药,并确定其是否将药物服下。患者若在家中,应要求家属配合做好协助督促工作,可通过电话追踪,确定患者的服药情况。

(5) 对吞咽障碍与神志不清的老年人,一般通过鼻饲给药。对神志清楚但有吞咽障碍的老年人,可将药物加工制作成糊状物后再服下。

(6) 对于外用药物,护理人员应详细说明,并在盒子上外贴红色标签,注明外用药不可口服,并告知家属。

(7) 老年患者有认知障碍、服用超过 5 种处方药物、不能阅读药物说明书、打开药瓶盖有困难、从药瓶中取出小药片有困难和不能分清药物的颜色和形状等情况,并且不能自我用药的,需要家属和照顾者的帮助。

2. 开展健康教育 护理人员可通过借助宣传媒介,采取专题讲座、小组讨论、发宣传材料、个别指导等综合性教育方法,通过门诊教育、住院教育和社区教育 3 个环节紧密相扣的全程健康教育计划的实施,反复强化老年人循序渐进地学习疾病相关知识,提高患者的自我管理能力,促进其服药依从性。

3. 建立合作性护患关系 护理人员要鼓励老年人参与治疗方案与护理计划的制订,请老年人谈对病情的看法和感受,让老年人知道每种药物在整个治疗方案中的轻重关系,倾听老年人的治疗意愿,注意老年人是否非常关注费用。与老年人建立合作性护患关系,使老年人对治疗充满信心,形成良好的治疗意向,可促进病人的服药依从性。

4. 行为的治疗措施 ①行为监测:要求老年人记服药日记、病情自我观察记录等;②刺激与控制:将老年人的服药行为与日常生活习惯联系起来,如设置闹钟提醒服药时间;③强化行为:当老年人服药依从性好时应及时给予肯定,依从性差时当即给予批评。

5. 帮助老年人保管药品 定期整理药柜,保留常用药和正在服用的药物,弃除过期变质的药品。

(四) 加强药物治疗的健康指导

1. 加强老年人用药的解释工作 护理人员要以老年人能够接受的方式,向其解释药物的种类、名称、给药时间、用药方式、药物剂量、药物作用、不良反应和期限等。必要时,以书面的方式,在药袋上用醒目的颜色标明用药的注意事项。此外,要反复强调正确服药的方法和意义。书写要清楚规整,难记的名称可以用形象化的颜色、编号或代号来代表。

2. 鼓励老年人首选非药物性措施 指导老年人如果能以其他方式缓解症状的,暂时不要用药,如失眠、便秘和疼痛等,应先采用非药物性的措施解决问题,将药物中毒的危险性降至最低,一般尽量少用药物和用最低有效量来治疗,合并用药物控制在 3~4 种,避免增加药物的不良反应。

3. 指导老年人不随意购买及服用药物 一般健康老年人不需要服用滋补药、保健药、抗衰老药和维生素等。只要注意调节好日常饮食,注意营养,科学安排生活,保持平衡的心态,就可达到健康长寿的目的。对体弱多病的老年人,要在医生的指导下,辨证施治,适当服用滋补药物。

4. 加强家属的安全用药知识教育 对老年人进行健康指导的同时,还要重视对其家属进行有关安全用药知识的教育,使他们学会正确协助和督促老年人用药,防止发生用药不当所造成的意外。评估老年患者对健康状况和对药物治疗的态度及正确使用药物的能力,告诉其可能会发生的一般和严重的不良反应,如何避免或使其危害最小化,以及发生后处置的办法。详细说明用药期间需观察和注意的事项,以及药物治疗的益处和风险,介绍药物的贮藏方法和被污染或已停用的药品,以及用药器具的处置方法。

5. **合理选择药物** 老年人应选择对肝、肾毒性小的药物,尤其应慎重选择下列药物。①抗菌药:由于致病微生物不受人体衰老的影响,因此,抗菌药物的剂量一般不必调整,但老年人体内水分少、肾功能差,容易在与年轻人相同剂量下造成高血药浓度与不良反应。对肾脏与中枢有毒性的抗菌药物应尽量不用,此类药物更不可联用。②肾上腺皮质激素:老年人通常患有骨质疏松,用此类激素可引起骨折和股骨头坏死,所以应尽量不用,更不能长期大量应用,如必须应用,须加钙和维生素 D。③解热镇痛药:容易损伤肾脏,且出汗过多易造成虚脱,长期大量应用,可引起上消化道出血。④利尿药:老年人使用利尿药剂量不可过大,否则会引起循环血量不足和电解质紊乱。噻嗪类利尿药可升高血糖和尿酸,故糖尿病和痛风患者不宜应用。⑤抗凝血药:60 岁以上患者用药后出血发生率增高,尤其是女性患者,应密切观察。⑥镇静安眠药:易引起神经系统抑制表现,如嗜睡、乏力、神经模糊、口齿不清,长期应用苯二氮䓬类药物可使老年人出现抑郁症。β受体阻滞剂,如普萘洛尔可致心动过缓、心脏停搏,还可诱发哮喘,加重心衰。

6. **选择适当的剂量** 一般来说,老年人初始用药应从小剂量开始,逐渐增加到合适的剂量,每次增加剂量前至少要间隔 3 个半衰期。为避免药物在体内蓄积中毒,可减少每次给药的剂量或延长给药的时间,也可两者同时改变。如感染发热的消炎药,在感染得到控制后再用药 2~3 天即可停药。对毒副作用较大的药物,遵医嘱及时停药。如激素类药物治疗必须在专业医生指导下按规定疗程使用,待病情得到控制后再逐渐减量、及时停药。

7. **适度的治疗** 患急性病的老年人,病情好转后要及时停药,不要长期用药,如长期用药氨茶碱、地高辛等,有效剂量和中毒剂量很接近,应定期检查肝、肾功能。对于一些慢性病,治疗指标只要控制在一定范围内即可,不必要使其恢复正常,如老年人高血压大都伴有动脉硬化,使血压降至 135/85 mmHg 即可,如过低会影响脑血管及冠状动脉的灌注,甚至诱发缺血性脑卒中。

8. **正确地使用药物** 药物服用的方法、时间及间隔等不正确都会影响药物的治疗效果。因此,药学人员应在这些方面对老年患者进行耐心细致的指导。服药时间:①肾上腺皮质激素类和长效抗高血压类药物应在清晨空腹服用。因为人体激素分泌高峰出现在早晨 7~8 时,此时服用可避免药品对激素分泌的反射性抑制作用,可以减少皮质激素的不良反应。血压在早晨和下午各出现 1 次高峰,此时用药可有效控制血压。②止泻药、胃黏膜保护剂、胃动力药、解痉药、降糖药、利胆药及抗生素应在餐前 30~60 分钟服用,这样可以保持有效浓度,促进吸收而提高疗效。③助消化药、降糖药(二甲双胍、阿卡波糖,格列苯脲)、抗真菌药、非类固醇消炎药应与餐同食,可避免药物被胃酸破坏,便于吸收。④刺激性药物、维生素类应餐后服,以减少对胃的刺激。⑤镇静药、平喘药、降血脂药、抗过敏药和缓泻药要睡前服,便于药物适时发挥疗效。服用方法:ⓐ复方氢氧化铝、硫糖铝、胶体次枸橼酸片等必须嚼碎服用,使其在胃内形成保护膜,从而减轻胃酸对胃黏膜的刺激,硝酸甘油、硝酸异山梨酯(消心痛)、硝苯地平(心痛定)等舌下含化,则能起到迅速降压、缓解心绞痛的作用。ⓑ肠溶片、缓释片、控释片不能嚼碎服用,否则,不能起到保护胃黏膜,以及缓慢、恒速、定量释放的作用。ⓒ助消化药、维生素类、止咳糖浆类不宜热水送服,因为此类药物性质不稳定,受热易被破坏,影响疗效。④平喘药、利胆药、抗痛风药、抗结石类药及电解质类药服用时应多喝水,可减轻不良反应,提高疗效。

9. 应用口述或视觉教具　示范操作以弥补老年患者理解和知识上的不足,如打开瓶盖让其看见药品的颜色、大小、形状,以及口服固体制剂上的标示,对于某些用药的装置,要向其示范用法,如气雾剂的用法。叮嘱家属亲友对老年痴呆、抑郁症或老年独居患者用药进行督查。

(五) 合理膳食、适当运动

老年人营养学饮食特点:适量的碳水化合物,少量的优质蛋白,少量的植物性脂肪,充足的无机盐、维生素及高纤维食物,充足的水分。因老年人易发生骨质疏松性骨折,所以应进食含钙丰富的食物,如牛奶、花生等。保证一日三餐,定时定量,多食蔬菜和水果,注意营养搭配,保证营养均衡。服用药物时,进食也要注意,如华法林治疗期间进食维生素 K 含量高的食物应尽量稳定,维生素 K 含量高的食物是绿叶蔬菜,如凡菜红叶、鳄梨、花椰菜、芽菜、包心菜、合掌瓜、黄瓜皮(不指脱皮黄瓜)、芥蓝叶、莴苣叶、薄荷叶、绿芥菜、菠菜叶、茶叶、水芹,以及油菜籽油、橄榄油、黄豆油、豆类、开心果等。老年人要经常参加适宜的体育活动,以促进新陈代谢和血液循环,增强心、肺功能,在运动中结交新朋友,消除内心的孤独和寂寞感,愉悦身心,提高对生活的兴趣。比较适合老年人的活动,如打太极拳、气功、散步、保健操、慢跑等。因此,合理搭配膳食、适当适量运动是提高老年人生活质量的必要条件。

三、我国老年人用药面临的安全问题

我国目前正快速进入人口老龄化社会。虽然全国拥有养老机构 38 060 家(床位 266.2 万张,仅占 60 岁以上老龄人口的 1.5%),但养老护理机构的建设和发展水平远远落后于日本、美国、英国和澳大利亚,同时还缺乏集供养、养护和医护为一体的规范化的养老护理机构。

(1) 我国还没有建立规范化管理的养老护理服务体系,患有疾病的老年人主要是在医疗机构和家庭使用药物。

(2) 尽管老年人住院期间的用药可以得到医护人员的帮助和指导,但是在家庭使用药品时极为缺乏专业人员的指导,并存在较大的用药安全隐患。根据某医院对 500 位住院老年患者的调查,在这些患者中,平均每位患者每天用药 8~9 种,有 1/3 的患者用药量在 10 种以上,最多的高达 25 种。因此,我国老年人用药量是巨大的,同时也面临严峻的用药安全问题。

(3) 对于老年人用药行为,闫素英等研究显示,93.33%的药品说明书字体太小、用词专业、内容复杂,很难让老年人正确解读。随着年龄的增长,老年人认知功能减退、记忆力下降,导致老年人误服或漏服,特别是漏服的比例较高,不适当的补服将会引发药物不良反应。倡导社区老年人可采用服药卡片、图标、时间表、定时器、单剂量储药盒等方式提醒自己按时服药。积极开展用药安全知识的宣教,提示老年人分开存放包装、剂型相似的药物,以免误服。同时,也希望增加国产药物片型的差异性。

[案例分析与思考题]

1. 王某,男性,73 岁,确诊高血压 15 年,前列腺增生 2 年。定期服用依那普利降压,血压波动在118~140/80~95 mmHg。1天前出现起立后双眼黑蒙、乏力、耳鸣，立即平卧数分钟后，症状缓解。患者平时经常因失眠服用地西泮等镇静药，还常服用人参等多种滋补药品。

请解答：(1) 该患者可能会发生哪些药物不良反应？

　　　　(2) 如何加强对该患者药物治疗健康指导？

2. 简述老年人安全用药的注意事项。

3. 老年人安全用药应坚持哪些原则？

（顾　芬　鲁　敏）

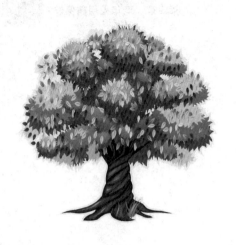

第五章
老年人常见症状的预防保健

老年人的常见症状有很多,如腰背痛、咳嗽咳痰、体位性低血压、老年人口臭、吞咽障碍、大便失禁、老年便秘、尿潴留和尿失禁、无症状性血尿、压疮、皮肤瘙痒、水肿、跌倒、晕厥、老年性谵妄、失眠等。其中尿潴留和尿失禁、老年便秘已在本书第二章第三节中作了详细介绍。其余的将在本章中阐述。

第一节　腰　背　痛

腰背痛是指背、腰、腰骶和骶髂部的疼痛,有时伴有下肢感应痛或放射痛。

一、病因与发生机制

(一) 病因

1. 腰背痛的病因分类　见表5-1。

表5-1　腰背痛的病因分类

分类	病因
外伤性	椎体骨折、肌肉扭伤、椎体滑脱等
先天性畸形	半椎体、腰椎骶化、骶椎腰化、脊椎裂等
炎症性	强直性脊椎炎、结核性脊椎炎、化脓性脊椎炎、病灶性骶髂关节炎等
退行性腰背痛	增生性脊椎炎、椎间盘突出症、椎管狭窄、腰椎后关节紊乱症等
骨肿瘤性	各种原发性或转移性肿瘤对胸腰椎及软组织的侵犯

2. 腰背痛的解剖部位分类与病因

(1) 脊椎性:如脊椎骨折、椎间盘突出、强直性脊椎炎、结核性脊椎炎等。

(2) 脊椎旁软组织:腰肌劳损、腰背肌纤维组织炎。

(3) 脊髓及脊神经根:脊髓压迫症(硬膜外脓肿、椎管内肿瘤、脊髓蛛网膜炎等),急性脊髓炎和腰骶神经根炎。

(4) 内脏:泌尿、生殖系统所致的腰背痛,如肾盂肾炎、肾结石、肾结核、宫颈癌、子宫后倾、慢性附件炎等;呼吸系统疾病所致的腰背痛,如胸膜炎、胸膜增厚或粘连、肺结核、肺癌等;心血管系统疾病所致的腰背痛,如主动脉瘤、心绞痛等。

(二) 发生机制

由于感觉神经末梢受刺激,脊神经根受刺激,局部或神经根病变继发有关局部的肌肉痉挛,以及牵涉痛所致。

二、老年人腰背痛的特点

(一) 疼痛部位

腰背痛主要以腰背、腰骶和骶髂部的疼痛为主,有单纯性腰背痛和伴有下肢感应痛或放射痛的腰背痛之分。

(二) 疼痛性质

多为隐痛、钝痛、刺痛、局部压痛或伴放射痛,有活动不利、俯仰不便、不能持重、步行困难、肢倦乏力等症状,甚至出现腰部前屈、后伸、侧弯等功能障碍,重者出现脊柱畸形。

(三) 疼痛特点

老年常见疾病引起的腰背痛有以下几种。

1. 脊椎骨折 有明显的外伤史,且多因由高空坠下,足或臀部先着地,骨折部有压痛和叩痛,脊椎可能有后突或侧突畸形,并有活动障碍。

2. 椎间盘突出 以腰$_4$~骶$_1$易发。常有搬重物或扭伤史,可突发和缓慢发病。主要表现为腰痛和坐骨神经痛,两者可同时或单独存在。有时候疼痛剧烈,咳嗽、喷嚏时疼痛加重,卧床休息时缓解。可有下肢麻木、冷感或间歇跛行。

3. 增生性脊柱炎 此又称退行性脊柱炎,多见于 50 岁以上患者,晨起时感腰痛、酸胀、僵直而活动不便,活动腰部后疼痛好转,但过多活动后腰痛加重。疼痛以傍晚时明显,平卧可缓解,疼痛不剧烈。

4. 脊椎肿瘤 脊椎肿瘤以转移性恶性肿瘤多见,如前列腺癌、甲状腺癌和乳腺癌等转移或多发性骨髓瘤累及脊椎。其表现为顽固性腰背痛,剧烈而持续,休息和药物均难缓解,并有放射性神经根痛。

5. 腰肌劳损 常因腰扭伤治疗不彻底或累积性损伤,患者自觉腰骶酸痛、钝痛,休息时缓解,劳累后加重。特别是弯腰工作时疼痛明显,而伸腰或叩击腰部时可缓解疼痛。

6. 腰肌纤维组织炎 常因寒冷、潮湿、慢性劳损所致腰背部筋膜及肌肉组织水肿,纤维变性。患者大多感腰背部弥漫性疼痛,以腰椎两旁肌肉及髂嵴上方为主,早起时加重,活动数分钟后好转,但活动过多疼痛加重,轻叩腰部疼痛缓解。

7. 脊髓压迫症 脊髓压迫症见于椎管内原发性或转移性肿瘤、硬膜外脓肿或椎间盘突出等。主要表现为神经根激惹征,患者常感觉颈背痛或腰痛,并沿一根或多根脊神经后根分布区放射,疼痛剧烈,呈烧灼样或绞榨样痛,脊柱活动,咳嗽、喷嚏时加重。有一定定位性疼痛,并可有感觉障碍。

8. 蛛网膜下隙出血 蛛网膜下隙所出的血刺激脊膜和脊神经后根时可引起剧烈的腰背痛。

9. 腰骶神经根炎 腰骶神经根炎主要为下背部和腰骶部疼痛,并有僵直感,疼痛向臀部及下肢放射,腰骶部有明显压痛,严重时有节段性感觉障碍,下肢无力、肌萎缩、腱反射减退。

10. 内脏疾病引起的腰背痛 内脏疾病引起的腰背痛包括泌尿系统疾病、盆腔器官疾

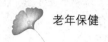
病、消化系统疾病、呼吸系统疾病等引起的腰部和背部疼痛。

三、老年人腰背痛的预防保健措施

1. 对因施治　有外伤史者应适当休息与对症治疗,以利腰背部损伤组织及早恢复。因骨质疏松引起者应对症治疗,并加用抗骨质疏松治疗。腰背部疼痛明显可用非甾体消炎类药物。由内脏疾病引起的腰背痛应彻底治疗内脏疾病。

2. 消除诱因　避免长期身心劳累,尽量放松自己,休息保养很关键。提着重物时,尽量贴近身边。尽量避免弯腰或扭腰,即使弯腰或扭腰时也要尽量小心。

3. 适量运动

(1) 长时间保持同一坐姿或站姿之后,应放松腰部,或伸展腰肢。

(2) 适度变换颈部的姿势,最好每工作 1 小时休息几分钟。

(3) 过于肥胖者,应该恰当减肥,以减少腰部的负担。

(4) 避免长时间低头弯腰动作,避免局部着凉,积极进行腰背肌功能练习。

(5) 平时注意走路姿势。

4. 对症处理

(1) 不宜选用过软的床垫,较硬的床垫对腰部有益。同时,尽量不要俯卧,对腰部不利。

(2) 局部热敷或按摩、红外线等理疗。

(3) 合理的消炎止痛,疼痛明显而影响休息时则可以适当口服镇痛剂、肌松弛剂、维生素等治疗。局部扶他林外擦等。

(4) 可以使用中医膏药、针灸按摩牵引等方法治疗。

5. 合理饮食　多吃一些含钙量高的食物,如牛奶、奶制品、虾皮、海带、芝麻酱,豆制品也含有丰富的钙,经常吃,有利于钙的补充。因此,平时应注意营养结构。

第二节　咳嗽咳痰

咳嗽是呼吸系统疾病的常见症状,是呼吸道受刺激后引发的紧跟在短暂吸气后的一种保护性反射动作,有利于清除呼吸道分泌物和有害因子。但咳嗽可使呼吸道内感染扩散,剧烈咳嗽可导致呼吸道出血,甚至诱发自发性气胸,且对患者的工作、生活和社会活动造成严重的影响。咳痰是呼吸道内病理性分泌物,凭借支气管黏膜上皮细胞的纤毛运动、支气管肌肉的收缩及咳嗽时的气流冲动,将呼吸道内的分泌物从口腔排出的动作,咳痰也是机体的一种保护性生理功能。

一、病因与发生机制

(一) 病因

引起咳嗽和咳痰的疾病很多,其中最常见的是呼吸道感染。

1. 呼吸系统疾病　上呼吸道感染、肺炎、肺结核、肺脓肿、急慢性气管-支气管炎、支气管哮喘、支气管扩张、原发性支气管肺癌、胸膜炎、自发性气胸等。

2. 心血管疾病 二尖瓣狭窄或左心衰竭引起的肺淤血与肺水肿,或因右心及体循环静脉栓子脱落引起肺栓塞等。

3. 中枢神经系统疾病 脑炎、脑膜炎等。

4. 神经和精神因素 膈下脓肿、肝脓肿、肝或脾周围炎、外耳道异物或炎症、神经官能症。

(二) 发生机制

1. 咳嗽 咳嗽是由于延髓咳嗽中枢受刺激引起的强烈的呼气性冲击动作。刺激经迷走神经、舌咽神经和三叉神经的感觉神经纤维传入,经喉下神经、膈神经及脊神经分别将冲动传至咽肌、声门、膈肌及其他呼吸肌,引起咳嗽动作。

2. 咳痰 正常呼吸道黏膜的黏液腺分泌黏液和浆液,呼吸道黏膜上皮细胞间隙中有杯状巨细胞分泌黏液,使呼吸道黏膜保持湿润。当气管、支气管或肺受物理性、化学性、生物性、过敏性等因素刺激时,杯状细胞和黏液腺细胞增生,同时黏膜组织充血、水肿,腺体分泌增多,毛细血管通透性增高,渗出物、漏出物、黏液、浆液、组织坏死物等混合而形成痰。

二、临床表现

1. 急性上呼吸道感染 开始多为干咳,后咳出无色透明黏液痰。

2. 急性气管-支气管炎 初起干咳或刺激性咳嗽,后咳出黏液性痰呈灰白色或无色黏稠而透明。

3. 慢性支气管炎 长期慢性咳嗽,清晨起床或临睡时加剧,可咳白色泡沫状浆液痰。

4. 阻塞性肺气肿 咳嗽声音低微且无力,可咳出白色黏痰。

5. 支气管哮喘 咳嗽伴哮鸣音,可咳出黏液性痰,呈灰白色或无色黏稠而透明。

6. 支气管扩张 长期慢性咳嗽,体位改变加重,可咳出大量黄脓痰、分层痰。

7. 肺脓肿 长期慢性咳嗽,体位改变加重,可咳出大量黄脓痰、分层痰。

8. 肺炎 肺炎球菌肺炎咳出铁锈色痰,克雷白杆菌肺炎咳出砖红色胶冻样痰。

9. 肺结核 长期慢性咳嗽,夜间加重,咳出血性痰。

10. 支气管肺癌 刺激性干咳、金属音调咳嗽、顽固性呛咳,咳出血性痰。

11. 心力衰竭、急性肺水肿 夜间咳嗽加重,肺水肿痰呈粉红色泡沫样。

12. 慢性咽喉炎、喉癌 干咳或刺激性咳嗽。

13. 气管和支气管的异物 犬吠样咳嗽。

14. 声带炎症 嘶哑性咳嗽或金属音调咳嗽。

15. 纵隔肿瘤 金属音调咳嗽。

三、老年人咳嗽咳痰的预防保健

(一) 一般指导

1. 环境指导 保持环境安静、整洁、舒适,室内空气流通,室内禁止吸烟,避免尘埃和烟雾等刺激,温度保持在 18~22℃,相对湿度保持在 50%~60%。

2. 饮食指导 给予高蛋白、高维生素、足够热量的饮食,尤其是维生素 C 及维生素 E 的摄入,有利于黏膜的修复。避免油腻、辛辣刺激食物。多饮水,每日饮水量保持在 1 500 ml 以上,湿化、稀释痰液,利于排出。

3. 心理疏导　正确评估老年患者的心理需求,与患者家属做好沟通,关心、体贴患者,消除其焦虑、抑郁情绪。帮助患者熟悉、适应医院环境和生活特点,放松紧张情绪,增强战胜疾病的信心。

4. 休息指导　剧烈、频繁咳嗽时应注意适当休息,以减少机体耗能。

(二) 观察指导

1. 观察咳嗽与痰液状况　密切观察咳嗽的性质、时间、音色、与体位的关系,以及是否有痰,痰液的颜色、性状、气味、量。

2. 一般情况的观察　观察患者的意识状态、生命体征、体位情况,是否有发热、脉速、血压异常,以及呼吸频率、节律和深度的变化。

(三) 排痰指导

1. 指导有效咳嗽　适用于神志清醒尚能咳嗽的患者采取舒适体位。

2. 拍背与胸壁震荡　适用于长期卧床、久病体弱、排痰无力的患者。

3. 湿化呼吸道　适用于痰液黏稠、不易咳出者。常用蒸汽吸入或超声雾化吸入。气管切开者可于插管内滴液。

4. 体位引流　适用于痰量较多、呼吸功能尚好的支气管扩张、肺脓肿等患者。

5. 机械吸痰　适用于痰量较多而咳嗽反射弱的患者,尤其是昏迷或已行气管切开、气管插管的患者。

(四) 体位指导

为减少咳嗽时的痛苦和减轻疲劳,指导或协助患者尽可能采取舒适的坐位或半坐位,并注意让脊柱挺直,有利于膈肌运动和肺扩张,促使腹肌收缩和增加腹压,也有利于咳嗽、排痰。

(五) 防感指导

(1) 老年人要加强锻炼,多进行户外活动,提高机体抗病能力。提高御"邪"能力,避免外感,以防加重病情。少去公共场所,少与咳嗽患者接触。

(2) 气候转变时及时增减衣服,防止过冷或过热。家人有感冒时,室内可用醋熏蒸消毒,防止病毒感染。感冒流行期间可服中药预防。

(3) 注意口腔卫生,每日清洁口腔 2 次,预防口腔感染。

(4) 绝大部分咳嗽是由于呼吸道疾病引起的,因此预防呼吸道疾病是防止咳嗽的关键,尤其是防止呼吸道感染。

第三节　体位性低血压

体位性低血压又叫直立性低血压,常在平卧、下蹲突然站起或长时间站立时,血压突然下降超过 20 mmHg 或舒张压下降 10 mmHg,并伴有明显的头昏、头晕、视物模糊、乏力、恶心、心悸、认知功能障碍等,即为体位性低血压。体位性低血压常见于老年人,据统计 65 岁以上老年人体位性低血压者约占 15%,其中 75 岁以上的老年人可高达 30%~50%。

一、老年人发生体位性低血压的机制

老年人由于心血管系统逐渐硬化、大血管弹性纤维减少、交感神经增强,可使老年人收缩期血压升高。长期血压偏高,不仅损害压力感受器的敏感度,还会影响血管和心室的顺应性。当体位突然发生变化或服降压药后,在血压突然下降的同时,缺血的危险性就大大增加。此外,老年人耐受血容量不足的能力较差,可能与其心室舒张期充盈障碍有关。因此,任何急性病导致的失水过多,或口服液体不足,或服用降压药及利尿药以后,以及平时活动少和长期卧床的患者,站立后都容易引起体位性低血压。

二、体位性低血压的分类与表现

(一)突发性

多因自主神经功能紊乱,引起直立性小动脉收缩功能失调所致。主要表现是突然变为直立体位时血压偏低,还可伴有站立不稳、视力模糊、头晕目眩、软弱无力、大小便失禁等,严重者会发生晕厥。

(二)继发性

继发性多见于脊髓疾病、急性传染病或重症感染、内分泌紊乱,以及慢性营养不良或使用降压药、镇静药之后发生。

三、老年人体位性低血压的预防保健

(一)生活指导

(1)坚持适当的体育锻炼,平时养成运动的习惯,增强体质,保证充分的睡眠时间,避免劳累和长时间站立;也不要在闷热或缺氧的环境中站立过久,以减少发病。尽可能避免参与可能造成外周血管舒张的活动,如大量喝酒、泡温泉、淋热水浴等。大量出汗、腹泻、感冒等都是发生体位性低血压的诱因,应该注意避免。

(2)老年人起床时应缓慢地改变体位,起立时不能突然,要转身缓缓而起,肢体屈伸动作不要过猛过快,例如提起、举起重物或排便后起立动作都要慢些,洗澡水温不宜过热、过冷,因为热可使血管扩张而降低血压,冷会刺激血管而增高血压。常淋浴可加速血液循环,或以冷水、温水交替洗足。穿医用弹力长袜,可以减少下肢血管扩张,促进下肢血液回流,有利于预防体位性低血压的发生。用弹力腹带,也可以采用穴位按摩的方法。

(3)为预防体位性低血压的发生,长期卧床的患者和患有高血压的老年人,在站立时动作应缓慢,在站立前先做准备动作,即做些轻微的四肢活动,有助于促进静脉血回流、升高血压,避免体位性低血压发生。晚上睡觉将头部垫高,可减轻低血压症状。

(4)补充营养,避免饮食过饱或饥饿,不饮酒。饮食方面尽量少吃多餐,食物以易消化、清淡为主。荤素兼吃,合理搭配膳食,保证摄入全面充足的营养物质。

(5)培养开朗的个性,保证足够的睡眠,有规律正常的生活。

(二)用药指导

(1)容易引起体位性低血压的药物包括4类:①抗高血压药;②安定类药;③抗肾上腺

素药;④血管扩张药。因此,在使用上述药物时,必须提高警惕,注意避免发生体位性低血压。

(2) 告诉患者应用上述几类药物后不要突然站起,最好静卧1~2小时,站立后如有头晕感觉,应继续卧床休息。

(3) 用药后,夜间起床大小便最容易引起体位性低血压,故夜间最好有人搀扶入厕大小便。

(4) 高血压患者应在医生指导下用药,降压应遵守平稳、适度、长期、个体化原则。

(三) 处理对策

(1) 一旦发生体位性低血压,应反复测量不同体位的血压,以便明确诊断。立刻将患者抬放在空气流通处,或将头放低,松解衣领,适当保温,患者一般很快苏醒。对发作持续较长而神智不清楚的患者,可针灸百会、人中、十宣(图5-1),必要时皮下注射升压药。

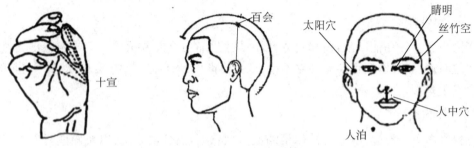

图5-1 百会、人中、十宣穴位

(2) 高血压患者在日常健身中应注意坐姿、站姿、蹲姿等动作转换时要放慢,防止摔倒。从床上坐起或下地时,不要突然或过快、用力猛起,应先活动四肢数分钟,再缓慢站起,然后再做运动,如打扫卫生、跑步、晨练等。

(3) 测量卧立位血压,达到早期筛查和及早处理体位性低血压。积极治疗原发病。

第四节 老年人口臭

健康人的口腔无特殊气味,口臭是一种不正常的现象,成人儿童都可发病。尤其是老年人口臭更是常见。

一、老年人口臭的病因与机制

(一) 主要的病因与发病机制,见表5-2。

表5-2 引起老年人口臭的病因与发病机制

病　因	发病机制
龋病、残冠或残根	口腔有龋病等疾病时,食物碎屑经常会附着在这些病变部位,经过口腔中细菌的作用,食物残渣发酵后会产生口臭
牙周疾病	牙周疾病是引起口臭的主要原因之一,特别是慢性牙周病形成盲袋,产生了慢性溢脓而发出臭味

续 表

病 因	发病机制
口腔急性炎症	急性牙周脓肿、第三磨牙冠周炎等,口腔中均有一些急性炎性分泌物,也会发生口臭
老年人牙周组织的生理性萎缩	老年人随着年龄的增长,牙周组织会逐渐萎缩,牙齿之间产生缝隙。进食后食物碎屑停留在牙齿缝隙中,经过口腔内细菌发酵后会产生臭味
消化道疾病	老年人消化功能减退,常有消化不良或消化道返流性疾病,可将胃内存留食物所产生的气味从口中呼出
幽门螺杆菌感染	可能是幽门螺杆菌感染直接产生硫化物,引起口臭
其他原因	贪食辛辣食物或暴饮暴食,疲劳过度,节食减肥、服用某些药剂如镇静药、降血压药、利尿药等引发口臭

(二) 中医学观点

清代《杂病源流悄烛》中说:"虚火郁热,蕴于胸胃之间则口臭,或劳心味厚之人亦口臭,或肺为火灼口臭。"从中可知,引发口臭的主要原因是胃热症、胃阴虚症,其中由胃热症导致者居多,常并发严重口臭、牙龈肿痛、便秘、胃痛、消化不良、烦躁等症状。

(三) 老年人发生口臭的机制

人过中年,唾液分泌逐渐减少,口腔的自洁作用降低,加之疾病的侵袭,所以中老年人更容易出现口臭。临床发现,年龄越大口臭现象越严重,60岁人群发生口臭现象比年轻人增加5～7倍,70岁以上老人95%以上存在口臭现象。

口臭的形成原因主要是由于饮食不节,或过多地食用辛辣食品,以及疲劳过度等不良的生活方式造成的脾功能与胃肠功能减弱,使食物在肠内得不到正常的消化,大量食物糟粕不能排出体外,愈积愈多,形成毒素进入肠壁血液,从而伤害脏腑引发各种疾病。而沉积在肠内的食物糟粕时间一长就会积滞生热,产生臭气,向上蒸发,通过口腔及鼻咽部位形成口臭。

二、老年人口臭的表现特征

口臭是指口内出气臭秽、口气不清爽的一种病症,多表现为呼气时有明显臭味,刷牙漱口难以消除,含口香糖、使用清洁剂均难以掩盖,是一股发自内部的臭气。口臭的人绝大多数自己都觉察不到。要想知道自己是否有口臭,最简单的方法是向手心哈气或闻闻牙线的残垢,也可用棉签、牙签或小勺在舌苔或牙缝上刮一下,一闻便知。

三、老年人口臭的预防保健

(一) 调理饮食

(1) 饮食清淡,多吃含有丰富纤维素的食物,有利于清洁口腔,多食生蔬菜和苹果,以保护齿龈。食生姜、肉桂、芥末和辣根,以防鼻窦炎。食全谷类和水,以防便秘;食胡萝卜、花茎甘蓝、菠菜和柑橘类水果,以补充β胡萝卜素和维生素C。

(2) 常食海带,在海带中存在着高效的消除臭味的物质,其消臭的效果是现有口臭抑制物黄酮类化合物的3倍。可适量饮茶,能清热去火、抗菌消炎、清洁口腔,有效预防和改善口臭症状。

（3）口臭的人应少吃糖、甜食、甜饮料、蛋糕和饼干。口臭的人禁忌吃大蒜、洋葱和咖喱，禁吸烟或其他烟草制品，禁喝酒。若食用刺激性食物，如大蒜引起的口臭，可通过嚼茶叶、口香糖或吃几个大枣的方法来消除。

（4）不要吃得过饱，饱食易引起口臭；睡前不吃零食；空腹时间不宜过长，长时间空腹易导致口臭；在进餐前，吃些水果可有助于避免或减轻口臭。

（二）良好习惯

（1）平时注意保持口腔湿润，勤喝水。养成饭后漱口的习惯，特别是注意剔除残留在牙缝中的肉屑，这类含蛋白质较高的食物最易引起口臭。有顽固性口臭的人，应坚持每顿饭后刷牙。

（2）积极治疗引起口臭的疾病，如牙龈炎、牙周炎、口腔黏膜炎和蛀牙，以及牙周病、龋病、慢性阻塞性肺疾患、肝和胃肠疾病、慢性肾功能不全、糖尿病等因素导致的口臭。定期进行口腔科检查，每年最少洗 2 次牙（图 5-2，图 5-3），并要全面体格检查，做到早发现、早治疗。

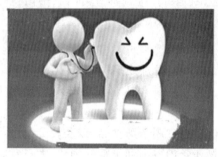
图 5-2　洗牙套餐

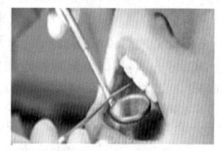
图 5-3　洗牙

（3）睡眠时间不宜过长，过多的睡眠易导致口臭。每次就餐前，做 10 余次深呼吸，有助于避免产生口臭。

（三）中草药保健

1. 代茶　使用有消炎抗菌、清热解毒、调理胃肠等的中草药，可以清新口气、保护口腔健康，预防和改善牙龈炎、牙周炎、口腔黏膜炎以及咽炎、咽喉炎等功效。可用蕾楸草泡水喝。

2. 食疗　适当食用具有清热化湿、避秽除臭之食品。如甜瓜子为末，口内含之；茴香作汤饮或生嚼；橘饼常嚼食；用苏子煮水漱口；乌梅脯含化等，大豆低聚糖、异麦芽低聚糖、低聚果糖等双歧杆菌因子，均有祛口臭作用。

第五节　吞咽障碍

吞咽障碍是指口腔、咽、食管等吞咽器官发生病变时，在不同部位吞咽时咽下困难。吞咽障碍的症状因病变发生的部位、性质和程度不同而有很大的差别。轻者仅感吞咽不畅，重者滴水难进且有反呕。它可影响摄食及营养吸收，还可导致食物误吸入气管而导致吸入性肺炎,严重者危及生命。

一、病因与发病机制

引起吞咽障碍的病因很多,其主要的病因和发病机制见表5-3。

表5-3　吞咽障碍的发病机制

病　　因	发病机制
口咽部疾病 口炎、咽炎、咽后壁脓肿、咽肿瘤等	由于口腔、咽、喉与食管等部位的组织结构发生退行性改变、黏膜萎缩变薄、神经末梢感受器的反射功能渐趋迟钝、肌肉变性等
食管疾病 食管炎、食管瘢痕性狭窄、食管癌、贲门失弛缓症等	食管上括约肌静息压较低,吞咽后食管上括约肌松弛延迟,柔顺度下降、食物通过时阻抗增加
神经肌肉病 各种原因引起的延髓性、重症肌无力、多发性肌炎	神经肌肉麻痹、松弛、无力、肌肉变性
全身性疾病 狂犬病、破伤风、肉毒中毒、缺铁性吞咽困难等	参与吞咽的肌肉器质性损害或功能失调
精神心理疾病 癔症、抑郁症、焦虑症等	暂时性吞咽障碍,是精神心理因素引起的咽喉部表现

老年人吞咽障碍按部位和功能分类如下:

1. **部位分类**　可分为两类:一类是影响控制舌、咽和上食管括约肌运动的神经肌肉功能病变(口咽性)和食管病变影响自身功能(食管性)。

(1)口咽性吞咽障碍:此是指无法发动吞咽,食物也无法从口腔被转运至食管。常见的导致口咽性吞咽障碍的病因如下:

1)脑卒中:包括任何影响位于脑干的吞咽中枢或参与调节吞咽反射的神经,如第Ⅴ、Ⅶ、Ⅸ、Ⅹ和Ⅻ对脑神经功能的病变。吞咽障碍是脑卒中患者的常见并发症之一。

2)中枢神经退行性病变:如运动神经元病、脊髓损伤、帕金森病、肌萎缩性侧索硬化、痴呆等。

3)局部结构性病变:如声带麻痹、喉外伤、咽喉及头颈部手术、食管上括约肌失弛缓症、咽食管憩室、颈椎骨刺等。

(2)食管性吞咽障碍:此是指难以将咽下的食物咽过食管,常由神经肌肉性疾病或机械梗阻性病变所致。

2. **功能分类**

(1)动力性吞咽障碍:包括胃食管反流、弥漫性食管痉挛和硬皮病。表现为吞咽固体和液体均困难。

(2)机械性吞咽障碍:此包括食管癌、消化道狭窄、动脉瘤和药源性食管损伤。在早期仅表现为进食固体困难。

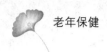

二、老年人吞咽障碍的临床表现

(一) 吞咽障碍代偿期

咽及吞咽运动的适应性很强,能根据吞咽物的特性做出不同的反应,并调整咽的收缩速度和吞咽强度。当咽部某一结构出现欠缺或活动受限时,其附近的结构可以做出弥补性或代偿性活动,使吞咽仍能顺利进行。

(二) 吞咽障碍失代偿期

当结构或功能缺失程度超过弥补性活动所能达到的范围和限度时,出现失代偿期吞咽障碍。

1. 吞咽困难　口腔内食物难以咽下或吞咽后口内食物残留;吞咽后食物滞留咽喉处或需反复进行吞咽。

2. 食物进入气管导致呛咳或窒息　可分为口腔期咽峡闭合不良导致食物"穿入"和咽期及食管期的食物"误吸"两种情况。

3. 吞咽时食物进入鼻腔　即鼻腔反流。

4. 进食后　嗳气、反酸、呕出食物、胸骨后烧灼和疼痛感。

5. 发声　因液体潴留咽喉所致"湿音"和因软腭薄弱所致发声低沉。

三、老年人吞咽障碍的预防保健

(一) 治疗病因与诱因

积极治疗引起口咽性吞咽障碍和食管性吞咽障碍的疾病。

(二) 保持良好的情绪

老年人应适当地处理生活中的种种压力,调整自己的角色,学习放慢生活节奏,正确处理与家人、邻居、朋友之间的人际关系。

(三) 日常生活指导

(1) 居室整洁,空气清新、流通,干燥季节,注意增加居室的湿度。

(2) 做到三个半分钟,即醒过来,在床上躺半分钟,坐起来后又坐半分钟,两条腿垂在床沿又等半分钟,放松心情吞咽唾液。

(3) 规律化的作息制度,每天起床、上床、三餐和运动时间的固定。

(4) 避免受凉、预防上呼吸道感染;避免口腔及咽喉部分泌物误吸,保持口腔清洁,注意口腔卫生。

(5) 避免使用降低食管下段括约肌压力的药物,如茶碱类、阿托品类、钙拮抗剂、多巴胺、酚妥拉明(立其丁)等药物。

(6) 体重控制,避免肥胖。

(四) 饮食调节指导

1. 注意平日饮食及营养的吸收　多食新鲜蔬菜、水果,饮食宜进低蛋白、低油、低糖、低盐、高纤维,多吃蔬菜、水果、五谷、胚芽,多喝白开水,保持大便通畅。

2. 避免食用降低食管下段括约肌压力的食物　如高脂、巧克力、咖啡、碳酸饮料;忌辛辣、刺激、酸甜及油腻食物;应少量多餐,避免饱餐,以减少胃膨胀;戒烟、戒酒。

(五) 各种训练指导

1. 吞咽训练

(1) 口腔、颜面肌训练:进行微笑、皱眉、闭眼、鼓腮、咀嚼等表情动作训练,可让老人面对镜子练习张口呼吸、紧闭口唇,以增强肌力。

(2) 下颌关节开闭训练:下颌关节开闭活动度训练有利于咀嚼运动。为强化咬肌肌力可让患者咬紧臼齿或用臼齿咬紧压舌板进行反复练习。

(3) 改善舌运动的训练:做舌前伸、舌后缩、舌侧方按摩颊、舌卷动等主动活动,同时用压舌板在舌上进行压、滑动等刺激或舌抵压舌板练习抗阻运动可改善舌的运动。也可用纱布包住舌尖,用手向各个方向运动舌,可降低舌肌肌张力。用勺子使舌中央凹陷,以利于良好地保持食团。

(4) 颈部关节活动度训练:进行颈部屈肌的肌力强化以及颈部放松训练,颈部屈曲位容易引起咽下反射,同时在训练前和进食前放松颈部可以防止误咽。

(5) 改善吞咽反射的训练:用压舌板浸在冷水中 10 秒后,轻轻地压在软腭弓上或用冷冻的湿棉棒刺激软腭、腭弓、咽后壁及舌后部,连续反复 5~10 次。因寒冷刺激法能有效提高软腭和咽部的敏感度,使吞咽反射容易发生。

(6) 各种发音训练:按住墙壁或桌子大声发"啊"或"憋气",或两手在胸前交叉用力推压等训练随意闭合声带,可有效地防止误咽。也能在相当程度上促进舌的运动。

(7) 声门上吞咽训练:也称模拟吞咽训练。首先从鼻腔深吸一口气,然后完全屏住呼吸,吞咽唾液,最后呼气、咳嗽等一连串的活动。适用于咽下过程中引起的误咽,喉头上抬差时,可以被动上下活动甲状软骨,然后让病人发"啊""啊"音,进行喉头上抬训练。

(8) 促进吞咽方法训练:用手指上下摩擦甲状软骨至下颌下方的皮肤,可引起下颌的上下运动和舌部的前后运动,继而引发吞咽。此方法可用于口中含有食物却不能产生吞咽运动的病人。

(9) 腹式呼吸与咳嗽训练:腹式呼吸既可以提高呼吸控制能力,强化腹肌,又可增强声门闭锁,促进随意咳嗽。进行咳嗽训练可以强化声门闭锁,有利于咳出误咽的食物。

2. 进食训练

(1) 进食的体位:进食时取半卧位或坐位,刚开始进食时,以躯干后倾、轻度颈前屈位进食为好。

(2) 避免进食时食物误吸,消除和减少误咽:高龄患者宜半流或流质饮食,细嚼慢咽,避免进食过急,待口腔内食物完全吞下后才进食第二口,饭后以温开水漱口,去除口腔食物残渣。饮食应在固体、糊状物和液体之间进行调整。

(3) 阶段性进食训练:选择训练用食物既容易在口腔内移动又不易出现误咽的是胶冻样和均质糊状食物。例如,软蛋羹及均质面糊、米粥等。一般先用上述种类的食物进行训练,逐渐过渡到普食和水。喂食时应一勺一勺地喂给老人吃。

3. 做健口体操(资料参考日本老人健口资料)

(1) 端正坐姿:身体放松,后脚跟着地,挺直后背,端正地坐在椅子上。

(2) 腹式呼吸:将双手置于腹部,深吸一口气,收缩腹部,尽量吸得越深越好,然后慢慢

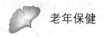

吐出,将肺部空气全部呼出。

(3) 颈部体操运动:放松颈部,头往左右前后弯曲。然后左右观望。一切动作都需要放慢速度。

(4) 肩部体操:双肩向上提,然后放松。再向前,向后转动肩膀。

(5) 口的体操:先做唇部运动,慢慢地大声说日文"阿,一,屋,爱,凹"(音),再做舌部运动,先前后伸缩舌头,再将舌头上下伸缩,最后按照顺时针方向转动舌头。

(6) 面颊运动:深吸一口气,将唇向两侧撇,提起面颊,闭上双眼。再将腹中空气一口吐出,同时睁开双眼。最后嘴里含一口空气,左右运动面颊。

4. 按摩唾液腺

(1) 唾液腺按摩方法:首先将除拇指外的4个手指放在上牙智齿的位置,从后至前按摩,然后再用拇指沿着下颚至耳根从下至上按摩,最后用两手拇指在下颚正下方慢慢向上按感觉舌头要被托起的状态为止,如此按摩数次,即会感觉唾液明显增多。

(2) 唾液腺按摩时间:口部体操做完之后,再做唾液腺的按摩。特别是饭前做效果比较好。

(3) 唾液腺按摩的临床意义:唾液腺的按摩可以促进唾液的分泌,帮助消化。

第六节　大 便 失 禁

大便失禁或称肛门失禁是指每天至少2次或2次以上不随意控制的排便和排气。它是各种原因引起的具有多种病理生理基础的一种临床症状。大便失禁较多见于老年人,且通常发生于机体较虚弱状态下的同时常存在便秘或小便失禁。

一、病因分类与发病机制

(一) 病因分类

病因分类见表5-4。

表5-4　大便失禁的病因分类

分类	病因
大便性状的改变	肠易激综合征、炎症性肠病、感染性腹泻、滥用泻剂、吸收不良综合征、短肠综合征、放射性肠炎等
肠容量或顺应性异常	炎症性肠病、直肠容量缺损、直肠缺血、胶原血管性疾病、直肠肿瘤、直肠外压迫等
直肠感觉异常	神经系病变、溢出性失禁
括约肌或盆底功能异常	括约肌解剖学缺损、盆底肌丧失神经支配、先天性异常

老年人大便失禁的原因可能是由于粪块嵌塞、直肠感觉异常、肛门括约肌压力降低、神经肌肉功能紊乱、痴呆、医源性等。

(二) 发病机制

正常排便活动是在神经内分泌调节下条件反射的随意活动,是多系统参加的复杂生理过程。结肠内粪便或气体随着结肠节律性收缩运动和胃结肠反射健康搜索的不自主活动到达直肠下段后,刺激直肠壁压力感受器。当腔内压达到一定阈值时,交感神经兴奋,直肠扩张,内括约肌收缩,肛隐窝受到刺激而产生便意。这一冲动沿内脏传入神经骶副交感神经传入腰髓的排粪中枢,再传入大脑皮质感觉区和运动区。当大脑皮质解除排便的抑制时外括约肌和耻骨直肠肌松弛,即可出现排便活动。

大便失禁的机制目前尚不完全清楚,但与某些因素有关。如大肠的功能粪便的容量和稠度、结肠的传输、直肠的膨胀性、肛门括约肌的功能、肛门直肠的敏感性和肛门直肠的反射等。这些因素中任何1个或多个因素的异常都可能导致大便失禁。

二、大便失禁的临床表现

(一) 分类

1. 完全失禁　对干便和稀便都不能控制者。
2. 不完全失禁　能够控制干便,不能控制稀便和气体者。
3. 感觉性失禁　因肛管皮肤缺损或肛管排粪感受器受损引起的失禁。特点是在无感觉情况下可以排出稀便。
4. 暂时性大便失禁　突然受到惊吓时发生的大便失禁。

(二) 主要症状和体征

女性发病率高,尤其是经产妇。

1. 主要症状　主要表现为不同程度的排便和排气失控,轻症失禁患者对排气和液体性粪便的控制能力丧失,其内裤偶尔弄脏,重症患者对固体性粪便也无控制能力,表现为肛门频繁地排出粪便。
2. 主要体征　视诊检查可能见肛门处有原手术或外伤瘢痕畸形,肛门会阴区潮湿不洁、湿疹溃疡瘢痕、肛周皮肤瘢痕、肛门松弛,有时可见直肠脱垂。肛指检查见肛管松弛或括约肌收缩功能差等,可触及坚硬的粪块或肿瘤等。
3. 并发症　最常见的并发症是会阴部、骶尾部皮肤炎症及压疮。易发生皮肤红肿、溃烂,皮肤破溃感染可深及肌层或破溃延伸至阴囊、阴唇、腹股沟等;污染尿道口、阴道口引起逆行感染;由于会阴经常受到粪水刺激,肛周皮肤可发生糜烂、瘙痒、溃疡及疼痛等。

三、老年人大便失禁的治疗

(一) 内科治疗

1. 调整饮食　避免大量饮食及食用粗糙和有刺激性的饮食;多吃含纤维素高的及富有营养的食物。
2. 清洁局部　保持会阴部清洁干燥,便后坐浴。大便过频时应洗肠即大肠水疗(图5-4)。
3. 肛门括约肌锻炼　嘱患者收缩肛门,每天提肛500次左右,每次坚持数秒钟,这样可增强肛门括约肌的功能。
4. 刺激肛门括约肌收缩　对神经性肛门失禁者,可采用电刺激疗法和针灸疗法。电刺激疗法是将刺激电极置于

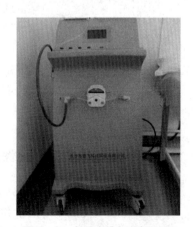

图5-4　大肠水疗机(洗肠机)

外括约肌内,用电刺激肛门括约肌及肛提肌使之产生有规律的收缩,部分肛门失禁患者可以得到改善。

5. **针灸疗法常用穴位** 是长强、百会、承山(图5-5)等。

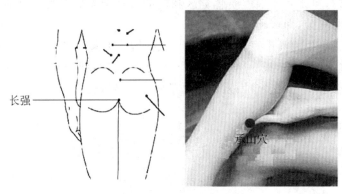

长强

承山穴

图5-5 长强、承山穴位

6. **固体性粪便失禁** 对这种情况应每天饭后按时甘油灌肠和鼓励患者多活动。

7. **清除粪块嵌塞** 对粪便嵌顿者须及时清除,单纯洗肠不能奏效者应戴手套,用手将直肠内干粗的粪块分割后再灌肠排出。清除粪块嵌塞的目的不仅是缓解嵌塞,更主要的是防止复发,不能完全清除结肠内的粪块是复发的最常见原因。为避免复发,这类患者应定期灌肠,适当增加液体和纤维素性饮食,鼓励多运动,必要可按便秘加用药物治疗。

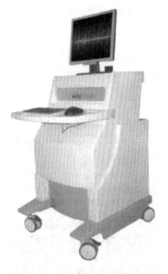

图5-6 电刺激生物反馈治疗

8. **应用止泻剂** 对全结肠切除术后或腹泻患者,可予复方樟脑酊、地芬诺酯、阿托品、碱式碳酸铋等治疗。

(二)生物反馈治疗

生物反馈训练是一种价值低廉,且见效迅速、安全的治疗方法。

生物反馈电刺激治疗是最近发展起来的一种康复训练手段,广泛应用于各种盆底肌功能障碍性疾病的治疗。其原理为仪器监测(图5-6)到肛周肌肉群的生物信号,并将信号以声音或图像的形式显示出来,信号传达给被治疗者,并通过声音的高低或图像的变化使患者了解自己肌肉的功能,患者控制肌肉的收缩强度和时间、信号也相应变化,从而可以按照视听信号的提示有意识地控制特定肌肉,达到锻炼的目的。

(三)外科治疗

对内科保守治疗无效者应考虑手术治疗。

四、大便失禁的预防保健

最具有预防性的措施是减轻压力、更换体位、加强营养、注意卫生、预防感染等方面。

1. **护理人员应了解患者排便规律** 适时给予便盆。在可能的情况下,与医生协商每日定时为患者使用导泻剂或灌肠,以帮助建立排便反射。

2. **主动关心患者** 积极给予精神安慰,以消除老年人经历了直肠功能丧失后,经常有难以启齿、意志消沉、孤僻、害怕被发现的灰色心理。

3. **为他们提供优质服务** 告知老人们可穿收腹裤或紧身衣裤,以增加肛门的节制能力,从而增加患者的生活信心,帮助他们渡过难关。

4. **个人卫生指导**

(1) 保持肛门周围皮肤清洁,一旦发现有粪便污染,用柔软卫生纸擦净后再用温水清洗局部皮肤,用毛巾擦干,并涂油膏于肛门周围皮肤,防止发生皮疹或压疮。

(2) 使用柔软透气性好的尿布垫或一次性尿布铺在患者臀下,一经污染要立即更换,有条件时可让患者卧于有孔的病床上,以减少床褥污染。要随时更换污染的衣物和被单。

(3) 肛门失禁患者的床应垫塑料布及布单,再用旧布等将患者臀部兜住,或用硬纸壳做成簸箕式样,里边垫上废纸放在臀下,便后取出倒掉,以节省布类和清洗的麻烦。

5. **改善饮食结构** 宜进高蛋白、高热量、易消化、含纤维素多的食物,以利于排便通畅。增加膳食中食物纤维的含量,平均每日供应 6.8 g。食物纤维不会被机体吸收,但可增加粪便的体积,刺激肠蠕动,有助于恢复肠道功能,加强排便的规律性,有效地改善肛门失禁状况。

6. **坚持提肛运动** 提肛运动早晚各作 30 次;按摩足三里、关元、长强等穴位(图 5-7)。

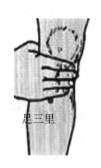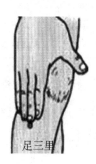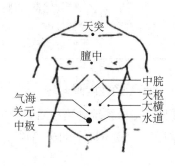

图 5-7 足三里、关元穴位

第七节 无症状性血尿

血尿包括镜下血尿和肉眼血尿,前者是指尿色正常,须经显微镜检查方能确定,通常离心沉淀后的尿液镜检每高倍视野有红细胞 3 个以上。后者是指尿呈洗肉水色或血色,肉眼即可见血尿。血尿按临床表现可分为症状性和无症状性两类。症状性血尿是指患者除血尿外,常伴泌尿系统症状,如水肿、蛋白尿、高血压、肾功能不全、尿频、尿急、尿痛、腰痛或腹痛等;无症状性血尿是指患者除血尿外不伴其他症状,因其缺乏可供诊断参考的症状,诊断较为困难。

无症状性血尿根据尿红细胞的来源分为肾小球性和非肾小球性。肾小球性血尿首先应排除急性肾炎和紫癜性肾炎恢复期残留的少量血尿。此外要考虑遗传性肾炎、良性家族性血尿。排除了上述疾病后的无症状性肾小球性血尿,可通过肾穿刺活检进一步明确病因。

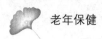

非肾小球性血尿常见的病因有泌尿系统畸形、肾结石、特发性高钙尿症、左肾静脉压迫综合征、药物性血尿、运动性血尿等。

一、无痛性血尿的常见病因

(一) 常见病因

引起无痛性血尿的病因很多,见表5-5。

表5-5 无痛性血尿的病因

分类	病 因
泌尿系统本身的疾病	各种尿路感染性疾病、尿路结石、泌尿系统肿瘤(肾、输尿管、膀胱、前列腺肿瘤等),肾脏囊性疾病(多囊肾、肾囊肿)、良性前列腺增生、肾小球肾炎(IgA肾病)
全身性疾病	感染性疾病:败血症、流行性出血热、猩红热、钩端螺旋体病和丝虫病等;血液病:白血病、再生障碍性贫血、血小板减少性紫癜、过敏性紫癜和血友病;免疫和自身免疫性疾病:系统性红斑狼疮、结节性多动脉炎、皮肌炎、类风湿关节炎、系统性硬化症等引起肾损害时;心血管疾病:亚急性细菌性心内膜炎、急进性高血压、慢性心力衰竭、肾动脉栓塞和肾静脉血栓形成等
尿路邻近器官疾病	急慢性前列腺炎、精囊腺炎、急性盆腔炎或脓肿、宫颈癌、输卵管炎、阴道炎、急性阑尾炎、直肠和结肠癌等
物理化学因素	食物过敏、放疗、药物、毒物、剧烈运动等
功能性血尿	平时运动量小的健康人,突然加大运动量可出现运动性血尿

(二) 老年无痛性肉眼血尿

通常见于泌尿系统肿瘤患者,40~60岁的患者以尿路上皮肿瘤(膀胱肿瘤、肾脏和输尿管肿瘤等)多见;60岁以上的患者除了尿路上皮肿瘤外,还可见于前列腺癌、良性前列腺增生等。

二、老年性无痛性血尿的特点

(一) 血尿颜色的特点

血尿的主要表现是尿颜色的改变,除镜下血尿颜色正常外,肉眼血尿根据出血量多少和尿酸碱度的不同而使尿呈不同颜色。尿液酸性时,颜色深,呈棕色或暗黑色;尿液碱性时呈红色。此外,尿呈淡红色如洗肉水样,提示每升尿含血量超过1 ml。出血严重时尿可呈血状。

(二) 不同病因部位引起的血尿特点

1. 肾脏病变

(1) 肾小球病特别是肾小球肾炎,尿呈暗红色。

(2) 肾癌的特点是无痛性全程血尿,一般无排尿不适。

(3) 肾结核晚期累及整个泌尿系统,一般都存在镜下或肉眼血尿,典型病例呈洗肉水样尿。

(4) 肾小球源性血尿患者伴有大量尿蛋白,有时可发现管型尿。

2. 膀胱或膀胱颈部病变 常有排尿不适,但肿瘤出血者例外;血尿颜色较鲜红,可为终末血尿,但血块可不规则。

3. 前列腺、尿道病变 血尿色鲜红,前列腺及后尿道出血为终末血尿,前尿道出血可呈尿道滴血或初始血尿;多伴有膀胱刺激症状。

三、老年性无痛性血尿的预防保健

(一) 一般指导

(1) 告知老年人不要慌张,减少活动,多饮水,多排尿。不要让血尿蓄积在膀胱内,否则不但容易引起感染,还可能形成血凝块,堵塞尿道。

(2) 教会老年人和家属注意观察

1) 观察血尿的颜色、程度、发生时间、持续时间。

2) 观察血尿发生在尿流的开始、终末,还是整段尿流都是血尿。

3) 观察血尿是否呈间歇性、时有时无,若每当血尿消失后,千万不要以为无病。因为此间歇性、无痛性血尿,往往是泌尿系统肿瘤的一种临床表现。

4) 发生血尿的同时,是否伴随发热、腰痛、尿频、尿急、尿痛等症状。

(3) 将尿液收集在容器中,观察是否有血凝块、坏死脱落的组织或者细小的结石等。然后尽快到医院进行检查和处理。

(二) 检查指导

1. 尿常规检查 证实是否是血尿。

2. 影像学检查 泌尿系超声、腹部平片、逆行尿路造影、静脉尿路造影、CT 及 MRI 检查有助于非肾小球性血尿的病因鉴别,可以发现泌尿系统的肿瘤、囊肿、结石以及增大的前列腺等。

3. 尿三杯试验 可弄清血液来自何处,将全程尿分段观察颜色,用 3 个清洁玻璃杯分别留起始段、中段和终末段尿观察,如起始段血尿提示病变在尿道;终末段血尿提示病变在膀胱颈部、三角区域或后尿道的前列腺和精囊腺;三段尿均呈红色即全程血尿,提示血尿来源于肾脏或输尿管。

4. 膀胱镜和输尿管肾镜检查 以明确病变部位。

(三) 警惕肿瘤信号

无痛性肉眼血尿。通常被视为泌尿系统肿瘤的重要警示信号,尤其要加以重视。及时到正规医院就诊,查明原因,确诊患病后积极接受治疗,避免给自己过大的精神压力。

1. 警惕肾癌 早期肾癌大多无症状,待肿瘤长大或侵入到肾盂肾盏内,可发生腹块及血尿。当中老年人出现无痛性血尿,要警惕肾癌。除了无痛性血尿,肾癌还会有一个症状,那就是腰痛,疼痛性质多呈钝痛。可能癌肿牵涉肾或侵犯周围器官,但疼痛出现可能已是中晚期。

日常生活中防肾癌:

(1) 积极开展防癌宣传,普及防癌知识,做到对肾肿瘤的早期诊断、早期治疗,这是决定本病治疗效果及预后的关键。在日常的生活中,了解一定的肾癌知识,掌握肾癌的症状和预防,积极参与抗癌活动。

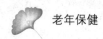

（2）保持乐观的人生观，稳定情绪，提高生活质量。要定期或不定期的参加体检，也可日常注意自检，确认身体的健康程度，将一些疾病扼杀在摇篮。

（3）加强体育锻炼，增强抗病能力。适当的运动也是必不可少的，运动可加强身体的新陈代谢，出汗可排除体内具有致癌危险的酸性物质，同时排除肾脏内的代谢毒物等，而且增强了身体素质，提高了免疫力，对预防肾癌有很大的帮助，切记不能过量的运动，否则会增加肾脏负荷。

（4）日常饮食除了要保证营养，蛋白质、维生素等要合理搭配外，还要有目的地食用一些抗癌、防癌物质的食物，如菌菇类、大蒜、香蕉、萝卜等。食用对肝、肾功能影响小的低脂肪类食物，如蔬菜、水果、谷物、鱼、鸡蛋及少量动物瘦肉等。少吃高盐高糖食物；避免食用霉变腐烂腌制食品；避免食用动物内脏以及生猛海鲜，并保证每日一定的饮水量。

（5）远离抽烟酗酒，避免放射线侵害，慎用激素。加强对铅化合物接触的防护。减少化学性致癌物质的接触，对长期接触金属铺的工人、报业印刷工人、焦炭工人、干洗业和石油化工产品工作者应加强防护。减少化学性致癌物质的接触，是预防本病不可忽视的措施。

（6）积极治疗肾脏及其他疾病，防止发生恶性病变，诱发肾癌。

2. 警惕膀胱癌　40岁以上的中老年人平时身体一向健康，不痛不痒，解出血尿，要警惕膀胱癌。膀胱癌是泌尿系统肿瘤中较常见的肿瘤，以男性发病为多，绝大多数患者的早期表现就是无痛性血尿，多为肉眼可见的血色小便，有时还有小血块，一般只出现几天，可以自行消失，但以后又会反复出现。有的患者看到血尿可自行消失，又无疼痛，往往会延误就诊。当有较大血块堵塞尿道而出现排尿困难，或因并发感染而有尿频、尿急、尿痛的症状，已属中晚期。

日常生活中防膀胱癌：

（1）坚持科学的饮食习惯，多吃新鲜蔬菜、水果。新鲜蔬菜和水果中含有丰富的维生素和微量元素，可以分解体内的致癌物质——亚硝基胺。应尽量少吃肉类食物，因为肉类食物在体内代谢过程中，可产生类似苯胺和联苯胺结构的物质。

（2）尽快戒烟，因香烟中含有尼古丁、焦油等多种毒性致癌物质，大量吸烟的人，尿中致癌物质的浓度较高。

（3）增加饮水量，要想预防膀胱癌的发生，就应该充分饮水，使尿液稀释后及时排出，这样，尿液中的细菌和致癌物质就相对降低，可以减少对膀胱黏膜的刺激和损害，起到预防膀胱癌的作用。

（4）在使用苯胺和联苯胺化工原料工厂的工人，须定期体格检查，以防患膀胱癌。

第八节　压　疮

压疮是指局部组织长时间受压，血液循环障碍，局部持续缺血、缺氧、营养不良而致的软组织溃烂和坏死。压疮也叫褥疮。易发生在骨质凸出的部位，如骶尾部、坐骨结节、股骨大转子、足根部等。常见于脊髓损伤的截瘫患者和老年卧床患者。2007美国国家压疮专家组（NPUAP）对压疮的新定义：指皮肤或皮下组织由于压力，或复合有剪切力和/或摩擦力作用而发生在骨隆突处的局限性损伤。

一、压疮的好发人群与好发部位

(一) 好发人群

压疮多见于昏迷、瘫痪、卧床不起、体质衰弱的患者,骨折后长期固定或卧床的病人。老年人压疮的发生率相对较高,因为老年人长期卧床、坐轮椅、疾病及进食不足易造成抵抗力下降。

(二) 好发部位

压疮最好发部位是骶尾部。

1. **仰卧位时** 枕后隆突、背部、肩胛部、肘部、骶尾部、足跟部。
2. **侧卧位时** 耳郭、肩峰、肋骨、髋部、膝关节内外侧和内外踝处。
3. **俯卧位时** 面颊、肩峰、女性乳房、肋缘突出处、男性生殖器、髂前上棘、膝部和足趾部。
4. **坐位时** 坐骨结节、足跟部。

二、引起压疮的可能因素与发病机制

(一) 内在因素

1. **高龄老年人** 活动少,常常固定某个姿势不动;进食量少,品种单一,消瘦或过度肥胖;长期卧床,使局部皮肤、组织受压。
2. **老年疾病所致** 如全身水肿,导致皮肤抵抗力下降;大小便失禁、高热多汗,皮肤经常受到潮湿的刺激;截瘫、偏瘫、意识不清,造成局部组织长期受压;糖尿病、心血管疾病等,组织对缺氧的耐受能力下降;骨折患者使用石膏托、石膏固定导致身体活动受限;肿瘤晚期为避免疼痛,形成固定体位,压迫局部组织。

(二) 外在因素

1. **受压** 老年人因各种原因长期卧床,皮肤长期受到持续的压力,持续的压力会造成局部的缺血。同时因骨突处所产生的平行拉力,称为剪力,当剪力造成表皮的牵拉时,皮下组织和比较深层的血管也会受到牵扯,血液循环减少,造成局部缺血反应。加上表皮的角质会因为摩擦脱去,造成表皮间起水泡和一些皮肤受伤。
2. **潮湿** 若居住在潮湿闷热的卧室,因为老年人大小便失禁、出汗,更易引起潮湿,潮湿会浸润皮肤,使得上皮组织更容易受到损伤。
3. **环境** 床铺不平整、不清洁、不干燥;衣裤质地粗硬;使用劣质的尿垫、床垫、凉席;破损的便器等。

(三) 发病机制

长期压迫使局部血循环受阻而导致组织缺氧,从而引起组织损伤和坏死。若继续受压会导致全层皮肤坏死缺损。产生的溃疡易导致细菌感染,由于溃疡基部及边缘的毛细血管和静脉淤血,加之逐渐形成大量肉芽组织,使溃疡或坏疽区在皮下迅速穿凿扩大,于数天内可使其直径达 3～6 cm,穿凿范围可距边缘 8～10 cm,向深部发展可累及骨膜甚至骨质,引起局灶性骨膜炎或骨髓炎。

三、压疮分期和老年压疮的特点

(一) 压疮分期

根据创面严重程度和深度,可分为 4 期。

1. 一期(局部红润期)　局部皮肤表现为红、肿、热、麻木或有触痛,解除压力 30 分钟后,皮肤颜色不能恢复正常。

2. 二期(炎症浸润期)　局部红肿向外浸润扩大、疼痛、变硬。皮肤颜色转为紫红色,压之不褪色,有水泡形成。

3. 三期(浅度溃疡期)　皮肤水泡破溃,可显露出潮湿红润的创面,有黄色渗出液流出。感染造成浅表组织坏死、溃疡形成、疼痛加剧。

4. 四期(坏死溃疡期)　坏死的组织发黑,脓性分泌物增多,有臭味。感染向周围及深部组织扩展,侵入真皮下层,有时可深达肌腱、关节的肌肉和骨骼,严重者可引起败血症。

(二) 临床分级

1. 病理过程分级

(1) 1 级:皮肤完整,出现指压不会变白的红印。

(2) 2 级:表皮或真皮受损,但尚未穿透真皮层。

(3) 3 级:表皮或真皮全部受损,穿入皮下组织,但尚未穿透筋膜及肌肉层。

(4) 4 级:全皮层损害,涉及肌肉、骨头。

2. 伤口颜色分级

(1) 红色伤口:伤口基底部为健康的红色肉芽组织,清洁或正在愈合的伤口属于此类。

(2) 黄色伤口:伤口基底部为脱落细胞和死亡细菌,一般黄色伤口又指感染伤口。

(3) 黑色伤口:伤口有黑的坏死组织和黑痂,如糖尿病足干性坏疽、深度压疮表面的坏死痂皮。

(4) 粉色伤口:有新生的上皮组织覆盖。

(三) 老年压疮的特点

1. 易继发感染　受损局部及周围的感染,严重者可导致脓毒血症。

2. 愈合困难　混合性压疮受多种因素的影响,加上本身营养状况差、免疫功能减退。

四、压疮的治疗

(一) 各期压疮处理

1. 一期　立即解除局部受压。用透明贴或减压贴保护皮肤。增加翻身次数,不按摩受压变红的表皮。

2. 二期　避免受损皮肤的继续受压。皮肤尚未破损时,可用透明贴保护;水泡直径>5 cm,先在无菌操作下抽出水泡内液体,然后用水胶体敷料覆盖受损的创面,保持伤口湿润,促进上皮组织修复。不用消毒液清洗伤口,避免损伤组织细胞。

3. 三期　先去除坏死细胞和痂皮,再用生理盐水敷料、藻酸钙敷料或液态保护剂等覆盖创面,注意无菌操作,保持创面生理环境,促进肉芽组织生长。

4. 四期　清除坏死组织。

（1）首先清除窦道内渗出物及坏死组织,对窦道进行冲洗。

（2）创面鲜红有深度时,选用藻酸盐填充条＋渗液吸收贴或溃疡糊＋渗液吸收贴覆盖伤口,以促进肉芽生长。

（3）创面鲜红、表浅时,使用溃疡糊＋渗液吸收贴或透明贴,促进肉芽组织生长和上皮细胞生长。

（4）加强全身营养,增加蛋白质的摄入,补充维生素C、维生素A、微量元素锌等,促进创面愈合。

（5）控制创面感染,特别是四期压疮,应遵医嘱使用抗生素,预防全身感染。

（二）局部用药

1. 甲硝唑　可用于伤口的冲洗和湿敷。

2. 磺胺嘧啶银　先用过氧化氢（双氧水）液冲洗至出血,再涂上磺胺嘧啶银。

3. 复方七叶莲液　用于治疗各期压疮。

4. 其他外用药　生肌玉红膏外敷,压疮散外用,康复欣液喷涂。

（三）其他治疗

1. 湿性敷料　湿性愈合敷料有:水凝胶类、藻酸盐类、水胶体类、泡沫类敷料,可根据不同的伤口选择适合的敷料。它具有保湿性、透气性好,酶学清创,促进上皮化和肉芽组织形成等诸多优点而在临床广泛应用。

2. 物理疗法　微波、紫外线、红外线、频谱仪、氧疗等。

3. 高压氧治疗压疮　先排除高压氧禁忌证,治疗前疮面清创、消毒,再用生理盐水冲洗,简单包扎后入高压氧舱,将疮面完全裸露,治疗结束后包扎。

五、老年压疮的预防保健

（一）正确认识压疮

1. 向老年人及其家属讲述防治要领　介绍压疮发生的原因、部位,以及发生压疮的危害,从而认识预防的重要性。

2. 正确掌握观察皮肤颜色、硬度、温度变化　皮肤变红:即皮肤变红的部位压之褪色;皮肤发绀:即皮肤发绀的部位,压之不褪色;皮肤水泡:即皮肤呈水泡的部位,说明表浅层组织下的坏死。轻轻触摸皮肤可感受到皮肤的温度和质地。体温每升高1℃,组织代谢的氧需要量增加13%,持续压力引起组织缺血时,温度升高将增加压疮的易发性。

（二）床单位的要求

1. 卧床患者的床褥　要透气、软硬适中、吸水性好,可用气垫床（卵窝形为佳）、高密度海绵床垫,床单应为纯棉。另外,在床单上可铺一条纯棉浴巾,便于更换。气垫床充气软硬要适度,过度充气反而可使皮肤受压增加。

2. 床单　保持平整、干燥、清洁、无皱折、无渣屑、无杂物;为患者更换床单时应防止拖、拉、拽,防止损坏皮肤。

（三）老年人的要求

1. 每日要勤翻身　实施有效到位的翻身来间歇性地解除局部压迫,是预防压疮最为有效、关键的措施。一般卧床患者每 1～2 小时翻身一次,发现皮肤变红,则应每小时翻身一次,左、右侧卧、平卧、俯卧位交替进行,并用软枕、气枕、水枕、气垫圈、海绵圈等垫在骨突出部位,可起到局部悬空、减轻压力的作用。

2. 正确指导坐姿　坐轮椅的患者可在足底放一个海绵垫,臀下软枕(垫)或海绵垫,每 15～20 分钟变换重心 1 次,应阻止患者长时间坐轮椅(2 小时以上),在可能的情况下,让患者站立,行走 10 分钟。长久坐姿的老人,每小时更换一次坐姿;自己不能活动的老年人应该由护理人员协助被动变换体位,避免骨隆凸处受压;还可用气垫床、水床、枕头、骨凸处用透明贴或压疮贴,保护局部皮肤;正确使用石膏、绷带及固定夹板,松紧适宜,定时观察皮肤颜色和温度变化;保护老年人脚跟时可穿袜子,或在小腿下放置小枕,使脚跟悬空。

3. 正确实施按摩　平卧时,将手放入臀下,掌心向下向上均可。充分感受皮肤温度和受压力情况,并按摩皮肤 5 分钟,每 20 分钟重复一次。左、右侧卧时,侧身要侧到位,半平半侧(斜侧)时应用软枕支撑腰背部,对皮肤颜色、温度、质地正常的受压部位可用 50% 红花酒精倒入掌心,两侧由轻→重→轻按摩 5～10 分钟;发现皮肤变红,则不宜进行皮肤按摩,可悬空压红部位,一般解除压力 30～40 分钟后皮肤颜色可恢复正常。皮肤持续发红、发绀,更不宜按摩,以免加重损伤。

4. 保持皮肤清洁干燥　温水擦浴每天 1～2 次,擦洗时不可用刺激性强的清洁剂,不可用力擦拭,以防损伤皮肤。对易出汗的腋窝、腹股沟部位,可用小毛巾随时擦拭。为防止皮肤损伤可在局部扑爽身粉。大便失禁者,及时洗净肛周皮肤。

5. 在移动老人时　避免推、拉、拽等增加摩擦的动作。护理人员不留长指甲,避免抓伤老人。

6. 指导老人　主动参与自我护理,选择日光充足居室居住。

7. 加强营养　改善全身营养状况,①给予高蛋白、豆类;②多食用植物油,如花生油、芝麻油、豆油、菜籽油等,有润肠功效,利于缓解便秘;③选用富含植物纤维的食物,如粗粮、蔬菜、水果、豆类等;④食用富含维生素 B_1 的食物,如粗粮、豆类、瘦肉、动物内脏、新鲜蔬菜等;⑤多食果汁、新鲜水果、果酱、蜂蜜等刺激肠蠕动;⑥多喝水、饮料,以免大便干燥;⑦必要时少食多餐,以利消化吸收;⑧凡伴有消化不良、肠炎、腹泻、便秘的患者,宜多食用酸奶。

8. 心理安慰　心理健康与躯体健康之间的关系密切,鼓励老年人通过聊天、听音乐、下棋等各种方法调节情绪、增进食欲、提高机体抵抗力。长期卧床的老年人要在陪护人员的帮助下,适当从事主动和被动活动,保持健康的心理。在家庭、社区加强压疮预防及护理方面的宣传,预防压疮发生。

第九节　皮肤瘙痒

皮肤瘙痒是指无原发皮疹的皮肤损害,但有瘙痒者称之为瘙痒症,属中医"痒风"的范畴。临床上分为普通型和过敏型。可全身发生,尤以面、背和四肢为多。

一、病因与发病机制

皮肤瘙痒症的病因尚未明了,大致有内因和外因,见表 5 - 6。

表 5 - 6 皮肤瘙痒症的病因与发病机制

类 别	发病机制
基本病因	
感染	真菌或细菌感染:是皮肤瘙痒最直接的发生原因
胆结石	胆酸在血中的浓度增高,沉积于皮肤所致
尿毒症期	因血液中尿毒素及蛋白衍生物增高,常引起皮肤瘙痒
糖尿病	糖尿病患者由于血糖增高,身体防御病菌的能力降低,易受细菌和真菌感染,导致皮肤瘙痒
中枢神经系统疾病	神经衰弱、大脑动脉硬化的患者,常发生阵发性瘙痒;脑瘤患者当病变浸润到脑室底部时,也常引起剧烈而持久的瘙痒,且这种瘙痒仅限于鼻孔部位
某些淋巴系统肿瘤	霍奇金病或骨髓增生疾病患者,常伴有全身性瘙痒
诱发因素	
精神紧张	过度紧张、兴奋、忧郁、疲劳、焦虑、急躁,以及生活环境的改变,皆可能是神经性皮炎的诱因
皮肤温度升高	皮肤温度的升高或皮脂腺分泌减少,以及细胞内成分的变化,都可能引起皮肤瘙痒
气候变化	除潮湿天气外,冬季气候寒冷干燥,人体皮肤也变得干涩粗糙,甚至表皮脱落,也容易使皮内神经末梢受刺激而发痒
过敏原等	食物、药物、虫毒、花粉或其他过敏物质容易成为致敏源,引起过敏反应,从而导致皮肤瘙痒

二、皮肤瘙痒的临床特征

1. 全身性皮肤瘙痒 患者最初皮肤瘙痒仅局限于一处,进而逐渐扩展至身体大部或全身,常见症状有剧烈瘙痒,皮肤瘙痒常为阵发性,尤以夜间为重,影响睡眠。患者因抓挠过度而发生抓痕、血淤,日久可出现湿疹化、苔藓样变及色素沉着,造成继发性皮肤损害。

2. 局限性皮肤瘙痒 局限性皮肤瘙痒症发生于身体的某一部位,常见的有肛门瘙痒症、阴囊瘙痒症、女阴瘙痒症、头部瘙痒症等。

三、老年人皮肤瘙痒的预防保健

(一) 去除病因和诱发因素

1. 积极治疗引起皮肤瘙痒的基本病因 如糖尿病、尿毒症、胆结石、霍奇金病、脑瘤和感染等。

2. 去除诱发因素 避免过敏原,如暑热、寒冷刺激;食物、药物、虫毒、花粉等。

3. 注意用药 不滥用强刺激的外涂药物。

4. 注意调整心态 精神紧张、情绪激动会加重瘙痒,所以平时应精神放松,避免恼怒忧虑,避免烦躁和焦虑不安,树立信心。

(二) 养成良好的生活习惯

1. 生活规律 注意休息,早睡早起,适当锻炼。及时增减衣服,避免冷热刺激。

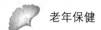

2. 科学洗澡

（1）全身性瘙痒患者应注意减少洗澡次数，洗澡一般不要超过 15 分钟，洗澡时不要过度搓洗皮肤，切忌用温度过高的水或使用碱性肥皂使劲擦洗，因为这样会加重瘙痒。

（2）勤换内衣内裤。内衣以棉织品为宜，应宽松舒适，避免化纤织物与皮肤发生摩擦。

（3）在冬季人们喜欢洗热水澡。但是，对皮肤有益的水温是温水，因为热水会将皮肤上的天然油分彻底洗掉，而这种天然油分比你浴后使用护肤品化解干燥要有效得多。如果一定要洗热水澡，尽可能使用浴液或温和的香皂。浴后应当在皮肤尚未完全干的情况下，在身体各部位涂上润肤品。这样做有助于将润肤成分渗入到皮肤的上层。洗完东西或洗手后应使用一些能够保持水分的护手霜。

3. 饮食调理 平时多喝水，注意营养均衡，饮食要清淡，少吃高脂肪食物，少饮浓茶和咖啡，少吃牛羊肉、葱蒜等辛辣食物和海鲜。多吃新鲜蔬果及牛奶豆浆之类的水分、维生素丰富的食物，也可常吃芝麻油、黄豆、花生等食物。戒烟酒、浓茶、咖啡及一切辛辣刺激食物。

4. 男性在冬季刮胡子时 最好不要用刮胡膏，可用洗发香波替代。

5. 保持个人皮肤清洁卫生 经常用温水，约 40℃左右清洗，避免搔抓止痒，甚至引起皮肤损害而导致化脓性感染。

（三）各种部位皮肤瘙痒的处理对策

1. 面部的皮肤瘙痒 可用 4～6 层浸满 3% 浓度硼酸溶液的纱布，在面部进行湿敷，持续时间约为 1 小时，然后薄薄地涂上一层西药艾洛松软膏。此类外用药有收敛、保护皮肤作用，还有抗过敏、消退红疹作用，对面部皮肤无不良刺激，不会发生面部皮肤萎缩、毛细血管扩张等皮质激素类不良反应。

2. 颈部、背部、四肢 可用皮炎平软霜等药物。此类药物有神经麻痹性止痒和抗过敏作用，不过对皮肤刺激性也比较强，由于上述部位的表皮角质层比较厚，所以比较可以耐受此类药物对皮肤轻微的不良刺激。

3. 胸部、腹部、臀部 可选用炉甘石洗剂、氧化锌洗剂。此类药物对皮肤有安抚、保护、凉爽、止痒作用，无刺激性。因为这些部位表皮的角质层比较薄，不能选用以酒精为溶剂的药水。例如，抗过敏止痒水、皮炎宁酊等。

4. 腋下、脐周、腹股沟 可选炉甘石洗剂或赛庚啶软膏。因为这些部位皮肤分泌物较多，皮肤经常处于湿润状态，当这些部位皮肤发生瘙痒时，往往同时会伴有各种类型的真菌感染，所以上述药物很适合使用于这些部位的皮肤瘙痒。

第十节 水 肿

人体组织间隙有过多的液体积聚使组织肿胀称为水肿。水肿按分布范围可分为全身性水肿和局部性水肿。当液体在体内组织间隙呈弥漫性分布时呈全身性水肿（常为凹陷性）；液体积聚在局部组织间隙时呈局部性水肿；发生在体腔内称为积液，如胸腔积液、腹腔积液、心包积液。

一、病因与发生机制

(一) 全身性水肿的主要病因和发生机制

1. 心源性水肿

(1) 主要病因:右心衰竭。

(2) 发生机制:①心输出量减少,肾血流量减少,继发性醛固酮增多,引起水、钠潴留;②静脉回流障碍,毛细血管滤过压增高,组织液会吸收减少。

2. 肝源性水肿

(1) 主要病因:失代偿期肝硬化。

(2) 发生机制:门静脉高压、低蛋白血症、肝淋巴回流障碍、继发性醛固酮增多。

3. 肾源性水肿

(1) 主要病因:各型肾炎和肾病。

(2) 发生机制:是由多种因素引起的肾排泄水钠减少,导致水、钠潴留,细胞外液增多,毛细血管静水压升高。

4. 营养不良性水肿

(1) 主要病因:营养不良。

(2) 发生机制:长期热量摄入不足、消化吸收障碍、慢性消耗性疾病、蛋白质合成功能受损等,引起的低蛋白血症,使血管内胶体渗透压降低。

5. 黏液性水肿

(1) 主要病因:甲状腺功能不全或某些药物,如放射性碘、抗甲状腺剂等。

(2) 发生机制:原发性垂体病或损伤,引起甲状腺刺激素(TSH)分泌减少,甲减患者主要是由于体内黏蛋白代谢障碍所致,积聚在组织间隙中,组织间液蛋白含量增高。

6. 特发性水肿

(1) 主要病因:原因不明。

(2) 发生机制:可能与体位因素、微血管床异常、体液因素有关。

7. 经前期紧张综合征

(1) 主要病因:可能与体内性激素失调有关。

(2) 发生机制:与体内雌激素/孕激素的比值升高有关,体内雌激素过多或相对过多,致使体内水、钠潴留而出现水肿。此外,平时情绪紧张、急躁、忧郁的人也易发生经前期紧张综合征。

8. 药物性水肿

(1) 主要病因:应用肾上腺糖皮质激素、雄激素、雌激素、胰岛素等药物。

(2) 发生机制:与药物引起水、钠潴留有关。

(二) 局部性水肿的主要病因和发生机制

1. 淋巴梗阻性水肿　常见于丝虫病所致的象皮腿,与淋巴回流障碍有关。

2. 变态反应性水肿　常见于荨麻疹、接触性皮炎等。主要是肥大细胞释放组胺,激活激肽生成系统释放激肽与促进前列腺素的合成和释放,引起动脉充血和微血管壁通透性增

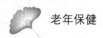
高,导致水肿的形成。

3. 静脉梗阻性水肿　常见于静脉血栓形成、血栓性静脉炎。主要因局部静脉回流受阻,毛细血管通透性增加。

4. 炎症性水肿　常见于丹毒、蜂窝组织炎、疖肿等。

(三) 引起水肿的基本因素

(1) 毛细血管静水压增高。

(2) 血浆胶体渗透压降低,继发于各种原因引起的低蛋白血症。

(3) 毛细血管通透性增高。

(4) 淋巴或局部静脉回流受阻。

(5) 水、钠潴留。

二、水肿的临床表现

1. 心源性水肿　多出现在身体下垂部位:两下肢的足部、踝部、骶骨部及阴囊等处,明显受体位的影响。

2. 肝源性水肿　发展缓慢,以腹水为主要表现,也可首先出现踝部水肿,逐渐向上蔓延,而头面部、上肢常无水肿。

3. 肾源性水肿　首先出现晨起眼睑或面部浮肿、肿胀,严重者扩布至全身。

4. 营养不良性水肿　水肿前常有消瘦、体重减轻等表现。其分布一般是从组织疏松处开始,然后扩展到全身皮下,以低垂部位明显。

5. 经前期紧张综合征　多于经前 7～14 天出现眼睑、踝部及手部轻度水肿,月经后水肿逐渐消退。

6. 特发性水肿　多数水肿受体位的影响且呈昼夜周期性波动。患者在晨起时仅表现轻微的眼睑、面部及两手水肿,随着起立及白日时间的推移,水肿将移行到身体下半部,足、踝部有明显凹陷性水肿,一般到傍晚时水肿最为明显。一昼夜体重的增减可超过 1.4 kg,以中年妇女多见。

7. 黏液性水肿　非凹陷性水肿,以口唇、眼睑、下肢胫前较明显。

三、老年人水肿的预防保健

(一) 病因指导

(1) 向患者及家属讲解造成水肿的原因与诱发因素,避免感染、过度劳累、情绪变化、进食水盐过多而致水肿。向患者及家属解释保护水肿部位皮肤的重要性。

(2) 做好口腔及皮肤护理,常漱口,防感染。对长期卧床的患者,要经常变换体位,预防压疮的发生。

(3) 避免心、肝、肾损害因素,因感染、劳累、妊娠、血压增高、饮食不当等均能导致心、肝、肾功能急剧恶化,故要积极防治上呼吸道、皮肤及泌尿道的感染,避免劳累,做好安全避孕等。避免使用对肾脏有损害的药物,如氨基糖苷类的庆大霉素、卡那霉素等。

(4) 定期就诊复查,如出现水肿、尿异常、体重迅速增加等,应及时就诊。

（二）饮食指导

1. 限制水、钠、蛋白质摄入　视病情适当限制。

（1）低盐饮食：钠盐限制在 3 g/d 以内，包括含钠食物及饮料。

（2）限制水摄入：一般以前一天尿量加 500 ml。

（3）原有肾病者：除限制水、钠摄入外，还需控制蛋白质摄入。

2. 水肿患者适宜的饮食

（1）饮食宜清淡、易消化。

（2）多食含果糖多的食物，如甘蔗、苹果、橘子、桃、椰子等，用量可以随意。

（3）多食利湿消肿的豆类食物，如绿豆芽、冬瓜汤、赤豆汤、荠菜汤、莴苣冬瓜皮汤，或用甘薯、玉米须，每日 100 g 煎服，金针菜根每日 50 g 煎服。

（4）主食及豆类的选择：薏苡仁、赤小豆、小麦、荞麦等。

（5）肉、蛋、奶类的选择：鳝鱼、鸭肉、牛肉、猪肉、黑鱼、鲤鱼、鲫鱼、牛奶、蛋类等。

（6）蔬菜的选择：萝卜、冬瓜、芹菜、土豆、扁豆、西葫芦等。

（7）水果的选择：椰子、菠萝、猕猴桃等。

3. 水肿患者的饮食禁忌

（1）忌食辛辣、肥腻之品。

（2）不要常吃味重食物，包括酱料、腌制物或含钠量高的食物饮料，如味精、豆瓣、酱萝卜、榨菜、紫菜、牡蛎、鱿鱼、海鱼等。

（3）不可常吃湿热食物，如芒果、虾、蟹等。

（三）日常生活指导

1. 衣着需注意　不可常穿过紧衣物，尤其是臀部及大腿位置紧束的牛仔裤以及束腹、束腰等物品；不可穿高跟或过紧的鞋子，否则不利于局部血液循环，会加重水肿。随气候变化增减衣服，严防感冒。

2. 强调合理的生活起居　保证充足的休息和睡眠，适当进行体能锻炼，避免剧烈运动，因过度劳累，会使新陈代谢与血液循环变差，发生水肿。也不能久坐或久站，长时间固定不动，都会令下半身血液回流受阻，引起下肢浮肿。

3. 鼓励患者积极情绪　消除因水肿引起的恐惧、忧虑、急躁、悲观等情绪，保持愉快的心情，积极配合治疗。节制房事，戒怒，以保护元气。

4. 保持皮肤、黏膜清洁　温水擦浴或淋浴，勤换内衣裤；饭前饭后用漱口液漱口，每日冲洗会阴 1 次。

5. 防止水肿皮肤破损　保持床铺平整干燥，卧位或坐位患者要协助经常变换体位，避免骨隆起部位受压，引起皮肤破损。

（四）临床观察指导

（1）观察平时进食情况。

（2）观察水肿的部位、程度、消长规律。

（3）观察尿量及颜色，以及体温、血压、舌脉等变化。

（4）准确记录 24 小时出入量。

（5）隔日测量体重，体重变化能有效反映水肿消长情况。

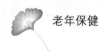

第十一节 跌 倒

跌倒是指身体的任何部位因失去平衡而意外地触及地面或其他低于平面的物体。老年人跌倒的发生率很高。国外有统计显示,有 1/3 的居家老年人发生过跌倒,跌倒是 85 岁以上老年人意外死亡的主要原因。

一、跌倒的原因

(一) 老年人生理功能的减退

(1) 中枢神经和周围神经系统的控制能力下降,平衡能力差。肾功能减退,夜尿增多,夜间过多起床造成跌倒。

(2) 老年人因为晶状体弹性变差,以致调节功能逐渐丧失,开始有远视现象,近距离视力变得模糊,称为老视。此外,对光的反应和调适能力也下降。听觉的减退、反应能力下降。老年人对于深度的认知和判断也不正确,无法准确判断台阶和地面的高度。

(3) 老年人关节的弹性降低,关节活动障碍,行动迟缓、步态不稳。

(二) 老年性疾病

(1) 心脑血管疾病,如高血压、心绞痛、心肌梗死、脑梗死、脑出血等,突然发生眩晕或晕厥,突然无力跌倒。

(2) 体位性低血压、颈椎病、癫痫突然发作引起短暂性意识丧失、椎动脉供血不足。

(3) 骨关节与足部的疾病,下肢畸形,足部的茧,弓形足,趾甲过长,骨质疏松症引起走路不便,易跌倒。

(4) 贫血、老年痴呆、周围神经病变、帕金森病、周期性瘫痪等。

(三) 居住环境不适

(1) 陌生环境,如搬新居、住院、子女家轮流居住等。

(2) 住房条件,如通道过窄、有障碍物;地面不平、杂乱,地面湿滑或打蜡,有带花纹的地毯;楼梯没有扶手,直陡;过道、浴室、洗手间没有扶手;台阶过高、光滑、边界不清,门槛过高或不平;床:睡床过高或过低,床垫松软不易坐稳;照明光线过暗,或过强、刺眼,使老年人在行走时看不清障碍物。沙发过于凹陷或过于松软,卧室里家具摆放不当,鞋子、衣裤过长或过大等均易引起跌倒。

(四) 药物因素

许多药物与跌倒有关系,如:抗高血压药、抗心律失常药、镇静剂、抗抑郁药、扩血管药、降糖药和胰岛素。因为这些药物可引起疲劳、头晕、血压降低和视力模糊等,影响机体的平衡能力。

(五) 年龄、性别及社会心理因素

女性绝经后雌激素水平下降,导致骨质疏松和代偿性骨质增生,易引起跌倒,故为男性的 2 倍。独居、独处是跌倒的社会因素,平衡信心和跌倒时的情绪也是影响跌倒的重要心理

因素,害怕跌倒的心理可限制老年人的活动,降低活动能力并导致功能缺陷,跌倒的危险性随之升高;沮丧和焦虑心理可削减老年人对自己、环境和其他人的注意力,不易发现危险情况,从而增加跌倒的机会。

二、老年人跌倒对机体的影响

1. 身体影响

(1) 跌倒会造成头部损伤、脑膜下出血、骨折,软组织的损伤,包括关节脱位、扭伤、擦破表皮。骨折最常发生的部位是髋关节,依次是肱骨、腕骨、骨盆。

(2) 老年人跌倒后躺在地上起不来,时间超过 1 小时,称为"长躺"。长躺会引起脱水、压疮、横纹肌溶解、肺炎、体温过低等问题,甚至会导致死亡。

(3) 老年人夜间处于朦胧状态、平衡能力差,对周围环境判断失误,或因疾病原因,导致从床上跌落,称为坠床,它是跌倒的一种表现。

2. 精神影响　跌倒影响老人的心理和精神状态,会产生恐惧,害怕再次跌倒,造成日常活动与社交范围变小。

三、老年人跌倒的预防保健措施

(一) 宣传与跌倒有关的知识

宣传引起跌倒的常见原因、可以避免的因素、跌倒所造成的身心伤害,提高自我防护意识及顺从性,有效预防跌倒、坠床的发生。

(二) 正确评估老人的活动能力

(1) 评估跌倒高危险因素的老年人,找出诱发因素,共同防范。

(2) 对老年人进行站立和行走测试,定量测定步态失衡,测试其静态和动态平衡力,以评估老年人引起跌倒的自身原因。

(3) 通过止步交谈现象的观察、平衡功能的测评及跌倒预测指数等多危险因素检查,筛选易跌倒高危人群。

(4) 评估多次在相似情况下跌倒的老年人,要考虑是否和某些疾病有关,应及时检查和治疗。

(三) 从病因入手预防老年人跌倒

1. 预防生理因素所致跌倒　对于高危人群,日常活动如起床、散步、入厕及洗澡等随时有人照顾,以防跌倒。视力、听力差的老年人外出一定要有人陪同,有视网膜病和白内障要及时治疗;眼镜度数要合适,在冬天勿用围巾遮盖眼、耳,避免平衡失调引起的跌倒危险性增加。加强平衡训练可减少跌倒的发生概率。对骨质疏松的老年人,指导患者适量服用活性型维生素 D_3,可增加肌力,并增加躯体的稳定性,防止跌倒。

2. 预防疾病因素所致跌倒　积极治疗引起跌倒的疾病,对患有高血压病、冠心病、糖尿病、颈椎病及体位性低血压的老年患者,入院时应了解其晕厥史,定期监测血压,帮助其分析可能的危险因素及发病的前驱症状,掌握发病规律,及时做好预防措施。对患有脑血栓后遗症、帕金森病、内耳眩晕症、小脑功能不全等平衡功能障碍的患者,应在职业医师协助下评定其步态及平衡能力,进行必要的功能训练。多维运动计划是改善社区居住老年人直立平衡

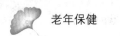

和步态功能,降低跌倒危险的重要手段。对发生过跌倒的老年人,应询问其发生细节,加强心理护理,解除老年人恐惧心理,稳定其情绪,使预防措施有明显的针对性,能够适应个体的需要。

(四) 改善老年人生活环境

(1) 如果环境中有不安全因素,应改善环境以适合老年人的需要。生活环境中的常用物品,如:床、沙发、椅子的高度、软硬;光线是否足够;厕所马桶的高低;夜间灯光;有无扶手以及地面、通道走廊、楼梯台阶等情况。

(2) 对易跌倒的高危老人在病床处挂上防跌倒标记,床旁加护栏。加强巡视,班班落实,在起床、散步、如厕、洗澡、夜间等时段安排专人陪伴。

(3) 指导老年人平时少饮酒,不乱用药物,坚持体能锻炼,如:步行、慢跑、游泳、太极拳等。

(4) 平衡功能差的老年人要有专人陪护,或使用助行器保持平衡。对易坠床的老人,床旁应加用护栏。

(5) 避免不恰当的身体约束,在容易发生跌倒的时段,晨间起床、入厕等活动时要加强看护。

(6) 听力、视力减退的老年人,要保持室内的光线,配合适的眼镜、助听器,不能长时间看电视、电脑,定期检查视力和听力。

(五) 正确指导老年人用药

正确指导老年人合理用药,老年人用药要有明确的适应证和禁忌证,减少用药种类,如:巴比妥类、抗抑郁药等。失眠、抑郁,可通过改变生活习惯、环境、人际关系而得到改善。对于服用镇静、安眠药等的老年人,劝其未完全清醒时勿下床活动。

(六) 行为训练

1. **培养安全习惯**　如正确使用坐便器,男性老人应坐位小便;正确使用眼镜;穿防滑、稳定性好的鞋子;避免大小便时用力过度;上下楼梯要扶扶手;不搬重物;不爬高。生活起居做到3个30秒,即醒后30秒再坐起,坐起后30秒再站立,站立后30秒再走路。

2. **转位训练**　练习转身或活动时动作减慢和增加稳定性,学习防止跌倒的技巧。

3. **平衡训练**　训练老年人的平衡能力,减少老年人由于平衡功能障碍而引起的跌倒。如坐位平衡训练;从椅子上站立再坐下的训练;立位平衡训练等。

4. **运动锻炼**　由于平衡能力障碍和关节、肌肉因素引起的跌倒,可通过运动锻炼在一定程度上得到预防。

5. **心理行为的疏导**　要关心、尊重老年人的习惯,提供必要的帮助。指导使用助行器等辅助工具。有认知行为改变、意识障碍的老人,应该使用护栏。

第十二节　晕　厥

晕厥亦称昏厥,是由于一时性广泛性脑供血不足所致的短暂意识丧失状态,发作时患者因肌张力消失不能保持正常姿势而倒地。一般为突然发作,在短时间内自然恢复,很少有后遗症。晕厥与昏迷不同，后者意识丧失的时间持久，恢复缓慢而较困难。

一、病因与发生机制

各种类型晕厥的共同发生机制是低氧性脑功能的中断，可由心排血量降低、周围血管阻力丧失、脑血管阻力增高等原因引起。晕厥病因大致分四类。

（一）血管舒缩障碍

此见于单纯性晕厥、体位性低血压、颈动脉窦综合征、排尿性晕厥、咳嗽性晕厥及疼痛性晕厥等。

1. 单纯性晕厥（血管抑制性晕厥） 其发生机制是由于各种刺激通过迷走神经反射，引起短暂的血管床扩张，回心血量减少，心输出血量减少、血压下降导致脑供血不足所致。

2. 体位性低血压（直立性低血压） 其发生机制可能是由于下肢静脉张力低、血液蓄积于下肢（体位性）、外周血管扩张淤血（服用亚硝酸盐药物）或血循环反射调节障碍等因素，使回心血量减少、心输出量减少、血压下降导致脑供血不足所致。见于：①某些长期站立于固定位置及长期卧床者；②服用某些药物，如氯丙嗪、胍乙啶、亚硝酸盐类等或交感神经切除术后患者；③全身性疾病，如脊髓空洞症、多发性神经根炎、脑动脉粥样硬化、慢性营养不良等。

3. 颈动脉窦综合征 是由于颈动脉窦附近病变，如局部动脉硬化、动脉炎、颈动脉窦周围淋巴结炎或淋巴结肿大、肿瘤以及瘢痕压迫或颈动脉窦受刺激，致迷走神经兴奋、心率减慢、心输出量减少、血压下降致脑供血不足。

4. 排尿性晕厥 其机制可能为综合性的，包括自身自主神经不稳定、体位改变，排尿时屏气动作或通过迷走神经反射致心输出量减少、血压下降、脑缺血。

5. 咳嗽性晕厥 其机制可能是剧咳时胸腔内压力增加，静脉血回流受阻，心输出量降低、血压下降、脑缺血所致，亦有认为剧烈咳嗽时脑脊液压力迅速升高，对大脑产生震荡作用所致。

6. 其他因素 如剧烈疼痛，下腔静脉综合征（晚期妊娠和腹腔巨大肿物压迫），食管、纵隔疾病，以及胸腔疾病、胆绞痛、支气管镜查时由于血管舒缩功能障碍或迷走神经兴奋，引发晕厥。

（二）心源性晕厥

心源性晕厥是由于心脏病心排血量突然减少或心脏停搏，导致脑组织缺氧而发生。见于严重心律失常、心脏排血受阻及心肌缺血性疾病等，最严重的为阿-斯综合征。

（三）脑源性晕厥

脑源性晕厥是由于脑部血管或主要供应脑部血液的血管发生循环障碍，导致一时性广泛性脑供血不足所致。可见于脑动脉粥样硬化、短暂性脑缺血发作、偏头痛、无脉症、慢性铅中毒性脑病等。

（四）血液成分异常

1. 低血糖 它可影响大脑的能量供应。

2. 换气过度综合征 此是由于情绪紧张或癔症发作时，呼吸急促、换气过度，二氧化碳

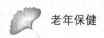

排出增加,导致呼吸性碱中毒、脑部毛细血管收缩、脑缺氧所致。

3. 重症贫血　由于血氧低下而在用力时发生晕厥。

4. 高原晕厥　由于短暂缺氧所引起。

二、临床表现

各种病因引起的晕厥其临床表现各异。

1. 单纯性晕厥

(1)起病情况:年轻体弱女性。

(2)诱发因素:疼痛、紧张、恐惧、出血、各种穿刺及小手术等。

(3)发病体位:坐位或立位。

(4)表现特点:晕厥前期有短暂的头晕、注意力不集中、恶心、出冷汗、面色苍白、心慌、肢体发软、焦虑等,也可突然意识丧失、血压下降、脉搏微弱,持续数秒或数分钟后可自然苏醒,一般醒后可无后遗症。

2. 体位性低血压

(1)起病情况:老年人。

(2)诱发因素:突然改变体位。

(3)发病体位:卧位或蹲位突然站起时。

(4)表现特点:主要是由于血压急速下降,引起短暂的意识丧失,发生晕厥。平卧位使意识迅速恢复。表现为站位时头晕、腿软、眩晕乃至晕厥,轻者直立时逐渐发生,重者直立时立即晕厥。

3. 颈动脉窦综合征

(1)起病情况:成年人和老年人均可发病,男性多于女性。

(2)诱发因素:用手压迫颈动脉窦、突然转头、衣领过紧。

(3)发病体位:发生于头位突然转动时。

(4)表现特点:一般发作前多无先兆,常表现为发作性晕厥或伴有抽搐。

4. 排尿性晕厥

(1)起病情况:发生于中老年男性。

(2)诱发因素:排尿时用力过大,膀胱突然排空,腹内压骤然降低。

(3)发病体位:体位突然变换。

(4)表现特点:在排尿中或排尿结束时突然发作,多无先兆。晕厥持续1～2分钟,可自行苏醒,无后遗症。

5. 咳嗽性晕厥

(1)起病情况:中年以后的肥胖男性,慢性肺部疾病者。

(2)诱发因素:剧烈咳嗽。

(3)发病体位:与体位无关。

(4)表现特点:在一阵剧烈咳嗽后引起的瞬间意识丧失。

6. 心源性晕厥

(1)起病情况:器质性心脏病。

(2) 诱发因素:运动过度或用药不当。

(3) 发病体位:发病与体位无关。

(4) 表现特点:主要表现是在心搏停止 5～10 秒出现晕厥,停搏 15 秒以上可出现抽搐,偶有大小便失禁。

7. 脑源性晕厥

(1) 起病情况:脑部的血管发生一时性广泛性缺血。

(2) 诱发因素:无明显的诱因,也有可能和过度劳累、情绪激动等有关。

(3) 发病体位:发病与体位无关。

(4) 表现特点:多种神经功能障碍症状,如偏头痛、肢体麻木、语言障碍等。

8. 癔症性晕厥

(1) 起病情况:有明显精神因素的青年妇女。

(2) 诱发因素:发生于强烈刺激后。

(3) 发病体位:发病与体位无关。

(4) 表现特点:发作时神志清楚,屏气或过度换气,四肢挣扎乱动,双目紧闭,面色潮红,发作历时数十分钟至数小时不等,发作后情绪不稳。

三、老年人晕厥的预防保健

(一) 排尿性晕厥的预防保健

1. 帮助老人正确认识与重视 由于排尿性晕厥多数反应轻微,休息片刻即好转,一般无后遗症,所以容易被人们忽视。但少数反应重者可在晕厥摔倒后造成不必要的损伤。对高龄老人可能诱发加重慢性病,出现并发症而危及生命。所以加强对高龄老人排尿性晕厥的家庭预防保健至关重要。高龄老人入厕时常因怕麻烦别人而自行前往,这样易导致发生晕厥后得不到及时救助而产生严重后果,因此要加强老人和家人对排尿性晕厥的重视程度。

2. 针对诱因进行预防保健

(1) 睡前摄入水分不宜过多:老年人常在晚饭后至睡前的时间大量饮茶,极易造成夜尿增多而入厕频繁。因此,高龄老人如无特殊需要,在睡前 3 小时内饮水量尽量不超过 500 ml,并注意在睡前排空膀胱。

(2) 减少高龄老人起床入厕小便次数:老年人感觉不灵敏,尤其有前列腺肥大者残尿较多,一旦感到膀胱胀满时,尿量多已超过正常容积,易使膀胱压力增高而发生排尿性晕厥。因此,高龄老人睡前应将尿壶置于床旁易拿取的地方,减少起床入厕小便次数。

(3) 高龄老人改变体位时动作宜缓慢:老年人在夜间平卧时间较长改为坐位或站位时都应有一个缓慢的适应过程。醒后尿意急迫时,先坐片刻,反复深呼吸数次然后排尿。

(4) 心功能差的老人排尿时应有家人在旁协助,避免屏气,也不要骤然起坐和站立。有排尿性晕厥史或小便时曾有头晕、恶心或胸闷史的患者,以及睡前常规服用安眠药镇静药者及前列腺肥大者,是发生排尿性晕厥的高危人群。应避免独自入厕,不能关厕门,便池旁装备扶手及椅子,以防摔倒。

(5) 有夜尿习惯的老年人,不要有意憋尿,起床时不宜过猛,排尿时不要用力屏气,最好采取坐位排尿。

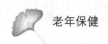

（二）单纯性晕厥的预防保健

1. **做好患者及家属的宣教工作** 尽量避免触发因素，如闷热环境、过度疲劳、脱水、长时间站立、饮酒等，避免使用血管扩张剂、利尿剂及降压药等。明确告知患者及其家属单纯性晕厥预后相对良好，不必过度恐惧和焦虑，但需要提高患者自我保护意识。

2. **出现晕厥先兆时立即进行自身调整** 在保持呼吸道畅通的前提下，适当改变体位，如采取仰卧位、抬高下肢，上臂肌肉收缩、握拳，交叉双腿并收缩腹肌、蹲踞动作等，有助于防止晕厥发生，这可能与骨骼肌泵作用增加静脉血液回流有关。增加液体和钠盐的摄入，也可能有助于预防晕厥发生。需要长时间站立时可以佩戴腹带、穿连裤袜或紧身裤预防下肢和腹部血液潴留。

（三）癔症性晕厥的预防保健

1. **心理疏导**

（1）要正确对待癔症患者，给予患者支持、解释、说服和安慰，指明本病是一种心因性、功能性疾病，它是神经症而非精神病，可以治愈，不必担心。同时采取对症治疗方法，消除其症状，增强其信心。

（2）平时注意缓解患者紧张情绪。为患者创造一个舒适轻松的环境，使患者有充分表达和发泄自己内心痛苦的机会。护患间真诚交流情感，让患者对医护人员高度信赖。

（3）注意加强对患者意志品质的训练，培养他们开阔的心胸和脚踏实地的务实精神。一定要宽容他人，善待他人。

（4）设法消除患者的心理创伤，以"要言妙道"的方式加以开导。指导患者正确对待人生，对待自己的性格缺陷，使人活得有价值。

（5）引导患者正确认识和对待致病的精神因素，认识疾病的性质，帮助患者分析个性存在的缺陷，以及克服个性缺陷的途径和方法。

2. **纠治癔症性格缺陷** 此是预防疾病复发的重要措施。通常可通过读书训练法、自省法等心理训练方法提高认知能力，使患者懂得性格缺陷的特点、表现和危害，并且积极纠正。

3. **积极治疗癔症**

（1）暗示疗法：此是消除癔症性躯体障碍的有效措施，特别适用于急性起病的患者。可分为觉醒时暗示和催眠暗示两种。患者迫切要求治疗者，在觉醒状态下，通过语言暗示，或配合适当理疗、针刺或按摩，即可取得良好效果。病程较长、病因不甚明确的病例，往往需要借助药物或语言催眠疗法，消除患者的心理阻力，才能取得较好效果。

（2）催眠疗法：此是较好的心理治疗方法，它是用催眠的方法使求治者的意识范围变得极度狭窄，借助暗示性语言，以消除病理和躯体障碍。通过该方法，将人诱导进入一种特殊的意识状态，将医生的言语或动作整合入患者的思维和情感，从而产生治疗效果。

（四）脑源性晕厥的预防保健

1. **控制体重** 肥胖的患者应限制主食的摄入量，将体重降至正常或接近标准体重。一般控制在每天 300 g 左右的主食量。如患者吃不饱可用蔬菜、豆制品补充，尽量养成吃七、八分饱的习惯。

2. **控制饮食**

（1）少吃或不吃动物脂肪和动物内脏，如肥肉、肥肠、肚，因这些食品含有很高的胆固醇及饱和的脂肪酸,容易加重动脉粥样硬化。

(2) 多吃优质蛋白质,如牛奶、鸡鸭、鱼类、豆制品、蛋类,少吃猪、牛、羊肉和蛋黄,肉以瘦肉为好。

(3) 多吃富含维生素的食品,如富含维生素 C 的新鲜水果、西红柿、山楂等;富含维生素 B_6 的豆制品、乳类、蛋类;富含维生素 E 的绿叶蔬菜、豆类等。

(4) 饮食应以清淡为主,避免过咸,最好不吃咸菜等。

(5) 多吃纤维素多的食物,如芹菜、粗粮等,增加胃肠蠕动,避免大便干燥,有便秘的患者应多喝水。

3. 平时备药　平时身上要备好速效救心丸、复方丹参含片、复方丹参滴丸、硝酸甘油片以及硝酸异山梨酯(消心痛)片。症状持续 30 分钟不缓解者,应求助"120"救治。

4. 具备自救常识　感觉眩晕时就应立即平躺下来,可把双腿架到沙发上或床上,总之要保持双腿抬高 60°以上。并马上解开领扣,使呼吸道保持通畅,如果出现呕吐,就要把头偏歪向一侧。

(五) 心源性晕厥的预防保健

1. 对患有高血压、冠心病、心律不齐、心动过速或过缓的老人　在劳累、兴奋过度、饮酒过量或剧烈活动时,由于心肌缺血、缺氧,可诱发冠状动脉供血不足而致晕厥。在心绞痛、心肌梗死等病症发作时,更容易发生晕厥。故平时要给老人测量血压、脉搏和进行心电图检查,必要时还要做超声心动图及心功能检查,并注意就地及时抢救。

2. 对脑动脉硬化的 60 岁以上的老年人　由于脑动脉硬化者脂质沉淀于血管内膜,血管阻力增加,血小板黏附于血管壁上,使血液黏稠性、凝固性增高,以及管腔狭窄、脑血流量减少、脑组织缺血,故要求老人不要突然转动头颈或活动过猛、疲劳过度,平时可做眼底检查、血脂测定以及脑血流图检查,以便早期诊断、及时治疗。

3. 治疗原发病　积极治疗引起心源性晕厥的各种器质性心脏病。

(六) 咳嗽性晕厥的预防保健

(1) 关键在于控制感染和炎症,积极治疗老年慢性阻塞性肺疾病。

(2) 注意有效排痰环节,促使痰液顺利排出。

(3) 老年人每到秋冬季,特别是气温下降、天气变冷,以及气候反复无常时,一定要采取防护、防寒、保暖措施,防止因受到寒冷刺激,加重气道炎症,导致剧咳而诱使晕厥发作。

(4) 出现剧咳时要立即停止活动,蹲下或扶墙站立,这样可避免突发晕厥倒地而造成严重损伤等并发症。

(七) 颈动脉窦综合征的预防保健

(1) 家人和患者要保持冷静,可让患者卧床休息,抬高下肢并使头向后仰,防止舌根后坠造成窒息。并立即解开衣领、领带、围巾等附属物,然后用拇指按压人中穴很快就可以清醒,但不要立即坐起或站立。

(2) 平时衣领应舒展宽大些,不要过硬、过紧,系领带不要过紧;做转头动作时要缓慢,避免猛然转头;睡觉时枕头不可过高,以 6～9 cm 为宜,避免枕头触碰下颌角处。

(3) 颈项操:见图 5-8。

1) 端坐或站立,两足开立与肩同宽,两手叉腰,背部挺直,颈和肩膀放松,双目平视。

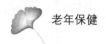
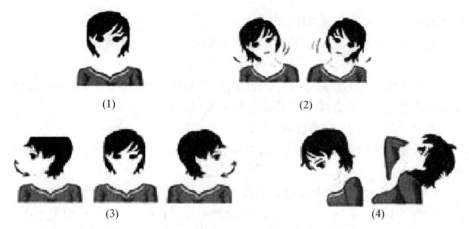

图 5 - 8　颈项操

2）慢慢将头部歪向身体右侧至最大限度,保持 6 秒钟后复原,让后向左侧重复动作。

3）慢慢将头部转向身体右侧至最大限度,保持 6 秒钟后复原,让后向左侧重复动作。

4）慢慢低头至最大限度,保持 6 秒钟,然后用手托起后脑勺慢慢仰起。

（4）颈椎操:见图 5 - 9。

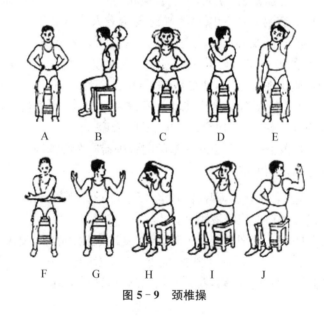

图 5 - 9　颈椎操

1）端坐,两足开立与肩同宽,两手叉腰,背部挺直,双目平视。

2）端坐,两足并拢,两手叉腰,背部挺直慢慢低头至最大限度,保持 6 秒钟,然后头朝后仰起。

3）两手叉腰,背部挺直,头环绕运动:头先后前、左、后、右环绕运动,停片刻后再向前、右、后、左环绕运动,力求活动范围大,缓慢。重复 6～8 次。

4）头歪向左侧,左手搭至右肩上。

5）右手下垂,头转向左侧,右手从头顶绕至右侧耳朵。

6）两交叉手给予一定的阻力,做 6～8 次。

7）两手向上,头歪向左侧,复原,在外向右侧,复原。

8）两手抱头,前后运动,重复做4～8次。

9）两手抱头,左右交替进行,各做4～8次。

10）头左右转动,头向一侧转动时,该侧手向上,复原后停片刻再转向另一侧。重复6～8次。

（5）中医疗法有针灸疗法:体针、耳针、头针;中药液体疗法:老年人采用合剂治疗,如天麻眩晕宁合剂;中医药:平肝潜阳。祛痰健脾。活血祛瘀生新、补肾填精。

第十三节　老年性谵妄

老年性谵妄是指发生在老年期的谵妄状态或意识模糊状态。表现为注意力、感受、思维、记忆、精神运动和睡眠周期障碍的短暂性的器质性脑综合征。由于老年人常伴有脑或躯体的各种疾病,遇有突发因素,甚至是很轻微的感冒,或不引起注意的低热、便秘、脱水等即可导致谵妄,对生命构成威胁,如不及时治疗,可以死亡。

一、病因与发病机制

引起老年性谵妄的因素有许多,详见表5-7。另外,老年人在失眠、感觉阻断、过度的感觉刺激、环境心理变化、药物的使用等时也会诱发或加剧谵妄。

表5-7　老年期谵妄的病因和发病机制

类别	发病机制
躯体性因素	
生理功能减退	随增龄,机体逐渐衰老,使各内脏功能受影响、适应能力降低、机体稳定性差等,骨折手术后的并发症
躯体的疾病	任何影响脑血流或脑供氧的疾病,能引起体内代谢紊乱的疾病
脑器质性因素	脑细胞的逐渐衰老,脑生理功能减退,调节适应能力下降;大脑器官直接受到损害,如脑血管病、颅内感染、颅脑外伤、脑肿瘤、脑寄生虫病、癫痫等
精神创伤或刺激	强烈精神刺激、自然灾害、环境改变等所引起的反应性精神病、癔症性情感爆发
药物性因素	老年人靶器官对药物的耐受性低下,肝、肾功能减退,药物容易在体内蓄积

二、老年性谵妄的临床表现

老年性谵妄起病急、病程短。临床特征以意识障碍为主。

1. 意识清晰度降低　感知觉清晰度降低,反应迟钝,感觉阈值升高。表情呆板、茫然,对周围的事物很难专心注意,思维迟钝而不连贯。

2. 记忆障碍时的表现　常伴有虚构,理解困难或错误,或言语不连贯,或思维结构解体、内容零乱,或回答不切题。瞬间铭记和回忆困难。

3. 判断能力差　表现为时间、人物、地点定向障碍,伴有大量的错觉、幻觉及片断的妄想。

4. 精神运动性兴奋或迟滞或紧张综合征 时有兴奋不安、尖叫、外跑、冲动、激惹等,时表现为呆板、迟钝、注意力涣散、活动减少。

5. 老年期谵妄症状的波动性大 症状的波动常有昼轻夜重的特点,甚至白天如同正常人,夜间加重出现谵妄。当意识恢复后,患者对病中的经历全部遗忘或部分遗忘。

6. 睡眠醒觉节律紊乱 有失眠或嗜睡。

三、老年性谵妄的治疗

1. 病因治疗 积极治疗基础病,如抗感染等。特别应注意老年人所服用的药物,有怀疑是致病原因者应停服。此外,缺氧、电解质紊乱、药物中毒也可引起,应进行及时处理。

2. 对症治疗

(1) 保持居住房间安静,由家人陪伴。

(2) 酌情使用小剂量不良反应少的抗精神病药,如奋乃静、氟哌啶醇、舒必利、硫必利(泰必利)等。躁动不安时也可选用异丙嗪注射或口服。

(3) 中药的应用:依据病情,辨证论治,可选用柴胡桂枝汤、桂枝茯苓丸、醒脑静等。

(4) 加强护理,防止骨折、肺炎及压疮等。

3. 支持治疗

(1) 保证营养、维生素、水分的供给,维持电解质及酸碱平衡。

(2) 给患者足够热量及较大量的维生素 B_1、维生素 B_6、维生素 C 及烟酸等多种维生素。可应用谷氨酸、γ-氨基丁酸、三磷酸腺苷、辅酶 A,以及高能量合剂等。改善脑循环及脑的能量供给,促进脑细胞功能的恢复。

四、老年性谵妄的预防保健

(一) 治疗病因和消除诱因

(1) 积极治疗脑器质性疾病、脑血管病、颅内感染、颅脑外伤、脑肿瘤、脑寄生虫病、癫痫等。纠正脱水、缺氧、电解质紊乱、营养障碍等。

(2) 消除精神创伤或刺激、药物性因素的干扰。

(二) 保持舒适环境

1. 老人应有安静舒适的居住环境 要空气流通,光线要柔和偏暗,温湿度适宜,床铺整洁,减少各种不良刺激,避免接触过多客人。老人不宜一个人单独在卧室睡觉,应有人陪伴。家人应经常与老年人进行非语言接触,如抚摸其手脚等。减少噪声,确保患者充足睡眠,以促进大脑功能恢复。

2. 医护人员熟练掌握接触患者的技巧 尽量满足其合理要求,避免一切激惹因素,稳定患者情绪。治疗操作动作轻柔,并尽量集中完成。工作人员说话轻声,避免在病房中交谈,避免重物撞击,一切护理操作均合理安排,尽量减少刺激。

(三) 日常生活护理

对老年人要加强基础护理,避免或减少老年性谵妄的发生。

1. 保持口腔清洁 保证老人每天一定的饮水量,并经常用温开水漱口或用温水棉球做口腔护理,保持老人口腔的清洁、舒适,避免口腔感染。

2. **注意饮食护理** 按时按量督促老人进食,特别是高热量、高蛋白、高维生素饮食,以保证营养供求平衡,对不能自行进食者,耐心喂食。

3. **做好生活护理** 部分老年人会表现异常兴奋,常常大汗淋漓。此时,要及时为老年人擦身,更换干净的衣裤与床单位,保持床单位的清洁、干燥、平整。加强晨晚间护理,每天开窗通风至少2次,减少空气中细菌密度,保持室内空气新鲜,但要注意保暖,预防呼吸道感染。

4. **促进气道通畅** 有痰液者,鼓励、引导老人排痰,痰液黏稠不易咳出者,可行吸入疗法。

5. **预防感染的护理**

(1) 鼓励患者多饮水,大小便失禁者及时予以擦洗,保持外阴清洁、干燥。做好导尿管的护理,预防泌尿道感染。

(2) 勤翻身,勤擦洗,必要时建立翻身卡,定时更换卧位、按摩皮肤,促进血液循环。保持床铺清洁、平整、干燥,及时更换污染被褥,预防压疮的产生。

(四) 加强安全指导

(1) 注意观察老人的意识、精神状态和行为表现。

(2) 创造一个安全的环境,以防患者跌倒或防止患者受到意外伤害。

(3) 老年人在冬季既要在户外多活动,又要注意自身安全,预防疾病或外伤的发生而导致老年性谵妄。

(4) 识别并了解患者的焦虑状态,及时予以疏导,用亲切的语言耐心解释,使老年人减轻心理压力,稳定老年人情绪,使其建立战胜疾病的信心。

(五) 康复训练指导

(1) 对时间、方位和经常接触的人,要反复向老人交代,以巩固其记忆,训练定向力。

(2) 可将患者习惯使用的东西,摆放在其周围,尽量每天能反复使用。墙上可适当挂些壁画供其欣赏。

(3) 与患者对话时,语言要肯定明确。不要讲似是而非的内容,态度不要生硬,更不得训斥老人。

第十四节　失　　眠

睡眠障碍在人群中极为普遍,通常表现为入睡困难或维持睡眠障碍(易醒、早醒和再入睡困难)。一般认为每周多于4个晚上、连续3周以上入睡潜伏期>30分钟或睡眠效率<85%,即为失眠。失眠导致睡眠时间减少或质量下降,从而不能满足个体生理需要,明显影响日间社会功能和生活质量。

一、病因与发生机制

(一) 病因

失眠的常见病因如下:

1. **躯体因素** 脑部疾患累及与睡眠调节有关的部位,如下丘脑前部、丘脑、脑桥等,从

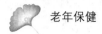

而引起失眠；甲亢、糖尿病、经期、更年期等内分泌、代谢障碍性疾病及其引发的各种症状均可引起失眠。

2. 睡眠节律改变　睡眠环境变化，或睡前大量饮用浓茶或咖啡、可乐、饮酒、吸烟可导致失眠。

3. 心理精神因素　如思虑过度、兴奋不安、焦虑、烦恼、抑郁等引起失眠。

4. 药物因素　应用苯丙胺、咖啡因、皮质激素和抗震颤麻痹药等中枢兴奋药可导致失眠；药物不良反应干扰睡眠，如肾上腺素类药物引起的头疼、焦虑影响睡眠。

（二）发病机制

睡眠受脑干尾端的睡眠中枢调控，睡眠中枢发出的上行抑制系统能主动将抑制过程向大脑皮质广泛扩散，并拮抗网状上行激动系统的作用。当某些因素导致中枢神经系统的兴奋性增高，不易从兴奋状态转入抑制状态时，即发生失眠，出现睡眠时间减少或失眠过程的改变。

二、失眠的临床表现

（一）按其表现形式分类

失眠按其表现形式分类见表5-8。

表5-8　按其表现形式分类的失眠

分类	表现
入睡性失眠	睡眠潜伏期明显延长，入睡时间一般长于30分钟，甚至1~2小时还难以入睡
睡眠维持性失眠	睡眠表浅，容易觉醒或频繁觉醒或长时间觉醒。每晚醒3~4次以上，醒后不能再度入睡，每晚要觉醒15%~20%的睡眠时间，而正常人一般不超过5%
早醒性失眠	比平时醒得早，离晨起时间还有2小时或更多时间就觉醒，而且常常醒后不能再入睡，早醒是抑郁症尤其是内源性抑郁症的特征之一
通宵不眠	整个晚上不能入睡，但真正的通宵不眠甚为少见，很可能是将浅睡状态也误认为未睡。老年性痴呆患者可以白天嗜睡，而晚上通夜不睡

（二）根据失眠时间的长短分类

1. 一过性失眠　此指偶尔失眠，持续时间在1周以内。

2. 短期失眠　它是指持续几天至1个月的失眠。

3. 长期失眠　它是指持续1个月以上的失眠。

（三）失眠引起的表现

会引起人的疲劳感、不安、全身不适、无精打采、反应迟缓、头痛、记忆力不集中，它的最大影响是精神方面的，严重者会导致精神分裂、抑郁症、自主神经功能紊乱等功能性疾病，以及各个系统疾病，如心血管系统、消化系统等。

三、老年人失眠的治疗

（一）一般治疗

一般治疗包括养成良好的睡眠卫生习惯、去除干扰因素、进行睡眠锻炼、停用可能引起睡眠障碍的药物,积极治疗引起失眠的疾病。

(二) 药物治疗

目前用于治疗失眠的药物有以下几类:

1. 苯二氮䓬类 此是目前应用最多的安眠药物(约占 70%),此类药物又分短效、中效和长效 3 种制剂,其代表药物为三唑仑(半衰期 3.5 小时)、艾司唑仑(舒乐安定)和阿普唑仑、地西泮(安定)和硝西泮(硝基安定)。短效制剂易成瘾,只宜短期应用于入睡困难者;长效制剂抑制呼吸较强,故应用中效制剂比较安全。

2. 抗抑郁药 如阿米替林、多塞平适用于抑郁症伴失眠者。

3. 巴比妥类 如苯巴比妥(鲁米那)等,目前很少应用。

4. 抗精神病药及其他药物 如氯丙嗪、甲丙氨酯(眠尔通)适用于伴精神症状者。

5. 促睡物质 慢波睡眠肽(DSIP)、睡眠因子、前列腺素 D_2 等有关睡眠物质。

注意:安眠药物的使用应遵循短期、间断、小量开始、逐渐撤药,即每 5 天减原量的 25% 的原则,长期用药者在停用安眠药后可继续接受卡马西平、普萘洛尔、抗抑郁药物治疗,以防戒断反应。

(三) 非药物治疗

治疗失眠最重要的是消除导致失眠的各种因素,如消除心理紧张、改变睡眠环境、避免睡前服用影响睡眠的食物或药物、保持睡眠觉醒规律,还包括光疗等非药物治疗。

四、老年人失眠的预防保健

(一) 自我评估失眠程度

可以采用阿森斯失眠量表(Athens insomnia scale,AIS)进行评估。共设置 8 个积分项,分别对入睡情况、睡眠持续情况、睡眠时间、睡眠质量以及日间功能进行评估,单项计分范围 0~3 分,各项累积总分范围 0~24 分。评分标准如下:总分<4 分者:无睡眠障碍;总分为 4~6 分者为可疑失眠;总分在 6 分以上:失眠。见表 5-9,本量表用于记录您对遇到过的睡眠障碍的自我评估。对于表中列出的问题,如果在过去 1 个月内每周至少发生 3 次在您身上,就请您圈点相应的自我评估结果。

表 5-9 阿森斯失眠量表(AIS)

项 目	评 分
1. 入睡时间(关灯后到睡着的时间)	0:没问题 1:轻微延迟 2:显著延迟 3:延迟严重或没有睡觉
2. 夜间苏醒	0:没问题 1:轻微影响 2:显著影响 3:严重影响或没有睡觉
3. 比期望的时间早醒	0:没问题 1:轻微提早 2:显著提早 3:严重提早或没有睡觉
4. 总睡眠时间	0:足够 1:轻微不足 2:显著不足 3:严重不足或没有睡觉
5. 总睡眠质量(无论睡多长)	0:满意 1:轻微不满 2:显著不满 3:严重不满或没有
6. 白天情绪	0:正常 1:轻微低落 2:显著低落 3:严重低落
7. 白天身体功能(体力Ⅰ精神,如记忆力、认知和注意力等)	0:足够 1:轻微影响 2:显著影响 3:严重影响

(二) 培养良好的生活规律

1. 制定一份合理的睡眠时刻表

（1）规定作息时间，白天睡觉的时间控制在 1 个小时以内，下午 3 点之后不要再睡觉。晚上 10 点要睡觉，早晨 6 点起床。睡觉、起床时间有规律能起到镇静作用。因此，失眠者应该在固定的时间睡觉，尽量在固定的时间起床，就是在周末、休假时也要如此。

（2）不要在床上看书、吃饭，不要在床上进行其他活动。

（3）不要饮用会影响睡眠的含有酒精或咖啡因的兴奋性饮料。

（4）卧室里不要放闹钟，闹钟的滴答声和指针发出的刺眼亮光会影响睡眠。

（5）失眠者应该注意的是睡前 2 小时内不要做剧烈运动。

（6）晚饭吃太饱会影响睡眠，因此要避免晚饭过量。

（7）刺激控制训练：这是一套帮助失眠者减少与睡眠无关的行为和建立规律性睡眠—觉醒模式的程序，包括只在有睡意时才上床、床及卧室只用于睡眠。教导失眠者减少在床非睡时间，进行必要的睡眠约束。

2. 促进睡眠的措施

（1）在晚上睡觉前做些令自己放松的活动，比如，洗个热水澡或热水泡脚。

（2）睡觉时不要思考问题，也不要带着焦虑上床，否则会加剧失眠，为了分散精力，可以采取数数的方法或者看有定时装置的电视来进入睡眠状态。

（3）适量体育运动，经常活动有助于睡眠。

（4）放松训练：通过放松来减少精神和躯体的紧张而治疗失眠。放松方法有肌肉放松训练、生物反馈、沉思、气功、太极拳等。

（5）舒适的环境：调节卧室的光线和温湿度，保证起居室温湿度适宜，无异味、安静，尽量减少声、光的刺激，保持情绪稳定。

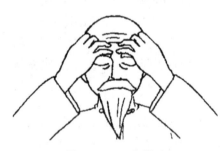

图 5 - 10　五指梳头

（6）五指梳头（图 5 - 10）：古医学家探明头部穴位较多，通过梳理，可起到按摩、刺激作用，能平肝息风、开窍守神、止痛明目等。早晚用双手指梳到头皮发红、发热，可疏通头部血流，提高大脑思维和记忆能力，促进发根营养，保护头发，减少脱发，消除大脑疲劳，早入梦乡。

（7）睡前小运动：睡觉之前，可以躺在床上做一些简单的小运动，放松一下你的身体，对身心健康有利。首先把腿抬起，进行由上往下地按摩，腿持续抬着不要放下，或者 L 字形地贴墙躺着，这个动作可以帮助瘦除小腿赘肉。然后平躺，两腿分别悬在半空 90°的位置，45°的位置，以及 30°的位置，两腿是在半空中每个角度大约停留 30 秒～1 分钟，或者可以坚持到极限。这个动作可以塑造大腿的肌肉。你还可以趴在床上，两腿缩在胸前，胸部贴着大腿根，双手伸直夹在耳朵旁边，手肘以上到手掌贴在床上。这个动作可以帮助排除宿便。

（8）中药调理：①酸枣仁汤：酸枣仁三钱捣碎，水煎，每晚睡前 1 小时服用。酸枣仁能抑制中枢神经系统，有较恒定的镇静作用。对于血虚所引起的心烦不眠或心悸不安有良效。

②静心汤:龙眼肉、川丹参各三钱,以两碗水煎成半碗,睡前 30 分钟服用。可达镇静的效果,尤其对心血虚衰的失眠者,功效较佳。③安神汤:将生百合五钱蒸熟,加入一个蛋黄,以 200 ml 水搅匀,加入少许冰糖,煮沸后再以 50 ml 的水搅匀,于睡前 1 小时饮用。百合有清心、安神、镇静的作用,经常饮用,可收立竿见影之效。④三味安眠汤:酸枣仁三钱,麦冬、远志各一钱,以水 500 ml 煎成 50 ml,于睡前服用。以上 3 种药材均有宁心安神镇静的作用,混合有催眠的效果。⑤桂圆莲子汤:取桂圆、莲子各二两煮成汤,具有养心、宁神、健脾、补肾的功效,最适合于中老年人、长期失眠者服用。⑥养心粥:取党参 35 g,去子红枣 10 枚,麦冬、茯神各 10 g,以 2 000 ml 的水煎成 500 ml,去渣后,与洗净的米和水共煮,米熟后加入红糖服用。可达养气血安神的功效,对于心悸(心跳加快)、健忘、失眠、多梦者有明显改善作用。⑦百合绿豆乳:取百合、绿豆各 25 g,冰糖少量,煮熟烂后,服用时加入牛奶,对于夏天睡不着的人,有清心、除烦、镇静之效,牛奶含色氨酸能在脑部转成血清素促进睡眠。

[案例分析与思考题]

1. 张大娘,76 岁,近半年腰很痛,走路腰也直不起来,晚上睡觉更是难受,儿子和女儿去医药商店买了一大堆外敷膏药,贴了没有效果,儿子又买了治腰的仪器,效果也不理想。

请解答:(1)通过哪些检查能明确张大娘腰背痛的原因?

(2)怎样对张大娘进行预防保健教育?

2. 章伯伯,69 岁,几年来,一直有口臭,吃了好多的药,口臭还是存在。经病史询问,原无任何疾病。

请解答:(1)为什么老年人易发生口臭?

(2)如何对该老人进行饮食调理?

3. 鲁大爷,今年 89 岁,因肛门括约肌松弛引起大便失禁后长期卧床。生活不能自理。

请解答:(1)老年人大便失禁可出现哪些并发症?

(2)怎样为该老人进行预防保健?

4. 金先生,男性,64 岁。最近几周全身皮肤瘙痒,去药店买了外用药涂擦,没有好转。今年体格检查发现血糖升高,去医院检查糖化血红蛋白也高,医生让他做全面检查。

请解答:(1)该老人皮肤瘙痒的主要原因是什么?

(2)如何进行饮食指导?

5. 郑某某,女性,72 岁。3 个月前发现小便有血,医院做尿常规检查证实为血尿,主诉无任何其他不适。

请解答:(1)老太太产生无症状性血尿的主要原因是什么?应劝她做哪些检查?

(2)如何教会该老人和家属观察血尿?

(3)应特别警惕哪两种泌尿系统恶性肿瘤?

6. 杜老伯,78 岁。原有高血压病史,长期服用抗高血压药物。最近晚上躺下准备睡觉,在床上翻滚有轻微头晕,睡了 8 小时起来的时候,站都站不住,想吐,但是过 1 分钟好了,家属给老伯测量血压为 90/58 mmHg 左右。

请解答:(1)估计杜老伯出现了什么情况?

    (2) 怎样进行处理?

    (3) 如何为老人进行生活和用药指导?

7. 杨某某,男性,66岁。20年前曾患急性乙型肝炎,经治疗肝功能正常出院。隔5年突然腹胀,赴医院检查确诊肝硬化,有大量的腹水,颜色淡黄。近年来不能平卧,全身水肿。B超检查大量腹水,肝实质回声增强,体积缩小硬化,脾大。肝功能检查蛋白降低明显。

    请解答:(1) 该患者属于哪类性质的水肿? 其发生机制如何?

        (2) 怎样加强临床观察?

        (3) 如何为老人进行饮食指导?

8. 徐某某,男性,62岁。夜间睡眠时感尿急,入厕在排尿结束时突然发生晕厥,无先兆,晕厥持续1～2分钟,自行苏醒。

    请解答:(1) 为明确诊断,应进行哪些检查?

        (2) 估计是哪类晕厥? 其发生的机制是什么?

        (3) 如何为患者进行预防保健指导?

9. 江奶奶,75岁。平时是一位温柔、友善、善解人意的老年女性,前几天一次感冒后出现了高热并诱发了肺炎,老太太被送到医院住院。医生积极地采取了各种医疗措施,但发现老太太对家人的来访总是不理不睬、无精打采的,且表情呆板、茫然,对周围的事物很难专心注意,思维迟钝而不连贯,甚至不认识家人。

    请解答:(1) 江奶奶出现了什么情况? 为什么?

        (2) 如何对她进行安全和康复保健指导?

10. 怎样为老年人进行排痰指导?

11. 如何对吞咽障碍的老人进行健康指导?

12. 老年人压疮的特点与护理要求是什么?

13. 老年人跌倒的预防保健措施有哪些?

14. 怎样指导老人做颈项操和颈椎操?

15. 怎样为老年人制定一份合理的睡眠时刻表?

(陈淑英)

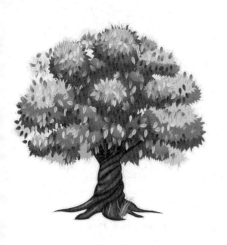

第六章
老年人常见疾病的预防保健

第一节　肺　炎

一、疾病概述

肺炎(pneumonia)是指终末气道、肺泡和肺间质的炎症,可由细菌、病毒、真菌、支原体、衣原体及寄生虫等各种病原微生物感染、各种理化因素(如有害气体、化学物质、放射线、水、食物或呕吐物的吸入等)、免疫损伤、过敏及药物作用所致。

(一) 分类

1. **按患病环境分类**

(1) 社区获得性肺炎:指在医院外罹患的感染性肺实质炎症,包括有明确潜伏期的病原体感染,入院后在平均潜伏期内发病的肺炎,其常见病原体有肺炎链球菌、流感嗜血杆菌、卡他莫拉菌和非典型病原体。

(2) 医院获得性肺炎:亦称医院内肺炎,是指患者入院时不存在、也不处于潜伏期,于入院48小时后在医院内发生的肺炎。

2. **按病因分类**　可分为细菌性肺炎、病毒性肺炎、非典型病原体(如军团菌、支原体和衣原体等)所致肺炎、真菌性肺炎、其他病原体所致肺炎和理化因素所致肺炎等。

3. **按解剖学分类**　可分为大叶性(肺泡性)肺炎、小叶性(支气管性)肺炎和间质性肺炎。

(二) 病因与发病机制

1. **病因**　肺炎的各种病因中以病原体感染最常见,病原体包括细菌、病毒、真菌、支原体、衣原体及寄生虫等,其中又以细菌性肺炎是最常见的肺炎,约占肺炎的80%。社区获得性肺炎的常见病原体有肺炎链球菌(最常见)、流感嗜血杆菌、卡他莫拉菌和非典型病原体;医院获得性肺炎,无感染高危因素者,常见病原体依次为肺炎链球菌、流感嗜血杆菌、金黄色葡萄球菌、大肠埃希菌和肺炎克雷白杆菌等;有感染高危因素者,病原体为金黄色葡萄球菌、铜绿假单胞菌、肠杆菌属、肺炎克雷白杆菌等。发病前常有受凉、淋雨、疲劳、醉酒和病毒感染史。

2. **发病机制**　病原体侵入的途径包括空气吸入、血行播散、邻近感染部位蔓延和上呼吸道定植菌的误吸等;导致机体防御机制下降的因素有吸烟、酗酒、年老体弱、长期卧床、意

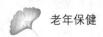

识不清、吞咽和咳嗽反射障碍,存在慢性基础疾病,以及长期使用肾上腺糖皮质激素、免疫抑制剂或抗肿瘤药物和接受机械通气或大手术等。

(三) 临床表现

1. 各类肺炎的临床表现特征　见表 6-1。

表 6-1　各类肺炎的临床表现特征

类别	好发对象	主要症状	主要体征
肺炎链球菌肺炎	青壮年	高热、寒战、咳嗽、铁锈色痰	急性病容,口角和鼻周单纯疱疹,肺实变体征
葡萄球菌肺炎	慢性基础疾病免疫功能受损	寒战、高热、胸痛、咳嗽、痰量多,痰中带血或呈脓血痰	早期可无阳性体征,其后散在湿性啰音和肺实变体征
革兰阴性杆菌肺炎	年老体弱、营养不良、慢性呼吸系统疾病长期使用免疫抑制剂	发热、咳嗽、咳痰、胸痛、气急、发绀、心悸等,严重者有休克和呼吸衰竭,克雷白杆菌感染,痰液呈砖红色胶冻样	肺部湿性啰音和实变征等
肺炎支原体肺炎	年老体弱	起病缓慢,有发热等全身症状,有阵发性刺激性呛咳及少量白色黏液痰	肺部体征常不明显
病毒性肺炎	小儿或老年人	起病较急,发热等全身症状,咳嗽、少痰或白色黏液痰	肺部体征常不明显
真菌性肺炎	机体免疫功能低下者	同细菌性肺炎、肺念珠菌病、肺曲霉病	肺部湿性啰音和实变征等

2. 中毒性肺炎　严重者可伴感染性休克,又称休克型肺炎,有以下特征:

(1) 血压<90/60 mmHg;

(2) 呼吸频率>30 次/分;

(3) 意识障碍;

(4) 胸片显示双侧或多肺叶受累,或入院 48 小时内病变扩大≥50%;

(5) PaO_2<60 mmHg、PaO_2/FiO_2<300,需机械通气治疗;

(6) 少尿,尿量<20 ml/h,或急性肾衰竭需透析治疗。

(四) 诊断与治疗要点

1. 诊断

(1) 依据病史和临床表现。

(2) 辅助检查:①细菌性肺炎:实验室检查可见血白细胞计数及中性粒细胞比例多明显增高,并有核左移现象,细胞内可见中毒颗粒。②病毒性肺炎往往可见淋巴细胞比例多增高,相关下呼吸道分泌物或肺活检标本培养可分离出病毒进行确诊。③如果怀疑是真菌性肺炎可行痰液和组织真菌培养。另外,肺炎可进行胸部 X 线检查或 CT 检查,表现为肺纹理改变、肺部炎症阴影和胸腔积液征象等。

2. 治疗要点

(1) 抗感染治疗:这是肺炎治疗的首要环节,可根据患病环境和当地流行病学资料或根据细菌培养和药敏试验结果，以及老年人本身的特点，选择敏感的、不良反应较小的抗菌药物。

（2）抗休克治疗：及时补充电解质、血容量，纠正酸中毒，运用血管活性药物和糖皮质激素等。

（3）对症支持治疗：患者绝对卧床休息，补充足够的能量、蛋白质和维生素，鼓励多饮水，维持水、电解质平衡；清除呼吸道分泌物、保持气道通畅，维持呼吸功能、纠正缺氧等。

二、老年肺炎的特点

老年肺炎指的是 65 岁以上老年人所患肺炎。在全球范围内，肺炎均是导致老年人死亡的重要原因之一。老年肺炎病因复杂，主要是感染性的，而非感染性的比例很小。最常见的致病菌包括肺炎链球菌、革兰阴性杆菌和金黄色葡萄球菌。

1. 年龄因素　对于老年人来说，随着年龄的增大，鼻腔和支气管黏膜出现进行性萎缩，支气管软骨出现钙化，呼吸道纤毛运动逐渐减弱，终末细支气管上皮细胞退行性改变，支气管腺体增生，肺泡毛细血管逐渐变窄或出现断裂，肺泡毛细血管床减少，肺泡发生扩大、破裂，肺弹性回缩力下降，这些改变可引起呼吸道的保护性反射减弱，使得病原体极容易进入，使得老年肺炎的发病率逐年增加，应引起高度的重视。

2. 免疫功能　随着年龄的增加，老年人的机体免疫功能会逐渐下降，老年人外周血 T 细胞数仅为青年人的 3/4 左右，且其功能发生异常，B 细胞分泌特异性抗体能力下降，呼吸道分泌 IgA 也逐渐下降。

3. 体弱多病　老年人多数体弱多病，有行动障碍或长期卧床及吞咽动作不协调，易误吸而致肺部感染；各器官、各系统的功能均明显下降，抵御寒冷的能力降低，易受凉感染；有心肌梗死或心力衰竭等长年卧床的患者，由于活动受限、肺淤血、气道分泌物排出困难，致使肺部感染不易痊愈，肺炎吸收缓慢或反复发作。这些均会导致患者疾病加重难愈。

4. 表现不典型　老年肺炎的临床表现通常不典型，最常见的症状通常为呼吸加快、心动过速，进而出现意识下降、不适、嗜睡、食欲缺乏、恶心、呕吐、腹泻、低热，甚至精神错乱、大小便失禁等症状，而通常肺炎常见的发热、胸痛、咳嗽、咯痰等症状则往往缺乏，且通常缺乏肺实变体征，易于与其他的基础疾病表现相混淆，因此容易漏诊、误诊。

5. 常合并其他疾病　老年肺炎患者常合并多种其他疾病，有研究表明老年肺炎患者中绝大多数合并一种以上的其他系统疾病，以心、肺、脑及代谢性疾病常见。一旦发生较为严重的肺部感染，病情变化快，并发症严重，易引起感染性休克、心律失常、应激性溃疡、DIC 和多器官功能不全综合征（MODS）等情况，甚至死亡。

6. 实验室检查　老年人实验室检查的变异更大，约 1/3 的老年肺炎病人外周血白细胞总数无明显升高，仅出现核左移或中心粒细胞内出现中毒颗粒；胸部 X 线检查缺乏特异性，多呈节段性片状模糊影，胸部 CT 检查可以进一步明确病变的范围、性质，对提示感染的类型有很大的帮助。但由于老年人咳嗽的有效性低、纤毛的清除功能减弱、肺部病变消散速度减慢，导致其影像学改变消散的延迟，可超过半年。

三、保健指导

（一）疾病知识介绍

（1）介绍肺炎的基本知识，特别是老年肺炎的特点，强调预防的重要性。

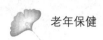

(2) 注意选择适当的运动来锻炼身体,增加营养,保证充足的休息时间,提高睡眠质量,增强机体对感染的抵抗能力。

(3) 纠正吸烟等不良习惯,避免过度劳累、淋雨受凉、酗酒等诱发因素,可减少感染的机会。

(4) 对过于体弱及糖尿病、慢性肺疾病、慢性肝病、脾切除等免疫功能减退的患者,注射疫苗可提高机体免疫力,预防感染。

(二) 饮食指导

(1) 提供高热量、优质高蛋白、高维生素、充足的水分,易消化的流质或半流质饮食为主,以补充机体消耗。

(2) 少食多餐,避免食用产气食物,以防腹胀造成膈肌上抬而影响呼吸运动。

(3) 由于老年人的味蕾出现退化,在食物的口味上要注意多尊重老人的意愿。鼓励适当多饮水,以补充发热、出汗、呼吸急促所丢失的水分,利于痰液的排出。脱水严重者应遵医嘱补液,但老年或有心脏病患者补液不可过多、过快,以免诱发急性肺水肿。

(三) 生活指导

(1) 保持生活休息的环境整洁、舒适、安静,经常开窗通风,保持室内空气新鲜、洁净,保持适宜的湿度和温度。

(2) 尽量保持患者半卧位或高枕卧位,以利于呼吸,增加肺通气量,缓解呼吸困难,以减轻体力和氧的消耗。

(四) 用药指导

(1) 准确使用抗菌药物,注意选择不良反应较小的药物,注意药物浓度、配伍禁忌、滴速和用药间隔时间;用药前应详细询问过敏史,以免发生意外。

(2) 抗菌治疗 48～72 小时后应对病情进行评价,如出现体温下降、症状改善、白细胞逐渐降低或恢复正常等,为治疗有效;如用药 72 小时后病情仍无改善,应及时就医处理,甚至更换药物。

(3) 指导患者遵医嘱按时服药,不可自行增减药量或停药,介绍所用药物的剂量、给药方法、疗程、基本有效时间和不良反应,出现异常应及时就诊。

(4) 尽量避免大量使用镇静、止痛剂。

(五) 加强观察

(1) 当出现高热骤降至常温以下、脉搏细速、脉压变小、呼吸浅快、烦躁不安、面色苍白、肢冷出汗、尿量减少等休克征象时,立即与医生联系并配合处理。

(2) 平时应注意观察痰液的颜色、性状和量,以及能否顺利排痰;密切观察生命体征和皮肤黏膜、神志、尿量等变化。

(3) 注意观察呼吸型态、皮肤色泽、意识状态等症状,并根据动脉血气分析的结果来决定供氧的流量。一般以持续低流量低浓度供氧,出现休克时则可将氧流量提高到 4～6 L/min。

(六) 对症指导

1. 排痰指导

(1) 鼓励患者深呼吸,协助翻身及进行胸部叩击(护理人员手掌侧成杯状,手指指腹并拢，图6-1），指导有效咳嗽，促进排痰，以维护呼吸道通畅。

（2）痰液黏稠不易咳出时，给予雾化吸入（图6-2），或遵医嘱应用祛痰剂。

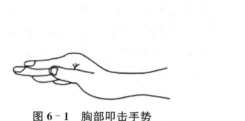

图6-1　胸部叩击手势　　　　　　　图6-2　雾化吸入器

2. 降温指导

（1）如果出现发热应卧床休息，限制活动。

（2）寒战时注意保暖，高热以物理降温为主，但切忌使用冰水擦浴等剧烈降温的方法，以免患者出现体温不升。

（3）大量出汗时应及时更换衣服和被褥，做好口腔和皮肤护理；体温下降后应注意保暖，并鼓励患者尽早下床活动，以利于康复。

3. 镇痛指导

（1）胸痛明显者，协助取患侧卧位，指导患者在深呼吸和咳嗽时用手按压患侧胸部，以减轻疼痛。

（2）指导放松术、局部按摩、穴位按压、转移注意力等方法，以缓解疼痛。

第二节　慢性阻塞性肺疾病

一、疾病概述

慢性阻塞性肺疾病（chronic obstructive pulmonary disease，COPD）是指一组具有气流受限特征的肺部疾病，气流受限不完全可逆，呈缓慢进行性发展，严重影响患者的劳动能力和生活质量。COPD是呼吸系统的常见病和多发病，在全球范围内有逐年增加的趋势，发病人数多，死亡率较高。由于COPD患者往往反复发作，其肺功能会持续恶化，并且由于自身防御和免疫功能的降低，以及外界各种有害因素的影响，从而逐渐产生各种心肺并发症。

（一）病因与发病机制

其主要的病因包括吸烟、感染、空气污染、过敏、寒冷、蛋白酶—抗蛋白酶失衡、自主神经功能失调等，其中，最重要的发病因素是吸烟，根据调查，吸烟时间越长、吸烟量越大，患病率愈高。实验也表明烟草中的焦油、尼古丁和氢氰酸能使支气管纤毛运动受抑制、巨噬细胞吞噬功能减弱、支气管黏液腺肥大和杯状细胞增生、黏液分泌增多，致使气道防御功能下降、净化能力减弱；支气管黏膜充血、水肿，黏液积聚，而易继发感染；中性粒细胞释放蛋白酶，破坏肺弹力纤维,诱发肺气肿形成;副交感神经功能亢进,引起支气管平滑肌痉挛,导致气流受限。其次是感染,病毒、细菌和支原体感染是本病急性加重和导致 COPD 发生发展的重要因素。常见的细菌有肺炎链球菌、流感嗜血杆菌、卡他莫拉菌及葡萄球菌;常见的病毒有流感病毒、鼻病毒、腺病毒和呼吸道合胞病毒等。

COPD 的发生与慢性支气管炎和肺气肿等慢性肺部疾病密切相关。慢性支气管炎(chronic bronchitis)是指气管、支气管黏膜及其周围组织的慢性非特异性炎症,临床凡患者每年发病持续 3 个月以上,连续 2 年或 2 年以上,并可除外其他已知原因的慢性咳嗽、咳痰,即可诊断为慢性支气管炎。肺气肿(pulmonary emphysema)则是指肺部终末细支气管远端(呼吸细支气管、肺泡管、肺泡囊和肺泡)气腔出现异常持久的扩张,并伴有肺泡壁和细支气管的破坏,而无明显的肺纤维化。

(二) 临床表现

1. 主要症状

(1) 慢性咳嗽:这是 COPD 最常见的症状,白天较轻,清晨和晚间睡前较重,合并感染时更重。常在冬春寒冷季节发作,夏季气候转暖时多可缓解。而重症病人咳嗽频繁、长年不断。

(2) 咳痰:一般为白色黏液或浆液泡沫痰,清晨排痰较多。如有细菌感染时,痰量增加且为脓性痰。

(3) 喘息:多在感染时出现喘息,原因是支气管平滑肌痉挛而出现。

(4) 呼吸困难:早期仅在体力劳动或上楼时有呼吸困难,逐渐发展为平地活动、甚至静息时也感气急,是 COPD 的标志性症状。合并呼吸道感染时呼吸困难更明显,严重时生活难以自理。

2. 体征　早期,无明显体征,并发感染时肺部有湿性啰音;随着病情发展出现桶状胸、呼吸运动减弱、语颤减弱、肺部叩诊过清音、心浊音界缩小、听诊呼吸音减弱;晚期,颈、肩部辅助呼吸肌参与呼吸运动,表现为身体前倾、口唇发绀等。合并呼吸道感染时,通气障碍明显,则出现端坐呼吸。

3. 分期

(1) 急性加重期:此指在疾病过程中,短期内咳嗽、咳痰、气短和(或)喘息加重、痰量增多,呈脓性或黏液脓性,可伴发热等症状。

(2) 稳定期:此期咳嗽、咳痰、气短等症状稳定或症状轻微。

4. 常见并发症　慢性呼吸衰竭、自发性气胸、慢性肺源性心脏病等。

(三) 诊断与治疗要点

1. 诊断

(1) 依据病史和临床表现。

(2) 辅助检查:实验室检查、肺功能和 X 线检查。

1) 实验室检查:①动脉血气分析:血氧分压(PaO_2)降低、二氧化碳分压($PaCO_2$)升高,出现代偿性呼吸性酸中毒时 pH 降低;②血红细胞计数和血红蛋白增多;③急性发作或并发肺部感染时,白细胞总数和中性粒细胞增多;④痰液涂片或培养可查到致病菌。

2) 肺功能检查:①第 1 秒用力呼气容积占用力肺活量百分比(FEV_1/FVC),吸入支气

管舒张药后 $FEV_1/FVC<70\%$ 及 $FEV_1<80\%$ 预计值者,可确定为不完全可逆的气流受限。②肺总量(TLC)、功能残气量(FRC)和残气量(RV)、残气量占肺总量的比值(RV/TLC)增高及肺活量(VC)降低等。

3) 胸部 X 线检查:早期可无变化,而后可出现肺纹理增粗、紊乱等改变,以及胸廓前后径增大、肋间隙增宽、肺透亮度增加等肺气肿表现。

2. 治疗要点　在急性加重期和稳定期要求采取不同的治疗原则。

(1) 在急性加重期应采用积极控制感染、祛痰平喘及氧疗等措施。

1) 积极控制感染:根据药物敏感实验选用有效抗感染药物,采用全身给药或雾化吸入,使药液直接吸入呼吸道,以消除炎症、减轻咳嗽、稀释痰液。

2) 祛痰平喘:应用祛痰剂、支气管舒张药,常用溴己新、盐酸胺溴索及沙丁胺醇、特布他林、氨茶碱等。

3) 氧疗:采用低流量(1~2 L/min)、低浓度(25%~29%)持续吸氧。

(2) 在稳定期采用对症和氧疗为主的措施。

二、老年慢性阻塞性肺疾病的特点

通常慢性咳嗽为老年患者的首发症状。以晨起时明显,间歇性为主,后逐渐发展到整日。一般为少量白色黏痰,年老体弱、痰液黏稠及伴有支气管痉挛者咳痰不畅,表现为咳嗽剧烈而痰量较少。伴有细菌感染时,痰量增多,可有脓性痰。气短是 COPD 的标志性症状,早期仅在劳力或上楼等活动时出现,后逐渐加重,以致轻度活动甚至休息时也感到呼吸困难。重度患者和急性加重时喘息明显。同时,老年患者常有体重下降、食欲缺乏、焦虑等全身症状。

老年 COPD 病人多消瘦,有典型的桶状胸。呼吸活动减弱,触觉语颤减弱或消失;叩诊呈过清音,心浊音界缩小或不易叩出,肺下界和肝浊音界下降;听诊可闻干、湿性啰音;心音遥远,呼吸音普遍减弱,呼气延长。

三、保健指导

(一) 疾病知识介绍

(1) 介绍 COPD 的相关知识,指导患者防寒保暖,防止呼吸道感染。

(2) 改善环境卫生,加强劳动保护,避免烟雾、粉尘和刺激性气体。

(3) 教育和劝导患者戒烟,戒烟能减轻咳嗽、咳痰,安排与戒烟成功者交流经验,树立戒烟的决心和信心,与患者及家属共同制订戒烟计划,家属督促执行;告知戒烟期间应多饮水,以排除体内积蓄的尼古丁。

(4) 鼓励参加文体活动或外出旅游,可有效的延缓 COPD 的进展速度,提高生活质量,延长寿命。

(5) 指导合理用药和自我监测病情,如气促、咳嗽、咳痰等症状明显或出现并发症表现时,及时就医,以防病情恶化。

(二) 休息指导

(1) 保证充分的睡眠休息时间,视病情安排,发热、咳喘时应卧床休息。

（2）提供整洁、舒适、安静的环境，经常开窗通风，必要时地面洒水，保持室内空气新鲜、洁净，每日通风 2 次，每次 15～20 分钟，保持适宜的温度和湿度。

（三）氧疗指导

1. 坚持氧疗　坚持长期家庭氧疗（LTOT），纠正低氧血症，有利于提高生活质量。LTOT 指征：$PaO_2 \leqslant 55$ mmHg 或 $SaO_2 \leqslant 88\%$，有或无高碳酸血症；PaO_2 55～66 mmHg 或 $SaO_2 < 88\%$，并有肺动脉高压、心力衰竭所致的水肿或红细胞增多症。

2. 采用鼻导管吸氧　氧流量 1.0～2.0 L/min，吸氧时间 >15 h/d，目的是使患者在静息状态下达到 $PaO_2 \geqslant 60$ mmHg 和（或）SaO_2 升至 90%。

（四）呼吸功能锻炼

呼吸功能锻炼是老年 COPD 患者一项重要的康复治疗措施，指导老年 COPD 患者的情况，在恢复期、出院前进行缩唇呼吸、腹式呼吸训练，每日训练 3～4 次，每次重复 8～10 次。

1. 缩唇呼吸（图 6-3）　缩唇呼吸的技巧是通过缩唇形成的微弱阻力来延长呼气时间，增加气道压力，延缓气道塌陷。患者闭嘴经鼻吸气，然后通过缩唇（吹口哨样）缓慢呼气，同时收缩腹部，吸气与呼气时间比为 1:2 或 1:3。

2. 腹式呼吸（图 6-4）　患者可取立位、平卧位或半卧位，两手分别放于前胸部和上腹部。用鼻缓慢吸气时，膈肌最大程度下降，腹肌松弛，腹部凸出，手感到腹部向上抬起。呼气时用口呼出，腹肌收缩，膈肌松弛，膈肌随腹腔内压增加而上抬，推动肺部气体排出，手感到腹部下降。

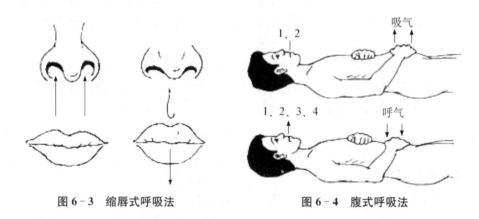

图 6-3　缩唇式呼吸法　　　　图 6-4　腹式呼吸法

（五）饮食指导

（1）宣传摄取足够营养的重要性。提供适合患者口味的食物及适宜的进餐环境，进食时让患者取半卧位或坐位，以利吞咽。

（2）饮食要求以高热量、高蛋白、高维生素的易消化食物为主，避免胀气食物和油腻、辛辣等刺激性食物。

（3）根据老年人的特点强调少量多餐、细嚼慢咽，餐后 2 小时内避免平卧，饭前、饭后及进餐时限制液体摄入量，以免出现上腹饱胀而引起呼吸不畅。

（4）鼓励平时多饮水，每日饮水 1 500 ml 以上，有助于呼吸道黏膜的湿润和病变黏膜的修复，利于痰液稀释和排出。

(六) 心理指导

老年 COPD 患者因长期患病卧床,参与社会活动少,经济收入降低,易形成焦虑、悲观、失望、孤独和压抑的心理状态,应多与之沟通,关爱、体贴、鼓励患者,勇于面对疾病、增强战胜疾病的信心。

第三节　原发性高血压

一、疾病概述

原发性高血压(primary hypertension)是一种病因未明、以血压升高为主要临床表现的综合征。长期高血压是多种心、脑血管疾病的重要病因和危险因素,可影响心、脑、肾等重要脏器的结构与功能,最终导致这些脏器的功能衰竭,通常简称为高血压。在少数患者中,其血压升高是临床某些疾病的表现之一,呈暂时性或持久性,且本身有明确而独立的病因,称为继发性高血压。

高血压是心脑血管病最主要的危险因素,也是最常见的慢性病,流行病学调查结果显示高血压的患病率有如下特点:欧美工业化国家较亚非拉发展中国家高,高纬度地区较低纬度地区高,沿海较内地高,城市较农村高,冬季较夏季高,早晨活动后较夜间高,性别差异不大。

(一) 分级标准

我国采用的高血压诊断标准见表 6 - 2。

表 6 - 2　血压的分级标准(2005 年中国高血压防治指南)

分类	收缩压(mmHg)	舒张压(mmHg)
正常血压	<120	<80
正常高值	120～139	80～89
高血压	≥140	≥90
1 级高血压(轻度)	140～159	90～99
2 级高血压(中度)	160～179	100～109
3 级高血压(重度)	≥180	≥110
单纯收缩期高血压	≥140	<90

注:(1) 该标准适用于任何年龄的成人。
　　(2) 当收缩压和舒张压属于不同分级时,以较高的级别作为标准。

(二) 病因与发病机制

1. 病因　高血压的病因目前主要认为是遗传易感性和多种后天环境因素相互作用的结果。据调查显示高血压有较明显家族聚集性,父母均有高血压,其子女的发病概率明显增高,约 3/5 的高血压患者有家族史。环境因素主要包含饮食和精神应激等,流行病学调查结果显示:钠盐平均摄入量与血压水平和高血压的患病率呈正相关关系。此外,部分观点也认为经常饮酒、低钙、低钾、过高蛋白质饮食、饮食中饱和脂肪酸或饱和脂肪酸/不饱和脂肪酸比值偏高等也可能为升压因素。而目前城市脑力劳动者、从事精神紧张度高的职业者及长期受噪声或不良刺激者患高血压的概率也较高。其他相关因素包括肥胖、体重超重、高脂血症、糖尿病患者、服用避孕药、阻塞性睡眠呼吸暂停综合征亦容易导致高血压的发生。

2. 发病机制　高血压的发病机制至今尚无统一的认识,归纳起来有交感神经系统活性亢进、水钠潴留、肾素-血管紧张素-醛固酮系统(RAAS)激活、细胞膜离子转运异常和胰岛素抵抗等。然而,上述机制还不能解释单纯收缩期性高血压和脉压明显增大。一般情况下,大动脉弹性和外周血管的压力反射波是收缩压与脉压的主要决定因素,所以,近年来,动脉弹性功能在高血压发病中的作用越来越得到重视。

(三) 临床表现

1. 主要症状和体征　高血压多数起病隐匿,病情发展慢。早期一般无症状,仅在测量血压时才发现,常见症状有头晕、头痛、耳鸣、颈项板紧、乏力、心悸等,头痛多发生于早晨,位于前额、枕部或颞部,在紧张、劳累、情绪激动后加重,与血压水平不一定成正比,部分出现视力模糊、鼻出血等较重症状。心脏听诊时可有主动脉瓣区第二心音亢进、收缩期杂音或收缩早期喀喇音;长期持续高血压可见左心肥厚并可闻及第四心音。

2. 急进型高血压　此以青壮年多见,发病率仅为 1%～5%,又称恶性高血压。其特征如下:①起病急骤,病情发展快,3 个月到半年内即可出现心、脑、肾等严重的并发症。②明显头痛、视力模糊或失明,视网膜有眼底出血、渗出和视乳盘水肿。肾损害最突出,表现为持续性蛋白尿、血尿和管型尿。③血压显著升高,舒张压可持续≥130 mmHg。④预后很差,可发展为肾衰竭、脑卒中或心衰,部分患者可在一年内死亡。

3. 高血压的并发症　高血压的并发症主要包括高血压危象、高血压脑病、脑血管病等。

(1) 高血压危象:此指在高血压的进程中,全身小动脉发生暂时性强烈痉挛,血压急剧上升,影响重要脏器血液供应而出现剧烈头痛、烦躁、眩晕、恶心、呕吐、气急、心悸、视力模糊等一系列危急症状,其诱因主要是精神创伤、紧张、疲劳、寒冷、突然停服降压药等。

(2) 高血压脑病:此指在重症高血压患者中,由于血压过高,超过了脑血流自动调节范围,使脑组织血流灌注过多引起脑水肿和颅内压增高等一系列临床表现,主要表现为弥漫性剧烈头痛、恶心、呕吐、烦躁不安、呼吸困难、意识障碍、精神错乱,甚至昏迷、抽搐等。

(3) 急性脑血管病:主要包括脑出血、脑血栓形成、腔隙性脑梗死、短暂性脑缺血发作等。

(4) 其他常见的并发症:其他常见的并发症包括心力衰竭、慢性肾衰竭、主动脉夹层等。

(四) 诊断与治疗要点

1. 诊断　高血压的诊断主要有以下几个方面:

(1) 确定血压水平:在不同时间,患者平静状态下,2 次测得患者血压达到或超过 140/90 mmHg,即可确诊。

(2) 判断高血压的原因,明确有无继发性高血压。

(3) 通过实验室和相关检查寻找靶器官损害以及相关临床情况,从而作出高血压病因的鉴别诊断和评估患者的心血管风险程度,以指导诊断与治疗。

主要的实验室及相关检查包括血常规、尿常规、肾功能、血糖、血脂、血尿酸、血电解质、24 小时动态血压监测(ABPM)、心电图、X 线、超声心动图、眼底检查、踝/臂血压比值,以及心率变异、血管内膜中层厚度(IMT)、动脉弹性功能测定等检查。

2. 治疗要点 治疗的方法主要有非药物治疗和药物治疗,具体如下:

(1) 非药物治疗:适用于各级高血压患者,包括正在使用降压药物治疗的患者。主要通过改善生活行为来达到降压的目的。

(2) 降压药物的治疗:老年高血压病降压药物应用方案:①从小剂量开始,逐步递增;②联合用药,采用合理的药物联合达到最大的降压效果,减少不良反应;③推荐使用长效降压药,以提高治疗的依从性和减低血压的变异性,建议选用可提供24小时平稳而持续血压控制的长效制剂;④有合并症和并发症者宜合理选用降压药物。

目前常用的降压药物有利尿剂、β受体阻滞剂、钙通道阻滞剂(CCB)、血管紧张素转换酶抑制剂(ACEI)、血管紧张素Ⅱ受体阻滞剂(ARB)等5类,各类代表药物名称、用法、剂量见表6-3。

表6-3 常用降压药物名称、剂量、用法

药物分类	药物名称	用法(次/天)	剂量(mg)
利尿剂			
噻嗪类	氢氯噻嗪	1~2	12.5
醛固酮受体拮抗剂	螺内酯	1~2	20~40
襻利尿剂	呋塞米	1~2	20~40
保钾利尿药	氨苯蝶啶	1~2	50
β受体阻滞剂	美托洛尔	2	25~50
	阿替洛尔	1	50~100
钙通道阻滞剂	硝苯地平	3	5~10
	氨氯地平	1	5~10
	维拉帕米	1	240
血管紧张素转换酶抑制剂	卡托普利	2~3	12.5~50
	贝那普利	1	10~20
血管紧张素Ⅱ受体阻滞剂	氯沙坦	1	50~100

二、老年高血压的特点

老年高血压(elder hypertension)是指年龄在60岁以上、血压持续或非同日3次以上超过高血压的诊断标准[收缩压(systolic blood pressure,SBP)≥18.7 kPa(140 mmHg)和(或)舒张压(diastolic blood pressure,DBP)≥12.0 kPa(90 mmHg)]者。老年高血压病是指除了血压升高外,同时还伴有心、脑、肾和视网膜等器官病变特征的全身性疾病。发病率呈逐年上升趋势,高血压已成为老年人群最常见的疾病。

老年患者由于患病周期长,合并糖尿病、高脂血症、动脉粥样硬化、肾功能不全等其他相关疾病的概率较高,再加上多有吸烟、饮酒、肥胖、饮食等不良生活习惯,长期高血压引起全身小动脉病变,表现为小动脉管壁增厚、纤维化和管腔狭窄,导致心、脑、肾等重要靶器官的缺血损伤出现较为常见。最具特征性的改变是左心室肥厚,随着病情发展,左心室扩张。长期高血压常合并冠状动脉粥样硬化和微血管病变,最终可导致心衰或严重心律失常,甚至猝死。其次,长期高血压使脑血管发生缺血与变性,形成微动脉瘤,导致脑出血。高血压还可促使脑动脉粥样硬化,粥样斑块破裂脱落可并发脑血栓形成。另外,长期持续高血压使肾小球进行性纤维化、萎缩及肾动脉硬化,使肾实质缺血和肾单位不断减少,最终可发展为肾衰竭。恶性高血压可在短期内出现肾衰竭。同时,随着病程进展逐渐硬化,严重者可引起视网膜渗出、出血以及视神经乳盘水肿。

在治疗中较易出现体位性低血压,主要表现是从座位或卧位突然变为直立体位时血压偏低,还可伴有站立不稳、视力模糊、头晕目眩、软弱无力、大小便失禁等,严重者会发生晕厥、跌倒,导致老年人受伤。

三、保健指导

(一)疾病知识介绍

1. 向患者及家属介绍与高血压有关的知识　解释高血压的危险因素及对健康的危害,以引起患者及家属的高度重视。

2. 教会老年高血压病患者及家属正确的测量血压方法(图6-5)　必须养成定时、定体位、定部位、定血压计测量血压的习惯。血压至少降至 20.0/12.0 kPa(150/90 mmHg),有糖尿病或肾病的高血压患者降压目标是 17.3/10.7 kPa(130/80 mmHg)以下。

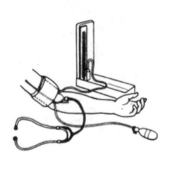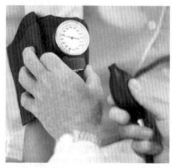

图6-5　正确测血压方法

3. 重视并发症(糖尿病、肾病、血脂异常)的治疗　指导患者和家属观察病情变化和并发症征象,若有血压突然升高或出现胸痛、水肿、鼻出血、心悸、剧烈头痛、视物模糊、恶心呕吐、肢体麻木、偏瘫、嗜睡、昏迷等症状时应及时就医。

4. 指导患者定期门诊随访　如危险分层属低危或中危患者,1次/1～3个月;高危患者,至少1次/月。

(二)饮食指导

1. 调节饮食结构　以清淡、低盐、低脂肪饮食为主。

2. 强调少食多餐　避免过饱,控制体重。

3. 戒烟限酒　禁止吸烟,饮酒宜少量。

(三)生活指导

1. 合理安排休息　老年高血压患者应保证足够的睡眠,不限制一般的体力活动,避免重体力活动。

2. 安排合理的运动方式和运动量　运动方式的选择要根据血压水平和年龄有所不同，一般可采用步行、慢跑、打太极拳、游泳、气功及跳舞等。运动强度：因人而异，常用的运动强度指标为运动时最大心率达到 170 减去年龄，运动频率为每周 3～5 次，每次 30 分钟。

（四）安全指导

1. 注意避免体位性低血压　有头晕、眼花、耳鸣等症状时，卧床休息，抬高床头，上厕所或外出有人陪伴。

2. 对患者严重状况的指导　可协助其在床上大小便。伴恶心、呕吐时，将痰盂放在触手可及之处，呼叫器放在手边。

3. 避免危险因素　如剧烈运动、迅速改变体位、活动场所光线暗淡、有障碍物、地面潮湿光滑、厕所无扶手等要予以避免，必要时病床加床栏。

（五）用药指导

（1）向患者讲明高血压是慢性病，强调药物治疗的重要性，需终身服药。按时按量服药，切勿自行增减药物、停服、突然撤换药物。

（2）服药期间起床不宜太快，动作不宜太猛，服药后不要站立太久。

（3）注意观察药物的不良反应，应注意血电解质变化，尤其是用噻嗪类和襻利尿剂时应注意补钾，防止低血钾症。同时也要注意观察是否出现心动过缓、心动过速、支气管痉挛、低血糖、刺激性干咳及血管性水肿等不良反应。

（六）心理疏导

鼓励患者倾诉焦虑不安情绪，并给予倾听和必要的安慰解释，解除患者心中顾虑。指导家属给予患者以理解、宽容和支持。同时指导患者自我心理调节方法，日常生活中要保持乐观的心态，避免急躁易怒，避免各种不良刺激的影响，维持心理平衡，以减少心、脑血管疾病的发生率和死亡率。

第四节　冠状动脉粥样硬化性心脏病

一、疾病概述

冠状动脉粥样硬化性心脏病（coronary atherosclerotic heart disease），是指冠状动脉粥样硬化使血管狭窄或阻塞，和（或）因冠状动脉痉挛导致心肌缺血缺氧或坏死而引起的心脏病，简称冠心病，统称冠状动脉性心脏病，亦称缺血性心脏病。冠心病是严重危害人类健康的疾病，发病年龄多在 40 岁以后，男性多于女性，脑力劳动者多见。从流行病学调查来看，欧美发达国家的发病率明显高于我国，但近年来随着经济的发展，各种危险因素和不良生活习惯逐渐增多，冠心病在我国的发病率有日益增加的趋势。

本病目前主要认为的危险因素包括年龄、性别、血脂异常、高血压、糖尿病、吸烟等；次要的危险因素有肥胖、缺少体力活动、遗传因素、A 型性格，进食过多的动物脂肪、糖和钠盐，以及血中同型半胱氨酸增高、胰岛素抵抗增强、血中纤维蛋白原及一些凝血因子增高，病毒、衣原体感染等。

1979 年 WHO 将冠心病分为 5 种类型：

1. **无症状性心肌缺血**　患者无自觉症状，但静息、动态或负荷试验心电图有 ST 段压低、T 波低平或倒置等心肌缺血的客观证据；或心肌灌注不足的核素心肌显像表现。

2. **心绞痛**　有发作性胸骨后疼痛，为一过性心肌供血不足引起。

3. **心肌梗死**　症状严重，由冠状动脉闭塞致心肌急性缺血性坏死所致。

4. **缺血性心肌病**　表现为心脏增大、心力衰竭和心律失常，由长期心肌缺血导致心肌纤维化而引起，临床表现与扩张型心肌病类似。

5. **猝死**　因原发性心脏骤停而猝然死亡，多为缺血心肌局部发生电生理紊乱，引起严重的室性心律失常所致。

（一）心绞痛

心绞痛（angina pectoris）是指冠状动脉供血不足，导致心肌急剧的、暂时的缺血、缺氧所产生的临床综合征。根据 WHO 心绞痛分型有：劳力性心绞痛和自发性心绞痛；根据心绞痛自然病程分型有：稳定型心绞痛和不稳定型心绞痛。

1. **临床表现**

（1）典型表现：心绞痛患者以发作性胸痛为主要临床表现，其典型的疼痛部位在胸骨体中上段之后，可波及心前区，界限不清楚，可放射至左肩、左臂内侧达无名指和小指，或至咽、颈或下颌部。多呈压迫、发闷、紧缩、烧灼感，但不尖锐，偶尔伴濒死感，疼痛发作时患者常不自觉地停止原来的活动。常在劳累、情绪激动、饱餐、寒冷、吸烟、心动过速、休克、用力排便后诱发。轻者持续时间仅 3～5 分钟，重者可达 10～15 分钟，一般不超过 30 分钟，疼痛呈阵发性，可数天或数周发作一次，亦可 1 天内发作多次。立即停止原有活动或舌下含服硝酸甘油后可缓解。

（2）疼痛发作时，患者可有面色苍白、出冷汗、血压升高、心率增快，心尖部可闻及第四心音奔马律。缓解后无阳性体征。

2. **辅助检查**　主要有心电图、运动负荷试验、24 小时动态心电图、放射性核素检查、冠状动脉造影等。

（1）心电图：心绞痛不发作时，多数患者静息心电图正常；心绞痛发作时可出现暂时性心肌缺血引起的 ST 段压低（≥0.1 mV），有时出现 T 波倒置，也可出现房室或束支传导阻滞、房性期前收缩等心律失常。

（2）运动负荷试验：也称活动平板运动试验，即通过运动增加心脏负荷而诱发心肌缺血，从而出现缺血性心电图改变的试验方法，叫运动负荷试验。一般以达到按年龄预计可达到的最大心率（H_{max}）或亚极量心率（85%～90%的最大心率）为负荷目标。让患者迎着转动的平板就地踏步，运动前记录心电图，运动中持续监测心电改变，运动中运动负荷量每增加一次亦记录心电图，运动结束后立刻及之后每 2 分钟均重复记录心电图直至心率恢复到运动前。当运动中出现典型心绞痛时，心电图 ST 段水平型或下斜型压低≥0.1 mV，持续 2 分钟，此为运动负荷试验阳性。

（3）24 小时动态心电图：心绞痛患者的心电图会呈 ST - T 改变。

（4）放射性核素检查：利用放射性铊心肌显像所示灌注缺损心肌供血不足或血供消失，这对心肌缺血的诊断有重要价值。

（5）冠状动脉造影：冠状动脉造影可使左、右冠状动脉及其主要分支清楚显影，具有确诊价值。

（二）心肌梗死

心肌梗死（myocardial infarction，MI）是指在冠状动脉病变的基础上发生冠状动脉血供急剧的减少或中断，使相应的心肌严重而持久的急性缺血导致心肌坏死。临床表现为持久而剧烈的胸骨后疼痛、心肌酶增高及特异性的心电图改变，常可发生心律失常、心力衰竭或心源性休克，甚至死亡，属冠心病的严重类型。

当冠状动脉粥样硬化，导致一支或多支血管管腔狭窄和心肌供血不足，而此时侧支循环尚未充分建立，一旦不稳定粥样斑块破溃，继而出血或管腔内血栓形成，使管腔完全闭塞，出现血供急剧减少或中断，使心肌严重持久的急性缺血达 1 小时以上，即发生心肌梗死。

1. 临床表现

（1）先兆表现：多数患者在发病前数日会出现先兆表现，常见的有全身乏力、胸部不适，活动时心悸、气急，有恶心、呕吐、腹泻、便意、头晕、烦躁、濒死感等。最为突出的是可以新发生心绞痛或原有心绞痛加重，心绞痛疼痛时间较以往长，持续时间更久，舌下含服硝酸甘油后不能缓解，同时伴有恶心、呕吐、大汗、心动过缓、严重心律失常或血压波动较大等。

（2）典型表现

1）疼痛：剧烈而持久的疼痛。疼痛的性质和部位与心绞痛相似，常发生于静息或睡眠时，但程度更剧烈，多伴有大汗、烦躁不安，呈压榨性、窒息感、烧灼感、恐惧及濒死感，可持续数小时或数天，特别是休息和服用硝酸甘油后也不能缓解。少数患者可无疼痛，一开始即表现为休克或急性心力衰竭。部分患者可向上腹部放射，易被误诊为急腹症，疼痛也可向下颌、颈部、背部放射而被误诊为其他疾病。

2）心律失常：多数心肌梗死的患者有心律失常，多发生在起病 1～2 天内，尤以 24 小时内最多见。心律失常以室性心律失常最多见，尤其是室性期前收缩，如频发（每分钟 5 次以上）、多源、成对出现、短阵室速或呈 R on T 现象的室性期前收缩，常为室颤的先兆。室颤是急性心肌梗死早期的主要死亡原因。下壁心肌梗死则易发生房室传导阻滞及窦性心动过缓。

3）低血压、休克：低血压和休克通常多发生于起病后数小时至 1 周内，主要为心源性休克，这是由于心肌广泛坏死、心排血量骤降所致，患者表现为烦躁、面色苍白、皮肤湿冷、脉搏细而快、尿量减少（＜20 ml/h）、意识模糊、晕厥。

4）心力衰竭：主要为急性左心衰，表现为呼吸困难、咳嗽、发绀、烦躁等症状，重者可出现肺水肿。

（3）体征：体格检查心浊音界正常或轻度、中度增大；心率可增快，亦可减慢；心律不齐；心尖部第一心音减弱，可闻及第三或第四心音奔马律；部分患者发病 2～3 天出现心包摩擦音，亦有部分患者在心前区闻及收缩期杂音或喀喇音。

2. 主要的并发症 乳头肌功能失调或断裂、心脏破裂、栓塞、心室壁瘤及心肌梗死后综合征。

3. 辅助检查

（1）血清心肌坏死标记物增高：见表 6－4。

表6-4　血清心肌坏死标记物

心肌酶	起病时间	高峰时间	恢复时间
CK-MB	4 h	16～24 h	3～4 d
CK	6 h	24 h	3～4 d
AST	6～12 h	24～48 h	3～4 d
cTnI 或	3～4 h	11～24 h	7～10 d
cTnT	3～4 h	24～48 h	10～14 d
肌红蛋白	2 h	12 h	24～48 h

（2）血液检查：起病24～48小时后白细胞计数增高，中性粒细胞增多，嗜酸性粒细胞减少或消失，红细胞沉降率增快，C反应蛋白（CRP）增高，均可持续1～3周。

（3）心电图：急性心肌梗死的患者心电图可出现特征性和动态性的改变。

1）特征性改变（图6-6）：①在面向透壁心肌坏死的导联上出现病理性Q波，即宽而深的Q波；②在面向坏死区周围心肌损伤区的导联上出现ST段弓背向上抬高；③在面向损伤区心肌缺血区的导联上出现T波倒置。

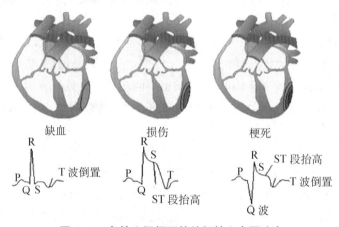

图6-6　急性心肌梗死的特征性心电图改变

2）动态性改变：①起病数小时内可无异常或出现异常高大双肢不对称的T波；②数小时后，ST段明显抬高、弓背向上，与直立的T波形成单相曲线；③数小时至2天内出现病理性Q波，同时R波减低，为急性期改变，Q波70%～80%永久存在；④若急性心肌梗死早期不进行干预，抬高的ST段在数天至2周内逐渐回到基线水平，T波变平坦或倒置，为亚急性期改变；⑤数周至数月后，T波呈V形倒置，波谷尖锐，两支对称，为慢性期改变，倒置的T波可永久存在，也可在数月至数年内逐渐恢复。

（三）诊断与治疗要点

1. 诊断　一般根据患者的典型症状、心电图及心肌酶谱等改变可以作出明确的诊断。但由于老年患者会出现不典型症状，诊断时应尤其重视，必要时要根据情况做心电图及心肌酶谱检查。

心绞痛发作时，大多数患者可出现暂时性ST段压低。肌红蛋白在急性心肌梗死后出现最早,肌钙蛋白 I(cTnI)和 T(cTnT)出现稍迟,但特异性高,肌酸磷酸激酶同工酶(CK-MB)增高的程度能较准确地反映出梗死的范围,峰值越高,梗死范围越大,其高峰出现时间的提前有助于判断溶栓治疗是否成功。

2. 治疗要点

(1)心绞痛

1)患者发作时应立即休息,一般停止活动后症状可消除。

2)药物治疗首选硝酸酯制剂,可迅速扩张冠状动脉,还可扩张外周血管,以减轻心脏负荷,从而缓解疼痛。①首选硝酸甘油 0.3～0.6 mg 舌下含服,一般 1～2 分钟内可缓解,约 30 分钟后作用消失。②硝酸异山梨醇酯 5～10 mg 舌下含服,一般 2～5 分钟可缓解,作用可维持 2～3 小时。但这些药物在青光眼、低血压时忌用。在缓解期服用的药物包括硝酸酯制剂(硝酸异山梨醇酯、戊四硝酯制剂等),β受体阻滞剂[常用药物有美托洛尔、普萘洛尔(心得安)、阿替洛尔(氨酰心安)等口服],钙通道阻滞剂(常用药物有维拉帕米、硝苯地平、地尔硫䓬),以及抗血小板药物、调整血脂药物和中医药等治疗。

3)经腔内冠状动脉成形术(PTCA),或支架植入术,或行冠状动脉旁路移植术(CABG)即冠脉搭桥术。

(2)心肌梗死

1)急性期应绝对卧床休息;间断或持续性吸氧 2～3 天;进行心电、血压、呼吸的监测 3～5 天;无禁忌证者给予口服水溶性阿司匹林 150～300 mg,1 天 1 次,3 天后改为 75～150 mg,每天 1 次,长期服用。

2)止吐、止痛:可肌注甲氧氯普胺止吐,可选用哌替啶(度冷丁)或吗啡止痛。

3)溶栓治疗:起病 12 小时内使用尿激酶(UK)、链激酶(SK)、重组组织型纤维蛋白溶酶原激活剂(rt-PA)溶解冠状动脉内的血栓,可使闭塞的冠状动脉再通,心肌得到再灌注,濒临坏死的心肌可能得以存活或使坏死范围缩小。

对于老年患者来说,其禁忌证必须关注:①既往发生过出血性脑卒中,一年内发生过脑血管意外的患者;②2～4 周内有活动性内脏出血、外科大手术、创伤史等;③严重且未控制的高血压(>180/110 mmHg)或慢性严重高血压病史;④可疑主动脉夹层;⑤出血性疾病或有出血倾向的患者,严重肝、肾功能损害及恶性肿瘤等。

4)介入疗法:主要是经皮腔内冠状动脉成形术(PTCA)及冠脉内支架植入术。

5)控制休克、消除心律失常、治疗心力衰竭等:补充血容量、应用升压药及血管扩张剂、纠正酸中毒、及时消除心律失常,以免演变为室颤等严重心律失常,甚至猝死,但是急性心肌梗死后 24 小时内尽量避免使用洋地黄类药物。

6)其他治疗:包括溶栓治疗后的抗凝疗法、β受体阻滞剂和钙通道阻滞剂、血管紧张素转换酶抑制剂(ACEI)与极化液疗法。

二、老年冠心病的特点

老龄为冠心病患病重要危险因素之一,男性≥45 岁、女性≥55 岁可作为冠心病的危险因子。有报道提出,>60 岁男性的冠心病发病率是<60 岁男性的 7.5 倍,而女性则超过了 10 倍。也有报告指出,75～84 岁男性是所有年龄段中发病率最高的。

老年冠状动脉病变程度严重,常有多支血管病变,病变复杂弥漫、钙化多。在这些情况下,冠状动脉代偿性扩张能力明显下降,心肌的需求持续增加,血液供应难以保证,出现各种临床表现。严重的斑块可位于冠状动脉3条主干的任何部位,尤以前降支、左旋支起始部的前2 cm以及右冠状动脉近端1/3和远端1/3最多见,易出现梗死。老年人还可能由于主动脉瓣退行性病变导致主动脉狭窄或反流,造成冠状动脉供血血流减少,从而引起冠心病。

老年心绞痛临床症状多不典型,并呈现以下特点:

(1) 疼痛的部位不典型:老年心绞痛可发生于牙部、胃痛或其他部位的疼痛;

(2) 疼痛性质为烧灼样或钝痛,老年人由于痛觉敏感性降低,发作性胸痛出现的频率较高;

(3) 由于部分老年人合并糖尿病、神经退行性改变,痛觉敏感性降低,故发生心肌缺血时,疼痛特点是程度轻、部位不典型,一般非胸痛的症状表现更为突出,如全身乏力、胸闷、气急、胸部梗阻感、颈部紧缩感、出汗等。发作时心电图常有ST段压低或T波改变。

三、保健指导

(一) 疾病知识指导

(1) 向患者及家属讲解冠心病(尤其是心绞痛和心肌梗死)的诱发因素,如饱餐、过劳、情绪激动等,积极治疗原发病。定期门诊随访。

(2) 讲解疾病发生发展的过程,教会患者学会自我观察病情,如舌下含服硝酸甘油后不能缓解应警惕心肌梗死的发生。教会患者及家属在冠心病发作时如何自救,如立刻就地休息、放松心情,保持环境安静而温暖。

(3) 必要时打急救电话联系医院,呼叫急救车,切忌勉强步行。

(二) 休息与活动指导

(1) 心绞痛患者应保持适当的体力劳动,以不引起心绞痛发作为宜,一般不需要卧床休息。心绞痛发作时应立即停止正在进行的活动,休息片刻可缓解。缓解期应根据患者的能力制定合理的活动计划,最大活动量以不发生心绞痛为度,但应避免参加竞赛类活动和屏气用力动作,并防止精神紧张。

(2) 心肌梗死患者在发病12小时内应绝对卧床休息,保持安静的环境,限制探视,同时告知患者和家属休息可降低心肌耗氧量和交感神经兴奋性,可缓解疼痛。若病情稳定无并发症,24小时后可允许患者坐床边椅,在患者活动耐力允许的范围内,鼓励患者自理部分生活活动。心肌梗死5~7天后可病室内行走、室外走廊散步、做医疗体操,协助患者入厕、洗澡等。

(三) 饮食指导

(1) 一般不须禁食,宜进低热量、低脂、低胆固醇、低盐(<5 g/d)、高维生素、易消化饮食,多食蔬菜、水果等含纤维高的食物。

(2) 戒烟限酒,避免暴饮暴食,注意少量多餐。

(四) 排便指导

(1) 可适当在腹部按顺时针方向进行按摩(图6-7)。

（2）若患者无腹泻，嘱患者多进食富含纤维素的食物，如水果、蔬菜等，无糖尿病者可每日清晨与蜂蜜 20 ml 加温开水同饮。

（3）可适当应用缓泻剂，一旦发现患者出现排便困难，可遵医嘱予开塞露或低压盐水灌肠（图 6－8）。

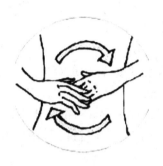

图 6－7　腹部按摩

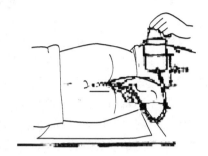

图 6－8　低压盐水灌肠

（五）用药指导

（1）遵医嘱用药，指导患者外出需有人陪伴，并随身携带药物，如硝酸甘油、硝酸异山梨酯（消心痛）、救心丸、复方丹参滴丸等药物。

（2）硝酸甘油应放置在棕色瓶内保存，使用前注意有效期，药瓶开封后每 6 个月更换一次，以保证疗效。同时应密切观察药物的不良反应，防止发生低血压，并告知患者及家属不得随意调节药物种类和剂量。

（六）心理指导

由于不良情绪会增加心肌耗氧量而不利于病情的控制，因此在患者冠心病发作时应给予心理安慰，提供心理-社会支持，增加患者的安全感，消除紧张的情绪，保持心情开朗。

第五节　高脂血症

一、疾病概述

血脂是人体血浆内所含脂质的总称，其中包括胆固醇、三酰甘油（甘油三酯）、胆固醇脂、β-脂蛋白、磷脂、未脂化的脂酸等。当人体脂肪代谢或运转异常使血浆一种或多种脂质高于正常，称之为高脂血症。高脂血症是脑卒中、冠心病、心肌梗死、猝死的危险因素。

（一）病因与发病机制

高脂血症可分为原发性和继发性两类。

1. 原发性高脂血症　与遗传和环境因素有关。

（1）遗传因素：是由于单基因缺陷或多基因缺陷，使参与脂蛋白转运和代谢的受体、酶或载脂蛋白异常所致。

157

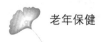

(2) 环境因素:饮食、营养、药物所致。

2. 继发性高脂血症

(1) 疾病因素:高血压、糖尿病、黏液性水肿、甲状腺功能低下、肥胖症、肝肾疾病、肾病综合征、肾移植、胆道阻塞、肾上腺皮质功能亢进等。

(2) 其他因素:年龄、性别、季节、吸烟、暴饮暴食、嗜酒、偏食、饮食不规律、体力活动缺少、精神紧张、情绪活动、长期服用避孕药、激素类药物等。

高脂血症由极低密度(前-β)脂蛋白(VLDL)产生过多或清除障碍,以及 VLDL 转变成低密度(β-)脂蛋白(LDL)过多所致。肥胖、糖尿病、酒精过量、肾病综合征或基因缺陷可引起肝脏 VLDL 产生过多,LDL 和 TC 增高亦常与血高三酰甘油(甘油三酯)相关联。LDL 的清除障碍与载脂蛋白 B(apoB)的结构缺陷有关。另外,清除障碍亦可能由于 LDL 受体数量减少或功能异常,主要是由于基因或饮食因素所致。LDL-受体蛋白结构的分子缺陷是 LDL 受体功能异常常见的遗传学原因,即基因缺陷。

当食物中的胆固醇到达肝脏时,引起细胞内的胆固醇升高抑制了 LDL-受体合成,亦抑制了 LDL 基因的转录,受体数量的下降引起血浆 LDL 和 TC 水平增高。饱和脂肪酸亦使血浆 LDL 和 TC 水平增高,因为它使 LDL 受体功能下降。

(二) 高脂血症的易感人群

(1) 有高血脂家族史的患者。

(2) 肥胖者、糖尿病、高血压、脂肪肝患者。

(3) 中老年人,男性超过 45 岁、女性超过 55 岁。

(4) 长期高脂、高糖饮食者。

(5) 绝经后妇女。

(6) 长期吸烟、酗酒者。

(7) 缺乏运动者。

(8) 生活无规律、情绪易激动、精神长期处于紧张状态者。

(三) 临床表现

(1) 轻度高血脂通常没有任何不舒服的感觉。

(2) 一般症状有头晕、神疲乏力、午后极易犯困、失眠健忘、肢体麻木、胸闷、心悸等,下肢腓肠肌经常抽筋,并常感刺痛,记忆力及反应力明显减退。常伴体重超重与肥胖。

(3) 高血脂较重时会出现头晕目眩、头痛、胸闷、气短、心慌、胸痛、乏力、视力模糊、口角歪斜、不能说话、肢体麻木等症状,最终会导致冠心病、脑卒中等严重疾病。

(4) 长期血脂高,脂质在血管内皮沉积所引起的动脉粥样硬化,会引起冠心病和外周动脉疾病等,表现为心绞痛、心肌梗死、脑卒中和间歇性跛行(肢体活动后疼痛)。

(5) 体征:角膜弓即老年环,脂血症眼底改变,睑黄疣,短时间内在面部、手部出现较多黑斑(斑块较老年斑略大,颜色较深)。

(6) 并发症有冠心病,脑卒中,眼底、肾动脉硬化,肾衰竭,以及糖尿病、肢体坏死、溃烂等,高血压、胆结石、胰腺炎、脂肪肝、男性性功能障碍、老年痴呆等疾病。

最新研究提示高血脂可能与癌症的发病有关。

（四）诊断与治疗要点

1. 诊断

（1）依据病史和临床表现。

（2）实验室检查

1）血脂：血浆总胆固醇＜5.2 mmol/L 是理想水平；5.2～6.2 mmol/L 为临界；≥6.2 mmol/L 为过高。血浆三酰甘油＜1.7 mmol/L 为理想；1.7～2.3 mmol/L 为临界；＞2.3 mmol/L 为过高。血高密度脂蛋白胆固醇（HDL-C）＜0.91 mmol/L（＜35 mg/dl）属血脂异常。血浆低密度脂蛋白（LDL-C）浓度中老年人约 3.37 mmol/L（120 mg/dl），＞4.14 mmol/L（＞160 mg/dl）为明显增高。

2）测定 LDL 和 HDL 比总胆固醇更有意义，LDL 水平升高与心血管疾病患病率和病死率升高相关，HDL 水平升高有利于防止动脉粥样硬化发生。

2. 治疗要点

（1）要建立良好的生活习惯，戒烟、戒酒，加强体育锻炼，劳逸结合，解除各种思想顾虑，心情舒畅，以静养生。

（2）食物疗法：注意科学饮食，少食高脂肪和高糖食物是降血脂的有效措施。

（3）中药治疗：消脂减肥茶、决明子海带汤、泽泻汤、三七、柴胡、首乌片、红花、三参降脂液、利压肽、维脂康胶囊等，有扩张冠状动脉、降低血压及降低血清总胆固醇和三酰甘油的作用。

（4）药物治疗：以降低血清总胆固醇和 LDL 胆固醇为主的有他汀类和树脂类；以降低血清三酰甘油为主的药物有贝特类和烟酸类。

1）他汀类：天然化合物，如洛伐他汀、辛伐他汀、普伐他汀、美伐他汀；完全人工合成化合物，如氟伐他汀、阿托伐他汀、西立伐他汀、罗伐他汀。

2）树脂类：考来烯胺又名消胆胺，考来替泊又名降胆宁，地维烯胺。

3）烟酸类：烟酸和阿西莫司。

4）贝特类：氯贝丁酯、利贝特又名新安妥明；氯贝丁酸铝、双贝特、益多酯、洛尼特、苯扎贝特等。

二、保健指导

（一）疾病知识介绍

1. **积极治疗相关疾病**　高血压、糖尿病、黏液性水肿、甲状腺功能低下、肥胖症、肝肾疾病、肾病综合征、肾移植、胆道阻塞、肾上腺皮质功能亢进等。

2. **消除有关因素**　如饮食、营养、药物、吸烟、暴饮暴食、嗜酒、体力活动缺少、精神紧张等。

（二）饮食指导

（1）采用低脂肪、低胆固醇、低钠、高维生素、适量蛋白质和能量饮食。

（2）控制脂肪，尤其是饱和脂肪酸的摄入，如肥肉、猪油、奶油等。在膳食总热量中，老年人脂肪的摄入量应＜20%。做菜烧汤中，尽量少放动物油。

（3）增加不饱和脂肪酸的摄入，食物中含有不饱和脂肪酸的脂肪能降低血液胆固醇。

大多数植物油,如玉米油、芝麻油、豆油、花生油、海鱼油等均有降低血清总胆固醇的作用。

(4) 因动物内脏、动物脑髓、蛋黄、鸡肝、黄油等含胆固醇较高,尽可能少吃。

(5) 适量饮茶,茶叶中含有的儿茶酚胺能增强血管柔韧性、弹性和渗透性的作用,可预防血管硬化。茶叶中的茶碱和咖啡因能兴奋精神,促进血液循环,减轻疲劳和具有利尿作用。适量饮茶能消除油腻饮食而减肥。但过多喝浓茶,会刺激心脏,使心跳加快,对身体有害。常可饮单味茶:乌龙茶、绿茶、普洱茶。减脂茶:绿茶、山楂、荷叶等。三宝茶:普洱茶、菊花、罗汉果各等份(或各 6 g)和杜仲乌龙茶等。

(6) 防治高脂血症的食物,如菌类、香菇及木耳、鱼类、大蒜、洋葱、茄子、海带、大豆、辣椒、西兰花、苦瓜、芹菜、绿豆芽、黄瓜等。

(7) 防治高脂血症的食物,如山楂、苹果、香蕉、荔枝、猕猴桃等。

(8) 限制糖类食品,不吃甜食和零食。

(9) 饥饱适度,每餐进食量以下一餐就餐前半小时有饥饿感为度,不宜采用饥饿疗法,过度的饥饿反而使体内脂肪加速分解,使血中脂酸增加。

(10) 戒烟忌酒,香烟中的尼古丁,能使外周血管收缩和心肌应激性增加,使血压升高、心绞痛发作。不适当饮酒能使心功能减退,对胃肠道、肝脏、神经系统、内分泌系统均有损害,应绝对戒烟忌酒。

(11) 限制咖啡,咖啡因会增加体内的胆固醇。因此,应注意尽量少喝咖啡,并禁服含有咖啡因的药物。

(12) 正确烹调,在烹调动物性食品中,绝对避免油炸。较适宜的方法是蒸和烤,这样才能使食物中的油脂滴出。

(三) 运动指导

1. **适当运动** 控制肥胖是预防血脂过高的重要措施之一。提倡坚持体育锻炼,平时经常参加体力劳动,控制体重的增长。

2. **选择合适的运动项目** 根据自身情况,选择合理的运动项目,如慢跑、五禽戏、打太极拳、打乒乓球、跳老年迪斯科等。

3. **掌握运动强度** 运动时心率为本人最高心率的 60%~70%,相当于 50%~60% 的最大摄氧量。一般 40 岁心率控制在 140 次/分;50 岁 130 次/分;60 岁以上 120 次/分以内为宜。

4. **适当的运动频率** 中老年人,特别是老年人由于机体代谢水平降低,疲劳后恢复的时间延长,因此运动频率可视情况增减,一般每周 3~4 次为宜。

5. **合适的运动时间** 每次运动时间控制在 30~40 分钟,下午运动最好,并应坚持长年运动锻炼。每次运动开始之前,应先进行 5~10 分钟的预备活动,使心率逐渐达到上述水平,运动完后最好再进行 5~10 分钟的放松活动。

6. **注意安全** 运动时应注意安全保护。

(四) 推拿指导

以头面部、上肢、腰背部、下肢为主,分别取坐位、俯卧、平卧等姿势,采用滚、按、揉、推、拿、拨、叩等手法,以患者自觉明显酸、胀感为度,每次推拿 20~30 分钟,20 次为 1 个疗程。

(五) 气功指导

1. **松功** 选择任何体位,只要自然舒适即可,呼吸平静自然,吸气默想"静"字,呼气默想"松"字,然后依次从头、肩、上肢、胸、背、腹、腰、臀、大小腿、双脚放松,最后意守双脚,每放松一遍约 5 分钟,最后从头开始向下,直至双脚、全身放松,要缓慢反复进行。

2. 静功　取仰卧、平坐、盘坐位,做到虚灵顶劲,沉肩坠肘,尾闾正中,舌抵上腭,鼻吸鼻呼,吸气要使真气"气沉丹田",呼气顺其自然,意领真气沿任脉向下到丹田。

3. 动功　踏步击腹:边踏步边双拳沿食物在体内运行的方向敲击,食管→胃→十二指肠→小肠→大肠,在腹部反复轻敲击,轻匀,敲到那,想到那,那里就放松。

4. 云手扩肺　马步与左右弓步交替应用(图 6 - 9),先练左手,后练右手,反复交替,深吸慢呼,意守脚底涌泉穴。

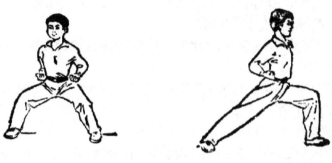

图 6 - 9　马步与弓步

5. 整理活动　采用慢跑,使身体恢复到练功前的自然状态,达 10～15 分钟。每天练 30 分钟～1 小时,观察半年。

第六节　反流性食管炎和食管裂孔疝

一、反流性食管炎的疾病概述

反流性食管炎(reflux esophagitis, RE)是由胃、十二指肠内容物反流入食管引起的食管炎症性病变,内镜下表现为食管黏膜的破损,即食管糜烂和(或)食管溃疡。胃食管反流病患者中约有 40% 表现为反流性食管炎。反流性食管炎可发生于任何年龄的人群,但以中老年人为多,肥胖、吸烟、饮酒及精神压力大也是反流性食管炎的高发人群。

1. 发病原因

(1) 消化系统疾病:如食管裂孔疝可致压力性反流增多;促胃液素(胃泌素)瘤、十二指肠溃疡常有胃酸分泌过多;幽门梗阻使一过性食管下括约肌松弛增多;非溃疡性消化不良、肠易激综合征常出现食管异常运动。

(2) 全身性疾病:糖尿病并发神经病变致胃肠自主神经受累,进行系统硬化症使食管平滑肌受累,均可引起食管、胃肠道蠕动减弱。

(3) 其他:吸烟、浓茶和有些饮料可降低食管下括约肌的压力,高脂肪可延缓胃的排空,有些药物可松弛食管下括约肌。

2. 发病机制　反流性食管炎发病的病理生理基础是食管、胃运动动力障碍,包括食管体部的运动功能、下食管括约肌功能及胃运动功能障碍。引起这些功能障碍的原因除了解剖结构的异常外,某些疾病、药物和食物都可能导致下食管括约肌功能障碍,引起反流。

3. 临床表现

(1) 典型症状:表现为胃食管反流症状,如反酸、反食、反胃、嗳气等,餐后明显或加重,平卧或弯腰时易出现;夜间反流严重会影响患者睡眠。

(2) 典型反流综合征:反流物刺激食管的症状,表现为胃灼热、胸痛、吞咽困难等。胃灼热多在餐后1小时出现,卧位前倾或腹压增高时加重。胸痛为胸骨后或剑突下疼痛,严重时可放射至胸部、后背、肩部、颈部、耳后。吞咽困难呈间歇性,进食固体或液体食物均可发生。严重食管炎或食管溃疡者可有咽下疼痛。

(3) 无任何反流症状,仅表现为上腹疼痛、不适等消化不良的表现。

4. 诊断与治疗要点

(1) 诊断:根据病史、临床表现和辅助检查,包括X线钡餐检查、内镜检查、24小时食管pH监测和食管测压试验等。

1) 食管滴酸试验:出现阳性反应。

2) 食管腔内pH测定:我国正常24小时食管pH监测,pH<4的时间在6%以下,持续5分钟以上的次数≤3次,反流最长持续时间为18分钟。这些参数能帮助确定有无酸反流,并有助于阐明胸痛及肺部疾病与酸反流的关系。

3) 食管腔内压力测定:正常人静止时食管腔内压力为2～4 kPa(15～30 mmHg),食管腔内或压力与胃腔内压力比值>1,当静止时食管腔内压力<0.8 kPa(6 mmHg),或两者比例<1,则提示食管腔内功能不全。

4) 胃-食管闪烁显像:可估计胃-食管的反流量。

5) 食管吞钡X线检查:不敏感,假阴性较多。

6) 内镜检查及活组织病理检查:通过内镜及活组织病理检查,对判断是否有反流性食管炎的病理改变、有无胆汁反流及其严重程度有重要价值。

(2) 治疗要点

1) 一般治疗:养成良好的生活习惯。

2) 药物治疗:①抑酸治疗:可使用 H_2 受体拮抗剂和质子泵抑制剂;②促动力药:多潘立酮(吗丁啉)等;③制酸剂:常用的药物是含有铝、镁、铋等的碱性盐类及其复合制剂。

3) 内镜治疗。

二、食管裂孔疝的疾病概述

食管裂孔疝(hiatus hernia)是指腹腔内脏器(主要是胃)通过膈食管裂孔进入胸腔所致的疾病,为膈疝中最常见的类型,可达90%以上。本病的发病率随年龄而增加,多发生于40岁以上,60岁以上则高达67%。女性多于男性,尤其多见于肥胖的经产妇。

1. 发生原因

(1) 先天性食管裂孔疝:膈肌食管裂孔的发育不良和先天性短食管。

(2) 后天性食管裂孔疝:因膈食管膜、食管周围韧带松弛和腹腔内压增高。

1）年龄：本病多见于中老年人。

2）腹腔内压升高：肥胖、腹水、腹腔内巨大肿瘤、习惯性便秘等，以及长期慢性咳嗽或过度剧烈咳嗽、频繁呕吐和呃逆、负重弯腰均可使腹腔压大于胸腔压力，导致腹腔里的胃囊通过食管裂孔向上凸入胸腔而形成食管裂孔疝。

3）食管挛缩：慢性食管炎、食管下段憩室、溃疡、肿瘤浸润、胸椎后凸、强烈的迷走神经刺激等引起食管挛缩、缩短，致胸腔内食管向上牵引。

4）手术和外伤：严重的胸腹部损伤，手术所致的食管、胃与膈食管裂孔正常位置改变，或由于手术牵引造成的膈食管膜和膈食管裂孔的松弛。

2. 发生机制 膈食管裂孔的扩大、环绕食管的膈肌较薄弱等，致使腹段食管、贲门或胃底随腹压增高，经宽大的裂孔而进入纵隔，进而引起胃食管反流、食管炎等一系列病理改变。

3. 临床表现

（1）胃食管反流症状：表现胸骨后或剑突下烧灼感、胃内容物上反感、上腹饱胀、嗳气、疼痛等。疼痛性质多为烧灼感或针刺样疼，可放射至背部、肩部、颈部等处。平卧、进食甜食、酸性食物等均可能诱发并可加重症状。

（2）并发症相关症状

1）出血：裂孔疝有时可出血，主要是食管炎和疝囊炎所致，多为慢性少量渗血，可致贫血。

2）反流性食管狭窄：在有反流症状患者中，少数发生器质性狭窄，以致出现吞咽困难、吞咽疼痛、食后呕吐等症状。

3）疝囊嵌顿：一般见于食管旁疝。裂孔疝患者如突然剧烈上腹痛伴呕吐、完全不能吞咽或同时发生大出血，提示发生急性嵌顿。

4）吸入性呼吸道感染。

（3）疝囊压迫症状：当疝囊较大，压迫心肺、纵隔，可以产生气急、心悸、咳嗽、发绀等症状；压迫食管时可感觉在胸骨后有食管停滞或吞咽困难。

4. 诊断与治疗要点

（1）诊断：根据病史、临床表现和辅助检查，包括 X 线检查、内镜检查和食管测压等。

1）X 线检查：是目前诊断食管裂孔疝的主要方法。其钡餐造影可显示直接征象与间接征象。

2）内镜检查：内镜检查对食管裂孔疝的诊断率较前提高，可与 X 线检查相互补充，旁证协助诊断。

3）食管测压检查：食管裂孔疝时食管测压可有异常图形，如食管下括约肌（LES）测压时出现双压力带和食管下括约肌压力（LESP）下降，从而协助诊断。

（2）治疗要点

1）无症状或症状很轻的食管裂孔疝，通常不需要治疗。

2）内科治疗：基本上与反流性食管炎相似。

3）外科治疗：主要的目的是修复扩大的食管裂孔。选择开胸手术、开腹手术或腹腔镜微创手术。

三、保健指导

（一）知识指导

（1）告知老年人引起反流性食管炎的原因、主要临床表现及并发症、辅助检查结果及意义，使老年人明确自己的疾病类型和严重程度。

（2）积极治疗引起反流性食管炎的疾病，消除诱因，如饱餐、吸烟、酗酒、某些药物等。

（二）饮食指导

1. 戒烟忌酒　由于烟草中含尼古丁，可降低食管下段括约肌压力，使其处于松弛状态，加重返流；乙醇不仅能刺激胃酸分泌，还能使食管下段括约肌松弛。

2. 少量多餐　应以少量多餐取代多量的三餐制。定时进餐，每餐食量适当，每餐吃八成饱，各餐分配合理，早餐精些，午餐量多些，晚餐宜少进，其他餐次量要适宜，不宜太晚进食夜餐，进餐后至少3小时方能上床睡觉。睡前不要加餐，切勿饱食入睡。避免餐后立刻平卧，避免暴饮暴食。

3. 饮食选择

（1）素食为主，少食荤腥之品，因五谷、蔬菜基本无明显的寒热之偏，又易消化吸收，不易酿湿生痰。

（2）低脂饮食：因高脂肪饮食可促进小肠黏膜释放胆囊收缩素，易导致胃肠内容物反流。采用低脂肪饮食可减少进食后反流症状的频率，故是反流性食管炎饮食治疗的关键。

（3）选择食疗应顺四时之受，合地区之异。春季宜用清淡温和、扶助正气、补益元气的食物，如鸡蛋、鲜鱼、花生、芝麻等；夏季宜用清淡偏凉之品，如黄瓜、西红柿；秋季宜用生津润燥之品，如苹果、香蕉；冬季宜多食温热性食物如羊肉、鸡肉。

（4）食物蛋白质可刺激胃酸分泌及促胃液素（胃泌素）的分泌，促胃液素可使食管下端括约肌张力增加，抑制胃食管反流，在饮食中可适当增加蛋白质，例如瘦肉、牛奶、豆制品、鸡蛋清等。

（5）平时应注意饮食中少用肥肉、奶油及烹调油，少吃和不吃油炸食品。

（6）饮食中应吃些易消化、细软的食品，少用刺激性食品，少用或不用能引起食管下端括约肌张力降低的食物，如浓茶、咖啡、可可、巧克力、鲜柠檬汁、鲜橘汁、番茄汁等酸味饮料，以及刺激性调料，如咖喱、胡椒粉、薄荷、辣椒等。

4. 饮食卫生

（1）不食生冷不洁食物。

（2）注意进餐方式：协助老年人采取高坐卧位，给予充分时间，并告诉老年人进食速度要慢、注意力要集中，每次进少量食物，且在每一口吞下后再给另一口。

（3）烹调方法应以煮、炖、氽、烩、蒸为主，食物加工要软而烂，且可将食物加工成糊状或肉泥、菜泥、果泥等。

（4）应根据个体的饮食习惯，注意食物的色、香、味、形等感观性状，尽量刺激食欲。

（三）生活指导

（1）就寝平卧位时床头整体宜抬高15～20 cm（图6-10），或将枕头垫背部以抬高胸部，这样借助重力作用，促进睡眠时食管的排空和饱餐后胃排空，可减少反流。

（2）尽量减少增加腹内压的活动，如过度弯腰、穿紧身衣裤、扎紧腰带、便秘等，每餐后散步或采取直立位，避免右侧位。

（3）肥胖者应该减轻体重。因为过度肥胖者腹腔压力增高，可促进胃液反流，特别是平卧位更严重。

（4）生活要有规律，按时作息，劳逸结合，保证充足的睡眠。

（5）根据气候变化，适当增减衣被；防止迎风沐浴、涉水淋雨、久处湿地、夜深乘凉等。

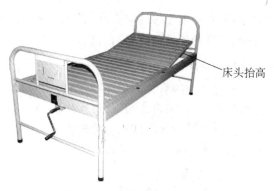

床头抬高

图 6 - 10　床头抬高 15～20 cm

（四）用药指导

应在医生指导下用药，避免乱服药物产生的不良反应。

很多研究表明，不少药物可降低食管下端括约肌的压力，导致抗反流屏障功能的损害。故应避免应用降低食管下括约肌压力的药物，如抗胆碱能药、肾上腺素能抑制剂、地西泮、前列腺素 E 等。慎用损伤食管黏膜的药物，如阿司匹林、非类固醇消炎药等。在使用 H_2 受体拮抗剂、质子泵抑制剂、促动力药、黏膜保护剂的过程中要注意观察药物的疗效，同时注意药物的不良反应。尤其要提醒老年人服药时须保持直立位，至少饮水 150 ml，以防止因服药所致的食管炎及其并发症。

（五）心理指导

1. 调节情志，排除忧思恼怒　古人认为：忧思恼怒，郁怒伤肝，肝气不疏，横逆犯胃，胃失和降，上逆而发本病。因此要保持精神愉快、心情舒畅，避免一些能引起情绪波动的刺激。可用养鸟、种花、琴棋书画等，达到愉快自得的目的。

2. 耐心细致地向老年人解释　耐心细致地向老年人解释引起胃部不适的原因，教会减轻胃不适的方法和技巧，减轻其恐惧心理。与家人协商，给老年人创造参加各种集体活动的机会，如家庭娱乐、朋友聚会等，增加老年人的归属感，并及时了解老年人的心理特征及情绪反应，给予必要的心理支持。善于使用安慰性、鼓励性的语言告知治疗的进展和老年人的每一次进步，树立老年人康复的信心。

3. 增加老年人适宜的体育锻炼　让老年人适当地参加体育活动，既可流通气血、增强体质，又能陶冶情操，使人怡情放怀、气机流畅。但也应注意量力而行，不可过量，持之以恒。

第七节　胃　下　垂

一、疾病概述

正常人的胃在腹腔的左上方，直立时的最低点不应超过脐下 3 cm，其位置相对固定，对于维持胃的正常功能有一定作用。胃下垂通常是指站立时胃大弯明显下降，严重者可抵达盆腔,主要是由于腹内压降低、腹肌松弛,或者膈肌活动力降低,支撑内脏器官的韧带如胃膈韧带、胃肝韧带、胃脾韧带、胃结肠韧带力量不足、过于松弛所导致。

(一) 病因

常见的病因有无力型体形者,表现为身体瘦弱、肌肉营养不良、皮下脂肪菲薄等,或是慢性消耗病、大病初愈之后,如慢性胃炎、慢性消化性溃疡、妇女多次生育、腹部肿瘤切除术、体重突然减轻等。还有就是各种疾病致胸腔内压增加的,如长期咳嗽、闷气、心界下移等,均可引起胃下垂。

(二) 临床表现

一般轻度的胃下垂患者无明显症状,重者常见的临床表现有:

1. **一般症状** 明显消瘦、全身乏力、营养不良、皮肤皱缩、缺乏光泽,还可有低血压、心悸以及站立性昏厥等表现,重者上腹部凹陷。

2. **腹部症状** 患者多有胃部胀闷不适,略微进食后即明显出现腹部胀满感、沉重感、压迫感,似有物下坠、平卧时减轻,从而导致进食减少,加重营养不良症状。常有呕吐、嗳气、饱餐后脐下部可见隆起。

3. **腹痛** 多为持续性隐痛,无周期性及节律性。常于餐后发生,与食量有关。进食量愈大,其疼痛时间愈长,且疼痛较重。饭后活动亦往往使疼痛加重。

4. **便秘** 患者多有顽固性便秘,主要是由于患者多同时有横结肠下垂,使结肠肝曲与脾曲呈锐角,而致通过缓慢。

5. **神经精神症状** 胃下垂的患者症状持续时间长、反复发作,一直折磨患者,致使其精神负担过重,从而产生失眠、头昏、头痛、迟钝、抑郁等神经精神症状。

(三) 诊断与治疗要点

1. **诊断** 依据患者病史及临床表现:一般多见于瘦长体型的老年人,立位时,下腹部有时呈"葫芦样"外形,部分患者急速变换体位时,可听到脐下振水声。上腹部易扪及主动脉搏动,常同时伴有肝下垂、肾下垂和结肠下垂的体征。X 线腹部平片可见扩大的胃,胃小弯弧线最低点低于两侧髂嵴联线的位置。

2. **治疗要点**

(1) 对症治疗:戒烟戒酒,避免对胃肠道有刺激作用的药物或食物。

(2) 药物治疗:常用多潘立酮(吗丁啉)、甲氧氯普胺(胃复安)、硫糖铝和前列腺素 E 等药物,可以缓解腹痛、腹胀等症状,保护胃黏膜,合并便秘者可选用西沙比利、莫沙必利等。

(3) 中医治疗:选用毫针柄,在耳壳"胃肠区"按压,寻找敏感点,在此点上加压;卧位呼吸法,患者取仰卧位,臀部适当垫高或将床脚垫高 5 cm,先吸再呼,停闭,重复进行。

二、保健指导

(一) 疾病知识指导

老年人的胃下垂常因胃肠蠕动减弱、消化功能障碍、全身功能下降所引起,因此,也常伴有腹部胀闷、消化不良、便秘、消瘦、容易疲劳等症状。

(二) 饮食指导

1. **少食多餐** 如果过多的食物入胃,会滞留于胃内引起消化不良。饮食调理可增加次数,每天4～6餐为合适,但每次用餐量宜少。细嚼慢咽,胃下垂患者由于胃壁张力减低,细嚼慢咽有助于消化吸收、增强胃蠕动和促进排空速度,缓解腹胀不适。

2. 平时所吃的食物应细软、清淡、易消化　进食软饭、面条,菜要剁碎炒熟,少吃生冷蔬菜。同时,患者要注意在少量多餐的基础上力求使膳食营养均衡,糖、脂肪、蛋白质三大营养物质比例适宜,其中脂肪比例偏低些。

3. 少食刺激性食物　避免食辣椒、姜、过量酒精、咖啡、可乐及浓茶等,可使胃下垂患者的反酸、胃灼热症状加重,影响病情改善。

4. 少量饮些果酒和淡茶　有利于减缓胃下垂的发生与发展。

(三) 生活指导

胃下垂患者积极参加体育锻炼有助于防止胃下垂继续发展,还可因体力和肌力增加而使胃张力、胃蠕动增强,以改善症状。

(四) 运动指导

1. 充分休息,适量运动　胃下垂患者大多体力和肌力都很弱,加之消化吸收不好,容易产生机体营养失衡,故较正常人更感到疲劳和精神不振。因此,充分休息、适当安排运动量有助于恢复,如散步、练气功、打太极拳等。

2. 做仰卧起坐运动　其方法如下:仰卧位坐起,双手不能借助其他物体,只凭腰腹部肌肉收缩拉起上体,双腿仍保持原位。坐起后,上体前倾,双手尽量能摸足尖,稍停顿。然后上身后仰,再慢慢还原成仰卧位(图6-11)。老年人可以适当降低一些动作要求,必要时也可请他人协助,如帮忙按住双腿以减少腹肌的用力。

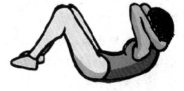

图6-11　仰卧起坐运动

(五) 便秘指导

老年胃下垂患者的便秘发生率较高,因此日常饮食中多调配些水果、蔬菜,因水果、蔬菜中含有较多维生素和纤维素,尤其是后者可促进胃肠蠕动,使粪便变得松软润滑,防止便秘发生。也可以在清晨喝杯淡盐水或睡前喝杯蜂蜜麻油水,以缓解和消除便秘。

(六) 心理指导

保持乐观情绪,积极面对疾病,若已患慢性消化性疾病,应积极彻底治疗,以减少该病的发生。

第八节　糖　尿　病

一、疾病概述

糖尿病(diabetes meflitus)是一种常见的内分泌代谢疾病,是由多种原因引起的胰岛素分泌不足和(或)作用的缺陷,而引起的高血糖为特征,同时伴有蛋白质、脂肪代谢紊乱和继发性水、电解质代谢紊乱的慢性代谢紊乱。久病可引起多系统损害,导致眼、肾、神经、心脏、血管等组织的慢性进行性病变,引起功能缺陷及衰竭。重症或应激时可发生酮症酸中毒、高

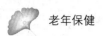

渗性昏迷等急性代谢紊乱。

糖尿病分四大类型,即1型糖尿病、2型糖尿病,其他特殊类型糖尿病和妊娠期糖尿病(表6-5),其中2型糖尿病占绝大多数。

表6-5 糖尿病的病因学分类(1997,ADA建议)

1型糖尿病(B细胞破坏,常引起胰岛素绝对不足)
(1)免疫介导;(2)特发性
2型糖尿病(其不同程度可从显著的胰岛素抵抗伴相对胰岛素不足,到显著的胰岛素分泌不足伴胰岛素
　抵抗)
其他特殊类型糖尿病　共有8个类型数十种疾病
妊娠期糖尿病(GDM)

(一)病因与发病机制

糖尿病病因与发病机制复杂,与遗传、自身免疫和环境等因素有关。

1. **遗传学易感性**　研究表明无论1型糖尿病还是2型糖尿病,都具有明确的遗传学倾向,发病常依赖于多个易感基因的共同参与及环境因素的影响。

2. **环境因素**　包括人口老龄化、都市化程度、营养因素、中央型肥胖(又称腹内型或内脏型肥胖)、体力活动不足、子宫内环境以及应激、化学毒物等。

3. **高胰岛素血症和(或)胰岛素抵抗**　胰岛素抵抗是指机体对一定量的胰岛素的生物学反应低于预计正常水平的一种现象。胰岛素抵抗和胰岛素分泌缺陷(包括两者的相互作用)是2型糖尿病发病机制的两个基本环节和特征。

4. **糖耐量减低(IGT)和空腹血糖调节受损(IFG)**　大部分2型糖尿病患者均有IGT阶段,目前认为IGT和IFG均为发生糖尿病的危险因素。

(二)临床表现

糖尿病时,葡萄糖在肝、肌肉和脂肪组织的利用减少,以及肝糖输出增多是发生高血糖的主要原因。由于胰岛素不足,脂肪组织摄取葡萄糖以及从血浆移除三酰甘油减少,脂肪合成减少;胰岛素极度缺乏时,脂肪组织动员分解增加,产生大量酮体,形成酮症或发展为酮症酸中毒。蛋白质合成减少,分解加速,出现负氮平衡。

1. **典型症状**　多尿、多食、多饮和体重减轻。患者常善饥多食,而且一日尿量可达2～3 L以上,多尿、失水,使患者口渴而多饮水。同时由于机体不能利用葡萄糖,且蛋白质和脂肪消耗增加,引起消瘦、疲乏、体重减轻,以上症状常被称为"三多一少"。

2. **其他症状**　皮肤瘙痒、四肢酸痛、麻木、腰痛、性欲减退、阳痿不育、月经失调、便秘等。

3. **有关1、2型糖尿病的特点**　见表6-6。

表6-6 1型和2型糖尿病的区别

	1型糖尿病	2型糖尿病
起病年龄	多在35岁前	多在40岁以后
起病情况	急	缓慢
"三多一少"症状	典型明显	轻

	1型糖尿病	2型糖尿病
酮症倾向	有	无
体型	多消瘦	多肥胖
糖尿病家族史	常无	常有
胰岛素治疗	敏感、必须	不敏感
口服降糖药物治疗	无效	有效
胰岛素、C肽水平	低	正常或增高
胰岛细胞抗体(ICA)、胰岛素自身抗体(IAA)、GAD65	阳性	阴性

4. **并发症** 糖尿病的并发症有急性和慢性两类。

(1) 急性并发症:酮症酸中毒和高渗性非酮症糖尿病昏迷。

1) 糖尿病酮症酸中毒(diabetic ketoacidosis, DKA):糖尿病代谢紊乱加重时,脂肪分解加速,大量脂肪酸在肝经 β 氧化产生大量乙酰乙酸、β 羟丁酸和丙酮,三者统称为酮体。血清酮体积聚超过正常水平时称为酮血症,若代谢紊乱进一步加剧,血酮继续升高,超过机体的处理能力时,便发生代谢性酸中毒。主要的表现有食欲缺乏、恶心、呕吐,常伴头痛、嗜睡、烦躁、呼吸深快有烂苹果味(丙酮味)、严重失水、尿量减少、皮肤干燥、弹性差、眼球下陷、脉细速、血压下降。晚期表现:各种反射迟钝,甚至消失,昏迷。常见的诱因有:感染、胰岛素剂量不足或治疗中断、饮食不当、妊娠和分娩、创伤、手术、麻醉、急性心肌梗死、心力衰竭、精神紧张或严重刺激引起的应激状态等。

2) 高渗性非酮症糖尿病昏迷(hyperosmolar nonketotic diabetic coma,简称高渗性昏迷)是糖尿病急性代谢紊乱的另一种临床类型,多见于50～70岁的老年人,男女发病率相似。常见诱因有感染、急性胃肠炎、胰腺炎、脑血管意外、严重肾疾患、血液或腹膜透析、静脉内高营养、不合理限制水分,以及某些药物如糖皮质激素、免疫抑制剂、噻嗪类利尿药物的应用等。起病时先有多尿、多饮,但多食不明显,或反而食欲减退,失水随病程进展逐渐加重,出现神经精神症状,表现为嗜睡、幻觉、定向障碍、偏盲、偏瘫等,最后陷入昏迷。

(2) 慢性并发症:有感染、心血管病变、神经病变、眼部病变和糖尿病足等。感染主要是皮肤感染,心血管病变主要涉及主动脉、冠状动脉、大脑动脉、肾动脉和肢体外周动脉等,还可以导致肾脏、心肌及视网膜病变。糖尿病患者因末梢神经病变、下肢动脉供血不足,以及细菌感染等各种因素,引起足部疼痛、皮肤深溃疡、肢端坏疽等病变,统称为糖尿病足。

(三) 诊断和治疗要点

1. **诊断** 根据临床"三多一少"及相关实验室检查可确诊。

(1) 尿糖测定:肾糖阈正常的情况下,当血糖达到8～10 mmol/L时,尿糖出现阳性。尿糖阳性为诊断糖尿病的重要线索,但尿糖阴性不能排除糖尿病的可能。

(2) 血糖测定:空腹及餐后2小时血糖升高是诊断糖尿病的主要依据。血糖测定又是判断糖尿病病情和控制情况的主要指标。空腹血糖正常范围为3.9～5.6 mmol/L,超过7.0 mmol/L可确诊糖尿病,餐后2小时血糖超过11.1 mmol/L亦可确诊糖尿病,酮症酸中毒的血糖常高达16.7 mmol/L,而高渗性非酮症糖尿病昏迷的血糖可高达33.316.7 mmol/L。

（3）口服葡萄糖耐量试验（OGTT）：适用于有糖尿病可疑而空腹或餐后血糖未达到诊断标准者。

（4）其他：还包括糖化血红蛋白A、血浆胰岛素和C-肽测定等。

2. 治疗要点　目前强调，糖尿病应坚持早期、长期、综合治疗及治疗方法个体化的原则。治疗的目标不仅是纠正代谢紊乱、消除症状，防止或延缓并发症的发生，维持良好的健康和劳动（学习）能力，保障儿童生长发育，延长寿命，降低死亡率，还应把提高患者生活质量作为重要的指标。主要包括5个要点，分别为：饮食控制、运动疗法、血糖监测、药物治疗和糖尿病知识教育。

（1）饮食治疗：其目的在于维持标准体重，保证未成年人的正常生长发育，纠正已发生的代谢紊乱，使血糖、血脂达到或接近正常水平。制定总热量：根据病人性别、年龄和身高查表，或用简易公式算出理想体重：「理想体重（kg）＝身高（cm）－105」，然后根据理想体重计算每日所需总热量。成年人静息状态下每日每千克理想体重给予热量105～125.5 kJ（25～30 kcal），轻体力劳动125.5～146 kJ（30～35 kcal），中度体力劳动146～167 kJ（35～40 kcal），重体力劳动167 kJ（40 kcal）以上。儿童、孕妇、乳母、营养不良和消瘦、伴有消耗性疾病者应酌情增加，肥胖者酌情减少，使体重逐渐恢复至理想体重±5％。控制饮食的关键在于控制总热量。

（2）体育锻炼：参加适当的文娱活动、体育运动和体力劳动，可促进糖的利用，减轻胰岛负担，使血糖下降，为本病有效疗法之一。应根据患者年龄、性别、体力、病情及有无并发症等不同条件，循序渐进和长期坚持。若有心、脑血管疾患或严重微血管病变者，应按具体情况安排。

（3）口服降血糖药物：主要包括磺脲类、双胍类、α葡萄糖苷酶抑制剂及胰岛素增敏剂。

（4）胰岛素治疗：主要的适应证包括1型糖尿病、糖尿病并发急性并发症和慢性并发症、伴发病需外科治疗的围手术期、妊娠和分娩、2型糖尿病经饮食及口服降糖药治疗未获得良好控制，以及全胰腺切除引起的继发性糖尿病。

（5）胰腺和胰岛移植。

（6）糖尿病酮症酸中毒的治疗

1）输液，通常先使用生理盐水，补液量和速度视失水程度而定。在2小时内输入1 000～2 000 ml，当血糖降至13.9 mmol/L（250 mg/dl）时改输5％葡萄糖液（按每3～4 g葡萄糖加1 U胰岛素计算）。

2）胰岛素治疗，通常采用小剂量（速效）胰岛素治疗方案（每小时每千克体重0.1 U），将速效胰岛素加入生理盐水中持续静滴。

3）纠正电解质及酸碱平衡失调。

4）防治诱因和处理并发症：包括休克、严重感染、心力衰竭、心律失常、肾衰竭、脑水肿、急性胃扩张等。

（7）高渗性非酮症糖尿病昏迷的治疗：患者有严重失水，应积极补液。输液的同时给予小剂量胰岛素治疗，当血糖降至16.7 mmol/L（300 mg/dl）时，改用5％葡萄糖溶液并加入速效胰岛素，根据尿量补钾。积极消除诱因和治疗各种并发症，病情稳定后，根据患者血糖、尿糖及进食情况给予皮下注射胰岛素，然后转为常规治疗。

二、老年糖尿病的特点

1. 2型糖尿病多　老年糖尿病绝大多数（95％以上），为2型糖尿病（非胰岛素依赖型糖尿病），很少发生酮症酸中毒，病情较稳定。

2. 症状不典型的多　老年糖尿病患者常无典型的"三多"症状，一是因为老年人常伴有肾动脉硬化、肾脏老化、肾小球滤过率减低，而使老年人肾糖阈较年轻人高，血糖轻度增高时不出现明显的多饮、多尿症状；二是因为老年人口渴中枢不如年轻人敏感，不容易出现口渴多饮。

3. 较晚期诊断的多　由于老年糖尿病"三多一少"症状不明显，所以很多老年人患了糖尿病也不去就诊。不少老年人过去不知道自己有糖尿病，通常在体检中才会发现，这样就使许多老年糖尿病患者失去了早期诊断、早期防治的良机。

4. 并发症多　可能容易发生感染、脑卒中、急性心肌梗死、心力衰竭、高渗性昏迷（非酮症高渗性糖尿病昏迷）、低血糖反应、糖尿病足病及血管病变等并发症。

三、保健指导

（一）疾病知识指导

1. 向患者及家属说明糖尿病是一种需要终身治疗的慢性疾病　能通过饮食、适当运动、使用降血糖药而得到控制。其预后与血糖控制是否良好、有无并发症有关。

2. 告知患者和家属血糖和尿糖的正常值　若要诊断糖尿病：症状＋随机血糖$\geq$11.1 mmol/L（200 mg/dl），或空腹血糖$\geq$7.0 mmol/L（126 mg/dl），或做口服葡萄糖耐量试验中2小时血浆葡萄糖$\geq$11.1 mmol/L（200 mg/dl）。

3. 指教患者自测方法　教会患者自测血糖和尿糖（图6-12、图6-13）。

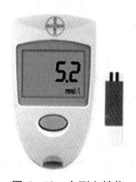

图 6-12　自测血糖仪

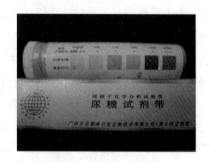

图 6-13　自测尿糖

4. 指导患者定期复诊　每年定期全身检查，以便尽早防治慢性并发症，告知并发症的表现及出现后及时就诊。教导患者外出时随身携带识别卡，以便发生紧急情况时及时处理。

（二）饮食指导

1. 计算总热量　教会患者及家属合理分配碳水化合物、蛋白质和脂肪，碳水化合物占饮食总热量的50％～60％，提倡用粗制米、面和一定量的杂粮。蛋白质含量一般不超过总热量的 15%～20%,成人每天每千克理想体重 0.8～1.2 g;脂肪占总热量 25%～30%,每天每千克体重为 0.6～1.0 g。

2. 每餐热量合理分配 按食品成分将上述热量分配换算为食物重量,并制定成食谱。可按每天三餐分配为 1/5、2/5、2/5 或 1/3、1/3、1/3;也可按 4 餐分为 1/7、2/7、2/7、2/7。

3. 解释严格控制饮食的重要性,并告知患者饮食注意事项

(1) 严格定时进食并限制各种甜食。体重过重者,忌吃油炸、油煎食物。炒菜用植物油,少食动物内脏等含胆固醇高的食物。限制饮酒,每天食盐<6 g,以免促进和加重心血管等并发症的发生。增加一种食物时应同时减去另一种食物,以保证饮食平衡。

(2) 当患者出现易饥的感觉时,可增加蔬菜,但蔬菜中碳水化合物含量要<5%,如南瓜、青蒜、小白菜、油菜、菠菜、西红柿、冬瓜、黄瓜、芹菜、大白菜、茄子、卷心菜、茭白、韭菜、丝瓜等。多食含纤维素高的食物,以保持大便通畅。

(3) 患者进行体育锻炼时不宜空腹,应补充少量食物,防止发生低血糖。

(4) 每周定期测量体重一次,衣服重量要相同,且用同一磅秤。如果体重改变>2 kg,应去医院和医生取得联系。

(三) 休息与运动指导

适当的运动有利于减轻体重,提高胰岛素敏感性,改善血糖和脂代谢紊乱,还可减轻患者的压力和紧张情绪,使人心情舒畅。不必过多休息,尤其是对 2 型肥胖患者应鼓励运动和适当体力劳动。运动锻炼的方式最好做有氧运动,如步行、慢跑、骑自行车、做广播操、打太极拳、球类活动等,其中步行活动安全,可作为首选的锻炼方式。运动前评估糖尿病的控制情况,根据患者具体情况决定运动方式、时间以及所采用的运动量。应尽量避免恶劣天气,天气炎热应保证水的摄入,寒冷天气要注意保暖。随身携带糖果,当出现低血糖症状时能及时食用。在运动中若出现胸闷、胸痛、视力模糊等应立即停止并及时处理。运动后应记好运动日记,以便观察疗效和不良反应。

(四) 常见并发症观察指导

1. 感染 糖尿病患者因血糖升高,有利于细菌在体内生长繁殖,同时高血糖状态也抑制白细胞吞噬细菌的能力,使患者的抗感染能力下降。常见的感染有泌尿道感染、呼吸道感染、皮肤感染,女性患者常合并真菌性阴道炎等。

2. 心脏和大血管病变 糖尿病患者发生动脉粥样硬化主要侵犯主动脉、冠状动脉、大脑动脉、肾动脉和肢体外周动脉等,故可导致冠心病、脑血管意外,尤其是心肌梗死和脑梗死,是目前 2 型糖尿病的主要死亡原因。

3. 微血管病变

(1) 糖尿病肾病:糖尿病肾病也称糖尿病肾小球硬化症,是糖尿病常见而难治的微血管并发症,为 1 型糖尿病的主要死因之一。

(2) 糖尿病性视网膜病变:此是糖尿病微血管病变的重要表现,多发生于病程超过 10 年者,是糖尿病患者失明的主要原因之一。

4. 酮症酸中毒 此系属于急性并发症。糖尿病酮症酸中毒多发生于胰岛素依赖型糖尿病未经治疗、治疗中断或存在应激情况时。糖尿病患者胰岛素严重不足,脂肪分解加速,

生成大量脂肪酸。大量脂肪酸进入肝脏氧化,其中间代谢产物酮体在血中的浓度显著升高,而肝外组织对酮体的利用大大减少。

糖尿病酮症酸中毒是由于糖尿病代谢紊乱加重时,脂肪分解加速,大量脂肪酸在肝经 β 氧化产生大量乙酰乙酸、β 羟丁酸和丙酮,导致高酮体血症和尿酮体。由于酮体是酸性物质,致使体内发生代谢性酸中毒。常见的诱因有:感染、胰岛素剂量不足或治疗中断、饮食不当、妊娠和分娩、创伤、手术、麻醉、急性心肌梗死、心力衰竭、精神紧张或严重刺激引起应激状态等。

早期表现不典型,酸中毒时有消化道症状,伴头痛、嗜睡、烦躁、呼吸深快有烂苹果味(丙酮味)。继后严重失水、脉细速、血压下降。晚期可昏迷。

5. 神经病变 在高血糖状态下,神经细胞、神经纤维易产生病变。临床表现为四肢自发性疼痛、麻木感、感觉减退。个别患者出现局部肌无力、肌萎缩。自主神经功能紊乱则表现为腹泻、便秘、尿潴留、阳痿等。

6. 眼部病变 大部分患者合并不同程度的视网膜病变。常见的病变有虹膜炎、青光眼、白内障等。

7. 糖尿病足 糖尿病患者因末梢神经病变、下肢供血不足及细菌感染引起足部疼痛、溃疡、肢端坏疽等病变,统称为糖尿病足(图 6-14)。

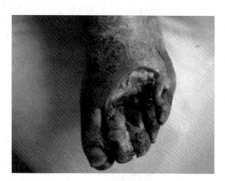

图 6-14 糖尿病足

(五) 用药指导

1. 严密观察口服降血糖药物的不良反应 磺脲类药物主要不良反应是低血糖反应,双胍类药物不良反应有腹部不适、口中金属味、恶心、畏食、腹泻等,偶有过敏反应。

2. 指导患者正确应用胰岛素

(1) 应用胰岛素注射前首先要准确按医嘱用药,做到制剂种类正确、剂量准确、按时注射。

(2) 掌握胰岛素的注射时间,普通胰岛素于饭前半小时皮下注射,低精蛋白锌胰岛素在早餐前 1 小时皮下注射。

(3) 教会患者自己注射胰岛素,可采用皮下注射法,宜选择上臂三角肌、臀大肌、大腿前侧、腹部等部位。

(4) 教会患者观察胰岛素的不良反应,主要有低血糖反应、胰岛素过敏、注射部位皮下脂肪萎缩或增生。

1) 低血糖反应:是老年糖尿病患者的常见急性并发症之一。正常空腹血糖为 3.61~6.11 mmol/L(65~110 mg/mL),<3.61 mmol/L(65 mg/mL)称为低血糖。低血糖的诊断标准为 Whipple(惠普尔)三联征:①有低血糖症状;②血糖<3.6 mmol/L;③给予碳水化合物症状缓解。

引起低血糖的主要原因是与剂量过大和(或)饮食失调有关。症状有头昏、心悸、多汗、饥饿甚至昏迷,一旦发生应及时检测血糖,根据病情进食糖果、含糖饮料或静注 50% 葡萄糖液 20～30 ml。

2) 胰岛素过敏:表现为注射部位瘙痒,继而出现荨麻疹样皮疹。全身性麻疹少见,可伴恶心、呕吐、腹泻等胃肠道症状,罕见严重过敏反应(如血清病、过敏性休克),必须及时就医。由医生决定对过敏反应者更换胰岛素制剂种类,使用抗组胺药、糖皮质激素及脱敏疗法等,或暂时中断胰岛素治疗。

3) 注射部位皮下脂肪萎缩或增生:注射部位应交替使用,以免形成局部硬结和脂肪萎缩,影响药物吸收和疗效。

(5) 定期监测尿糖、血糖、血压、血脂、糖化血红蛋白、尿和体重变化,以及动脉血气分析和电解质变化,注意有无水、电解质和酸碱平衡紊乱,准确记录 24 小时液体出入量。

(6) 指导患者和家属准确使用胰岛素笔或胰岛素泵(图 6 - 15、图 6 - 16)。

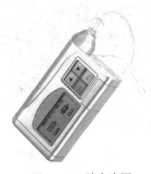

图 6 - 15　胰岛素泵

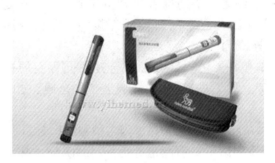

图 6 - 16　胰岛素笔

(六) 生活指导

(1) 教会患者及家属皮肤、呼吸道、口鼻腔、泌尿道、足部护理。

(2) 选择质地柔软、宽松的内衣,避免穿有松紧带的衣服和使用各种约束带,鼓励患者勤洗澡,勤换衣服,保持皮肤清洁,以防皮肤感染。

(3) 伤口局部不可任意用药,预防上呼吸道感染,避免与肺炎、感冒、肺结核等呼吸道感染者接触。

(4) 每次小便后,用温水清洗外阴部,洗后擦干,防止和减少痛痒和湿疹的发生。

(5) 应严格执行无菌技术。冬天注意足部的保暖,尽量不用热水袋保暖,经常按摩足部,每天进行适度的运动,如散步、起坐等锻炼,以促进血液循环,避免同一姿势站立过久,避免感染。

(七) 心理指导

糖尿病为一终身性疾病,漫长的病程及多器官损害和功能障碍易使患者产生心理压力,出现焦虑、抑郁不安等情绪,对治疗缺乏信心,不能有效地应对。要鼓励患者说出心理感受,告知患者通过合理治疗,可以和正常人一样生活和长寿;鼓励患者参加各种糖尿病病友团体活动,增加战胜疾病的信心。

第九节 痛 风

一、疾病概述

痛风(gout)是一组长期嘌呤代谢紊乱、血尿酸增高的异质性疾病。由于嘌呤代谢紊乱和(或)尿酸排泄减少,从而导致单钠尿酸盐(MSU)形成晶体沉积于相关关节和(或)尿路中,导致出现急性发作性关节炎、痛风石、尿酸盐肾病和尿酸性尿路结石,导致关节畸形和功能障碍,引起残疾,严重者还可出现肾功能不全。

(一) 病因与发病机制

本病根据其病因可分为原发性和继发性两大类。原发性者属遗传性疾病,且与肥胖、原发性高血压、血脂异常、糖尿病、胰岛素抵抗关系密切;继发性者可由肾病、血液病、药物及高嘌呤食物等多种原因引起,如骨髓增生性疾病,白血病、淋巴瘤、多发性骨髓瘤、红细胞增多症、溶血性贫血和癌症等可导致细胞的增殖加速,使核酸转换增加,造成尿酸产生增多。肾脏疾病包括慢性肾小球肾炎、肾盂肾炎、多囊肾、铅中毒和高血压晚期等引起的肾小球滤过功能减退,可使尿酸排泄减少。另外,肾移植患者长期服用免疫抑制剂也可发生高尿酸血症,可能与免疫抑制剂抑制肾小管排泄尿酸有关。药物如噻嗪类利尿药、呋塞米、乙胺丁醇、吡嗪酰胺、小剂量阿司匹林和烟酸等,可竞争性抑制肾小管排泄尿酸而引起高尿酸血症。

高尿酸血症是痛风最重要的生化基础,正常成人每天约产生尿酸 750 mg,其中 80% 为内源性,20% 为外源性尿酸,约 200 mg 经肠道分解代谢,400 mg 经肾脏排泄。如果尿酸生成过多或肾对尿酸排泄减少即可导致高尿酸血症。尿酸生成过多是由于在嘌呤代谢过程中,嘌呤核苷酸代谢酶缺陷和(或)功能异常时,则引起嘌呤合成增加而导致尿酸水平升高。而肾小管某些分子缺陷可造成肾小管对尿酸盐清除率降低,但其确切原因未明。

(二) 临床表现

痛风的临床主要特征包括急性关节炎、痛风石及慢性关节炎、痛风肾病、尿酸性尿路结石等。

1. **急性关节炎** 此为痛风的首发症状,表现为突然发作的单个,偶尔双侧或多关节红肿热痛、功能障碍,最易受累部位是跖关节,其后依次为踝、跟、膝、腕、指、肘等关节。多于春秋发病,也可在一些诱发因素的作用下出现,如酗酒、过度疲劳、关节受伤、关节疲劳、寒冷、摄入大量高嘌呤食物等。发作常呈自限性,缓解时局部出现特有的脱屑和瘙痒表现。

2. **痛风石及慢性关节炎** 痛风石为痛风的特征性损害,可累及除中枢神经系统以外的任何部位,以关节内及附近与耳轮常见,是尿酸盐沉积所致。呈黄白色大小不一的隆起,小如芝麻、大如鸡蛋,初起质软,随着纤维增多渐硬如石。痛风石经皮破溃排出白色尿酸盐结晶,瘘管不易愈合,可使关节结构及其周围软组织破坏,导致关节僵硬、破溃、畸形。

3. **尿酸盐结晶** 在肾形成结石,出现肾绞痛、血尿。尿酸盐结晶沉积引起慢性间质性肾炎,进一步累及肾小球血管床,可出现蛋白尿、血尿、等渗尿,进而发生高血压、氮质血症等肾功能不全表现,称为痛风肾病。

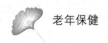

(三) 诊断与治疗要点

1. 诊断要点　老年痛风症状、体征及 X 线表现常不典型,临床易误诊,故诊断应注意以下几点:

(1) 不对称小关节炎,常急性发作,疼痛剧烈。

(2) 夜间突发急性大关节痛、反复发作,自然缓解,间隙期完全无症状。

(3) 血尿酸可明显升高,血尿酸正常值,成人男性:149~417 $\mu mol/L$,成人女性:89~357 $\mu mol/L$。国外主张血尿酸正常值上限男女性均为 420 $\mu mol/L$,国内男性为 417 $\mu mol/L$,女性为 357 $\mu mol/L$。但多数老年患者不呈波动性,且老年人可因偶然高蛋白饮食而造成一过性高尿酸血症,故血尿酸正常并不能否定痛风的诊断,也不能只依据一次血尿酸升高就轻率诊断痛风。

(4) 暴饮暴食后,尤其是摄入高脂、过量鱼虾及饮酒后出现关节痛。

(5) 肥胖、高血压、糖尿病者伴有关节痛者,关节痛伴皮肤结节,特别是耳郭结节。

(6) 老年痛风典型 X 线骨穿凿性改变者仅为 1/5 左右,故未见典型 X 线改变不能否认痛风的存在。

(7) 老年患者常伴有高血压、动脉硬化、糖尿病和不同程度肾功能不全。

2. 治疗要点　由于目前尚无有效办法根治原发性痛风,故治疗的目标是以控制高尿酸血症、迅速终止急性关节炎发作,以防止复发和处理痛风石疾病,提高生活质量。

急性发作期用药首选秋水仙碱,可减少或终止因白细胞和滑膜内皮细胞吞噬尿酸盐所分泌的化学趋化因子,对于制止炎症、止痛有特效,应尽早使用。其不良反应较大,主要包括骨髓抑制、肝肾功能不全等,孕妇及哺乳期妇女、白细胞减少者、治疗无效者禁用。其他的药物包括非类固醇消炎药(NSAID)的吲哚美辛、双氯芬酸、布洛芬、美洛昔康、赛来昔布、罗非昔布等、ACTH 或糖皮质激素。

间歇期和慢性期处理常选用丙磺舒、磺吡酮、苯溴马隆等促进尿酸排泄药,但在用药期间要多饮水,服碳酸氢钠每天 3~6 g,也可选用别嘌醇来抑制尿酸合成。中药方面推荐舒风油和镇风贴。

二、老年痛风的特点

老年痛风是中老年高发的疾病,主要是多基因遗传性肾脏排尿酸障碍。老年患者继发性痛风较多,女性比例较大。老年患者的临床症状常不典型,多数患者在查体时已发现高尿酸血症,但无临床症状。从高尿酸血症到关节痛症状出现时间可长达数年至数十年,有的甚至可以持续终身而不出现症状。

老年患者常有游走性关节刺痛、低热、乏力、皮肤潮红、瘙痒等痛风前驱症状,最具特征性的症状是急性痛风性关节炎,通常在夜间发生,或在过量运动和饮酒后发作,且影响多关节者较多,较易影响手部小关节,骨溶解和关节边缘的侵入性改变是痛风的特征性改变。但部分老年人始终只表现为大关节受累。患者的关节炎反复发作变成慢性关节炎,伴随功能障碍和致残。

在疾病早期极易发生痛风石,且可以发生在非典型部位。部分老年患者的发病与长期使用利尿剂或与肾功能减退有关,易发生泌尿系感染,更易形成肾结石。同时,由于老年患者痛阈值升高,故以钝痛的慢性关节炎较多见,较少有强烈的关节剧痛。

慢性痛风患者约 1/3 出现肾脏损害,表现为两种形式:一是痛风性肾病,早期可仅为蛋白尿,晚期可发生肾衰竭。二是尿路结石,有 10%～20% 患者表现为肾结石,全身发热常见,体温可达到 39℃,但可在短期内自行缓解。

三、保健指导

(一) 疾病知识介绍

向患者及家属解释本病发生的病因与诱因,避免发作,并采取痛风发作时的一般处理方法;肥胖者应减轻体重,应慢慢减重,每月以减轻 1 kg 为宜,但急性发病期则不宜减重;定期复查血尿酸,门诊随诊。

(二) 饮食指导

(1) 指导患者严格控制饮食,避免进食高嘌呤的食物,如动物内脏、鱼虾类、蛤蟹等海味,以及肉类、菠菜、蘑菇、黄豆、扁豆、豌豆、浓茶等。

(2) 不食用太浓或刺激性调味品,戒酒,指导患者进食碱性食物,如牛奶、鸡蛋、马铃薯、柑橘类水果,使尿液的 pH≥7,减少尿酸盐结晶的沉积。

(3) 宜选择芹菜、黄瓜、青菜、茄子、卷心菜、南瓜、冬瓜、赤小豆、梨子、葡萄、玉米、芦根、胡萝卜、西红柿、丝瓜、菜瓜、荠菜、大白菜、菊花脑、茼蒿、洋葱、蕹菜、甘蔗、香蕉、杏子、桃子、樱桃、栗子等,热量不应过高,应限制在 5 020～6 276 kJ/d(1 200～1 500 kcal/d)。蛋白质控制在 1 g/(kg·d),碳水化合物占总热量的 50%～60%。

(4) 每天至少饮水 2 000 ml,有助于尿酸由尿液排出。烹调时,油要适量,同时切记少吃油炸食物。

(三) 休息指导

痛风性关节炎急性发作时(图 6-17),要绝对卧床休息,抬高患肢,避免受累关节负重,可在病床上安放支架支托盖被(图 6-18),减少患部受压,疼痛缓解 72 小时后方可恢复活动。

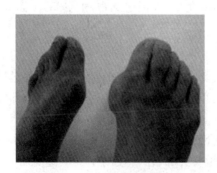

图 6-17　痛风性关节炎

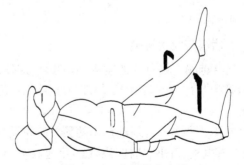

图 6-18　支架抬高患肢

(四) 生活指导

多喝开水,每天最少要喝水 2 000 ml,可以帮助排出体内过量的尿酸。食欲不佳时,须注意补充含糖分的饮料,以防止脂肪的代谢加速而引起急性痛风发作。避免饮酒,尤其是啤

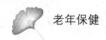

酒,咖啡及茶可适量饮用。勿穿过紧的鞋子,保护关节。发病时可提高患部关节,让患部休息,适当的冰敷可缓解疼痛。

(五) 用药指导

指导患者正确用药,观察药物疗效和不良反应。秋水仙碱的常见不良反应有恶心、呕吐、腹泻、肝细胞损害、骨髓抑制、脱发、呼吸抑制等。使用别嘌醇除有皮疹、发热、胃肠道反应外,还要注意肝损害、骨髓抑制等,在肾功能不全者,宜减半量应用。丙磺舒、磺吡酮、苯溴马隆可有皮疹、发热、胃肠道刺激、激发急性发作等不良反应。使用期间,嘱患者多饮水和服碳酸氢钠等碱性药。

(六) 疼痛及皮肤护理指导

(1) 若手、腕或肘关节受侵犯时用夹板固定制动,可减轻疼痛;也可在受累关节给予冰敷或 25％硫酸镁湿敷,消除关节的肿胀和疼痛。

(2) 痛风石严重者可能导致溃疡发生,故要注意维持患部皮肤清洁,避免感染发生。

(七) 心理指导

患者因疾病长期反复发作导致关节畸形和肾功能损害,常思想负担重,担心丧失劳动能力,因而出现焦虑、抑郁等情绪,应向患者讲解痛风的有关知识,饮食与疾病的关系,并给予精神上的安慰和鼓励,使之能配合治疗,避免发作。指导患者保持心情愉快,避免情绪紧张,生活要有规律。

第十节 颈 椎 病

一、疾病概述

颈椎病是指由于颈椎的椎间盘发生退行性变,导致颈椎肥厚增生、椎间盘突出及韧带增生,刺激、压迫周围的神经及血管而产生一系列症状的临床综合征。本病多发生于中老年人,男性发病率高于女性,其比例约为 3∶1。发病率在 50 岁以上人群约为 25％,而 60 岁以上人群则迅速增至 50％。

(一) 病因与发病机制

1. **慢性劳损** 是首要的病因,长期的局部肌肉、韧带、关节囊的损伤,可以引起局部出血水肿,发生炎症改变,在病变的部位逐渐出现炎症机化,并形成骨质增生,影响局部的神经及血管。

2. **不良的姿势** 是颈椎损伤的另外一重要原因。长时间低头工作,长时间操作电脑和躺在床上看电视、看书、高枕,以及剧烈地旋转颈部或头部、在行驶的车辆上睡觉等,这些均会使颈部肌肉处于长期的疲劳状态,易发生损伤,进而导致颈椎病。

3. **外伤** 是颈椎病发生的直接诱发因素。由于各种不良的习惯,往往人们的颈椎已经有了不同程度的病变,使颈椎处于高危状态,一遇外伤便可发生病变。

4. **其他原因** 颅底凹陷、先天性融椎、根管狭窄、小椎管、颈椎的发育不良或缺陷也是颈椎病发生的不可忽视的原因。亚洲人种相对于欧美人来说椎管容积更小,容易发生脊髓受压而致颈椎病。

颈椎病最基本的病理变化是颈椎的椎间盘出现退行性变。颈椎间盘运动范围较大,容易受到过多的细微创伤和劳损。早期为颈椎间盘的脱水,纤维环显现纤维肿胀,但髓核的含水量逐渐减少,继而发生变性,甚至破裂。

颈椎间盘变性后,耐牵拉性能及耐压性能逐步减低。常会引起继发性的椎间不稳定,椎体间的活动度大大增加,从而使椎体出现轻度滑脱,继而出现后方小关节、钩椎关节和椎板的骨质增生,黄韧带和项韧带变性、软骨化和骨化等改变。同时,椎间盘退行性变性后可发生局限性或广泛性向四周隆突,使椎间盘间隙变窄,关节突重叠、错位,以及椎间孔的纵径变小。

继而椎体与突出的椎间盘及韧带组织之间形成的间隙,组织液积聚,再加上微细损伤所引起的出血,使这种血性液体发生机化,然后钙化、骨化,逐渐形成了骨赘。而椎体前后韧带的松弛,使颈椎愈发不稳定,更增加了受创伤的机会,使骨赘逐渐增大。由创伤反应所引起的水肿或纤维瘢痕组织、膨出的纤维环、韧带,以及骨赘在相当于椎间盘部位形成一个突向椎管内的混合物,对颈神经或脊髓产生压迫作用。

(二) 临床表现

颈椎病的症状和体征比较复杂,临床上可将其分为以下几个类型(表 6-7):

表 6-7　颈椎病的分型和表现

分型	原因	临床表现
神经根型(最常见)	颈椎间盘退行性改变或骨质增生的刺激,压迫脊神经根,引起上肢的感觉、运动功能障碍	肩颈背部酸胀痛、针刺痛,可有肌无力、感觉麻木、运动障碍等
脊髓型	颈椎间盘突出、韧带肥厚骨化或者其他原因造成颈椎椎管狭窄,脊髓受压和缺血,引起脊髓传导功能障碍	肢体麻木、走路不稳、大小便困难,严重者甚至出现瘫痪
椎动脉型	由于椎关节退行性改变,压迫椎动脉,一旦颈部急骤旋转,造成椎-基底动脉供血不足	头晕、黑矇等症状,重症者甚至出现昏迷
交感神经型	颈椎间盘退行性改变的刺激,压迫颈部交感神经纤维,引起一系列反射性症状	常与内分泌疾病、心血管疾病等混杂在一起,难以鉴别

(三) 诊断与治疗要点

1. 诊断　诊断本病主要依靠临床表现及 X 线、CT 及 MRI 的影像学检查。

(1) CT 检查:颈椎 CT 可清晰地显示增生钙化的颈椎、椎体后缘骨赘形成、椎管狭窄等病变,具有确诊的价值。

(2) X 线检查:颈椎病的 X 线检查通常显示生理曲度消失或反张、椎间隙狭窄、椎管狭窄等征象,检查方便,有较高的诊断价值。

(3) MRI 检查:颈椎的 MRI 检查主要用于观察突出的椎间盘对脊髓的压迫程度,用来为明确手术的节段及切除范围提供术前术后的影像学检查证据。

(4) 其他检查:动脉多普勒检查可以检查椎-基底动脉系统血流的情况,也可以观察椎动脉的走行;肌电图则主要适用于肌肉无力的患者,可以明确病变神经位置,但假阳性较高。

2. 治疗要点

(1) 保守治疗:以牵引、理疗及药物治疗为主。

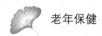
1）牵引：通过牵引使头颈部相对固定于生理曲线状态，从而逐渐改变颈椎曲线不正的现象，但在急性期禁止做牵引，防止局部炎症、水肿加重。

2）物理疗法：物理疗法简称理疗，是应用自然界和人工的各种物理因子，如声、光、电、热、磁等作用于人体，以达到治疗和预防疾病的目的。但其作用也较微弱，且要防止对皮肤产生烫伤。

3）药物治疗：主要用于缓解疼痛、局部消炎、放松肌肉治疗，对于局部软组织劳损等疗效较明确，但对于根治无效。

4）中医学疗法：需慎重选择。

（2）手术治疗：手术疗效最好的是脊髓型颈椎病患者，而对于椎动脉和交感神经兴奋型的患者，手术效果相对来说不太明确。主要的手术方法有颈前路手术和颈后路手术。

二、老年颈椎病的特点

老年颈椎病往往发病时间长，起病时轻且不被人们所重视，症状非常丰富、多样而复杂，多数患者开始症状较轻，在以后逐渐加重，也有部分症状较重者。常以一个类型为主合并有其他几个类型一起，称为混合型颈椎病。

主要特点如下：

（1）颈肩酸痛可放射至头枕部和上肢，常伴有头颈肩背手臂酸痛、颈部僵硬、活动受限。

（2）侧肩背部沉重感，上肢无力，手指发麻，肢体皮肤感觉减退，手握物无力，有时不自觉地握物落地；更严重的是下肢无力，步态不稳，二脚麻木，行走时如踏棉花的感觉。

（3）患者往往有头晕、房屋旋转，重者伴有恶心呕吐、卧床不起，少数可有眩晕、猝倒，部分患者甚至出现大、小便失控，性功能障碍，甚至四肢瘫痪。

（4）也有部分患者以头晕、头痛、视力模糊，二眼发胀、发干、二眼张不开，且有耳鸣、耳堵、平衡失调、心动过速、心慌、胸部紧束感，有的甚至出现胃肠胀气等交感神经受累症状为主。

三、保健指导

（一）疾病知识指导

向患者及家属讲授疾病常见的病因、发病机制及其他相关的知识，包括年龄老化、慢性退行性改变、不良姿势、外伤等。如果有颈椎结构的发育不良，则更应及早就医。

（二）生活指导

（1）纠正不良的生活习惯，比如长时间保持不动，缺乏适当的锻炼及活动；一直采用不良姿势，如躺在床上看电视、看书、高枕、坐位睡觉等；卧车上睡觉，睡着时肌肉保护作用差，刹车时易出现颈部损伤。

（2）应该避免长时间吹空调、电风扇，尽量减少在气温过低或者寒冷潮湿的条件下生活工作，由于颈椎病的发病是多种因素共同作用的结果，寒冷和潮湿容易加重颈椎病的症状或者诱发颈肩背部酸痛的症状。

（三）康复指导

（1）加强颈肩部肌肉的锻炼，在工作空闲时，做头及双上肢的前屈、后伸及旋转运动，既可缓解疲劳,又能使肌肉发达、韧度增强,从而有利于颈段脊柱的稳定性,增强颈肩顺应颈部突然变化的能力。

(2)长时间不动应定时改变头颈部体位,注意休息,劳逸结合。抬起头并向四周各方向适当地轻轻活动颈部,不要老是让颈椎处于弯曲状态。

(3)老年人伏案工作不宜一次持续很长时间,超过2个小时以上的持续低头工作,难以使颈椎椎间隙内的高压在短时间内得到有效的恢复缓解,这样会加重加快颈椎的退变。

(四)中医推拿指导

(1)常用手法是在颈背部反复作掌揉和指推,然后在颈肩部的部分穴位如风池、风府、肩井等(图6-19)作点、压,再在斜方肌与提肩胛肌处行弹拨法。

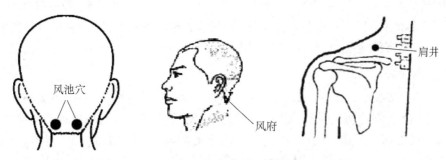

图6-19 风池、风府、肩井穴位

(2)施行旋扳手法时,先嘱患者向一侧旋转颈部,施术者两手分别置于患者的下枕部和枕后部顺势同时稍用力旋转头颈。必须注意旋转角度不可过大、不可片面追求旋颈时可能发出的"咔嗒"声,脊髓型及椎动脉型颈椎病不作旋扳手法。

(五)术后指导

术后每2小时给予患者更换体位一次,预防压疮。尽早进行功能锻炼,术后半天即可坐起,鼓励咳痰。术后1～2天即可下床走动。每天数次进行上肢、下肢和手的小关节活动。

(六)心理指导

树立正确的心态,掌握用科学的手段防治疾病,配合医生治疗,减少复发。及早彻底治疗颈肩、背等软组织劳损,防止其发展为颈椎病。

第十一节 腰椎间盘突出症

一、疾病概述

腰椎间盘突出症是较为常见的骨科疾病之一,主要是由于腰椎间盘的髓核、纤维环及软骨板出现不同程度的退行性改变,在外力因素的作用下,椎间盘的纤维环破裂,髓核组织从破裂之处突出(或脱出)于后方或椎管内,导致相邻脊神经根遭受刺激或压迫,从而产生腰部疼痛,一侧下肢或双下肢麻木、疼痛等一系列临床症状。

（一）病因

1. 腰椎间盘的退行性改变　是腰椎间盘突出症最基本的病因，尤其以髓核最为常见，主要表现为髓核的含水量降低，引起椎节失稳、松动等小范围的病理改变；纤维环的退变主要表现为坚韧程度的降低。

2. 损伤　长期反复的过度外力可造成腰椎逐渐出现轻微损害，且不断加重，加重了退变的程度。

3. 解剖因素　成年之后的椎间盘血液循环逐渐减少，修复能力差。当有某种可导致椎间盘所承受压力突然升高的诱发因素，即可能使弹性较差的髓核穿过已变得不太坚韧的纤维环，造成髓核突出。

4. 腰骶先天异常和遗传因素　常见的先天性异常主要有腰椎骶化、骶椎腰化、半椎体畸形、小关节畸形和关节突不对称等。也有部分报道称腰椎间盘突出症有家族性发病的情况。

常见的分型有膨隆型、突出型、脱垂游离型及 Schmorl 结节。

（二）临床表现

腰椎间盘突出症最常出现的关节是腰$_{4\sim5}$、腰$_5\sim$骶$_1$，往往在腹压增加、腰姿不正、突然负重、妊娠、受寒和受潮等诱发因素的作用下导致椎间隙压力突然升高而出现髓核突出。

1. 常见的症状　腰痛，下肢放射痛，有大、小便障碍，会阴和肛周感觉异常。腰痛是其最常见的症状，约 91% 会在早期即出现，是由于纤维环外层及后纵韧带受到髓核刺激，经窦椎神经而产生下腰部感应痛，有时可伴有臀部疼痛。部分患者还可出现股神经痛、坐骨神经痛等下肢放射痛。典型坐骨神经痛是从下腰部向臀部、大腿后方、小腿外侧直至足部的放射痛，在喷嚏和咳嗽等腹压增高的情况下疼痛加剧。放射痛的肢体多为一侧，仅极少数中央型或中央旁型髓核突出者表现为双下肢症状。少数患者还会出现大、小便障碍，以及会阴和肛周感觉异常等马尾神经受压症状，严重者可出现双下肢不完全性瘫痪等症状。

2. 常见的体征　腰椎侧凸，腰部活动受限、压痛、叩痛及骶棘肌痉挛。腰椎侧凸是一种为减轻疼痛的姿势性代偿畸形，表现为脊柱弯向健侧或弯向患侧。大部分患者都有不同程度的腰部活动受限，其中以前屈受限最明显。压痛及叩痛的部位基本上与病变的椎间隙相一致，绝大多数的患者都可以查出。

（三）诊断与治疗要点

1. 诊断　主要根据患者的临床表现及相应的检查作出诊断，常见的检查如下：

（1）直腿抬高试验及加强试验：患者仰卧、伸膝，被动抬高患肢。腰椎间盘突出症患者神经根受压或粘连使滑动度减少或消失，抬高在 60° 以内即可出现坐骨神经痛，称为直腿抬高试验阳性。而正常人下肢可抬高到 60°～70° 始感腘窝不适。在阳性患者中，缓慢降低患肢高度，待放射痛消失，这时再被动屈曲患侧踝关节，再次诱发放射痛称为加强试验阳性。

（2）股神经牵拉试验：患者取俯卧位，患肢膝关节完全伸直。检查者将伸直的下肢高抬，使髋关节处于过伸位，当伸到一定程度出现大腿前方股神经分布区域疼痛时，则为阳性。

（3）腰椎 X 线平片：有时可见椎间隙变窄、椎体边缘增生等退行性改变，是一种间接的提示。

（4）CT 检查：可较清楚地判断椎间盘突出的部位、形态、大小和神经根、硬脊膜囊受压移位的情况，同时可显示椎板及黄韧带肥厚、小关节增生肥大、椎管及侧隐窝狭窄等情况。

（5）磁共振成像（MRI）检查：可以全面地观察腰椎间盘是否病变，显示椎间盘突出的形态及其与硬膜囊、神经根等周围组织的关系。

（6）电生理检查（肌电图、神经传导速度与诱发电位）：可协助确定神经损害的范围及程度，观察治疗效果。

2. 治疗要点

（1）非手术疗法：大多数患者可以经非手术治疗缓解或治愈。其治疗原理是改变椎间盘组织与受压神经根的相对位置或部分回纳，减轻对神经根的压迫，松解神经根的粘连，消除神经根的炎症，从而缓解症状。

1）绝对卧床休息，卧床休息 3 周后可以佩戴腰围保护下起床活动。

2）缓解后应加强腰背肌锻炼，以减少复发的概率。

3）进行理疗、推拿、按摩和骨盆牵引，可缓解肌肉痉挛，减轻椎间盘内压力，增加椎间隙宽度，减少椎间盘内压，可针对椎间盘突出部分回纳，减轻对神经根的刺激和压迫。

4）髓核化学溶解法：是利用胶原蛋白酶或木瓜蛋白酶，注入椎间盘内或硬脊膜与突出的髓核之间，选择性溶解髓核和纤维环。其他还包括皮质激素硬膜外注射法、皮髓核切吸术、髓核激光气化术等。

（2）手术治疗：经后路腰背部切口，部分椎板和关节突切除，或经椎板间隙行椎间盘切除。近年来，还有显微椎间盘摘除、显微内镜下椎间盘摘除、经皮椎间孔镜下椎间盘摘除等微创外科技术。

二、老年腰椎间盘突出症的特点

老年人腰椎间盘突出症的临床特征多不典型，患者病史较长，反复发作有间歇性跛行，且行走间隙较短即出现症状；部分腰背疼痛剧烈，一般止痛药物不能止痛；临床检查往往无明显阳性体征发现，直腿抬高多不受限，但多有小腿麻木区。X 线摄片表现腰椎退行性改变、椎间隙狭窄、脊柱侧弯等，脊髓造影较清晰地显示硬脊膜囊及神经根受压，CT 和 MRI 也对诊断有助，对于神经根管狭窄，这些检查均无间接征象，尚无确诊方法，主要靠术中探查。

腰椎间盘突出症合并椎管狭窄在老年人的比例甚高，超过 50％，且大多有椎间隙狭窄造成上关节突上移、前倾，因摩擦进而骨质增生肥大，顶压其上方的神经根。另一方面，老年患者大多有腰椎退行性改变，如椎间关节肥大增生、内聚，椎体后缘骨质增生，小关节囊及黄韧带外侧部增厚，这些也可造成神经根压迫。

老年人腰椎间盘突出症有部分患者在手术治疗后症状持续存在，腰椎依然不稳，故治疗时要慎重考虑。

三、保健指导

（一）疾病知识指导

（1）告知老人和家属常见的病因、诱发因素，积极预防其他相关疾病，如骨质疏松症等。积极补充钙质，平时在饮食上多吃一些含钙量高的食物，如牛奶、奶制品，以及虾皮、海带、芝麻酱、骨头汤、豆制品等。

（2）告知老人和家属腰椎间盘突出症是在退行性变基础上积累伤所致，积累伤又会加重椎间盘的退变,因此预防的重点在于减少积累伤。

(二) 日常生活指导

(1) 居住环境要避免寒冷、潮湿,睡眠的床不宜太软,最好是睡硬板床。餐后不要长时间看电视。

(2) 注意桌、椅高度,定期改变姿势,特别是坐姿,久坐后要定时地站起来动一动身体,不要长时间保持一个姿势,保持正确良好的坐姿,避免坐软沙发。

(3) 弯腰时应定时做伸腰、挺胸活动,并使用宽的腰带。加强腰背肌训练,增加脊柱的内在稳定性,长期使用腰围者,尤其需要注意腰背肌锻炼,以防止失用性肌肉萎缩带来的不良后果。如需弯腰取物,最好采用屈髋、屈膝下蹲方式,减少对腰椎间盘后方的压力。

(4) 注意自我调节,避免过度疲劳。避免久坐、久站,走路时多运用腹部肌肉,站立时不要双腿同时并齐的长时间站立。避免急转身、扭腰动作。注意腰部保暖和保健,以免肌肉、筋骨受寒邪侵入使病情加重,有条件的情况下可以选择优质的加热床垫,即使是夏季也应注意。动作宜"慢半拍"。运动前或做重体力工作前,或晨起后,身体各部肌肉和关节都在松弛状态,如此时做突然的动作就有可能伤害椎间盘。日常生活中注意穿鞋时不要半蹲。

(5) 从地面取东西,特别是搬举重物时,不要从腰部屈身。要胯膝弯曲,身体蹲下腰背挺直,让物体尽量贴近身体,然后依靠胯膝用力起身。拿重物时,腰要直,胸要挺,起身要靠下身用力。起身后稳住脚再迈步。持重物,最好不超过 5 kg。

(6) 做到"十不",即:不疲劳、不负重、不低头、不久坐、不久站、不抱小孩、不穿高跟鞋、不坐矮板凳、腰部不着凉、急性期不弯腰。

(7) 做到两护:①护腰:冬季用纸一样薄的塑料泡沫料来围腰,可以保暖并吸潮湿;②护背:穿毛背心和棉背心等。

(三) 运动锻炼指导

功能锻炼的重要性:运动锻炼非常重要,特别要加强腰背肌的功能锻炼,因为适当的锻炼能改善肌肉、血液循环,增加肌肉的反应性和强度,松解软组织粘连,纠正脊柱内在平衡与外在平衡的失调,从而达到良好的预防作用。

功能锻炼的原则:先慢后快,先小幅度后大幅度,先局部后整体,先轻后重,循序渐进,持之以恒。

功能锻炼的注意事项:不要做长时间按摩,易引起黄韧带增生肥厚,导致椎管狭窄。避免跳或剧烈跑。

具体功能锻炼的方法如下。

1. 简易锻炼法

(1) 椅上锻炼:坐在椅子上,双手交叉抱颈,向前挺腹,向后仰头,坚持 2～3 分钟,然后放松,工作间隙,重复做以上动作三五次,对颈椎、腰椎都有很好的拉伸作用。

(2) 地面锻炼

1) 脊柱小角度前屈、后伸、侧弯、旋转环转腰部活动。

2) 蹲-站-挺运动:嘱患者缓慢下蹲,然后站起,站起后挺胸,使脊柱成弧形,反复进行。

3) 慢下蹲运动。

4) 快慢步交替行走锻炼。

5）如有脊柱侧弯身体靠墙直立,双手中指贴于裤缝,一侧中指沿裤缝下滑,脊柱逐渐侧屈至极限,再还原。脊柱向右侧弯者做脊柱左侧屈练习,脊柱左侧弯者做右侧屈练习。功能锻炼的度和量:3～5次/天。

2. 经典的腰背肌锻炼法

（1）经典的腰背肌锻炼法Ⅰ

1）动髋:仰卧,先以右腿向脚的前方猛然一伸,同时髋部向右一摆。再做左腿。动作要协调而有力,两腿交替做20～30次。

2）蹬腿:仰卧,尽量屈曲髋、膝关节,足背勾紧(背屈)。然后足跟用力向斜上方(约45°)蹬出后,将大小腿肌肉绷紧,放下还原。两腿交替做20～60次。

3）昂胸:俯卧,用双手支撑床上,先从头部后仰开始,同时支撑手渐渐撑起而把胸部向上昂起,最后使劲后仰,力度达到腰部为止。平伏休息,重复5～10次。

4）鱼跃:俯卧,两手放在腰部,把上身和两腿同时后伸抬起,做成弓状。注意膝部不要弯曲。尽量在这一姿势下维持一段时间,时间越长越好。

5）下腰和后伸:站立,两腿分开约肩宽,足尖内向。弹动性地向前弯腰,使手触地。然后复位再向后伸腰,也要弹动性地后伸到最大量。反复5～10次,病情好转后加大动作幅度,注意循序渐进。

（2）经典的腰背肌锻炼法Ⅱ

1）仰卧位锻炼法:①双肘屈曲向下支撑肘后,仰头和抬起胸部;②双肩和足跟支撑时抬起臀部;③交替直腿抬高或双腿直腿抬高;④头、双肘和脚跟支撑时抬起胸腹部和骨盆。

2）俯卧位锻炼法:①双前臂支撑时抬起头与上身;②交替直腿向后始起;③两手放背后,抬起头及上体;④飞燕式,即上肢后伸,头与背部尽力后仰,下肢直后伸,全身起,让腹部着床(图6-20)。

3）站立位锻炼法:①腰背肌伸屈运动;②直腿前后摆动;③侧体运动;④转体运动;⑤后伸运动。

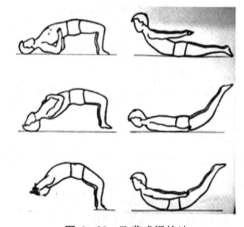

图6-20　飞燕式锻炼法

4）打太极拳:动作缓慢柔和,最适于腰椎间盘突出症者。

（3）经典的腰背肌锻炼法Ⅲ

1）悬垂法:利用门框或单杠等物进行悬垂锻炼(图6-21):每日早晚各1次。它不仅使腰等部位得到放松,而且还增强了局部血液循环和新陈代谢。

悬垂时应注意放松腰部及下肢,使重量自然下垂,以达到牵引腰椎的目的。悬垂的上下动作一定要轻,避免因跳上跳下的动作过重而损伤腰椎,加重病情。

2）运腰法:包括前后大弯腰、左右侧弯腰、左右转腰等锻炼,每日早、晚各做一次。按中等速度、稍用力的要求进行,同时要循序渐进。

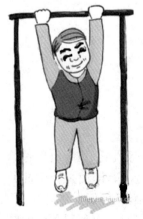

图6-21　悬垂锻炼法

运腰法在进行弯腰或转腰时动作要缓慢而轻柔,避免剧烈的大幅度活动造成新的损伤。

3. 自我锻炼方法

(1) 仰卧抬起骨盆:仰卧位双膝屈曲,以足跟和背部作支点,抬起骨盆,然后慢慢落下,反复 20 次。该动作能使下骨盆前倾,增加腰椎曲度。

(2) 抱膝触胸:仰卧位双膝屈曲,手抱膝使其尽量靠近胸部,但注意不要将背部弓起离开床面。

(3) 侧卧位抬腿:侧卧位,上侧腿可伸直,下侧膝微屈,上侧腿侧抬起,然后慢慢放下,反复数十次。

(4) 直腿抬高:仰卧位,将双手压在臀下,慢慢抬起双下肢,膝关节可微屈,然后放下,重复 15 次。

(5) 压腿:坐在床面上,一膝微屈,另一下肢伸直,躯干前倾压向伸直的下肢,然后交换成另一下肢。此动作也可在站位进行,下肢放在前面的椅背上。

(6) 膝仰卧起坐:仰卧位,双膝屈曲,收腹使躯干抬起,双手触膝。

(7) 拱动腰部:两腿并拢站定,使劲将腰部、臀部往前拱动、挤压,直至极限,然后收回。如此反复 15 次。

(8) 捶击腰部:取站式,两腿稍分开,左右手半握拳,轮流朝后捶击腰椎间盘突出之处,做 50 次,力度以能忍受为宜。

(9) 退步行走:挺胸倒走,双手自然前后摆动,步子宜大些,默数 500 步。晴天在户外平地上走,雨天时可在室内走。

4. 理疗方法

(1) 主要是热疗、蜡疗、红外线、超声波、激光局部照射等。

(2) 按摩法:按摩肾俞穴(两侧腰眼)为主,每天 2 次。按摩到有酸痛并有向下肢扩散的感觉为度。中医学认为,肾俞穴属肾经,常按摩既能壮肾又能祛腰痛等病。

5. 器械锻炼

(1) 早期锻炼:即手法复位或出现症状 1 周内的锻炼。采用颈、腰椎牵引,主要是对腰椎关节及其周围组织的牵拉锻炼。目的是解除腰背肌的痉挛,使脊柱间隙增宽,缓解椎间盘受到的压力,使突出的间盘回缩复位。

(2) 后期锻炼:指治疗 3 周以后的锻炼。选用俯卧式腰背肌锻炼器和下肢锻炼器,前者主要锻炼腰背伸肌,后者主要锻炼下肢后群肌肌力。

第十二节 骨质疏松症

一、疾病概述

骨质疏松症(osteoporosis)是一种由于多种原因导致的骨密度和骨质量下降,出现骨的微细结构破坏,导致骨脆性增加,从而容易发生骨折的全身性骨病的疾病,即使是轻微的创伤或无外伤的情况下也容易发生骨折。该病女性多于男性,常见于绝经后妇女和老年人。随着我国老年人口的增加,骨质疏松症发病率处于上升趋势,在全球都是一个值得关注的健康问题。

（一）病因与发病机制

随着年龄的增长，老年人骨代谢中的骨重建处于负平衡，人体内单位体积骨组织的量低于正常，骨小梁间隙增大、骨基质减少、骨量降低和骨强度降低。一方面是成骨细胞功能的衰减所致，另一方面是由于破骨细胞的吸收增加。主要原因有老年人性激素分泌减少、钙调节激素和甲状旁腺素的分泌失调，以及蛋白质、钙、磷、维生素及微量元素摄入不足等。

老年人性激素分泌减少是导致骨质疏松的重要原因，性激素可间接合成蛋白，促使骨内胶原形成，以使钙、磷等矿物质更好地沉积在骨内；而睾酮可以在骨内转化为二氢睾酮，实验证明其对成骨细胞有增殖作用。随着年龄增长，性激素分泌开始减少，激素水平下降，尤其是绝经期的妇女，雌激素水平急剧下降，影响骨的形成，加快骨的吸收。随着年龄的增长，雌激素逐渐较少，从而也影响到降钙素的减少、甲状旁腺素增多，使骨代谢活跃，骨形成减少，骨吸收增加。

老年人由于消化功能减退及牙齿脱落，进食量少，致使蛋白质、钙、磷、维生素及微量元素摄入不足和营养不良，特别是维生素 D 缺乏，维生素 D 需要在皮肤和肾脏作用下转化为有活性的维生素 D_3。随着年龄的增长，肾功能减退而转化酶也随之减少以及户外运动减少，使得体内有活性的维生素 D_3 的水平也逐渐下降。此外，钙、磷及蛋白质的摄入不足致使钙、磷比例失调，都使骨的形成减少。

另外，某些疾病也可以导致骨质疏松症，常见的有糖尿病（1 型、2 型）、甲状旁腺功能亢进症、库欣综合征（Cushing syndrome）、性腺功能减退症、甲状腺功能亢进症、垂体泌乳素瘤、腺垂体功能减退症、系统性红斑狼疮、类风湿关节炎、干燥综合征、皮肌炎、混合性结缔组织病、吸收不良综合征、胃肠大部切除术后、慢性胰腺疾病、慢性肝脏疾患、营养不良症、长期静脉营养支持治疗、白血病、淋巴瘤、多发性骨髓瘤、戈谢病和骨髓异常增殖综合征，以及各种原因所致的偏瘫、截瘫、运动功能障碍、肌营养不良症、僵人综合征和肌强直综合征等。另外，多种慢性肾脏疾病导致肾性骨营养不良。长期使用糖皮质激素、免疫抑制剂、肝素、抗惊厥药、抗癌药、含铝抗酸剂、甲状腺激素、慢性氟中毒、促性腺激素释放激素类似物（GnRH a）等药物，太空旅行或长期制动（如长期卧床），器官移植术后或长期肾衰竭用透析治疗，这些均可引起骨质疏松症。

（二）临床表现

骨质疏松症本身包括三大类症状，即疼痛、脊柱变形和骨折。

1. **疼痛** 老年性骨质疏松症，疼痛多发生于腰部或椎体，疼痛沿脊柱向两侧扩散，负荷增加时疼痛加重，仰卧位或坐位时疼痛减轻，严重时翻身、起坐及行走有困难。日间疼痛减轻，夜间和清晨醒来时疼痛加重。

2. **脊柱变形** 骨质疏松严重者可有身高缩短和驼背。老年人骨质疏松时椎体压缩，每个椎体缩短 2 mm 左右，身长平均缩短 3～6 cm。部分患者椎体压缩性骨折会导致胸廓畸形、腹部受压，影响心、肺功能，使患者活动受限、生活不能自理，增加肺部感染、压疮发生率。

3. **骨折** 非外伤或轻微外伤发生即可发生骨折，称为脆性骨折。常见部位为胸、腰椎、髋部、桡、尺骨远端和肱骨近端，尤以股骨颈部位的骨折为甚，老年患者通常会从站高或小于站高跌倒即造成股骨颈骨折，而且由于该处血液供应极差，故极易致残，不仅患者生命质量

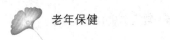

和死亡率增加,也给个人、家庭和社会带来沉重的经济负担。

(三) 诊断与治疗要点

1. 诊断   老年性骨质疏松症有 30%～50% 的患者无明显骨痛、肌痛或腰背痛等症状,生化指标变化多不显著,因此需靠辅助检查证实。

(1) 骨密度检查:目前骨质疏松症的诊断首选骨密度检查,公认的方法是 X 线双能骨吸收法(DXA)。T 值＝(测得的骨密度－正常人同性别的峰值骨密度)/(正常人同性别人群骨密度的标准差),T 值≥－1 为骨量正常,T 值≤－2.5 为骨质疏松,$-2.5 < T$ 值 < -1 为骨量低下。

(2) X 线检查:胸腰椎侧位 X 线片和手部平片。

(3) 双能定量 CT 扫描:可以区别脂肪、软组织和骨组织,而双能定量 CT 扫描还可将骨组织中软组织成分(骨髓)区分出来。

(4) 体内中子活化分析:以高能量中子将体内的钙从 Ca48 激活成 Ca49,以 γ-射线计数器测定衰退 Ca48,因为体内 99% 的钙储存在骨骼内。因此,用此法测定骨组织总量是否减少极为正确。

(5) 肝肾功能、血常规、血钙磷、碱性磷酸酶、甲状旁腺激素,以及 24 小时尿钙磷和怀疑疾病的相关化验、肾脏 B 超检查等。

2. 治疗要点

(1) 生活方式及运动疗法:选择富含钙、低盐和适量蛋白质的均衡膳食。一般认为,只有载荷锻炼才对骨有正性效果,才能防止负重骨骨量的丢失。适当户外活动,争取多晒太阳,避免嗜烟、酗酒和慎用影响骨代谢的药物等。

(2) 骨健康营养的基本补充

1) 钙剂:分无机钙和有机钙两类。成人每日需钙摄入 800 mg(元素钙量),绝经后妇女和老年人每日钙摄入推荐量为 1 000 mg。钙剂的补充与锌的吸收互相之间有影响,老年患者接受钙剂补充时要同时服用含锌的多种维生素制剂。

2) 维生素 D:老年人推荐剂量为 400～800 IU(10～20 μg/d),治疗骨质疏松症时剂量可为 800～1 200 IU,可与其他抗骨质疏松药物联合应用。主要不良反应是高钙血症和高钙尿症,故用药过程中应定期监测血清钙和肌酐。老年人一般维生素 D 吸收代谢(羟化)功能下降,影响钙的吸收。

(3) 激素调节:①雌激素类:只能用于女性患者,能提高具有抑制骨吸收作用的降钙素的活性,还能促成肠道对钙的吸收。②降钙素类:适合有疼痛症状的骨质疏松症患者,不宜长期使用。常用药物有鲑鱼降钙素、鳗鱼降钙素等。降钙素能通过破骨细胞受体直接抑制其活性,抑制骨吸收和骨自溶,使骨骼释放钙减少、吸收钙增加,建议配伍用钙剂和维生素 D。

(4) 其他药物:①双膦酸盐类:可抗骨吸收,常用药物有阿仑膦酸盐、唑来膦酸钠、利塞膦酸钠等。②选择性雌激素受体调节剂:用于女性患者,代表药物雷诺昔芬。③氟化物:主要能刺激成骨细胞的成骨活性和骨形成能力。近年来,研制出的单氟磷酸盐效果较好,为促进新骨钙化,应用此类药物时应配伍钙剂。④其他如甲状旁腺激素、锶盐、维生素 K_2(四烯甲萘醌)等。

（5）外科手术治疗：主要用于骨质疏松性骨折的治疗。老年人骨质疏松性骨折多为粉碎性骨折，且累及关节面，骨折愈合后易残留畸形，常造成关节和肢体功能障碍，死亡率高，骨坏死率及不愈合率高，康复缓慢。故及时采用外科手术治疗非常重要。

（6）其他治疗：包括光疗和高频电疗等。

二、保健指导

（一）疾病知识指导

（1）介绍可导致骨质疏松症（图6-22）的高危因素，包括年龄、性别以及种族；骨质疏松症骨折的家族史；生殖系统因素，尤其是过早绝经；吸烟、酗酒以及缺乏锻炼、导致无月经的大强度运动，如马拉松长跑者；饮食因素，特别是影响钙和维生素D的摄入量，以及进食障碍，如神经性厌食等；长期使用糖皮质激素等。

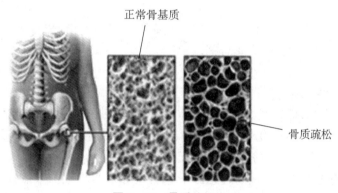

正常骨基质

骨质疏松

图6-22 骨质疏松症

（2）告知患者和家属从青少年期就加强运动，保证足够的钙质摄入，同时防止和积极治疗各种疾病，尤其是慢性消耗性疾病与营养不良、吸收不良等，防止各种性腺功能障碍性疾病和生长发育性疾病。

（二）预防指导

贯彻三级预防。

1. 一级预防　儿童、青少年注意合理膳食营养，多食用含钙、磷高的食品。坚持体育锻炼。

2. 二级预防　中年期，尤其是妇女绝经后要定期检查骨密度，及早采取预防对策。

3. 三级预防　对老年骨质疏松患者，应积极进行抑制骨吸收、促进骨形成的药物治疗，同时加强防摔、防碰等措施，对老年骨折患者应积极手术治疗。

（三）生活指导

1. 运动指导　缺乏生理活动可导致废用性骨质疏松，剧烈的锻炼可刺激骨量增加。注意有助于骨健康的体育锻炼，增加日光照射及运动量。

2. 安全指导　为减少骨折的发生率应警惕老年患者容易摔倒的危险因素，包括平衡能力减退、体位性低血压、下肢肌力下降、反应迟钝用药（如镇静剂）、视力障碍以及认知缺损。采取防止跌倒的各种措施，加强自身和环境的保护措施（包括各种关节保护器）等。

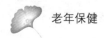

(四) 饮食指导

（1）饮食中添加骨骼所需的营养,应选择含钙、蛋白质高的食品,如排骨、蛋、豆类及豆制品、虾皮、奶制品,还有海带、海菜、乳酪、芹菜、木耳、柑橘等。适当补充维生素 D,多吃蔬菜、水果,保证足够的维生素 C。

（2）食物中要含有蒜、葱头等含硫多的食品,因为硫能使骨骼发育得更健康,尤其是老年人常常缺乏胃酸,乳酸钙是最佳的食品。摄取适量的钙以满足人体的需要。

（3）改变日常不良的饮食习惯。减少动物蛋白、盐、糖的摄入量,尽量少进食含太多镁、磷的饮料,以及咖啡因和加工食品。

（4）戒烟、酒,因酒精中毒将导致肾上腺皮质功能亢进而引起骨质疏松。

(五) 用药指导

中老年补充钙剂是预防骨质疏松的基本措施,但不能单独作为骨质疏松的治疗药物,仅作为基本的辅助药物。

（1）伴有低骨量的绝经后骨质疏松妇女及在无禁忌情况下,仍首先推荐应用激素替代治疗;及早补充雌激素或雌、孕激素合剂。

（2）钙剂补充指导

1）可选择碳酸钙、枸橼酸钙。从浓度来说,建议选择碳酸钙,因为一天只需服用 2 片就能供给 630 mg 元素钙,但其在胃内需胃酸溶解,故碳酸钙制剂最好不在空腹时服药。

2）老年患者提倡服用牛奶为主,其他钙制剂为辅。从生物利用度来看牛奶中钙优于碳酸钙;从服用方式来看牛奶中钙最简单,易于被老年人接受,消化吸收也较好。

（3）避免长期使用影响骨代谢的药物等,可以尽量获得理想的峰值骨量,减少今后发生骨质疏松的风险。

第十三节 前列腺肥大症

一、疾病概述

前列腺为男性特有的器官,坐落盆腔底部,在膀胱颈的下方,包绕着膀胱口与尿道结合部位中心构成的管道构成尿道为男性特有的器官,正常腺体的大小如高尔夫球。前列腺良性增生症(benign prostatic hyperplasia, BPH)是老年男性的一种常见病,引起患者排尿障碍。研究发现,40 岁以下的男性很少发生前列腺增生症,但随着年龄的增加,前列腺体积已经开始出现增大,发病年龄在 50～70 岁之间,出现一系列尿道梗阻的症状,70 岁以上的男性90％以上有前列腺增生。前列腺增生症对老年男性的生活质量影响很大。

(一) 病因与发病机制

1. **激素的影响** 前列腺增生与体内雄激素及雌激素的平衡失调关系密切。睾酮是男性主要雄激素,在酶的作用下,变为双氢睾酮,是雄激素刺激前列腺增生的活性激素。

2. **不良的习惯** 生活不规律,性事不当,长期抽烟酗酒,嗜食辛辣食物,长期便秘和憋尿等,都会导致对前列腺的刺激过大,而引发前列腺增生。

3. 性生活影响　生活不规律,手淫频繁,又缺乏体育锻炼,影响前列腺局部的血液循环,导致前列腺组织充血而出现增生。

4. 疾病的影响　因前列腺炎症没有彻底治愈,或患尿道炎、膀胱炎、精囊炎等生殖系统疾病也会导致前列腺组织充血而增生。

有关前列腺增生症的发病机制,目前认为雄激素可促进前列腺上皮细胞生长。早期的前列腺增生多表现为间质结节,其增生的常见类型有:基质增生、纤维肌肉增生、纤维腺瘤增生、纤维肌肉腺瘤增生,其中以纤维肌肉腺瘤增生最为常见。前列腺增生后其对尿道的压迫增加,压迫膀胱颈和尿道,引起膀胱出口梗阻,造成排尿异常。如果梗阻长期不解除,造成输尿管机械性梗阻失代偿后,输尿管壁段又可缩短,加上膀胱内压增高,出现尿道反流,导致肾积水及肾功能损害。

(二) 临床表现

良性前列腺增生症起病隐匿而缓慢,多数患者无法回忆出确切起病时间;常因急性尿潴留、明显尿流变慢等原因就诊时才明确诊断;或常规体格检查时发现前列腺增生。

1. 常见症状

(1) 阻塞性症状:如尿流细小、解不干净、排尿后段滴沥、尿柱断续、需用力方能解尿等。

(2) 刺激性症状:包括尿频、尿急、夜尿等。

2. 病情进展症状

(1) 第1阶段为患者排尿困难、尿频、夜尿增多、排尿无力、膀胱壁因排尿困难而呈现小梁,可是没有剩下尿。

(2) 第2阶段指膀胱壁尿肌开端代偿不全,不能将尿液完全排尽而呈现剩下尿,常并发细菌性膀胱炎。

(3) 第3阶段系指由于长时间排尿困难,引起膀胱排空功能减退,发作尿潴留、肾功能不全。

3. 体征　前列腺增生尿道梗阻后可造成严重的肾积水,双侧腹部可触及肿大的肾脏,尿潴留时,耻骨上可触及囊性包块,按压包块有尿意感。直肠指检可在直肠前壁触及增生的前列腺。其表面光滑、质地中等、边缘清楚。依据直肠指检可将增生的前列腺分为3度:①Ⅰ°增生:前列腺体积较正常增大 1.5～2 倍,中间沟变浅,突入直肠的高度为 1～2 cm;②Ⅱ°增生:腺体中度增大,大于正常 2～3 倍,中间沟消失或略有突出,突入直肠 2～3 cm;③Ⅲ°增生:腺体增生严重,突入直肠 3 cm 以上,中间沟明显突出,检查时手指不能触及上缘。

4. 并发症　由于排尿常排不干净,容易并发细菌性膀胱炎、膀胱结石、尿潴留等,严重者会导致肾积水乃至肾功能不全。此外,因前列腺体增大,其血流量也相对增加,患者可能出现无痛性血尿。

(1) 感染和结石:前列腺增生可引起前列腺黏膜充血、前列腺及精囊感染,感染后细菌的代谢产物使尿中的有机物质增加并沉积,结晶形成结石。

(2) 尿潴留和尿失禁:急、慢性尿潴留是前列腺增生晚期的一种严重的并发症。

(3) 影响性功能、记忆力:由于现在前列腺增生的不断年轻化,前列腺增生患者易出现头昏、烦躁、焦虑、记忆力及性功能减退等。

(4) 肾盂积水、尿毒症:前列腺增生可能导致肾脏损害,甚至尿毒症而危及生命。

(三) 诊断与治疗要点

1. 诊断　根据患者的症状、体征,结合部分实验室及影像学检查即可确诊。

（1）尿常规检查：有泌尿系感染时，尿中出现红细胞、白细胞、脓细胞。

（2）尿流率检查：可判断梗阻程度，要求排尿量在 $150\sim200$ ml。正常老年人尿流速度平均为 >20 ml/s；如最大尿流速 <15 ml/s，表明排尿不畅；<10 ml/s，表示梗阻严重。

（3）B超检查：可测量前列腺大小、形态，经腹壁超声可测量残余尿。正常情况下残余尿量 <5 ml，前列腺增生时残余尿量增加。这对于确诊有明确的意义。

2. 治疗要点　治疗目的是为了改善症状、减轻梗阻以及防治并发症。

（1）症状不明显者，可予临床观察，定期复查。

（2）症状明显者，可给予药物治疗或手术治疗。

1）常用的药物：①孕酮类药物：甲基氯地孕酮、甲羟孕酮等，在用药期间可使前列腺体积缩小，解除机械梗阻，缺点是停药后前列腺体积又会逐渐恢复。②5-α还原酶抑制剂：保列治，可使前列腺内的上皮细胞退化，体积缩小，目前应用较多。③α受体阻滞剂等：哌唑嗪、酚苄明等，能有效地抑制局部α受体兴奋，缓解梗阻。

2）手术治疗：经尿道前列腺电切除术（TURP）是 BPH 治疗的"金标准"，耻骨上经膀胱前列腺摘除术、耻骨后前列腺摘除术，还有激光治疗、经尿道射频治疗、微波治疗、前列腺支架术等。

二、保健指导

（一）疾病知识指导

指导患者及家属常见的疾病知识，避免诱发因素。告诉老年人术后性生活的问题。前列腺切除术后可能会出现逆行射精现象，但不会影响性生活。少数人出现阳痿，应查明原因，对症治疗。

（二）饮食指导

老年人应进适量含粗纤维、易消化的食物，如：蔬菜、水果，预防便秘。鼓励多饮水，防止便秘；戒烟、忌饮酒、忌辛辣食物等。

（三）生活指导

根据自身情况，选择合适的锻炼项目，如：打太极拳、散步、游泳等活动。不劳累、不饮酒，注意保暖。

（四）康复指导

（1）手术后的老年人，在术后 $1\sim2$ 个月内应避免剧烈活动，如跑步、骑自行车、性生活等，防止术后继发性出血。术后前列腺窝的修复需 $3\sim6$ 个月，因此术后可能仍会有排尿异常现象，应多饮水。

（2）定期化验尿常规、复查尿流率及残余尿测定。

（3）如有溢尿现象，指导患者经常有意识地锻炼提肛肌，以尽快恢复尿道括约肌功能。方法是：吸气时缩肛，呼气时放松肛门括约肌（图6-23）。

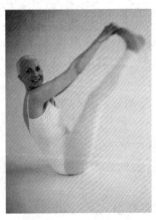

图 6-23　锻炼提肛肌

（五）用药指导

指导患者及家属按医嘱用药,并注意观察其不良反应。激素类药物常见的不良反应有男性勃起功能障碍、乳房女性化、性欲低下等。a受体阻滞剂常见的不良反应有头痛、头晕、乏力、直立性低血压。

（六）心理指导

前列腺增生症是慢性疾病,长期患病可使老年人产生焦虑、担忧、自尊心强、固执、孤独、寂寞等心理变化,应指导家属多多关怀,让患者感到自己受重视、受到更多的关心和照顾,从而使其心理上感到安慰和放心,增强与疾病作斗争的信心。

第十四节 急性脑血管病

一、疾病概述

急性脑血管病是一组起病急骤的脑部血管性疾病的总称,包括脑动脉和脑静脉系统疾病,以动脉系统疾病为常见。主要是动脉系统的破裂或闭塞,从而导致脑出血、蛛网膜下隙出血或脑梗死。造成急骤发展的脑局部血液循环和功能障碍,称为急性脑血管病,常伴有肢体偏瘫、失语、眩晕、呛咳、共济失调、神经及精神症状,严重者出现昏迷甚至死亡,临床上又称脑血管意外,即脑卒中(中风)。短暂而反复发作的脑局部血液循环障碍称为短暂性脑缺血发作。

急性脑血管病通常可分为缺血性脑血管病和出血性脑血管病,缺血性脑血管病又可分为短暂性脑缺血发作、脑血栓形成和脑梗死,出血性脑血管病又可分为脑出血和蛛网膜下隙出血。

（一）病因与发病机制

急性脑血管病的病因主要包括血管病变、血流动力学改变、血液成分和血液流变学改变以及栓子、脑血管痉挛、受压和外伤等其他原因。其中最常见的是血管病变,常见的有动脉粥样硬化和高血压性动脉硬化,其次为动脉炎、先天性血管病、外伤等各种因素导致的血管损伤;高血压、低血压或血压急骤波动,心功能障碍、传到阻滞、心脏瓣膜病、心肌病等,以及心律失常特别是心房颤动等心血管系统病变可对血流动力学造成改变,也是引起急性脑血管病变的重要原因;高黏血症、凝血机制异常、血液病及血液流变学异常导致血黏度增加和血栓前状态,也可引起急性脑血管病。但一小部分脑卒中病因不明。

流行病学调查显示,许多急性脑血管患者与下列多种危险因素有关,包括高血压、心脏病、糖尿病、短暂性脑缺血发作(TIA)、吸烟和酗酒、高脂血症、高同型半胱氨酸血症、体力活动减少、饮食(高盐及动物油高摄入)、超重、药物滥用、口服避孕药、感染、眼底动脉硬化、无症状性颈动脉杂音、抗磷脂抗体综合征、外源性雌激素摄入等。

（二）临床表现

1. **短暂性脑缺血发作(transient ischemic attack,TIA)** 是指反复发作的短暂性脑局部血液供应障碍所致的局限性脑功能缺损。症状突起又迅即消失,持续数分钟至数十分钟,

60分钟内完全恢复。本病好发于中老年人，男性比女性多见。发作突然，症状常在1分钟内即达高峰，少数患者于数分钟内进行性发展，一般持续时间不超过30分钟，不留任何后遗症，但常反复发作。常见症状有一过性的一侧上肢或下肢无力，也可只限于一只手无力，较少累及面部，部分患者还有眩晕、平衡失调，伴视野缺损和复视，但很少同时有耳鸣。目前认为TIA是脑梗死重要的警示信号和危险因素。

2. 脑血栓形成(cerebral thrombosis)　它是指在脑动脉本身病变基础上，继发血液有形成分凝集于血管腔内，造成管腔狭窄或闭塞，在无足够侧支循环供血的情况下，该动脉所供应的脑组织发生缺血、变性、坏死，出现相应的神经系统受损表现或影像学上显示出软化灶。90%的脑血栓形成是在脑动脉粥样硬化的基础上发生的，因而也常称为动脉粥样硬化性脑血栓形成。它是发病率最高的一种缺血性脑血管病，占全部卒中患者的70%～80%。

患者常在静息或休息状态下发病，有些脑血栓形成在睡眠中发病。先有头昏、眩晕、肢体麻木无力，或有TIA等前驱症状，相继或以后才发病，如果是一侧大脑半球受累，主要症状有对侧中枢性偏瘫、面瘫、舌瘫和对侧感觉减退，如果是脑干和小脑受累，出现交叉性瘫痪、脑神经麻痹、交叉性感觉障碍和共济失调等症状。

3. 脑出血　好发于50岁以上中老年人，男性略多见，以冬春季发病较多。患者多有高血压病史，常在情绪激动、活动用力时突然起病，出现头痛、呕吐、偏瘫、昏迷等。

基底节区出血约占全部脑出血的70%，包括壳核出血、丘脑出血和混合型出血，尤以壳核出血最为常见。由于出血常累及内囊，并以内囊损害体征为表现，故又称内囊出血。如果出现突发的病灶对侧偏瘫、偏身感觉缺失和同向偏盲(三偏综合征)，双眼球向病灶对侧同向凝视不能，主侧半球出血可有失语，可判定为壳核出血，出血量大者可有意识障碍。丘脑出血是由丘脑膝状动脉和丘脑穿通动脉破裂所致，若病灶侧瞳孔散大、生命征象紊乱、血压波动、呼吸不规则或暂停，提示有上脑干受累或脑疝形成。如出血破入脑室，可引起胃肠道的应激性溃疡，呕吐咖啡色胃内容物或排出黑便。

中脑出血则较少见。轻症表现为病灶对侧偏瘫，一侧或双侧动眼神经不全瘫痪或Weber综合征；重症表现为昏迷，四肢弛缓性瘫痪，可迅速死亡。小脑出血多由小脑齿状核动脉破裂所致。轻者常诉枕部头痛、眩晕，有频繁呕吐，而无瘫痪。如意识尚清，还可查出眼球震颤、共济失调等小脑体征。重症患者常因血肿增大或破入第四脑室而引起急性枕骨大孔疝，很快出现昏迷，呼吸不规则或突然停止，最终导致死亡。小脑出血的发病率较低但病死率较高，如能及时明确诊断，适当选用手术清除血肿，常能转危为安。

脑室出血多数患者为小量脑室出血，常有头痛、呕吐、脑膜刺激征，一般无意识障碍及局灶性神经缺损症状，酷似蛛网膜下隙出血，可完全恢复，预后良好。大量脑室出血病例常为继发性，由内囊大量出血破入脑室所致。起病急骤，迅速出现昏迷、频繁呕吐、针尖样瞳孔、眼球分离斜视或浮动、四肢弛缓性瘫痪及去大脑强直发作等，病情危重，预后不良。由脑室内脉络丛动脉或室管膜下动脉破裂出血，血液直接流入脑室内所致，又称原发性脑室出血。

4. 蛛网膜下隙出血(SAH subarachnoid haemorrhage)　此系多种病因所致出血、血液直接流入蛛网膜下隙的总称。临床上将蛛网膜下隙出血分为自发性和外伤性两大类。自发性又分为原发性和继发性两种。继发性蛛网膜下隙出血是指脑实质出血，血液穿破脑组织流入蛛网膜下隙者。原发性蛛网膜下隙出血是指因软脑膜血管破裂，血液直接流入蛛网膜下隙者。

最常见的症状是突然剧烈头痛、恶心和呕吐,患者面色苍白、全身冷汗。半数患者出现不同程度的意识障碍,或出现谵妄、定向力障碍、虚构和幻觉等精神症状。出血也可引起血压急骤上升,体温升高达 39℃以上。部分病例可有全身性或局限性癫痫发作。老年人以意识障碍多见,头痛常不明显。少数重症病例在剧烈头痛、呕吐之后意识很快丧失或昏迷逐渐加深,并可出现去大脑强直、脉搏与呼吸变慢,甚至呼吸突然停止而死亡。

体检常在起病后短时间内发现脑膜刺激征,最长不超过 2 天。部分患者可伴有一侧动眼神经麻痹,短暂或持久的单瘫、轻偏瘫或偏瘫,以及失语和感觉障碍等。眼底检查可发现视网膜前即玻璃体膜下片状出血,少部分患者可见视乳盘水肿。

(三) 诊断与治疗要点

1. 诊断 对于急性脑血管疾病的诊断主要通过神经系统检查与相关的辅助检查来确诊。

(1) 神经系统检查:应注意意识状态、精神状态、记忆力、计算力、定向力及言语功能、瞳孔大小、对光反应、眼底病变,合作患者应做视野检查;注意眼球运动及位置,有无同向偏斜;观察中枢性面、舌、肢体瘫痪、感觉障碍、病理反射及脑膜刺激征、失语症。

(2) 辅助检查:应包括 CT、MRI、腰椎穿刺、数字减影血管造影(DSA)、磁共振血管造影(MRA)、彩色超声波检查、心电图、心脏彩色超声、血常规、凝血功能、血脂等检查。

2. 治疗要点

(1) 短暂性脑缺血发作(TIA)

1) 积极治疗高血压、心脏病、糖尿病、高血脂等危险因素并戒烟。

2) 对颈动脉有明显动脉粥样硬化斑、狭窄(>70%)或血栓形成,影响脑内供血并有反复 TIA 者,可进行颈动脉内膜剥离术、颅内外动脉吻合术或血管内介入治疗等。

3) 药物治疗:包括:①阿司匹林、双嘧达莫(潘生丁)、氯吡格雷等抗血小板聚集药物;②肝素等抗凝治疗药物;③尼莫地平、丹参、红花药物改善脑循环;④右旋糖酐扩充血容量。

(2) 脑梗死:早期康复极其重要,要注意争分夺秒。

急性期治疗原则如下:

1) 早期溶栓,尽量解除血栓及增加侧支循环,改善缺血梗死区的血液循环;首选溶栓治疗,目的是溶解血栓,迅速恢复梗死区血流灌注,减轻神经元损伤。目前证明有效的溶栓时间窗为发病后 3～4.5 小时,常用药物有尿激酶(UK)、链激酶(SK)、重组人组织型纤溶酶原激活剂(rt‐PA)。其他还有抗凝治疗,通常选用肝素及华法林;降纤治疗,常用的有降纤酶、巴曲酶、安克洛酶,以及抗血小板聚集治疗和血液稀释疗法。

2) 积极消除脑水肿,减轻脑组织损伤:可给予 20%甘露醇 250 ml 快速静滴,每天 1～2 次,可以试用依达拉奉等自由基清除剂等。调整血压,防止感染;防止并发症,控制血糖;防治心脏疾病;必要时外科治疗、高压氧舱治疗等。

3) 尽早进行神经功能锻炼,促进康复,防止复发,即使在急性期也应注意到瘫痪肢体的位置。发病后 1～2 周,如无严重并发症、病情比较稳定者,可以开始肢体功能锻炼和言语训练。既可明显地降低致残率,也可减少并发症和后遗症。

(3) 出血性脑血管病:主要治疗原则有缓解症状、防止进一步出血,减轻脑水肿,防治迟发型脑血管痉挛,维持生命功能,去除病因、防止复发和预防并发症。

1) 脑出血的急性期治疗原则包括:①调控血压,努力使患者的血压降至 160/90 mmHg,酌情选用硫酸镁、硝普钠、呋塞米、氢氯噻嗪等;②控制脑水肿,降低颅内压,20%甘露醇 125~250 ml,静滴,2~4 次/天;③注意调整水、电解质平衡,尤其是钾的补充,保持呼吸道通畅,预防和及时治疗泌尿道感染、压疮、肺炎等并发症;④经内科处理,病情不见稳定、好转,把握时机进行清除血肿术;⑤患者度过急性期,意识清醒,生命体征稳定,即可尽早进行恢复期治疗。

2) 蛛网膜下隙出血的急性期治疗原则包括:①止血治疗,常选用氨甲苯酸、氨甲环酸;②应用止痛剂、镇静剂,如索密痛、地西泮等;③有意识障碍者常应用脱水剂降低颅内压,并加用地塞米松,每天 10~20 mg,分次静注;④尼莫地平和氟桂利嗪可减轻血管痉挛引起的临床症状;⑤脑脊液置换疗法,放出脑脊液应缓慢,减轻头痛。必要时可采用血管内介入和伽马刀治疗等外科治疗。

二、保健指导

(一) 疾病知识指导

介绍脑血管病的早期症状、就诊时机以及治疗与预后的关系。告知患者及家属疾病相关的各种危险因素。

1. 高血压　高血压是最重要和独立的危险因素。

2. 心脏病　主要包括心瓣膜病、非风湿性心房纤颤、冠心病、心肌梗死、二尖瓣脱垂、心脏黏滞瘤和心功能不全等均可增加 TIA、缺血性脑卒中发病率。

3. 糖尿病　糖尿病可导致微血管或大血管病变。

4. TIA　约 20% 的脑梗死患者有 TIA 史,TIA 愈频繁,脑卒中风险愈高。

5. 吸烟和酗酒　吸烟可提高血浆纤维蛋白原含量,增加血黏度及血管壁损伤;酗酒者卒中发病率是一般人群的 4~5 倍,更易引起脑出血,但少量饮红酒可能对预防卒中有益。

6. 高血脂　可增加血黏度,加速脑动脉硬化进程。

7. 高同型半胱氨酸血症　是动脉粥样硬化、缺血性卒中和 TIA 的独立危险因素。

8. 其他　包括体力活动减少、饮食(高盐及动物油高摄入)、超重、药物滥用、口服避孕药、感染、眼底动脉硬化、无症状性颈动脉杂音、抗磷脂抗体综合征、外源性雌激素摄入等均与脑卒中发生有关。

(二) 预防指导

坚持二级预防。

1. 一级预防　即针对健康人群或存在脑血管病危险因素者开展预防,减少或消除可干预的危险因素。如在社区人群中首先筛选上述可干预的危险因素,找出高危人群,提倡合理饮食,适当运动,定期体检,了解自己的心脏功能、血糖、血脂水平和血压高低,积极治疗相关疾病,如高血压、心脏病、糖尿病、高脂血症等,进行治疗和护理干预。

2. 二级预防　对于卒中后预防其再发的患者,分析其危险因素,针对各项危险因素进行积极控制与预防。对此类患者在进行一级预防治疗的同时,再增加针对性治疗措施,以防止新发的脑血栓或栓塞。

（三）饮食指导

（1）指导患者了解肥胖、吸烟、酗酒及饮食因素与脑血管病的关系,改变不合理的饮食习惯和饮食结构。

（2）选择适合的进食形态,如有吞咽困难、呛咳者给予糊状流汁或半流汁小口慢食,必要时鼻饲进食,教会患者及照顾者饮食的原则、内容、胃管鼻饲的方法及注意事项。

（3）给予低脂低盐饮食,注意保证充足的蛋白质和丰富的维生素,如多食谷类和鱼类、新鲜蔬菜、水果、豆类、坚果;少吃糖类和甜食;限制钠盐($<6\ \mathrm{g/d}$)和动物油的摄入;忌辛辣、油炸食物和暴饮暴食;注意粗细搭配、荤素搭配。

（四）生活指导

（1）急性期应卧床休息,取平卧位,脑梗死患者头部不宜抬高,脑出血患者应采取半卧位,床头抬高 15°～30°,尽量避免头部运动。TIA 仰头或头部转动时应缓慢、动作轻柔,幅度不要太大,防止因颈部活动过度或过急导致发作而跌伤。

（2）保持呼吸道通畅,意识障碍者头偏向一侧,取下义齿,保持大便通畅,便秘者可用缓泻剂或开塞露,排便时避免用力,禁止灌肠。大便失禁者避免肛周皮肤受损。为预防压疮,视病情每 2 小时翻身 1 次,做好皮肤护理。

（3）保持室内空气清新,避免着凉,脑梗死患者禁用冰袋等冷敷头部,以免收缩血管、减少血供。

（4）恢复期鼓励患者及早进行功能锻炼,应鼓励患者增加及保持适当的体育运动,做到劳逸结合。

（5）同时采取适当的防护措施,应避免重体力劳动,必要时如厕、沐浴以及外出活动时应由家人陪伴,以避免受伤。

（五）用药指导

指导患者遵医嘱正确服药,不能随意更改、终止或自行购药服用。告知患者对药物不良反应的观察及用药注意事项,使用阿司匹林、氯吡格雷或奥扎格雷等抗血小板聚集剂治疗时,密切观察有无皮肤、黏膜、牙龈出血等倾向,发现异常情况应及时报告和处理。

（六）康复指导

（1）指导患者保持规律生活,避免情绪激动,养成良好的排便习惯,保持大便通畅。

（2）瘫痪者保持肢体功能位,使用肢具预防。早期开展康复锻炼(图 6 - 24)。

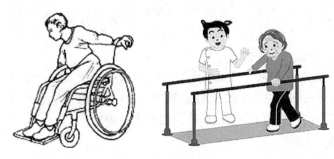

图 6 - 24　康复锻炼

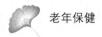

（3）语言沟通障碍者，根据失语类型，进行言语康复训练。

（4）长期卧床的患者，可抬高、活动下肢，遵医嘱使用弹力袜，预防下肢深静脉血栓形成。

（七）观察指导

观察生命体征、意识、偏瘫的部位和程度、感知觉障碍、认知、语言能力、吞咽障碍的程度、观察脑疝的表现，如意识障碍加深、瞳孔大小不等、心率减慢、呼吸减慢、血压升高等。

（八）心理指导

长期精神紧张不利于控制血压和改善脑部的血液供应，甚至还可诱发某些心脑血管病，故应保持放松的心情，积极调整心态、稳定情绪，培养自己的兴趣爱好，增加社交机会，多参加有益身心的社交活动。由于脑血管疾病多数有后遗症，易产生消极心理反应，应指导家属关心患者、安慰患者、鼓励患者增强生活的勇气，树立战胜疾病的信心。

第十五节 帕金森病

一、疾病概述

帕金森病（Pakinson disease，PD）又名震颤麻痹（paralysis agitans）。它是一种好发于中年以上的、以损害黑质纹状体通路为主、缓慢进展的中枢神经系统变性疾病，其特征是动作的缓慢与缺失、肌肉僵直、静止性震颤、姿势反射障碍及脑脊液中高香草酸含量降低。帕金森病是老年人最常见的神经变性疾病之一，在 65 岁以上的人群中，帕金森病的发病率达 1%左右，而在 40～64 岁的人群中，其发病率为 0.4%。男性明显多于女性，比例为 2～3∶1。

（一）病因与发病机制

在帕金森病中，黑质、蓝斑与其他脑干多巴胺能细胞群内有色素性神经元的丧失，造成其黑质及纹状体通路变性，尽管有多种解释，但仍然不能明确，目前主要有以下几种学说：

1. 年龄 本病主要发生于中老年人，40 岁以前少见。研究发现多巴胺能神经元功能随年龄增长逐渐降低，并与黑质细胞的死亡数成正比。但是有科学家认为生理性多巴胺能神经元退变不足以致病，年龄老化只是 PD 发病的促发因素。

2. 环境因素 流行病学调查结果发现，帕金森病的患病率存在地区差异，所以人们怀疑环境中可能存在一些有毒的物质。例如，锰损伤了大脑的多巴胺神经元。

3. 遗传性 5%～20%的帕金森病患者中有家族史。已发现家族性帕金森病的可能相关基因在第 1、2、4、6、12 号染色体。其中约 50%及 15%～20%的散发性年轻发病的帕金森病患者存在 Parkin 基因的突变。

4. 氧化应激和自由基生成 自由基可使不饱和脂肪酸发生脂质过氧化，后者可氧化损伤蛋白质和 DNA，导致细胞变性死亡。在正常情况下，细胞内有足够的抗氧化物质，故多巴胺氧化产生自由基不会产生氧化应激，保证免遭自由基损伤。

（二）临床表现

原发性帕金森病好发于 60～70 岁之间，病情缓慢进行性加重。常由一个肢体或一侧肢体开始，逐渐波及四肢和躯干，呈全身对称性损害症状。本病的三大主要症状是震颤、运动迟缓和肌强直构成,孰先孰后,孰轻孰重,因人而异,本病病程很长,持续数年或数十年之久。

1. **震颤(tremor)**　震颤是多数帕金森病的首发症状。多自一侧手部开始,然后发展到同侧下肢,最后累及对侧上下肢。常见的震颤出现于肢体处于静止状态时,称为静止性震颤。早期震颤出现于一侧上肢远端,频率为 $4\sim6$ Hz,拇指与屈曲的食指间呈"搓丸样"震颤,做随意动作时震颤减轻或停止,睡眠时完全停止,情绪激动时震颤加重。随着病情的发展,震颤渐波及整个肢体,甚至影响到躯干、口周、下颌,头部一般最后累及。晚期患者在随意动作时也有震颤(动作性震颤)合并发生。

2. **运动迟缓**　主要包括动作缓慢和动作不能,日常生活动作十分缓慢,如起坐、翻身、解系带子或扣子、穿脱衣服、洗漱等,严重者要人帮助完成。由于前臂和手指的僵直可造成上肢的精细动作变慢、运动范围变窄,突出表现在写字歪歪扭扭,越写越小,尤其是在写到末时写得特别小,称为"写字过小症"。动作笨拙、不协调,日常生活不能自理,各项动作完成缓慢,不能同时做两种动作。患者的联合运动功能受损,行走时双上肢的前后摆动减少或完全消失,这往往是本病早期的特征性体征。面肌运动减少而出现面部表情活动少、眨眼少、双目凝视,呈"面具脸"。由于躯干僵硬加上姿势反射丧失,患者站立时稍微推撞其两肩或躯干易前倾或后仰而跌倒,一旦迈步,即以极小的步伐向前冲去,越走越快,不能及时停步或转弯困难,称为"慌张步态",患者想行走中转弯时,采取连续小步使躯干和头部一起转向。咽、喉、舌等活动减少和障碍可造成流涎、语音变低、咬音不准、发音呈爆发性,故构音不清楚,严重时有吞咽困难。

3. **肌强直**　典型的全身累及的帕金森病患者面部无表情、眨眼极少;可累及四肢、躯干、颈部和头面部肌肉,而呈现特殊的姿势。肢体或头颈部关节做被动运动时促动肌和拮抗肌均有肌张力增高,感觉到均匀性的阻力,称为"铅管样强直"。肌强直与锥体束受损时的肌张力增高不同,后者被动运动关节时,阻力在开始时较明显,随后迅速减弱,呈所谓的折刀现象,故称"折刀样肌强直"。如在均匀阻力上出现断续的停顿,如齿轮转动状,则为"齿轮样强直"。

4. **其他症状**　包括非运动障碍,如患者可出现顽固性便秘、大量出汗、皮脂溢出增多等。早期患者就有嗅觉减退或消失、肢体肌肉的酸胀和疼痛,尤其出现在左旋多巴剂量不足和无效时。少数患者出现嗜睡、睡眠-窒息综合征和睡眠中喊叫。少数晚期患者还可出现视敏度减弱和痴呆。

(三) 诊断与治疗要点

1. **诊断**　帕金森病诊断主要依靠病史、临床症状及体征,结合实验室检查和影像学检查结果,排除非典型帕金森病样症状即可作出临床诊断。

(1) 实验室检查:可见脑脊液和尿中多巴胺的代谢产物高香草酸(HVA)降低,脑脊液中5-羟色胺的代谢产物含量亦降低,血清肾素活力降低、酪氨酸含量减少;黑质和纹状体内NE、5-HT含量减少,谷氨酸脱羧酶(GAD)活性较对照组降低50%。

(2) CT 和 MRI 能显示脑室扩大等脑萎缩表现。

2. **治疗要点**　原发性帕金森病的治疗主要是改善症状,尚无阻止本病自然进展加重的良好方法。主要包括药物治疗、外科治疗及物理治疗。

(1) 药物治疗

1) 抗胆碱能药物:此类药物的不良反应主要有口干、眼花、无汗、面红、恶心、失眠等,严重者可引起谵妄,停药或减量后消失。适用于早期轻症患者,常用药物有苯海索、东莨菪碱等。有青光眼者禁用此类药物。

2)左旋多巴:由于多巴胺不易透过血-脑屏障,故须用能透过血-脑屏障的左旋多巴为治疗帕金森病的最有效药物,主要不良反应有恶心、呕吐、厌食、轻度血压降低、心脏病症状,以及各种不随意运动、"开—关现象"、精神异常等。

3)多巴胺能受体激动剂:溴隐亭、吡呗地尔、普拉克索。

4)脑外多巴脱羧酶抑制剂:苄丝肼和卡比多巴。苄丝肼/右旋多巴(美多芭)和卡比多巴/左旋多巴(息宁)是目前最常用的合剂,前者起效快、效果强、持续时间短;后者效果较前者弱,但作用时间长。

5)其他:包括单胺氧化酶抑制剂,如司来吉兰及金刚烷胺等。

(2)外科治疗:目前外科治疗有 3 种方法,即苍白球毁损术、脑起搏器、深部电刺激治疗。如药物治疗不满意者,可考虑立体定向手术。

(3)物理治疗:尽可能继续进行日常活动,并按计划进行有规律的锻炼,可使帕金森病患者维持活动能力。

二、保健指导

(一)疾病知识介绍

向患者及其亲属介绍有关知识问题,帕金森病为一种慢性进行性疾病,发病年龄及病程在不同的人身上有所不同。在疾病早期,患者具有独立生活的能力,其护理主要在于指导和帮助他们解决生活中的困难。

(二)生活安全指导

(1)告知患者不要独自外出,走路时持拐杖助行,防止跌伤、摔伤。

(2)患者动作笨拙,常有失误,应谨防进食时烫伤,餐食中谨防餐具打碎,应尽量选用不锈钢餐具,避免玻璃和陶瓷制品。

(3)穿脱衣服,扣纽扣,结腰带、鞋带有困难者,均需给予帮助。

(4)若患者如厕下蹲及起立困难时,可置高凳坐位排便(图 6-25)。注意皮肤护理,必要时在骨隆突部位垫橡胶圈。

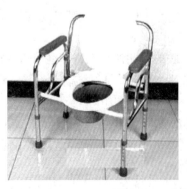
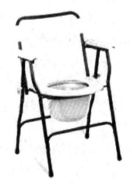

图 6-25 高凳坐位排便

（5）严重震颤和肌强直者要卧床休息。床旁禁止放置热水瓶,以防不慎碰倒时烫伤患者;患者不可独自使用锐器,如苹果刀、指甲刀等。

（三）饮食指导

（1）给予高热量、高维生素、低脂、优质蛋白质等营养丰富的食物,膳食纤维供给应充足。对于消化功能减退的患者应给予易消化、易咀嚼的细软、无刺激性的软食或半流汁,多食新鲜蔬菜和水果。

（2）少量多餐,进食或饮水时保持坐位或半坐位,无法进食者,需有人喂汤饭。对于进食困难、饮水呛咳的患者要及时给予鼻饲,并做好相应护理,防止经口进食引起误吸、窒息或吸入性肺炎。必要时给予静脉补充足够的营养。

（3）禁烟、酒及刺激性食品,如咖啡、辣椒、芥末、咖喱等,防止便秘。

（四）用药指导

（1）告知患者所用药物的名称、剂量、给药时间和方法,严格遵医嘱用药,不擅自停药。

（2）指导患者了解药物的不良反应及其处理方法,左旋多巴制剂早期会有食欲减退、恶心、呕吐、腹痛、直立性低血压、失眠、不宁等不良反应。一般选择进食时服药或减少剂量,症状会逐渐消失。抗胆碱能药物常见不良反应为口干、眼花(瞳孔扩大)、少汗、便秘、排尿困难等,青光眼及前列腺肥大者忌用。体位性低血压,容易发生意外,需加强看护。

（3）告知患者长期服药过程中可能会突然出现某些症状加重或疗效减退现象,注意左旋多巴应用过程中的"开关现象"和"剂末现象",不要惊慌,及时和医护人员联系,以便医生及时更换药物或调整剂量。

（五）功能锻炼

早期应坚持一定的体力活动,在家属陪同下适当进行运动锻炼,主动进行肢体功能锻炼,四肢各关节做最大范围的屈伸、旋转等活动,以预防肢体挛缩、关节僵直的发生。经常活动身体各个关节,防止强直与僵硬。晚期症状严重的患者,可能发生运动障碍、丧失生活自理能力,这时就要帮助其被动活动,作被动肢体活动和肌肉、关节的按摩,以促进肢体的血液循环,但按摩时力度要轻柔和缓。

（六）心理关怀

要因人施护,了解并掌握不同患者的心理状态,开启患者的心扉,通过关怀、体贴、耐心和细心的帮助等措施,从心理上建立和保持良好的医—护—患关系。寻找患者有兴趣的活动,鼓励患者参与(如由家属协助养成看电视、听广播、录音或看书籍、杂志等),鼓励患者参与社交活动,增加患者战胜疾病的信心。

第十六节　阿尔茨海默病

一、疾病概述

阿尔茨海默病(Alzheimer disease,AD),又叫早老性痴呆,是一种中枢神经系统变性病,起病隐袭,病程呈慢性进行性,是老年期痴呆最常见的一种类型,约占全部痴呆患者的

50%。主要表现为渐进性记忆障碍、认知功能障碍、人格改变及语言障碍等神经精神症状，严重影响社交、职业与生活功能。

本病最早由德国医生 Alois Alzheimer 于 1906 年描述，是痴呆最常见的病因，其患病率随年龄增高而增高，65 岁以上老年人中，AD 的年发病率约为 1%，随年龄增加患病率约增高，年龄每增加 5 岁，AD 的患病率约增加 1 倍。我国在 2005 年大规模调查发现 65 岁以上人群的 AD 患病率为 4.8%。随着人口的老龄化，AD 的发病率逐年上升，严重危害老年人的身心健康和生活质量，给患者造成深重的痛苦，给家庭和社会带来沉重的负担，已成为严重的社会问题，引起各国政府和医学界的普遍关注。

（一）病因与发病机制

本病常散发，女性多于男性，女性患者的病程常较男性患者长。同时，调查也显示，本病与低教育程度、脑外伤、遗传、甲状腺功能减退，以及接触重金属、有毒化学物质和有机溶剂等有关，其他如脑血管病、糖尿病以及老年期首发的抑郁症也是 AD 的危险因素。

1. 遗传因素　目前已发现多个基因与 AD 的发病有关。其中淀粉样蛋白前体（APP）基因、早老素—1（PS—1）基因、早老素—2（PS—2）基因突变是早发性家族性 AD（EOFAD）的主要病因。

2. 神经递质功能缺陷　AD 患者具有胆碱能系统缺陷，表现为皮质和海马部位的胆碱乙酰转移酶（ChAT）减少，使乙酰胆碱（Ach）减少，突触后烟碱样（N）和毒蕈碱样（M）受体减少，这些改变与 AD 患者的记忆障碍有关；而胆碱酯酶抑制剂（AChEI）抑制乙酰胆碱酯酶，能提高 Ach 浓度、调节 APP 的代谢、防止神经元变性、改善认知功能。

3. β淀粉样蛋白沉积、老年斑和神经纤维缠结　是 β-淀粉样蛋白沉积形成的细胞外老年斑和 tau 蛋白过度磷酸化形成的神经细胞内神经原纤维缠结，以及神经元丢失伴胶质细胞增生等。神经病理学研究发现大脑皮质和海马存在大量的神经纤维缠结（NTF），存在 NTF 的神经元多呈退行性变化；大脑皮质、海马、杏仁核和丘脑中也存在大量的老年斑。伴随上述病理变化的是大量的神经细胞脱失，AD 患者神经元的退行性变和脱失使大脑的重量减轻和体积缩小。

（二）临床表现

阿尔海默病的临床表现主要有认知能力（cognition）下降、精神行为（behavior）异常和日常生活能力（activities of daily living）降低。

1. 认知能力下降　典型的首发征象为记忆障碍，早期以近记忆力受损为主，远记忆力受损相对较轻，表现为对刚发生的事、刚说过的话不能记忆，忘记熟悉的人名，而对年代久远的事情（如初恋等）记忆相对清楚。常被忽略，被认为是老年人爱忘事，但逐渐会影响患者日常生活，出现时间、地点、定向力障碍，执行功能下降、语言功能逐渐受损等。

2. 精神行为异常　常见的症状有焦虑、抑郁、妄想、幻觉以及失眠等，常表现为踱步、无目的徘徊、坐立不安、行为举止不得体、尖叫、攻击等失当行为。其发生率超过 70%，严重影响患者与照料者生活质量。

3. 日常生活能力降低　持续进展可达 10 余年，表现为完成日常生活和工作越来越困难，吃饭穿衣上厕所也需要帮助，简单的计算问题也不能处理，日常生活需要他人照顾，最后完全不能自理。

临床上根据病程的进展性,人为地将其分为 3 个阶段:

第 1 阶段:轻度 AD,以近事记忆障碍为主,语言能力受损,学习能力下降。不能合理地购物、理财,基本生活尚能自理,可见抑郁、焦虑和淡漠等症状。

第 2 阶段:中度 AD,远期记忆受损,近事记忆障碍加剧。语言功能明显受损,理解能力下降。生活需协助料理,可出现尿失禁。此期患者的精神行为症状较突出,以幻觉、妄想和攻击行为为主。

第 3 阶段:重度 AD,严重记忆力丧失,仅存片段的记忆;各项功能均严重受损,活动能力减退,逐渐卧床,大、小便失禁,饮食困难,生活完全依赖护理。患者多见营养不良,可出现压疮、肺炎等并发症。此时精神行为症状可以减轻或消失。

(三) 诊断与治疗要点

1. 诊断　阿尔茨海默病的临床诊断是根据患者及家属提供的详细病史、神经科查体,以及神经心理功能和其他检查包括血液学、CT 和 MRI 等检查排除痴呆的其他病因。

(1) 神经心理学测验:包括认知功能评估、日常生活能力评估与行为和精神症状(BPSD)的评估这三方面,主要采用相应的评定量表进行评估。

(2) 常用的 CT 和 MRI 检查对 AD 的诊断和鉴别诊断很有价值,AD 患者表现为额叶、颞叶、顶叶和海马等部位的萎缩。

2. 治疗要点　当前 AD 的治疗手段包括:促认知药物(胆碱酯酶抑制、NMDA 受体拮抗剂等),精神行为症状的治疗,神经保护对策等。

(1) 促认知药物:首选胆碱酯酶抑制剂(AChEI),目前是治疗 AD 的主要手段,治疗时应尽早并采用能耐受的较高剂量,主要适用于轻、中度 AD 患者,能改善患者的认知功能、生活功能和精神行为症状。常见的不良反应有恶心、呕吐和腹泻等胃肠道反应,其他还有体重下降、失眠、心动过缓和乏力等。常用多奈哌齐、利斯的明和加兰他敏等。NMDA 拮抗剂有阻断谷氨酸能神经元的过度兴奋作用,维持正常的信号传导并起神经保护作用。常用药物有美金刚,用于中、重度 AD 治疗,对 AD 患者的认知功能、生活功能和精神行为症状均有效,不良反应较少。可与胆碱酯酶抑制剂合用。

(2) 精神行为症状的治疗:首先考虑非药物干预,改变环境,适当的放松、聆听音乐或家庭成员和照料者的悉心安慰等,以缓解患者的紧张和焦虑。对于难以控制的精神病性症状和激越,非典型抗精神病药治疗有效,常用喹硫平、奥氮平等,不良反应如锥体外系反应少。应使用最低的有效剂量。

二、保健指导

(一) 预防指导

分为一级预防和二级预防。

1. 一级预防　应注意预防和控制高血压、吸烟、糖尿病、心房颤动和肥胖等血管性危险因素,避免头部外伤,使用降压药、非甾类固醇消炎药、他汀类药物、激素替代治疗,进行健康教育、节食、锻炼及参与社会益智活动,同时对易感人群进行监测。

2. 二级预防　它是指预防已经表现出一些认知损伤的非痴呆个体发展为 AD。早发现、早诊断、早治疗对延缓老年痴呆的发展有非常重要的意义。指导具有遗传易感性人群的家庭成员及相关人员掌握痴呆的常见早期症状,讲解痴呆的预防知识,重点指导特定人群定期进行精神状态和智能状况的自我评定,力争做到痴呆的早期发现;并对检查发现的可疑患者做好其本人和家属工作,就近及时到专科医疗机构进行检查,早期诊断,早期治疗;定期进行家庭访问,提供相应的咨询服务和健康指导。

(二) 疾病知识介绍

向患者及其亲属介绍有关知识问题,阿尔海默病是一种慢性进行性疾病,发病年龄及病程在不同的人身上有所不同。在疾病早期,患者具有独立生活的能力,其护理主要在于指导和帮助他们解决生活中的困难;晚期卧床的患者,其照顾护理任务则越来越重。

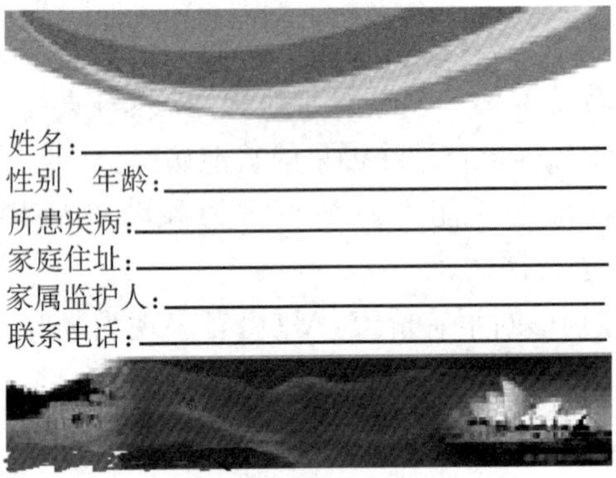

姓名:_____

性别、年龄:_____

所患疾病:_____

家庭住址:_____

家属监护人:_____

联系电话:_____

图 6-26　身份卡片

(三) 生活安全指导

(1) 告知患者不要独自外出,外出时带好身份卡片(图 6-26),上面写清楚个人的详细信息,包括姓名、年龄、所患疾病、家庭住址及家属监护人联系方式。

(2) 患者动作笨拙,常有失误,应谨防进食时烫伤,餐食中谨防餐具打碎,应尽量选用不锈钢餐具,避免玻璃和陶瓷制品。穿脱衣服,扣纽扣,结腰带、鞋带有困难者,均需给予帮助。床旁禁止放置热水瓶,以防不慎碰倒时烫伤患者;患者不可独自使用锐器,如苹果刀、指甲刀等。

(四) 饮食指导

给予高热量、高维生素、低脂、优质蛋白质等营养丰富的食物,膳食纤维供给应充足。少量多餐,进食或饮水时保持坐位或半坐位,对于消化功能减退的患者应给予易消化、易咀嚼的细软、无刺激性的软食或半流汁,多食新鲜蔬菜和水果,禁烟酒及刺激性食品,如咖啡、辣椒、芥末、咖喱等,防止便秘。无法进食者,需有人喂汤饭。对于进食困难、饮水呛咳的患者要及时给予鼻饲,并做好相应护理,防止经口进食引起误吸、窒息或吸入性肺炎。必要时给予静脉补充足够的营养。

(五) 用药指导

告知患者及家属所用药物的名称、剂量、给药时间和方法,严格遵医嘱用药,不擅自停药。指导患者了解药物的不良反应及其处理方法。出现不良反应时不要惊慌,及时和医护人员联系,以便医生及时更换药物或调整剂量。

(六) 功能锻炼

应坚持一定的体力活动,在家属陪同下适当进行运动锻炼,主动进行肢体功能锻炼及生活技能锻炼,防止退化。晚期症状严重的患者,可能丧失生活自理能力,这时就要帮助其被动活动,做被动肢体活动和肌肉、关节的按摩,以促进肢体的血液循环。

(七) 心理疏导

要因人施护,了解并掌握不同患者的心理状态,开启患者的心扉,通过关怀、体贴、耐心和细心的帮助等措施,从心理上建立和保持良好的医—护—患关系。寻找患者有兴趣的活动,鼓励患者参与(如由家属协助养成看电视、听广播、录音或看书籍、杂志等),鼓励患者参与社交活动,增加患者战胜疾病的信心。

第十七节　老年性耳聋

一、疾病概述

老年性耳聋是指随着年龄增长逐渐发生的进行性听力减弱,它的出现年龄与发展速度因人而异,重者可致全聋的一种老年性疾病。通常情况下 65～75 岁的老年人中,发病率可高达 60％左右。

(一)发病原因

1. 衰老退化　老年人全身组织趋于退化,因此内耳和听神经也发生退行性改变。另外,老年人中枢神经发生萎缩,也可导致老年性耳聋。

2. 动脉硬化　老年人易患动脉硬化、高血压、高血脂等,使内听动脉血管也发生硬化,由于内听动脉是终末血管,没有侧支循环,如果发生硬化、狭窄等病变,供应内耳的血液和氧气减少,引起听神经的组织变性,听力便会下降,从而引起耳聋。

3. 遗传因素　老年性耳聋的发病有家族因素,父母患耳聋的早晚决定着子女患耳聋的早迟,故老年性耳聋与遗传基因有关。

4. 代谢障碍　高血压、糖尿病、甲状腺功能低下的患者耳聋出现早、发展快,尤其是既有高血压又有糖尿病的患者耳聋发展更快。

5. 营养因素　长期进食高脂肪、高盐、高糖的食物,容易导致老年性疾病及相应的老年性耳聋。另外,60 岁以上老年人耳蜗血运中锌含量下降,是听功能衰退的因素之一。

6. 吸烟危害　在患有动脉硬化的基础上再吸烟,烟中的二氧化硫、尼古丁、煤焦油会刺激内耳听动脉,使之痉挛、缺血、缺氧,造成耳蜗毛细胞变性、退化,听力下降。

7. 药物毒性　老年人对耳毒性药物作用敏感,这是因为,老年人的生理功能减退,对药物的吸收、分布、代谢、排泄、免疫功能和耐受能力等均有所下降。尤其是对耳毒性的抗生素(氨基糖苷类、抗真菌药等)易造成内耳损伤,听力会越来越差。

8. 噪声影响　城市居民中,老年性耳聋发生的年龄较早,这与城市中的噪声多而强烈有关。城市噪声大,汽车、机械、基建等给城市居住者带来的噪声如果高于 60～70 dB,就会对耳朵的毛细胞造成损伤,从而影响听力。

9. 紧张疲劳　老年人长期处于精神高度紧张,以及在身体疲劳状态时均易使耳鸣加重。

(二)发病机制

其发病机制尚不清楚,可能与听觉器官的老化性退行性改变、遗传,以及各种有害因素(包括疾病、精神创伤等)的影响,导致听力减退有关。

(三)临床表现

1. 听力下降　鼓膜正常者,中年以后两耳进行性对称为感音性耳聋,伴有高音耳鸣,先由 3 000 Hz 开始下降,逐渐波及 4 000～6 000 Hz 中频,亦可因基底膜破裂而高频音突然丧失。老年人听力下降为缓慢的进行性加重,呈双侧对称性听力下降。

2. 常有耳鸣 轻者耳畔仿佛有远处的蝉鸣声,重者有如汽笛声甚至擂鼓声,夜以继日嗡嗡作响,使老年人心神不安,影响睡眠与生活,也影响身体健康。

3. 听觉重振现象 此即低声时听不到,但高声时嫌人吵。

4. 音素衰退 语言分辨率与纯音听力不成比例,即称"音素衰退"。多数情况下纯音听力减退不及语言听力严重,年龄越大此种现象越明显,即在许多老年人尽管纯音听力基本正常,但仍不能理解讲话的内容。

5. "附加"听力丧失 导致老年人在听阈水平相同时的言语功能较年轻者差,同时还存在着低估自身听力丧失的趋势。

6. 语言的理解更差 在嘈杂的环境中,老年人对语言的理解较差。即使他们的听敏度损失不大,但在有噪声的混响环境中,其理解言语的困难度要比听力正常的年轻人大得多。对于有听力损坏的老年人,其理解言语的难度相当大。

7. 伴随症状 除听力下降外,往往还伴有眩晕、嗜睡、耳鸣、脾气较偏执等。

(四) 诊断与治疗要点

1. 诊断 根据病史、临床表现和辅助检查,包括中耳检查、电测听、语言辨别检查和其他听力检测等。

(1) 中耳检查:一般无特殊性变化,可能出现鼓膜混浊、增厚、钙斑等异常。

(2) 电测听:测试结果多为神经性聋听力图,亦可是神经性聋为主的混合性聋听力图。

(3) 语言辨别检查:多呈语言辨别下降。

2. 治疗要点

(1) 药物治疗:尽早选用可扩张内耳血管的药物、维生素 B 族药物,以及能量制剂,必要时还可应用抗细菌、抗病毒及类固醇激素类药物。

(2) 助听器:药物治疗无效者可配用助听器。

(3) 听觉和言语训练。

二、保健指导

(一) 生活指导

1. 生活环境安静 安排老年人在一个比较安静、舒适的环境中生活,尽量预防感冒。

2. 注意劳逸结合 做到起居有时,适当参加一些力所能及的劳动,避免过度劳累。经常参加适合老年人的体育活动,如郊游、散步、打太极拳、练气功等,促进全身血液循环,加强内耳器官的血液供应,改善内耳器官的代谢。

3. 避免噪声损害 噪声会使本来开始衰退的听觉更容易疲劳,导致内耳的微细血管处于痉挛状态,使内耳供血减少,导致听力下降。因此,遇到巨响,或燃放鞭炮时,用手捂耳,保护鼓膜。老人在听音乐、看电视及戴耳机听音乐时不宜把音量放得太大,一般放在 85 dB 左右即可。

4. 不要随便掏耳朵 因外耳道比较稚嫩,且与软骨膜的链接比较紧密,皮下组织也比较少,故血液循环比较差,如果随便掏耳朵,就会对外耳道造成损伤、感染或发炎,甚至会破坏鼓膜,导致听力下降。

5. 定期健康检查　定期体格检查能及时发现疾病,早期治疗,从而降低老年性耳聋的发病率。

(二) 饮食指导

(1) 老年人饮食要新鲜、清洁、安全,无致病微生物、无毒、无有害物质。

(2) 饮食要有合理的营养成分,并注意合理选择。

1) 多吃一些含有锌、铁、钙的食物,因微量元素能有效地扩张血管,同时促进内耳的血液供应,有效地防止听力下降。

2) 多吃富含维生素 C、维生素 E 的蔬菜、硬干果,能提高人体对氧的利用率,改善外周血流量,对内耳起保护作用。新鲜绿叶蔬菜中含维生素 C 多,黑芝麻、植物油、核桃、花生等含维生素 E 较多。

3) 少吃高脂肪、高胆固醇、过甜、过咸食品,这些食物可导致高血压、动脉硬化、糖尿病,可促进内耳血管病变而加速老年人耳鸣、耳聋的进展。

4) 多吃有活血作用的食物:活血化瘀能扩张血管,改善血液黏稠度,有利于保持耳部小血管的正常微循环,可常食用黑木耳、韭菜等。

(3) 戒除烟酒,因为烟酒对听神经都有毒害作用,尤其是烟中的尼古丁进入血液,使小血管痉挛、血液缓慢、黏度增加,造成内耳供血不足,从而促发耳聋。

(4) 不挑食、不暴饮暴食,养成良好的饮食习惯。

(三) 按摩耳朵

1. 按摩耳郭、提捏耳垂　老年人要经常按摩自己的耳朵即耳朵周围(图 6－27),刺激耳朵相关穴位,有助于耳朵的血液循环,预防听力的下降和耳聋的发生。

2. 按摩外耳及鼓膜　经常用手按摩耳壳并轻轻地用掌心向内耳挤压和放松,或用手指不停地挤压耳屏,可对鼓膜起到按摩作用。

3. 按摩内耳相关穴位　坚持按摩耳垂前后的翳风穴和听会穴(图 6－28),可增加内耳的血循环,有保护听力的作用。

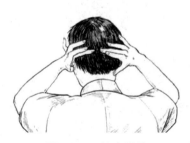

图 6－27　按摩耳朵

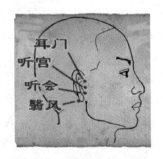

图 6－28　翳风穴和听会穴

(四) 用药指导

由于老年人对药物的解毒排泄功能较低,因此一旦生病,不要自己擅自服用药物,要按医嘱使用相关药物,尽可能避免使用对内耳听觉器官有毒性作用的药物,如链霉素、卡那霉素、新霉素和奎宁等。

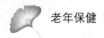

（五）心理指导

心胸宽阔、乐观豁达是健康长寿的秘诀。如果老年人情绪不稳定、暴怒狂喜、生活紧张、焦虑,可使人体内神经体液调节失去平衡,造成耳部血循环障碍,最终将引起耳鸣、耳聋等。所以,应告知老人平素要保持乐观情绪,愉快地度过晚年生活。

[案例分析与思考题]

1. 有位 77 岁女性患者,诉发热、咳嗽、咯血痰、胸痛、气急 1 天余,近半天来恶心、呕吐。现体温已退,但出现神志模糊、躁动不安而由家属急送来院。既往体健,无特殊疾病史,但 3 天前曾受凉感冒。

体格检查:体温 35.6℃,脉搏 115 次/分,呼吸 28 次/分,血压 75/48 mmHg;右下胸部呼吸运动稍受限,叩诊音稍浊,听诊呼吸音减低,有少量细湿性啰音;心脏无特殊发现,肝、脾未触及。

实验室及其他检查:血液白细胞计数 $3 \times 10^9/L$,中性粒细胞占 88%。

请解答:(1) 本病例确切的诊断是什么?

(2) 老年人如何预防本病的发生?

2. 有位 68 岁男性患者,有吸烟史 30 余年,出现慢性咳嗽、咳痰已 20 多年,近 5 年来明显加剧,已长年不断,伴有喘息和呼吸困难,且以冬春季更甚。3 天前因受凉感冒,而致发热、剧咳、咯多量黄脓痰、气急、发绀,今晨起更出现神志模糊、躁动不安,故急送来院就诊。

请解答:(1) 该老人完整的医疗诊断是什么?

(2) 估计体格检查和动脉血气分析会有何改变?

(3) 缓解后如何指导老人在家庭合理用氧? 为什么?

3. 有位 70 岁男性患者,原发性高血压 21 年,经常有头痛、头晕、耳鸣、失眠、视力模糊、鼻出血等,近几年常感上眼睑肿胀、恶心、食欲缺乏、腰酸等。

体格检查:血压 190/120 mmHg,脉搏 80 次/分,律齐,心浊音界向左下扩大,A2＞P2,两肺呼吸音稍粗但无啰音,肝、脾肋下未及,肾区无叩痛,下肢无水肿。

实验室检查:尿常规:蛋白＋＋,红细胞 6 个/HP,肾功能:血尿素氮 9.1 mmol/L,血肌酐 243.2 μmol/L,内生肌酐清除率 50 ml/min。

请解答:(1) 该患者原发性高血压属何型? 第几级? 为什么?

(2) 如何为患者进行饮食指导?

4. 有位 65 岁男性患者,有一天晚上在舞厅跳舞,突然感到剑突处压榨样闷痛数小时,并向左臂放射,伴恶心、呕吐、冷汗及濒死感。

请解答:(1) 您认为该患者患何病? 还需做哪些检查?

(2) 怎样为该患者进行保健指导?

5. 有位 69 岁男性患者,18 年前因多饮、多食、多尿,诊断为"糖尿病"。长期接受口服降血糖药治疗与饮食控制,血糖基本上能控制。12 年前发现有高血压,突然发生脑梗死,经治疗好转后出院。近 2 年经常有心绞痛发作。

请解答:(1) 该患者出现了什么并发症?

(2) 根据身高(179 cm)、体重(标准体重为 150 kg),计算该患者的三餐饮食热量。

6. 有位 61 岁男性患者,中学教师。头痛头晕 30 多年。前 20 年为发作性,后 10 年为持续性。以枕后痛为主,加重时前额也痛,头有紧束感,伴耳鸣、听力下降、双眼发困、胸部发闷不适,经常恶心,但是很少呕吐。医院诊断颈椎病。

请解答:(1) 怎样进行保守治疗?

(2) 如何为该老人进行康复指导?

7. 有位 57 岁女性患者,家庭主妇,2013 年 6 月在家扫地下蹲时不慎扭伤腰部,当时感腰部疼痛、下肢麻木,自行使用"膏药"在家治疗但不见好转,次日到医院检查、住院治疗。医院拍摄 X 线片检查结果为"腰 $L_{4、5}$ 椎间盘突出"。

请解答:(1) 该患者引起椎间盘突出的原因是什么?

(2) 如何为该患者进行日常生活指导?

(3) 康复期如何进行腰背肌训练?

8. 有位 84 岁男性患者,近 10 年来经常感到尿频、尿急,排尿有困难,如尿流细小、解不干净、排尿后段滴沥、尿柱断续、需用力方能解尿等,而且有夜尿增多等,最近上述症状加重。

请解答:(1) 能为该老人做手术吗?

(2) 怎样进行保健指导?

9. 有位 74 岁男性患者,有高血压病史 30 余年,今天因情绪激动,突然发生头晕、头痛,继后出现"三偏征"。

请解答:(1) 估计该老人患的是什么疾病?

(2) 应做何检查可进一步确诊?

(3) 病情稳定后如何进行康复指导?

10. 有位 72 岁女性患者,主诉 2 年前开始出现记忆力问题。初时表现为记不住客人的名字,记不住看过的报纸新闻和听过的电视新闻等。经常重复购买相同的食品,烧饭菜忘了关火。最近发展到遗失贵重物品包括钱包和存折等。2 周前上街,找不到回家的路。

请解答:(1) 估计该老人患的是什么疾病? 为什么?

(2) 怎样加强预防指导?

11. 老年肺炎有何特点?

12. 老年阻塞性肺疾病有何特点?

13. 怎样指导老年人做腹式呼吸操?

14. 如何告知老人高血压的分级标准?

15. 如何教会老人和家属正确测量血压?

16. 老年冠心病有何特点?

17. 简述高脂血症的易感人群。

18. 怎样为高脂血症老人进行饮食和运动指导?

19. 何谓反流性食管炎? 何谓食管裂孔疝?

20. 胃下垂的主要临床表现是什么? 如何进行运动指导?

21. 简述 1 型和 2 型糖尿病的区别。

22. 老年痛风有何特点? 怎样进行饮食指导?

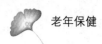
23. 老年颈椎病的特点是什么？怎样进行中医推拿指导？

24. 老年椎间盘突出症的特点是什么？如何教会患者自我锻炼？

25. 骨质疏松症的三大症状是什么？如何指导老人合理补钙？

26. 前列腺肥大症会出现哪些并发症？如何锻炼提肛肌？

27. 简述急性脑血管病的危险因素和分类。

28. 简述脑梗死和脑出血在病因、临床表现、治疗和护理方面的区别。

29. 简述帕金森病的临床表现。怎样进行用药指导？

30. 怎样为阿尔茨海默病老人进行生活安全指导？

（王　骏）

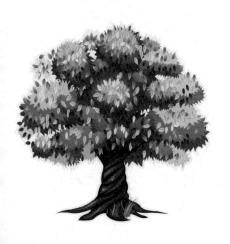

第七章
老年人常见心理与精神健康
问题的预防保健

第一节　老年人常见的心理与精神健康问题

随着年龄的增长,老年人某些器官功能出现衰老性变化,各种生理功能逐渐衰退,并常常面临社会角色的改变、疾病、丧偶等生活事件,老年人必须努力面对和适应这些事件。如果适应不良,常可导致一些心理问题,甚至出现严重的精神障碍,损害老年人的健康,降低生命质量。因此,增进老年人的心理与精神健康是老年期护理的重要内容。

大量研究表明,老年期的心理伴随生理功能的减退而出现老化,使某些心理功能或其某些方面出现下降、衰退,而另一些心理功能或其某些方面仍趋于稳定,甚至产生新的适应代偿功能,从而使老年人从整体上能适应良好。然而,有很多因素可能影响老年人的心理,致使部分老年人出现一些心理问题。针对老年人常见的心理问题,需采取有的放矢的措施以维护和促进老年人的心理健康。

一、老年人的心理特点

老年人的心理变化是指心理能力和心理特征的改变,包括感知觉、智力和人格特征等。老年人的心理变化特点主要表现在以下几方面。

(一) 感知觉的变化

随着老化,老年人的感觉器官逐渐衰退,出血老花眼、听力下降、味觉减退等,这些都会给老年人的生活和社交活动带来诸多不便。例如,由于听力下降,容易误听、误解他人的意思,出现敏感、猜疑,甚或有心因性偏执观念。知觉一般尚能保持,只是易发生定向力障碍,影响其对时间、地点、人物的辨别。

(二) 记忆的变化

神经递质乙酰胆碱影响着人的学习记忆,老年人可能是由于中枢胆碱能递质系统的功能减退而使记忆能力减退。老年人记忆变化特点为:有意记忆为主,无意记忆为辅;近事容易遗忘,而远事记忆尚好;再认能力可,回忆能力相对较差,有命名性遗忘;机械记忆不如年轻人,在规定时间内速度记忆衰退,但理解性记忆、逻辑性记忆常不逊色。记忆与人的生理因素、健康精神状况、记忆的训练、社会环境等相关。

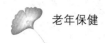

(三) 智力的变化

智力分为流体智力和晶体智力两大类。流体智力是指获得新观念、洞察复杂关系的能力,如知觉速度、机械记忆、识别图形关系等,主要与人的神经系统的生理结构和功能有关。晶体智力指对词汇、常识等的理解能力,与后天的知识、文化和经验的积累有关。随着年龄增长,老年人的流体智力呈逐渐下降的趋势,高龄后下降明显;二晶体智力则保持相对稳定,随着后天的学习和经验积累,有的甚至还有所提高,到高龄后才缓慢下降。大量研究证实,智力与年龄、受教育程度、自理能力等有着密切关系。

(四) 思维的变化

思维是人类认知过程的最高形式,是更为复杂的心理过程,但由于老年人记忆力的减退,无论在概念形成、解决问题的思维过程还是创造性思维和逻辑推理方面都受到影响,而且个体差异较大。

(五) 人格的变化

人到了老年期,人格(即人的特性或个性,包括性格、兴趣、爱好、倾向性、价值观、才能和特长等)也逐渐发生相应改变,如由于记忆减退,说话重复唠叨,再三叮嘱,总怕别人和自己一样忘事;学习新事物的能力降低、机会减少,故多根据老经验办事,保守、固执、刻板,因把握不住现状而易怀旧和发牢骚等;对健康和经济的过分关注与担心易产生不安与焦虑。

(六) 情感与意志的变化

老年人的情感和意志过程因社会地位、生活环境、文化素质的不同而存在较大差异。老化过程中情感活动是相对稳定的,即使有变化也是生活条件、社会地位变化所造成的,并非年龄本身所决定的。

二、老年人心理变化的影响因素

(一) 各种生理功能减退

随着年龄的增加,各种生理功能减退,出现老化现象,如神经组织,尤其是脑细胞逐渐发生萎缩并减少,神经递质功能减退,导致精神活动减弱、反应迟钝、记忆力减退,特别是近期记忆方面。视力和听力也逐渐减退,感知觉随之降低。

(二) 社会地位的变化

由于社会地位的改变,可使一些老年人发生种种心理上的变化,如孤独感、自卑、抑郁、烦躁等。

(三) 家庭人际关系

离退休后,老年人主要活动场所由工作单位转为家庭。家庭成员之间的关系,对老年人影响很大,如子女对老人的态度、代沟产生的矛盾等,对老年人的心理也都会产生影响。

(四) 营养状况

为维持人体组织与细胞的正常生理活动,需足够的营养,如蛋白质、碳水化合物(糖类)、脂肪、水、盐类、微量元素、维生素等都是必需的营养物质。当营养不足时,尤其是神经组织及细胞缺乏营养时,常可出现精神不振、乏力、记忆力减退、对外界事物不感兴趣,甚至发生抑郁及其他精神神经症状。

（五）体力或脑力过劳

体力及脑力过劳均会使记忆减退、精神不振、乏力、思想不易集中,甚至产生错觉、幻觉等异常心理。

（六）疾病

有些疾病会影响老年人的心理状况,如脑动脉硬化,使脑组织供血不足、脑功能减退,促使记忆力减退加重,晚期甚至会产生老年痴呆等。脑卒中等又常可使老年人卧床不起、生活不能自理,以致产生悲观、孤独等心理状况。因此,应积极防治各种疾病,以使老年人保持良好的心理状态。

三、老年人心理发展的主要矛盾

（一）角色转变与社会适应的矛盾

角色适应问题是老年人离退休伴随的矛盾。退休、离休本身是一种正常的角色变迁,但不同职业群体的人,对离退休的心理感受是不同的。

据对北京市离退休干部和退休工人的对比调查,工人退休前后的心理感受变化不大。他们退休后摆脱了沉重的体力劳动,有更充裕的时间料理家务、消遣娱乐和结交朋友,并且有足够的退休金和公费医疗,所以内心比较满足,情绪较为稳定,社会适应良好。但离退休干部的情况则不同,这些老干部在离退休之前,有较高的社会地位和广泛的社会联系,其生活的重心是机关和事业,退休、离休以后,从昔日紧张有序的工作中突然松弛下来,生活的重心变成了家庭琐事,广泛的社会联系骤然减少,并因无所事事的现状与他们强烈的社会责任感发生冲突而使他们感到很不习惯、很不适应。

（二）老有所为与身心衰老的矛盾

具有较高的价值观念和理想追求的老年人,通常在离退休之后,都不甘于清闲,他们渴望在有生之年,能够再为社会多做一些工作,退而不休、老有所为。然而,很多年高志不减的老年人,身心健康状况并不理想。他们有的机体衰老严重,有的身患多种疾病,有的感知、记忆、思维等心理能力衰退明显,使得这些老年人在志向与衰老之间形成了矛盾,有的人还为此而陷入深深的苦恼和焦虑之中。

（三）老有所养与经济保障不充分的矛盾

根据国外的研究,缺乏独立的经济来源或可靠的经济保障,是老年人心理困扰的重要原因。一般来说,由于缺乏经济收入、社会地位不高,因而使得这类老年人容易产生自卑心理,他们的心情也比较郁闷,处事小心,易于伤感。如果受到子女的歧视或抱怨,性格倔强的老年人常常会滋生一死了之的念头。所以,老有所养与经济保障不充分的矛盾,既是社会矛盾,也是社会心理矛盾。

（四）安享天伦之乐与空巢家庭的矛盾

家庭是老年人生活的主要场所,是其情感和精神的重要寄托。但目前家庭结构小型化、城市化进程加快,以及传统家庭观念的改变都造成了空巢老年人数量的快速增长,使老年人过去那种儿孙绕膝、享受天伦之乐的观念受到严重冲击,导致老年人深感孤独、寂寞,有的还产生抑郁自杀。

（五）安度晚年与生活变故的矛盾

老年人都希望平平安安、幸福美满地度过晚年，而且大多数老年人都希望健康长寿，但这种美好愿望与实际生活中的意外打击、重大变故，往往形成强烈的对比和深刻的矛盾。当老人突然遇到丧偶的打击，若是缺乏足够的社会支持，会很快垮掉，甚至导致早亡。除丧偶之外，夫妻争吵、亲友亡故、婆媳不和、突患重病等生活事件，对老年人的心灵打击也十分严重。

四、老年人常见的心理问题

（一）离退休综合征

离退休综合征是指老年人由于离退休后不能适应新的社会角色及生活环境和生活方式的变化而出现焦虑、抑郁、悲哀、恐惧等消极情绪，或因此产生偏离常态行为的一种适应性心理障碍，这种心理障碍往往还会引发其他生理疾病，影响身体健康。

离退休是人生中的一次重大变动，老年人的生活内容、生活节奏、社会地位和人际交往等各个方面都发生较大变化。因此，离退休综合征多发生于平时工作繁忙、事业心强、争强好胜和毫无心理准备而突然离退休的老年人。平时活动范围大且爱好广泛的老年人则较少发生。女性适应较快，发生率较低。

离退休综合征经过心理疏导或自我心理调适大部分在 1 年内可以恢复常态，个别需较长时间才能适应，少数患者可能转化为严重的抑郁症，直接影响老年人的身心健康，加速老化过程。

1. 引起离退休综合征的原因

（1）离退休前缺乏足够的心理准备：进入老年期，机体处于衰老、退化阶段，如对离退休这一重大生活事件缺乏足够的心理准备，则会发生强烈的情绪体验，容易破坏人体的内环境稳定，造成内分泌功能紊乱、中枢神经功能失调。

（2）离退休前后生活境遇反差过大：离退休后活动减少、经济水平下降、社交活动减少，生活单调，朋友、家人、亲戚、邻居来往减少，这种环境、工作、生活的突然改变，会产生短暂的情绪反应，导致心理上的淡漠和变态。如不能适应现实生活，不能顺应角色的改变，不能完成心理上的自我调整，则出现一些偏离常态的心理和行为，甚至由此而引起其他疾病的发生或发作。

（3）适应能力差或个体缺陷：有些离退休后的老年人，由于个性上的原因而难以顺应离退休带来的生活变化。一般情况下，性格固执、刚愎自用、怪癖、急躁、过度内向及具有黏液质和抑郁质等气质类型的人适应能力较差，故在环境发生剧烈变化时容易出现心理失调。

（4）社会支持缺乏：社会支持是指人际关系对应激的有害影响所起的保护作用。我国传统的家族观念和家庭结构被普遍认为具有良好的社会支持作用，从而有利于促进身心健康。能提供社会支持者，包括家庭成员（配偶、父母、子女、兄弟姐妹）、经常往来的亲戚、朋友、有着良好关系的团体成员以及各种社会关系网。离退休后，如单位领导与同事及亲朋好友能关心支持老人，并鼓励其宣泄内心的郁闷，提供有益的劝告或信息等，均有利于宣泄与缓解不良情绪。反之，则会由负性情绪逐渐演变为心理失调，发生离退休综合征。

(5) 失去价值感:离退休人员离开了原来的工作岗位,突然感到失去了个人的社会价值,滋生出无能无用、无望无助的负性情绪。如不能及时调整,久之也会导致心理失调。

2. 表现 离退休综合征是一种复杂的心理异常反应,主要体现在情绪和行为方面,具体表现为坐卧不安、行为重复或无所适从,有时还会出现强迫性定向行走;注意力不能集中,做事常出错;性格变化明显,容易急躁和发脾气、多疑,对现实不满、常常怀旧,可存有偏见。大多数当事者有失眠、多梦、心悸、阵发性全身燥热等症状。心理障碍的特征可归纳为无力感、无用感、无助感和无望感。

3. 预防与护理 可采取以下措施进行预防与护理。

(1) 正确看待离退休:老年人到了一定的年龄,由于职业功能的下降,退休是一个自然的、正常的、不可避免的过程。

(2) 做好离退休心理行为准备:快到离退休年龄时,老年人可适当地减少工作量,多与已离退休人员交流,主动及早地寻找精神依托;退休前积极做好各种准备,如经济上的收支、生活上的安排,若能安排退休后即做一次探亲访友或旅游,则有利于老年人的心理平衡。培养一至几种爱好,根据自己的体力、精力及爱好,安排好自己的活动时间,或预计一份轻松的工作,使自己退而不闲。

(3) 避免因退休而产生的消极不良情绪:老年人离开工作岗位,常常有"人走茶凉"的感觉,因此造成心理上的失落、孤独和焦虑。老年人应该勇于面对诸如此类的消极因素,不妨顺其自然,不予计较。对涉及个人利益的事,尽可能宽容。刚刚退休下来,不妨多与亲朋好友来往,将自己心中的郁闷、苦恼通过交谈等方式进行宣泄,及时消除和转化不良情绪,求得心理上的平衡和舒畅。

(4) 营造良好环境:要为老年人营造坦然面对离退休的良好环境。家人要热情温馨地接纳老年人,尽量多陪伴老年人;单位要经常联络、关心离退休的老年人,发挥离退休党支部桥梁作用,有计划地组织离退休人员学习、外出参观,从而减少心理问题。

(5) 建立良好的社会支持系统:作为老年人退休后的第二活动场所,社区要及时建立离退休老年人的档案,并组织各种有益于老年人身心健康的活动,包括娱乐、学习、体育活动,或老有所为的公益活动,如帮助照顾那些因父母工作繁忙而得不到照顾的孩子、陪伴空巢老人等,让老年人感到老有所用、老有所乐。此外,还要为社区中可能患有离退休综合征或其他疾病或经济困难的老年人提供特殊帮助。

(二) 脑衰弱综合征

脑衰弱综合征是指由于大脑细胞的萎缩,脑功能逐渐衰退而出现的一系列临床症状。

1. 引起脑衰弱综合征的原因

(1) 长期烦恼、焦虑。

(2) 离退休后生活过于清闲,居住环境太静,与周围人群交往甚少,信息不灵通。

(3) 生活事件影响(家庭的、经济的、职业的)等因素。

(4) 因脑动脉硬化、脑损伤后遗症、慢性酒精中毒及各种躯体疾病引起的脑缺氧等。

2. 表现 脑衰弱综合征主要表现为头部不适、头痛、头晕;疲乏无力;记忆力下降、注意力不集中;感觉过敏,情绪不稳,易激惹、焦虑;睡眠障碍,如睡眠不稳、不易入睡、多梦易醒、早醒、醒后不能解除疲乏等现象。

3. 预防与护理

（1）心理支持：理解、尊重老年人，主动关心老人，热情介绍有关知识，与之建立良好的护患关系，尽可能地陪伴老人，善于倾听，并诱导老人表达内心感受，给予充分理解。避免一些老年人因过度重视而产生焦虑、疑病症，出现四处求医、补药不离身现象；或另一些老年人及其亲属认为脑衰弱是人体衰老的自然规律，不引起重视。两者均会影响老年人的晚年幸福。

（2）保持充实的生活：适当的体育锻炼与活动，鼓励老年人根据自己的年龄、体质、兴趣、锻炼基础等情况，坚持体育锻炼和适当的体力活动及文娱活动，增加老年人对生活的兴趣，以减轻老年生活的孤独、忧郁、失落的情绪。鼓励老年人勤用脑，坚持适量的脑力劳动，使脑细胞不断接受神经信息的刺激，对于延缓脑的衰老和脑功能退化有着重要的意义。研究发现，对老年人的视、听、嗅、味、触的器官进行适当的刺激，可增进其感、知觉功能，提高其记忆力、智力等认知能力。

（3）家庭支持：维护老人自尊，护理人员应指导家庭成员多关心和体谅老年人，遇事主动与老年人商量，对于不同意见，要耐心听取，礼让三分，维护老年人在家庭中的地位。

（4）健康指导：老年人应积极治疗原发疾病。定期进行健康检查，做到早发现、早治疗，尽量减轻疾病对身心健康的损害。

（三）老年焦虑症

老年焦虑症是指发生在老年期的以广泛和持续性焦虑或反复发作的惊恐不安为主要特征的神经症性障碍。临床上分为广泛性焦虑（generalized anxiety disorder）和惊恐发作（panic attack）。老年人由于脑功能下降，各种应激事件较多，容易发生本症。本症如持续过久或不及时治疗，会严重影响身心健康。

1. 引起老年焦虑症的原因

（1）体弱多病，行动不便，力不从心。

（2）疑病性神经症。

（3）各种应激事件，如离退休、丧偶、丧子、经济窘迫、家庭关系不和睦、搬迁、社会治安以及日常生活常规的打乱等。

（4）某些疾病如抑郁症、痴呆、甲状腺功能亢进、低血糖、直立性低血压等，以及某些药物的不良反应，如抗胆碱能药物、咖啡因、β阻滞剂、皮质类固醇、麻黄碱等均可引起焦虑反应。

2. 表现　焦虑包括指向未来的害怕不安和痛苦的内心体验、精神运动性不安，以及伴有自主神经失调表现三方面症状，分急性焦虑和慢性焦虑两类。

（1）急性焦虑症：又称惊恐发作。老年人发作时突然感到不明原因的惊慌、紧张不安、心烦意乱、坐卧不安、失眠，或激动、哭泣，常伴有潮热、大汗、口渴、心悸、气促、脉搏加快、血压升高、尿频尿急等躯体症状。严重者，可出现阵发性气喘、胸闷，甚至有濒死感，并产生妄想和幻觉。急性焦虑发作一般持续几分钟到几小时，之后症状缓解或消失。

（2）慢性焦虑症：其又称广泛性焦虑。主要临床表现为持续性精神紧张。慢性焦虑老年人表现为经常提心吊胆、有不安的预感、平时比较敏感、处于高度的警觉状态、容易激怒、生活中稍有不如意就心烦意乱、易与他人发生冲突，注意力不集中、健忘等。

持久过度的焦虑可严重损害老年人的身心健康,加速衰老,增加失控感,损害自信心,并可诱发高血压、冠心病;急性焦虑发作可导致脑卒中、心肌梗死、青光眼、高血压性头痛、失明,以及跌伤等意外发生。

3. 预防与护理　必须积极防治并护理老年人的过度焦虑。

(1)评估焦虑程度:可用汉密尔顿焦虑量表和焦虑状态特质问卷对老人的焦虑程度进行评定。

(2)针对原因处理:指导和帮助老年人及其家属认识分析焦虑的原因和表现,正确对待离退休问题,想方设法解决家庭经济困难,积极治疗原发疾病,尽量避免使用或慎用可引起焦虑症状的药物。

(3)指导老年人保持良好心态:学会自我疏导和自我放松,建立规律的活动与睡眠习惯。

(4)子女理解尊重:帮助老人的子女学会谦让和尊重老人,理解老人的焦虑心理,鼓励和倾听老人的内心宣泄,真正从心理精神上去关心、体贴老人。

(5)重度焦虑用药治疗:重度焦虑应遵医嘱应用抗焦虑药物,如地西泮、氯氮草(利眠疗)进行治疗。

4. 常用的焦虑评估量表

(1)焦虑自评量表(self-rating anxiety scale,SAS):是根据 Zung 于 1971 年编制的"焦虑自评量表"改编而成,它集心理学、精神病学、多元统计学、人工智能、人工神经网络、光电技术、计算机网络技术于一体,能准确、迅速地反映伴有焦虑倾向的被试者的主观感受,为临床心理咨询、诊断、治疗,以及病理心理机制的研究提供科学依据。本测验应用范围颇广,适用于各种职业、文化阶层及年龄段的正常人或各类精神病患者。

SAS 共有 20 个项目,主要评定依据为项目所定义的症状出现的频率,分为 4 级:没有或很少时间;少部分时间;相当多时间;绝大部分或全部时间。另外,本量表有正向记分和反向记分。正向评分题,依次评为 1、2、3、4 分,反向评分题,则评分为 4、3、2、1 分,适用于有焦虑症的患者,与 SDS 一样,由于操作简便而应用广泛。

(2)汉密顿焦虑量表(Hamiltom anxiety scale,HAMA):见表 7-1,是 Hamiltom 于1959 年编制的。用于描述被试者焦虑症状的严重程度和变化情况,为临床心理学诊断、治疗以及病理心理机制的研究提供科学依据。HAMA 是精神科临床应用较为广泛的评定量表之一。

表 7-1　汉密顿焦虑量表(HAMA)

项目	主要表现	(0) 无症状	(1) 轻	(2) 中等	(3) 重	(4) 极重
1. 焦虑心境	担心、担忧,感到有最坏的事情将要发生,容易激惹	□	□	□	□	□
2. 紧张	紧张感、易疲劳,不能放松,有情绪反应,易哭、颤抖,感到不安	□	□	□	□	□
3. 害怕	害怕黑暗、陌生人、一人独处、动物、乘车或旅行及人多的场合	□	□	□	□	□
4. 失眠	难以入睡、易醒,睡得不深,多梦、梦魇、夜惊,醒后感疲倦	□	□	□	□	□

续　表

项目	主要表现	（0）无症状	（1）轻	（2）中等	（3）重	（4）极重
5. 认知功能	或称记忆,注意障碍、注意力不集中、记忆力差	☐	☐	☐	☐	☐
6. 抑郁心境	丧生兴趣,对以往爱好缺乏快感,忧郁、早醒、昼重夜轻	☐	☐	☐	☐	☐
7. 肌肉系统症状	肌肉酸痛,活动部灵活,肌肉抽动,肢体抽动,牙齿打颤,声音发抖	☐	☐	☐	☐	☐
8. 感觉系统症状	视物模糊,发冷发热,软弱无力感,浑身刺痛	☐	☐	☐	☐	☐
9. 心血管系统症状	心动过速,心悸,胸痛,血管跳动感,昏倒感,心搏脱漏	☐	☐	☐	☐	☐
10. 呼吸系统症状	胸闷,窒息感,叹息,呼吸困难,	☐	☐	☐	☐	☐
11. 胃肠道症状	吞咽困难,嗳气,消化不良(进食后腹痛,胃部烧灼感,腹胀,恶心,胃部饱感),肠动感,肠鸣,腹泻,体重减轻,便秘	☐	☐	☐	☐	☐
12. 生殖泌尿系统症状	尿意频数,尿急,停经,性冷淡,过早射精,勃起不能,阳痿	☐	☐	☐	☐	☐
13. 自主神经系统症状	口干、潮红、苍白、易出汗、起"鸡皮疙瘩"、紧张性头痛、毛发竖起	☐	☐	☐	☐	☐
14. 会谈时行为表现	①一般表现:紧张、不能松弛、忐忑不安、咬手指、紧紧握拳、摸弄手帕、面肌抽动、不宁顿足、手发抖、皱眉、表情僵硬、肌张力高、叹息样呼吸、面色苍白;②生理表现:吞咽、打呃、安静时心率快、呼吸快(每分钟20次以上)、腱反应亢进、震颤、瞳孔放大、眼睑跳动、易出汗、眼球突出	☐	☐	☐	☐	☐

　　HAMA 是一种医生用焦虑量表,这是最经典的焦虑量表。尽管它不尽理想,但在所有同类量表中,它的使用历史最长、用得最多,在临床和研究工作中也最为熟悉。HAMA 能很好地衡量治疗效果,以及比较治疗前后症状变化。如利用因子分析法作疗效分析,还能确切地反映各靶症状群的变化情况。主要用于评定神经症及其他患者的焦虑症状的严重程度。适用于各种职业、文化阶层及年龄段的正常人或各类精神病患者,包括青少年患者、老年患者和神经症患者。但不太适宜估计各种精神病患者发病时的焦虑状态,是一个使用较为广泛地用于评定焦虑程度的评估量表。

　　项目和评定标准:HAMA 的 14 个项目采用 0~4 分的 5 级评分法,各级的标准为:无症状(0);轻(1);中等(有肯定的症状,但不影响生活与活动)(2);重(症状重,需加处理或已影响生活活动)(3);极重(症状极重,严重影响其生活)(4)。

　　评定方法:由评定员采用交谈与观察相结合的方式,按量表内容对患者进行检查后评分。做一次评定需 10~15 分钟。

评定的时间范围：一般评定当时或前1周的情况。可于治疗后2~6周再次评定，用以比较治疗前后症状和病情的变化。

除第14项需结合观察外，所有项目都根据患者的口头叙述进行评分，同时特别强调受检者的主观体验，这也是HAMA编制者的医疗观点。因为患者仅仅在有病的主观感觉时，方来就诊并接受治疗，故此可作为病情进步与否的标准。

统计指标和结果分析如下：

（1）总分：能较好地反应病情严重程度。量表协作组曾对230例不同亚型的神经症患者的HAMA总分进行比较，神经衰弱总分平均为21.00分，焦虑症为29.25分，抑郁性神经症为23.87分。因此，焦虑症状是焦虑症患者中的突出表现。该组患者为一组病情程度偏重的焦虑症患者。

（2）因子分：HAMA仅分为躯体性和精神性两大类因子结构。躯体性焦虑：由表中第7、第8、第9、第10、第11、第12、第13项的肌肉系统症状；感觉系统症状；心血管系统症状；呼吸系统症状；胃肠道症状；生殖泌尿系统症状；自主神经系统症状，共7项组成。精神性焦虑：由其余7项：1、2、3、4、5、6和14组成。

通过因子分析，不仅可以具体反映患者的精神病理学特点，也可以反映靶症状群的治疗结果。按照全国量表协作组提供的资料，总分超过29分，可能为严重焦虑；>21分，肯定有明显焦虑；>14分，肯定有焦虑；>7分，可能有焦虑；<6分，没有焦虑。一般以HAMA 14项总分14分为分界值。

（四）老年抑郁症

老年抑郁症泛指存在于老年期(≥60岁)这一特定人群的抑郁症，是一种以持久（至少2周）的情绪低落或抑郁心境为主要临床表现的精神障碍，又称情感障碍。老年期抑郁症不是一个独立的疾病单元。广义的老年期抑郁症包括原发性（含青年或成年期发病，老年期复发）和老年期出现的各种继发性抑郁。狭义的老年期抑郁症是指60岁以后首次发病的原发性抑郁。

常用的老年人抑郁评估量表如下：

1. 流行病学调查用抑郁自评量表 原名流行学研究中心抑郁量表（center for epidemiology scale，CES-D）（表7-2），由美国国立精神卫生研究所于1997年编制。与其他抑郁自评量表相比，CES-D更着重于个体的情绪体验，较少涉及抑郁时的躯体症状。该量表简便易懂，适合于各阶层普通人群或可能有抑郁症状的特定群体，主要用于流行病学调查，以筛查出有抑郁症状的对象。也有人用作临床检查，评定抑郁症状的严重程度。这是一个自评量表，由受试者自行完成。

表7-2 流行病学调查用抑郁自评量表(CES-D)

评定项目	非常少/没有(<1 d)	很少(1~2 d)	常有(3~4 d)	几乎一直(5~7 d)	工作人员评分
1. 我因一些小事而烦恼	1	2	3	4	
2. 不太想吃东西，我胃口不好	1	2	3	4	
3. 即使家属、朋友想帮我，我仍然无法摆脱心中的苦闷	1	2	3	4	

续　表

评定项目	非常少/没有(<1 d)	很少(1~2 d)	常有(3~4 d)	几乎一直(5~7 d)	工作人员评分
4. 我觉得和一般人一样好	1	2	3	4	
5. 我在做事时无法集中自己的注意力	1	2	3	4	
6. 我觉得意志消沉	1	2	3	4	
7. 我感到做任何事都很费力	1	2	3	4	
8. 我觉得前途是有希望的	1	2	3	4	
9. 我觉得我的生活是失败的	1	2	3	4	
10. 我感到害怕	1	2	3	4	
11. 我睡眠情况不好	1	2	3	4	
12. 我感到高兴	1	2	3	4	
13. 我比平时说话要少	1	2	3	4	
14. 我感到孤独	1	2	3	4	
15. 我觉得别人不友善	1	2	3	4	
16. 我觉得生活得很有意思	1	2	3	4	
17. 我曾哭泣	1	2	3	4	
18. 我感到忧愁	1	2	3	4	
19. 我觉得人们不喜欢我	1	2	3	4	
20. 我觉得无法继续我的日常工作	1	2	3	4	

请在适当的号码上打勾,代表你在过去1周中有多少次有这样的感受。

项目和评分标准:量表共有20项,反映了抑郁症状的6个侧面:抑郁心情、罪恶感和无价值感、无助和无望感、精神运动迟滞、食欲丧失以及睡眠障碍。

评分按过去1周内出现相应情况或感觉的频度分为0~3分4级:1=0分,2=1分,3=2分,4=3分。其中,第4、8、12和16题为反向评分题,即按上述情况,其评分顺序为3,2,1,0,如题4:"我觉得和一般人一样好",如果没有这样的感觉应在第一列上打勾,记"3"分。

评定方法:该量表由受试者完成。与所有自评量表一样,填表前一定要把填表方法、项目和不同分级的涵义向受试者介绍清楚,然后,由受试者根据指导语和自己的体验或实际情况做出独立的、不受他人影响的回答,并记录在答卷上。

若受试者因文化程度或视力等原因无法自行完成,可由测试者逐条念给他听,以中性的、不带任何暗示和偏向的方式把问题的本意告诉他。

CES-D没有反向评分题,其目的是使量表本身的心理诱导作用降到最低限度,自动纠正自评者夸大或缩小其主观感觉的倾向。要让调查对象理解反向评分题。评定时间范围,应强调是"现在"或"过去1周",需将这一时间范围十分明确地告诉自评者。

结果分析和常模:CES-D分析较简单,主要的统计指标是总分,即20个单项分的总和,其范围为0~60分。总分≤15分为无抑郁症状,16~19分可能有抑郁症状,≥20分为肯定有抑郁症状。

2. 抑郁自评量表(self-rating depression scale,SDS)　见表7-3,由美国杜克大学医学院Zung WWK于1965年编制,适用于筛查发现抑郁症的患者,也可用于流行病学调查,使用简便,应用广泛。

表7-3　抑郁自评量表(SDS)

评定项目	没有/很少有	有时有	常有	几乎一直有	工作人员评分
1. 我觉得闷闷不乐,情绪低沉	☐	☐	☐	☐	
2. 我觉得一天中早晨最好	☐	☐	☐	☐	
3. 我一阵阵哭出来或觉得想哭	☐	☐	☐	☐	

评定项目	没有/ 很少有	有时有	常有	几乎 一直有	工作人 员评分
4. 我晚上睡眠不好	☐	☐	☐	☐	
5. 我吃得跟平时一样多	☐	☐	☐	☐	
6. 我与异性密切接触时和以往一样愉快	☐	☐	☐	☐	
7. 我发觉我的体重在下降	☐	☐	☐	☐	
8. 我有便秘的苦恼	☐	☐	☐	☐	
9. 我心跳比平时快	☐	☐	☐	☐	
10. 我无缘无故地感到疲乏	☐	☐	☐	☐	
11. 我的头脑跟平时一样清楚	☐	☐	☐	☐	
12. 我觉得经常做的事情现在并没有困难	☐	☐	☐	☐	
13. 我觉得不安而平静不下来	☐	☐	☐	☐	
14. 我对将来抱有希望	☐	☐	☐	☐	
15. 我比平时容易生气激动	☐	☐	☐	☐	
16. 我觉得做出决定是容易的	☐	☐	☐	☐	
17. 我觉得自己是个有用的人,有人需要我	☐	☐	☐	☐	
18. 我的生活过得很有意思	☐	☐	☐	☐	
19. 我认为如果我死了,别人会生活得好些	☐	☐	☐	☐	
20. 平时感兴趣的事我现在仍然照样感兴趣	☐	☐	☐	☐	

填表注意事项:表中有 20 条文字,请受试者仔细阅读每一条,把意思弄明白,每一条文字后有 4 个格子,分别表示:没有/很少有、有时有、常有、几乎一直有。然后根据你最近一个星期的实际情况在适当的方格里画画"√"。

评分办法:评定主要采用 1~4 制记分。按 1、2、3、4 分计;反向计分题按 4、3、2、1 计分。反向计分题号:2、5、6、11、12、14、16、17、18、20。

主要统计指标为总分,把 20 题的得分相加为粗分,把粗分乘以 1.25,四舍五入取整数,即得标准分。抑郁评定的分界值为 50 分,分值越高,抑郁倾向越明显。

3. 老年抑郁表(the geriatric depression scale, GDS) 由 Brink 等(1982 年)创制,是专用于老年人的抑郁筛查表。GDS 以 30 个条目代表了老年抑郁的核心,包括以下症状:情绪低落,活动减少,易激惹、退缩,痛苦的想法,对过去、现在与将来的消极评价。每个条目都是一句问话,要求受试者以"是"或"否"作答。GDS 是专为老年人创制并在老年人中标准化了的抑郁量表,在对老年人的临床评定上,它比其他抑郁量表有更高的符合率,在年纪较大的老人中这种优势更加明显。

(1)引起老年期抑郁症的病因

1)遗传因素:通过家系和群体抽样调查发现,本病有明显的家族遗传倾向,但遗传因素在发病中的作用随年龄增大而减少。

2)生化代谢异常:随着增龄及老化过程的影响,单胺类神经介质其活性及代谢产物发生改变,其中包括去甲肾上腺素系统、5-羟色胺系统。这些生化方面的异常并非是本病的特异性改变,可能是一个重要的易感因素。

3)大脑组织结构改变:有学者认为器质性脑损害,如脑室扩大,可能对老年期抑郁症具有显著的病因学意义,并认为老年期抑郁症有基底神经结构异常。但有研究认为,脑形态及病理的改变与本病发病及结局的研究尚不成熟,应进行长期的追踪观察。

4)心理—社会因素:在本病的致病作用中越来越受到重视。老年阶段中,遇到的各种心理社会应激事件明显增加。如因社交减少而孤独寂寞,社会支持缺乏,亡偶丧子,经济困窘,疾病缠绵,丧失生活能力,对未竟事业力不从心的遗憾感,对失去的经济、社会地位的失落感,对人情冷暖、世态炎凉之深切体验感、孤独感等均可成为本病的诱发因素。老年人承受及缓冲这些精神刺激的能力下降,因而更易患情感性障碍。社区调查资料显示,在遭遇严重负性生活事件后半年内,患抑郁症和自杀的风险为一般人群的6~7倍。

5) 病前人格特征:与正常老年人相比,患者具有突出的回避和依赖性人格特征,常常有明显的孤僻、被动、依赖和固执等人格特征。

(2) 临床表现:抑郁障碍的发生是渐进而隐伏的,早期表现为神经衰弱症状,如头痛、头昏、食欲缺乏等,后期表现为抑郁心境的持续存在,如情绪低落,终日忧心忡忡,缺乏愉快感,对工作、学习、家庭、日常事务、个人前途等缺乏兴趣。抑郁发作以情感低落、思维迟缓和意志消沉为典型症状,具体如下:

1) 隐匿性抑郁症:情绪低落、兴趣缺乏及乐趣丧失是抑郁发作的核心症状。隐匿性抑郁症常见于老年人。抑郁症老年患者大多数以躯体症状为主要表现形式,如睡眠障碍、头痛、疲乏无力,以及胃肠道不适、食欲缺乏、体重减轻、便秘、颈背部疼痛、心血管症状,老年人因身体不适易产生疑病观念而导致焦虑不安。以上症状往往查不出相应的阳性体征,服用抗抑郁药可缓解。

2) 思维迟缓:主动言语减少,语速明显减慢,声音低沉。肢体活动减少,面部表情减少,思维迟缓,大部分时间处于缄默状态,反应迟钝,情感淡漠。

3) 妄想症状:约有15%的患者出现妄想或幻觉,看见或听见不存在的东西,甚至出现一些迫害妄想的症状,产生厌世想法和自杀观念。

4) 疑病性:患者常从不严重的身体疾病开始,继而出现焦虑不安,疑病性抑郁症患者疑病的内容常涉及消化系统症状,便秘、胃肠不适是此类患者最常见也是较早出现的症状之一。

5) 抑郁性木僵:表现为意志消沉,主观上感到精力不足、疲乏无力、生活被动,主动性活动明显减少,回避社交,行动缓慢。重者终日卧床,日常生活均不能自理。严重者可表现为不语不动、不吃不喝。

6) 抑郁性假性痴呆:认知功能障碍也是老年期抑郁常见的症状。约有80%的患者有记忆减退的主诉,存在比较明显的认知障碍,类似痴呆表现的占10%~15%,简易智力状态检查(MMSE)筛选可呈假阳性。

7) 激越性:因小事而引发大怒,言行激越者,称之为激越性抑郁症(agitated depression)。激越性抑郁症最常见于老年人,表现为焦虑、恐惧,终日担心自己和家庭遭遇不幸,坐卧不安,夜晚失眠反复追念以往不愉快的事。家人因此言行小心翼翼、诚惶诚恐;亲朋同事则退避三舍、敬而远之。但这又使患者产生病理性观念和妄想,形成恶性循环,与家庭和社会的人际关系恶化。

8) 自杀倾向:重度抑郁发作者,常自感极度忧伤、悲观、无用、无助、绝望、度日如年,内心十分痛苦,以死求解脱而产生强烈的自杀观念和行为。老年人一旦决心自杀,比年轻人更坚决,常有视死如归的心态,采取行动时往往计划周密,很难防范,是抑郁发作最危险的病理意向活动。

(3) 治疗:抑郁症的治疗以药物为主,临床上常用的抗抑郁药可根据其化学结构或药理活性分为三环类抗抑郁药、四环类抗抑郁药、单胺氧化酶抑制剂及其他类抗抑郁药。老年人的用量以 1/3～1/2 普通剂量为宜,从最低有效剂量开始。中度抑郁症者采用睡眠剥夺治疗,即老人起床后约 40 小时不睡眠,监督至次日晚上平时上床睡眠时才睡眠。辅以心理支持治疗,有强烈自杀企图或药物治疗无效者可考虑电抽搐治疗。

(4) 预防与护理:护理的总体目标是:老年人抑郁症患者能减轻抑郁症状,减少复发的危险,提高生活质量,促进身心健康状况,减少医疗费用和死亡率。治疗原则包括:采取个体化原则,及早治疗,一般为非住院治疗,但对有严重自杀企图或曾有自杀行为,或身体明显虚弱,或严重激越者须住院治疗,以药物治疗为主,配合心理治疗、电抽搐治疗。具体措施如下。

1) 生活护理

a. 加强营养:抑郁常导致老人食欲缺乏,有些因厌食或自罪观念而拒食,加之老年患者体质较差、睡眠不好,容易出现营养缺乏,故应保证营养摄入。对于进食少或执拗的老人要耐心规劝、喂食,督促进食。必要时行鼻饲或静脉营养,特别注意补充钠盐,可服用加盐的牛奶,以维持适当的水分及营养。创造集体进餐的环境,少食多餐,注意选择老年人喜爱的食物,并交换饮食种类,使其尽量符合老年人的口味,增进食欲。

b. 改善睡眠状态:睡眠障碍是抑郁症老人最常见的症状之一,以早醒最多见。护理人员白天应安排或陪伴老人参加各种娱乐活动和适当的体育锻炼,尽量减少白天睡眠时间,睡前不做剧烈活动,不观看紧张刺激的电视节目和不阅读刺激性的书籍,给予温热的牛奶、洗温水澡、温水泡脚等,必要时遵医嘱给予安眠药,并创造一个安静、舒适的环境。

c. 督促自理:抑郁者常无理料理自己的日常生活,护理人员应督促、协助完成自理,并使之养成良好的卫生习惯。对于危重、木僵、生活不能自理者,要悉心照料,做好老年人的清洁卫生工作。长期卧床不动者,需防止压疮的发生。

2) 安全护理:抑郁症的老年人,易出现自杀观念与行为。尤其是病情较重、情绪消极、悲观失望、有厌世观念者,往往会事先计划、行动隐蔽,甚至伪装病情好转来逃避医护人员及家属的注意,并采取各种方法,以达到自杀目的,故护理人员要加强责任心,严防自杀。

a. 提供安全的环境:病房光线明亮、陈设安全、墙壁以明快色彩为主。病房设施要加强安全检查,做好药品及危险物品的保管,一切危险物品如刀箭、玻璃、铁器等锐器、药物和各种绳索、有毒物品等均不能带入病房,严格杜绝不安全因素。发药时应仔细检查口腔,严防患者藏药或囤积后一次吞服。试体温时,严防咬吞体温表。

b. 建立良好的护患关系:护士和患者建立良好的治疗性人际关系能识别自杀动向,近期有过自我伤害或自杀未遂行为的给予心理上的支持,使他们振作起来,避免意外伤害的发生。

c. 评估自杀动向和自杀方式:护理人员要密切观察有无自杀先兆症状,如表情极度痛苦,严重睡眠障碍;口头或文字遗嘱、赠予他人物品财产,收藏药物或自杀工具;焦虑不安、失眠、沉默少语;心情豁然开朗、在曾经出事地点徘徊等。当患者服用抗抑郁剂后,其精神状态由抑郁转为亢奋,自杀的危险性增大;有些患者服药后病情明显好转,也不可放松警惕。

d. 专人守护:鼓励企图自杀者多参加活动,使其从受助者的感激反应中体会其中之乐。对于有强烈自杀企图者,要全天专人看护,不离视线,必要时给予约束,尤其是在深夜、开饭、交接班时要防止出意外。凌晨是抑郁症者发生自杀的最危险时期,故对于早醒者要劝其继续入睡,否则需严加看护,并避免其单独活动,每 10～15 分钟巡视一次。

3）心理护理

a. 鼓励患者抒发想法：老年人常有思维迟钝、言语减少或减慢。故在沟通时，要鼓励其抒发内心感受，允许有足够反应和思考的时间，并耐心地倾听。交谈时，应避免简单、生硬的语言或一副无所谓的表情，尽量不使用"你不要……"、"你不应该……"等直接训斥性语言，以免加重其自卑感。避免强化老年人的抑郁情绪，交流中应努力选择一些老年人感兴趣、较为关心的话题，引导患者注意外界，利用治疗性的沟通技巧，鼓励老年人回忆愉快的经历和体验。在语言交流的同时，应重视非语言沟通的作用。有时静静地陪伴、关切爱护的目光注视、轻轻地抚摸等非语言沟通方式，往往能使严重的抑郁症者从中感受到关心和支持，起到很好的安抚作用。

b. 阻断老年人的负性思考：护理人员应设法改善患者的消极状态，鼓励和支持患者重树生活的信心。帮助老年人提高自身心理素质，乐观对待生老病死及生活中的负性事件。设法阻断患者的一些负性思考，护理人员可帮助老人回顾其优点、长处及成就，来增加正向看法，协助患者检查其逻辑、认知与结论的正确性，修正不合实际的目标，协助参与社交活动，减少患者负向评价。

c. 减轻心理压力：正确评估导致老年人抑郁的不良生活事件，帮助其正确认识和对待。为老年人创造一切机会增加社会交往，协助其改善以往消极被动的生活方式，逐步提高老人健康的人际交往能力。帮助老人认识生存的价值，克服已成为"废人"的想法。

d. 学习新的应对技巧：为患者创造个人和团体人际接触的机会，教会患者亲友识别和鼓励患者的适应性行为，忽视不适应行为，改变患者的应对方式。

4）用药护理

a. 观察不良反应：使用抗抑郁症的药物，要严格掌握其适应证和禁忌证，如三环类抗抑郁药可出现口干、便秘、视线模糊、直立性低血压、嗜睡、心动过速、无力、头晕、心脏传导阻滞、皮疹、诱发癫痫，其禁忌证是严重的心、肝、肾疾病，以及癫痫、急性闭角型青光眼，同时要注意观察各种药物的相互作用、不良反应和毒性反应。用药期间应避免驾驶和具有危险性的运动。由于抗抑郁药可增加酒精的作用，故用药期间应忌酒。

b. 坚持服药：抑郁症患者服药时间长，药物的不良反应易导致患者信心不足，表现为拒药、藏药，要耐心说服患者严格遵医嘱服药，不可随意增减药物，更不可因药物不良反应而停服。老年期抑郁症容易复发，强调长期服药，应坚持服药2年。

5）健康指导

a. 日常生活指导：老年人要面对现实合理安排生活，多与社会保持密切联系，多学新知识，培养新的兴趣爱好。老年人还要学会倾诉，心中如有不快，应及时诉说。要克服不良的生活习惯，少看情节过于激烈的电视剧。

b. 鼓励子女与老年人同住：指导家庭给予老人更多的关心和照顾。子女不仅要在生活上给予照顾，还要在精神上给予关心，耐心倾听父母的唠叨，经常与父母聊天，主动慰藉老年人，可避免老年人产生孤独感和尽可能早的发现老年人的心理问题，防止老年抑郁症的出现，避免或减少住所搬迁，以免老年人不易适应陌生环境而感到孤独。

c. 知识宣教：向老年人及其家属介绍抑郁症的相关知识与预防复发的常识。说明坚持用药、定期门诊复查的重要性，对于60岁以上第一次发病者，达到临床治愈后至少应维持治疗1年；若出现复发，则维持治疗2年或更长时间。

（五）空巢综合征

所谓"空巢"，是指家中无子女或是子女长大成人后从父母家庭中相继分离出去，只剩下老年人独自生活的家庭。空巢综合征是指老年人生活在"空巢"环境中，由于人际疏远、缺乏精神安慰而产生被分离、舍弃的感觉，出现孤独、空虚、寂寞、伤感、精神萎靡、情绪低落等一系列心理失调症状。

我国传统的家庭形式是几代同堂、儿孙满堂，共享天伦之乐。随着社会文明的进步，我国家庭结构由组合家庭向核心家庭转变，大的组合家庭逐渐解体，出现空巢家庭的现象日益显著。据统计到2020年，我国新中国成立以后生育高峰中出生的、绝大部分为独生子女的父母将步入老年，空巢老年人的数量和比例正以前所未有的速度增长，空巢不再是一个局部社会问题，而是一个普遍的社会问题，必须引起高度重视。

1. 原因

（1）对离退休后的生活变化不适应，从工作岗位上退下来后感到冷清寂寞。

（2）老人独居时间增多：其原因是由于年轻人外出打工、经商、子女出国等人口流动增多，子女无法与老年人居住在一起；请人照顾，部分老年人对保姆难以满意；或住房紧张、子女不能与老年人生活在一起；虽然住房宽敞，但年轻人追求自由与自己的生活方式等，造成不能或不愿意与父母住在一起。另外，社会竞争激烈，子女工作繁忙，年轻人顾不上照顾老年人，尤其是久病老年人，子女不堪重负等，所有这些因素，均会导致老年人独居时间多，形成"空巢"。

（3）传统观念冲击：部分老年人有"养儿防老"的传统思想，老年人对子女情感依赖性强。老年人生理功能衰退或疾病缠身需要子女照顾时，儿女却不在身边，部分已婚子女家庭关系淡薄，长久不探望老年人，导致老年人的晚年理想落空，常感心情郁闷、沮丧、孤寂、空虚、凄凉、伤感、精神萎靡，在体弱多病、行动不便时，上述消极感会加重。

（4）老人本身性格方面的缺陷，对生活兴趣索然，缺乏独立自主重建晚年美好生活的信心和勇气。

（5）社会化养老设施、保障机制不健全，许多老年人无法到养老院或由社区安排安度晚年。

2. 主要表现

（1）认知方面：多数老年人出现自责倾向，认为过去没有尽到父母的责任与义务，对子女的关心、照顾不够等。一部分老年人认为子女成人后对父母的回报、孝敬、关心和照顾不够，只顾追求个人自由的生活方式和享乐，而让老人独守空巢。

（2）行为方面：行为活动减少，兴趣减退，深居简出，很少与社会交往，表现为闷闷不乐、愁容不展，说话有气无力，时常发出叹息，甚至偷偷哭泣。常伴有食欲缺乏、睡眠障碍，严重时生活不能自理。

（3）情感方面：老年人常感孤独，孤独感里又增添了思念、自怜和无助等复杂的情感体验。有空巢感的老年人，大多心情抑郁、空虚、寂寞、伤感、精神萎靡、情绪低落，对自己存在的价值表示怀疑。

（4）躯体症状：不良情绪导致躯体症状和疾病，如失眠早醒、睡眠质量差、头痛、食欲缺乏、心慌、气短、消化不良、高血压、冠心病、消化道溃疡等。

3. 预防与护理

（1）转变观念正视空巢：向老年人耐心介绍角色过渡与转换的必然性，指导老年人不要把离退休当成自己人生的终点，要看作是人生的一个新起点，老年人应正确面对子女成家立业离开家的现实，不过高期望和依赖子女对自身的照顾，善于利用现代通信与子女沟通。对于进入中老年的家庭，应及早由纵向的父母与子女的关系转向横向的夫妻关系；老年人应充分理解子女的辛苦处境，调整心态，不将晚年幸福建立在子女照顾的基础上，要学会独处，学会自立，充分理解儿女。面对离退休、空巢、衰老、疾病、家庭冲突等事件，以平常心态积极对待，保持良好的心境。

（2）充实生活：鼓励离退休老年人发挥个人专长，继续工作，避免个人价值感失落。指导空巢老年人为自己安排合适的、具有创造性的社会活动；鼓励空巢及居住高楼的老年人多参与社会活动，增进人际交往，改善独居现状，扩大生活圈，平时多与左邻右舍建立相互往来，增进相互了解、关心和帮助，消除孤寂感。

（3）丰富精神文化生活：为老年人开辟娱乐场所，在报刊、电视、电台的节目中增添老年人所喜爱的节目，多组织一些老年人的活动，如书法绘画竞赛、老年保健知识讲座、组织观赏戏剧、自娱自乐的文艺活动、老年时装表演等，为老年人老有所学、老有所乐创造条件。同时，完善老年人的社会保险和法律保护。

（4）对症下药，心病医心：较严重的空巢综合征，如存在严重的心境低落、失眠，以及有多种躯体化症状、有自杀念头和行为者，应及时寻找心理或精神科医师的帮助，接受规范的心理或药物治疗。

（5）政策扶持：建立家庭扶助制度，制定针对空巢老年人的特殊救助制度，把帮扶救助重点放在空巢老年人中的独居、高龄、女性、农村老年人等弱势群体上，可借助国外养老经验，培养专门的服务人员，组织义工定期电话联系或上门看望空巢老人，转移排遣空巢老人的孤独和寂寞情绪。

（六）高楼住宅综合征

高楼住宅综合征是指长期居住在城市的高层闭合式住宅里，与外界很少交往，也很少到户外活动，所引起的一系列生理和心理上的异常反应的一组症状。多发生于长期居住于高楼而深居简出的高龄老年人。高楼住宅综合征容易引发老年肥胖症、糖尿病、骨质疏松症、高血压病及冠心病等疾病的发生。

1. 原因 高层住宅可能让老人产生一种不稳定的感觉，加上空气相对稀薄，就会加重某些疾病的不适感，特别是患有慢性支气管炎、心脏病、心绞痛、脑血管以及内脏有病变的患者。还有不少地方的高层住宅楼被设计成了塔楼，房子户型很难做到南北通透，空气对流不好，也会影响到老人的健康。楼层高，老年人出门少、锻炼少、与外界交流少会增加老人的孤独感。

2. 主要表现

（1）精神心理状态：精神空虚，无所事事。可出现情绪不稳、烦躁不安、消沉抑郁；性情孤僻、悲观、不愿与人交谈、难以与人相处等，严重者因孤独、抑郁、失去生活信心而产生自杀倾向。

（2）身体状况：表现为体质虚弱、四肢乏力、面色苍白、活动减少，难以适应气候变化。

出现躯体化症状,如失眠、早醒、睡眠质量差、头痛、食欲缺乏、心慌气短、消化不良等。

(3)心理—社会状况:居住高楼环境,不愿与邻里往来,加之户外活动减少,存在明显的人际交流减少。

3. 预防与护理

(1)重视室外活动:每天下楼活动1～2次,根据自己的健康状况和爱好,选择适宜的运动项目,如散步、打太极拳、跳舞等,有条件的可去郊外游玩,或去自然、人文风景区放松自己。特别是要多徒步上下楼梯,不要凡事必坐电梯。同时要注意,运动要适量,循序渐进,持之以恒,否则不仅无益,反而有害,特别是高龄老人,以及体质衰弱、慢性病患者,需要在医生的指导下进行,以免发生意外。

(2)多参加社会交往:居住高楼的老年人冬季应尽量多参加社会活动,增加人际交往。要经常到左邻右舍串串门,谈谈心,说说心里话,以增加相互了解,增进友谊,开阔胸怀。这样,有利于调适心态,消除孤寂感。

(3)保持室内空气畅通:尽量保持一定的开窗时间,使室内空气处于对流交换状态,保持新鲜洁净,改善空气质量。

(4)合理膳食,增加营养:合理膳食是预防疾病发作的有效途径。作为老年人来讲,在冬季要多食瘦肉、鸡蛋、鱼类、乳类、豆类及其制品等含有优质蛋白质的食物,这些食物不仅便于人体消化吸收,而且富含冬季人体必需的氨基酸和各种营养成分,并可增加人体的耐寒和抗病能力。

(5)培养广泛的兴趣爱好:兴趣多,爱好广,能开阔视野,扩大知识面,丰富生活,陶冶性情,增进心脑健康。鼓励老年人积极参与社区、居委会等组织的活动,根据自己的爱好,选学一二项技艺,诸如书法、图画、摄影、园艺、烹调、旅游、钓鱼、编织、看书读报、下棋、弹琴等,用以调节情绪、充实精神、稳定生理节奏,让老年人的晚年生活充实而充满朝气。

(6)做些简易的穴位按摩:空闲时,可对印堂穴、太阳穴以及耳前、耳后等处穴位适当地按摩一下,并注意劳逸结合,这样不仅能使人的精力得到恢复,健康状况也会得到有效改善。

(7)营造良好的社会支持系统,完善社区服务网络:在集中住宅区、社区建立完善的服务网络,为生活不能自理的老年人提供上门服务,如协助老年人搞卫生、采购物品、家庭就医,建立居家养老服务中心,并开设热线等。社区护理人员还应掌握居住高楼老年人的情况,建立健康状况登记手册,方便志愿者提供及时的、个性化服务。

(七) 老年期谵妄

老年期谵妄(delirium)是指老年人由于各种致病因素导致脑功能失调,出现以意识障碍和认知功能改变为主要特征的急性脑病综合征(acute brain syndrome)。据报道老年病房谵妄发生率可达16%～50%。

1. 病因

(1)老年人多半有脑器质性病变,如脑血管病等,继发脑缺氧。

(2)老年人药物的排泄和耐受力下降,致使一些常用药物在治疗剂量时即可导致谵妄发生。

(3)老年人下丘脑—垂体—肾上腺素轴对内稳态调节机制减弱。

(4)老年人对环境的适应能力减退,各种生理、心理、社会应激因素,如离退休、手术、搬迁、丧亲友等,导致疲劳、失眠、恐惧、紧张、焦虑等而引起谵妄。

2. **临床表现**　老年期谵妄大多起病急,部分老人可有疲乏、失眠、多梦、易激惹等前驱症状。

(1) 意识障碍:此是谵妄最突出的基本症状之一。主要表现为:①意识的清晰度降低,根据意识障碍的轻重程度可从嗜睡、意识模糊到昏迷。②意识范围缩小,此时从表面上看,患者可有行动,似乎清醒,但反应迟缓,不能进行有效言语对答。③意识内容异常,如幻觉、惊恐场面等。意识障碍可呈波动性,有忽明忽暗的表现,通常是昼轻夜重。待意识恢复后,对出现的这些症状大部分遗忘。

(2) 睡眠—觉醒周期紊乱:表现为正常的睡眠和进食格局发生重大的倒错,睡眠颠倒,即白天卧床不起、困倦或嗜睡,而夜间则不眠且躁动不安。

(3) 认知障碍:认知障碍主要包括记忆受损、定向障碍、言语紊乱和知觉障碍。记忆受损以即刻记忆和近事记忆障碍最明显,对每天经常发生的事情和日常常规活动往往发生错乱;定向障碍的特点是常将不熟悉的事物误认为是熟知的,往往最先出现的是时间障碍,继而出现地点障碍;言语紊乱可表现为对物体不能正确命名或写作,常言语含糊、词不达意,甚至思维不连贯;知觉障碍表现为经常出现大量的错觉和幻觉,最常见的错觉为错视,在光线暗淡的环境中易产生,如将夜间挂着的衣服看成是一个不速之客,幻觉的发生率可高达40%～70%,在多种形式的幻觉中,以幻视最多见,幻觉的内容往往生动逼真并带有恐怖性质,如在洁白的墙面上看到面目狰狞的鬼怪、猛兽等,如身临其境,因为产生显著的惊慌恐惧、躁动不安等,并可做出相应的防卫或逃避反应,产生冲动行为及伤人或自伤的潜在危险。

(4) 精神运动障碍:谵妄时的精神运动性兴奋为一种不协调的器质性兴奋,思维无法组织起来,语无伦次,常有显著的口齿含糊、讲话过快、创用新字、失语性错误,或杂乱无章的语型。动作行为缺乏目的、杂乱无章,受感知觉障碍及妄想的影响带有冲动型甚至攻击性,出现不停地大喊或躁动不安、拒食、抗拒治疗,无目的的摸索,撕扯衣角、被褥,也可表现为重复或刻板的抓握动作。容易激惹,行为不当,胆怯,劲头过度或甚至明显的精神病征象。例如,妄想、幻觉(通常是视幻觉)或偏执狂。有的患者表现出安静、退缩或淡漠,而另一些患者则表现出激动或活动过度;躯体的烦躁不安常表现为不停地来回走动。在很短的时期内患者可以表现出相矛盾的情绪,少数可由兴奋躁动突然变成精神运动抑制,表现为少动、呆坐或静卧,常常提示原发躯体疾病的恶化,有可能发展为昏迷甚至死亡。

3. **预防与护理**

(1) 密切观察病情:密切观察老人的意识及生命体征,夜间尤应注意。如意识障碍程度加深,常是病情加重的标志,应早期发现,及时报告医生,并迅速配合各种医疗措施,加强护理。

(2) 提供舒适环境:工作人员说话轻声,避免在病房中交谈,避免重物撞击,避免其他患者围观,尽量减少可能造成的压力或混乱的刺激,提供安静、单独、简单的环境,室内光线柔和但不暗淡。熟练掌握接触患者技巧,尽量满足其合理要求,避免一切激惹因素,稳定患者情绪。提高医护技术水平,治疗操作轻柔,并尽量集中完成。避免干扰老年人休息与睡眠。白天睡眠时间尽可能减少,避免晚上兴奋和刺激,努力纠正睡眠周期颠倒。

(3) 加强安全措施:创造一个安全的环境,护理人员加强巡视,必要时使用床栏,以防患者跌倒,如必需使用约束带,应注意约束带的松紧度,一旦症状好转,尽早解除约束。老年人不能离开医护人员的视线,高度警惕某些老年人在幻觉、错觉和妄想的支配下,发生自伤或跳楼等意外事件。对于精神运动性兴奋者,允许老年人用语言表达烦躁不安的情绪,移去一些患者会拿来伤害自己的物质或设备。

（4）改善思维障碍:在老年人认知的范围内,多交谈新近的活动,回忆当时的时间、地点、任务,用简单的词语提问,鼓励老年人回答。在其视野范围内尽可能放置一个清楚的时钟及大的日历,尽量维持相同的环境,安排相对固定的工作人员照顾老人,提供定向力方面的信息,包括进入房间者的姓名、进入房间的目的等。

（5）减轻患者焦虑情绪:若患者谵妄发生前是戴眼镜或助听器的,在谵妄时也要让他们戴上,以帮助他们看清或听清,可以给患者安全感,消除患者的恐惧。作各项治疗护理前,应给予解释,接触老人时,应在其视野范围内。尽量不要采取约束等手段,因为约束会加重患者焦虑,老人出现激动不安时,应尽快找出刺激源,并设法去除之,鼓励家人陪伴;避免以不耐烦或责备态度对待老人。

（6）加强生活护理:对于意识不清或昏迷的老人,要注意加强皮肤和口腔的护理,预防并发症的发生。有痰液者,鼓励、引导患者排痰。若老人兴奋躁动,常常大汗淋漓,要及时为患者擦身,更换干净的衣裤与床单位,保持床单位的清洁、干燥、平整。每天开窗通风至少2次,保持室内空气新鲜,注意保暖,预防呼吸道感染。保证饮食摄入,尽可能利用其安静、合作、清醒的时候,多补充营养与水分,并注意饮食要清淡、易消化。

（7）睡眠护理:谵妄病程波动性症状群朝轻暮重,夜间灯光应柔和暗淡,尽量减少人员流动,减少噪声,确保患者充足睡眠,以促进大脑功能恢复,必要时遵医嘱予药物安眠。最大限度地降低各种监护仪报警声,夜间尽量协调和限制各种护理操作,不能用直接灯光照射。

（8）积极治疗原发病:在明确病因前,应遵医嘱给予药物治疗,如停止一切非必需药物,尤其是镇静与抗精神失常药。但对于兴奋躁动不安者,为避免其自伤及其他意外,可谨慎使用对症性镇静剂治疗,并随时调整剂量。

（9）心理护理:通过语言、非语言的方式,耐心、温和的态度与老人沟通,使其了解护理人员的意愿。使用直接简单的语句与其交谈,内容可以是日常生活熟悉的事,当老人出现错觉和幻觉现象,不要求其详述,可用委婉方式指出现实情况。护士在患者情绪稳定的时候,呼唤患者的姓名,并告之所处环境、时间等信息,帮助恢复定向力。由于患者对熟悉的人或事物有较强的记忆,所以家属陪护对其记忆、思维等的恢复有帮助。首先判断患者的家庭是否支持患者,如果他们困扰他、影响他,请他们离去,直到他们情绪稳定后,帮助他们了解病情,让他们了解患者谵妄时是无法控制自己行为的。

4. 健康指导　向老人及家属介绍有关疾病知识、诱发因素。老年人应经常进行健康检查,早发现、早治疗各种躯体疾病,如控制高血压,预防肺部、泌尿系统的感染,尽量消除疾病对身心健康的损害。注意劳逸结合,避免过度劳累,保持良好的环境及心情。尽量避免独居和迁居。

（八）老年疑病

老年疑病症的发病原因尚未明了,一般认为心理、社会环境因素和病前个性特点等与发病有关。老年疑病症主要是指老年人对自身的健康状况或身体的某一部分功能过分关注,担心或相信患有一种或多种躯体疾病的持久的先占观念,老人诉躯体症状,反复就医,但与实际健康状况不符,医生对疾病的解释或客观检查常不足以消除老人固有的成见,常伴有焦虑或抑郁。老年疑病症如不能得到及时缓解和治疗,其心理上就可能从怀疑有病发展为对疾病的恐惧、甚至对死亡的恐惧,即所谓的"老年恐惧症",这将对老年人的身心健康产生不良后果。

1. 原因

(1) 认识能力下降:面对身体素质的每况愈下,有些老年人总要求自己的身体状况像年轻时一样旺盛和强壮,对那些生物性衰老、健康状况的"自然滑坡"认识不够,而对一些慢性病未引起足够重视,待病情明显后才意识到严重性,并由此产生恐病心理。

(2) 对自身疾病过度敏感且多疑:老年人往往多思善虑,对自身变化特别敏感和警觉,哪怕是一些微不足道的细小变化,也显得特别关注,并且会不自觉地加以夸大和曲解,形成患有严重疾病的证据。经常把自己身上的不适与医学科普文章上的种种疾病"对号入座",并自以为是,而表现出高度的敏感、关切、紧张和恐惧。

(3) 周围社交环境的影响:老年人经常去医院探望患者或参加追悼会,看到别人的疾患与去世,总觉得别人的今天就是自己的明天,常怀疑自己患病,惶惶不可终日。此外,老年人患慢性病者较多,家庭中的环境、气氛不和谐,以及劣性刺激和周围人群对自己病情的反应,哪怕一句话、一个动作、一个表情,都会引起患者惶惶不安而产生恐病情绪。

2. 临床表现

(1) 疑病的心理障碍:表现为疑病感觉,自觉身体某部位或对某部位的敏感增加,进而疑病,或过分关注。老年人的描述含糊不清,部位不固定,但有些老年人的描述形象逼真、生动具体,带有强烈的情感色彩。老年人认为患有某种疾病,要求做各种检查,尽管检查正常,医生的解释与保证并不足以消除其疑病信念。并常伴有失眠、焦虑和抑郁症状。

(2) 疼痛:疼痛是本病最常见的症状。约有 2/3 的老年人有疼痛症状,常见部位为头部、下腰部或右髂窝。这种疼痛描述不清,有时甚至诉全身疼痛,但查无实据,以致四处求医辗转于内外各科,却毫无结果。

(3) 躯体症状:表现多样而广泛,涉及身体许多不同区域,如口腔内有异味,恶心、吞咽困难、反酸、嗳气、腹痛、心悸、左侧胸痛、呼吸困难,担心患有高血压或心脏病。有些人疑有五官不正,尤其是鼻子、耳朵以及乳房形状异样,还有诉体臭或出汗等。

3. 预防与护理

(1) 正确评价自我健康状况:由于老年人对健康状况的消极评价,对疾病过分忧虑,更感衰老而无用,对老人心理健康十分不利。因此,在老人身心健康的实践指导和健康教育中,应实事求是,正确评价自身健康状况,对健康保持积极乐观的态度。

(2) 正确认识离、退休问题:老年人随着年龄增加,由原来的职业功能上退下来,这是一个自然的、正常的、不可避免的过程。只有充分理解新陈代谢、新老交替的规律,才能对离、退休的生活变动泰然处之。

(3) 充分认识老有所学的必要性:"勤用脑可以防止脑力衰退"。因此,老人根据自身的具体条件和兴趣,学习和参加一些文化活动,如阅读、写作、绘画、书法、音乐、舞蹈、园艺、棋类等,不但可以开阔视野、陶冶情操,丰富精神生活,减少孤独、空虚和消沉之感,而且是一种健脑、健身的手段,有人称之为"文化保健"。

(4) 安排好家庭生活,处理好"代沟"问题:家庭是老年人晚年生活的主要场所。老年人需要家庭和睦与家庭成员的理解、支持和照料。在中国传统文化的作用下,老人在家庭中一般起着主导作用,维系亲子、婆媳、翁婿等家庭生活气氛。但老年人与子女之间在思想感情和生活习惯等方面有时因看法和处理方法不同,而有所谓"代沟"。作为子女应尽孝道,赡养与尊重老人;作为老人不可固执己见,独断专行或大摆长辈尊严,应理解子女,以理服人。遇事多和老伴、子女协商,切不可自寻烦恼和伤感。

4. 健康指导

(1) 改变其不良认知:对老人进行相关知识的健康教育,可改变其不良认知,纠正其错误逻辑和推理,使问题得以解决。可教会老人一些医学常识,如刷牙时的恶心是牙刷刺激咽喉部所致;做梦是脑组织的一种生理现象;活动后心悸是交感神经兴奋、心率加快、心输出量增加所致。

(2) 转移注意力:安排好日常生活及活动,家属要多给予精神支持,引导老年人投身于感兴趣的事物中,如参加某些社会活动、钓鱼、养花等。按时参加文体活动,如打太极拳、聆听音乐或戏曲等。条件具备者,可写些短文或回忆录,使老人感到生活有乐趣,以减少对自身健康的过分关注。

(3) 暗示性指导:通过权威暗示效应,诱导老人进行积极的自我暗示。如请老人信任的知名专家诊治,让老人接受权威者的暗示性指导,会起到较好的暗示效果。而护理人员在护理时,也应多应用鼓励性的语言,如"今天精神不错","面色比昨天好多了"等自我欣赏方式的诱导,让其体验自身健康的愉悦。

(姚丽文)

第二节 老年人常见的心理护理诊断和健康指导

一、焦虑

1. 定义 一种模糊的不适感,个人通常无法确定或找不到特异的原因。

2. 诊断依据

(1) 心率增快,血压上升。

(2) 失眠、忧虑、否认、退缩、注意力不集中、不专心、愤怒、罪恶感、逃走或躲避行为、重复无目的的动作。

(3) 声带发抖、语速加快、音调和音量增加、手部颤抖、肌张力增加。

(4) 呼吸增快、胃纳改变、尿急、尿频等。

3. 有关因素

(1) 对身体健康和自我概念的威胁。

(2) 离退休后社交失落。

(3) 安全、依赖、权力不能满足本人的需要。

(4) 对事件缺乏控制感。

(5) 人际间传染。

4. 健康指导

(1) 鼓励老人抒发内心感受,耐心倾听,仔细解释。

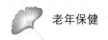

(2) 鼓励老人回忆年轻时愉快的生活经历、乐观的情绪体验,保持心态年轻。

二、恐惧

1. 定义　恐惧是指个体对一种有明确来源引起的恐怖感,它与焦虑的不同点是,恐惧者能识别威胁,而焦虑者不能识别威胁。

2. 诊断依据

(1) 交感神经兴奋症:心率加快、呼吸加速、血压上升,并有瞳孔放大、表浅血管收缩等。

(2) 心理反应:紧张、被吓、惊骇、躁动,并有忧虑、心神不定、警觉性增加、压力增加等。

(3) 行为反应:眼睛睁大、注意力特别集中、提问增多、肌张力增高,且容易疲乏、有攻击和退缩行为,并寻求再保证行为。

3. 有关因素

(1) 麻醉、手术、介入性或损伤性检查、癌症晚期、担心疾病的预后等。

(2) 衰老与病态恐惧症。

(3) 突发事件(同前)。

(4) 人格心理偏差——过度依存人格的自主障碍。

4. 健康指导

(1) 告知老人如何进行抗衰老的预防对策。

(2) 指导患有慢性病的老人及家属做好充分的思想准备,配合各类检查与治疗。

(3) 定期为老人进行心理疏导,特别要注意心境转移。

(4) 劝说一些患有严重心身疾病的老人从家庭转移到社会,送他们去敬老院,由家庭和社会共同照顾和赡养老人。

(5) 正确引导老人合理评估自己的能力,充分发挥主观能动性,当好应有的角色,增强自我护理的能力。

三、绝望

1. 定义　绝望是指个体认为一切选择机会将失去或不能发挥或达到自己的目的或愿望所处的状态。

2. 诊断依据

(1) 语言上的流露,如"我不行,我不能"。

(2) 意志消沉,情绪低落,说话减少,缺乏运动,缺少反应,常闭目,任何事处于被动状态。

(3) 厌事、失眠或嗜睡,拒绝治疗,厌世、轻生。

3. 有关因素

(1) 久病不愈产生的情绪性心理失调——内向型人格的消极反应。

(2) 治疗中有不良作用的产生但无积极的对策。

(3) 恶性肿瘤。

(4) 社会、家庭、经济压力过重,被遗弃。

(5) 对原有的价值观失去信念。

4. 健康指导

（1）通过录像或故事的实例教育老人能正确评价自己的健康状况，克服"自我压抑"的行为模式。

（2）鼓励患恶性肿瘤的老人以无畏的勇气面对日益逼近的死亡，从日常生活中寻找快乐与意义。

（3）为临终前患者安排舒适、安宁、愉快、清洁的环境，开放探视和陪客制度，让心灵沟通的人同住一屋，满足其基础护理与特殊护理的要求服务。

（4）指导家属与亲友多为临终前老人付出一点爱。

四、预感性悲哀

1. 定义　个人对已觉察到的有可能发生失落的理智和情感的反应和行为，并借此完成失落引起自我感念变化的过程。

2. 诊断依据

（1）对可能发生的失落感到痛苦，或加以否认、震惊、不相信、逃避。

（2）对日常生活活动不感兴趣，或活动程度改变，或无法执行，有社交退缩现象。

（3）睡眠形态改变、沟通形态改变、性欲改变。

（4）情绪改变：愤怒、对他人敌视，有罪恶感、失落感、寂寞感。

（5）矛盾心理，有不真实感，责备自己疏忽，希望能预防失落等。

3. 有关因素

（1）老年患者对疾病的态度、对疾病知识的认知程度、沟通能力。

（2）老人家属的紧张状况，以及特殊家庭的问题。

（3）易悲哀老人本身的生活形态、种族、宗教及文化背景，对死亡的恐惧和应对技巧。

（4）老人事情未完成的程度、失落的关系与角色的本质、所经历失落的特殊意义。

（5）老人感到有价值的失落，如健康、生命、个人财产、重要亲友、社会角色、身心的幸福等。

4. 健康指导

（1）帮助老年人提高自身心理素质，乐观对待生老病死及生活中的负性事件。帮助老人回顾成就，协助参与社交活动。

（2）正确评估导致老年人悲哀产生的原因，协助改善以往消极被动的生活方式，逐步提高老人健康的人际交往能力。

（3）教会老人和家属学习新的应对技巧，改变老人的应对方式，尽量为老人创造和团队人际交往的机会。

五、功能障碍性悲哀

1. 定义　功能障碍性悲哀是指个体在实际失去人、物、健康、工作、自尊和身体形象前发生的一种悲哀反应状态。

2. 诊断依据

（1）主诉对可能发生的失落感到痛苦，内心矛盾。

(2) 心理特征:逃避,不信,震惊,否认,敌视,易怒,忧虑,内疚,哭泣,懊丧,愤怒,寂寞,自责,自罪。

(3) 反应行动改变:对日常活动不感兴趣或无法执行;对人不真实或社交退缩;竭力想化解迫近的死亡与失落;饮食习惯、睡眠形态、性欲方式、活动水平、沟通形态均发生改变;注意力狭窄。

3. 有关因素

(1) 预计会有重大失落,包括人、财、物、幸福与身体部分和功能失落。

(2) 哀伤者对疾病的认识欠缺,对死亡的恐惧及其应付技巧的不足,缺乏应有的思想准备。

(3) 久病不愈所致的内向型人格的消极反应或依赖型人格的消极反应。

(4) 患者人格心理偏差——过度内向人格的沟通障碍,或过度依存人格的自主障碍。

(5) 老年人各组织脏器的退行性变化,间接地引起老年人机体内环境紊乱。

4. 健康指导

(1) 鼓励老人面对现实、正视现实,以适应目前的生活。

(2) 积极参与社区各类活动,如早晨打太极拳,继后参加棋类活动,中午休息后开展谈心活动,晚饭后跳集体舞等。

六、调节障碍

1. 定义　调节障碍是指个人不能改变生活方式或行为,以适应其健康状况的变化。

2. 诊断依据

(1) 在言语或行动上对健康的状况和改变表示不接受。

(2) 在解决问题或制定目标上自认无能,缺乏自信心。

(3) 遇事无主见,缺乏要求独立的行动,缺乏面向未来的思考。

3. 有关因素

(1) 过度依赖型人格的自主障碍所产生的心理偏差。

(2) 神经系统的感应性心身疾病(如偏头痛、肌紧张性头痛、抽搐、自主神经功能失调)。

(3) 造成生活形态改变的残疾。

4. 健康指导

(1) 深入社区与家庭为老年人进行护理服务的同时,训练老年人凡事要靠自己、充分调动他们的耐心及潜力,逐步提高独立处理问题和办事的能力。

(2) 指导老年人积极控制情绪,讲解如何控制情绪的方法,保持良好的生活形态。

七、无效性否认

1. 定义　无效性否认是指有意或无意地企图否认某一事件的认识和意义来减少有害于健康的焦虑与恐惧的状态。

2. 诊断依据

(1) 没有感知到与个人相关的症状、体征或危险。

(2) 当健康受损时延迟就医或拒绝就医。

（3）面临威胁情境时流露不适当的情感。

（4）轻视疾病征象和心理恐惧或焦虑。

（5）否认疾病对生活形态的影响。

3. 有关因素

（1）情境性心理失调，大多为认知反应迟钝型。

（2）人格障碍，大多为性变态。

（3）外向型人格的消极反应。

4. 健康指导

（1）为老人提供心理咨询服务，实事求是地指导他们评价自己的健康，积极寻找心理失调、人格障碍的影响因素，营造良好的现实环境，磨炼自己的意志。

（2）掌握适用护理领域的患者情绪理论，使老人处于最佳身心状态，加强认知反应。

八、自我形象紊乱

1. 定义 个体在感知自己身体形象方面受到干扰，称为自我形象紊乱。

2. 诊断依据

（1）因身体结构和功能方面的改变而痛苦，无法接受这一事实，有无助感、绝望感和无能为力感，拒绝证实存在的改变。

（2）患者自述生活方式有改变，害怕别人的反应或被别人排斥，重视以往的力量、功能和外表，对丧失的身体部分以人格化的名称或非人格化的代名词称呼。

（3）患者有意或无意地不看或不摸失去身体的一部分，隐藏或暴露身体的某些部位，甚至对无功能的部位进行伤害。

（4）缺乏自我照顾，清洁、装饰不当，跟随饮食时尚，逃避或杜绝社会接触，难以适应环境和现实。

3. 有关因素

（1）因疾病、手术、麻醉、意外事故所造成的身体形态与功能改变。

（2）外观与社会常规差距甚远，功能障碍导致行为不便，自我照顾丧失，心理障碍。

（3）社会、家庭、同事对障碍的偏见。

（4）社会价值与角色期望观发生改变。

（5）缺乏解决问题的技巧。

4. 健康指导

（1）正确引导老人摆正"期望与现实的冲突"、"伤残与健康的冲突"、"依赖与独立的冲突"、"偏见与价值的冲突"。

（2）帮助老年人修饰外观，戴上帽子或假发等。

（3）正确指导老人加强功能训练。

（4）鼓励老年人加强社会交往，诉说各自的喜怒哀乐，并以此维护人们的情感交流，产生亲密感与依恋，从中吸取力量和获得支持。

九、自尊紊乱

1. 定义 自尊紊乱是指个人对自己的人生价值、自信心、自豪感及其能力评定已被干扰或否认。

2. 诊断依据

(1) 过度肥胖或消瘦,性欲减退,常诉不适。

(2) 害怕与亲人或他人接触,害怕做决定或处理问题,常表现出胆怯、逃避、悲观、不果断,对任何事缺乏信心。

(3) 无法接受批评,无法面对现实,无法负担自我照顾的责任,无法完成工作任务或完成不佳。

(4) 自我感到无能、无助、无望、无价值,有孤立、忧郁、自卑、挫折、失败、绝望和罪恶感。

(5) 否认过去和现在的成功和成就,否认一切。

(6) 有杀人或自杀行为,对他人充满仇恨。

3. 有关因素

(1) 躯体不适的痛苦,部分或完全丧失生活自理能力。

(2) 文化素质或信念不同的影响。

(3) 社会支持障碍,人际关系不协调,失去家庭的帮助和亲友的关怀。

(4) 角色的转换或生活形态的失落无法调适。

(5) 创伤性经验,情绪低沉,失去自我控制。

(6) 对自我不实际的期望,或对生活压力的问题缺乏知道和解决技巧。

4. 健康指导

(1) 帮助部分或完全丧失生活自理能力的老人减轻躯体不适,鼓励他们接受最优化治疗方案。

(2) 按不同层次的老人、家属展开各种健康教育、心理咨询学习班,解决心理障碍和实际问题。

(3) 教会老人对各种应激原的处理方法,并从正面吸取教训。

(4) 发扬尊老、敬老、爱老、养老的社会风气与美德,为老年人创造一个宏观的、健康的社会心理环境。

十、长期自尊低下

1. 定义　长期存在对自我及其自我能力的消极评价和感觉,称为长期自尊低下。

2. 诊断依据

(1) 自我否定诉说。

(2) 学习、工作、生活、社交活动很少或无法成功。

(3) 长期给予自我能力的消极评价,难以尝试新事物,过分地寻求保证保险等。

(4) 被动或退缩的行为形态。

(5) 自我感觉同"自尊紊乱"。

3. 有关因素

(1) 过度抑郁人格的期望与障碍。

(2) 终身疾病角色取代其他一切社会角色。

(3) 老年期的不幸经验。

（4）对生活事件长期呈现固定的负向反应。

（5）老年后处于孤立生活状态。

4. 健康指导

（1）正确引导家属敬老、爱老，为他们创造一切可能的条件，多与老人接触，关爱老人。

（2）建立提供终身患有疾病的老人享有社会医疗服务网络，方便他们社区、家庭医疗保健服务，加强社会保险和福利设施建设。

（3）定期开展生活形态说笑交流会，以其他老人的生活乐趣为诱导，改变原有生活方式。

十一、情境性自尊低下

1. 定义　情境性自尊低下是指某些人在遇到失落或情况不利时所表现出的一种消极的自我评价和感觉。

2. 诊断依据

（1）因突发的失落或情况改变而造成的一时性自我消极评价和感觉。

（2）行为与自我感觉同"自尊紊乱"。

3. 有关因素

（1）突发的重大自我失落：因病住院或身体部位与功能改变；离婚、丧偶、失去亲人或亲友；失去重要物品等。

（2）环境因素的突然改变：灾难、贫穷、居住环境丢失、收入歧视等。

4. 健康指导

（1）心理疏导，正视现实，协助解决实际问题。

（2）依靠社会资助，逐步改善条件。

十二、自我认同紊乱

1. 定义　不能真正的区分自我与非我，称为自我认同紊乱。

2. 诊断依据

（1）丧失记忆，言语与行为不一致，自我感消失，自我界线模糊，无定向感，甚至否认自我。

（2）自感生命无意义，恐惧，多疑，谵妄，幻觉，自我矛盾，混乱。

（3）外观及日常生活习惯改变。

3. 有关因素

（1）老化是生理性障碍（包括感受与认识、感觉器官）。

（2）脑部结构与功能病理性改变或外伤。

（3）吸入与食入某些药物或化学毒药。

（4）角色转换与冲突，人际关系紧张与紊乱，被人歧视与偏见，与亲人绝交无家可归。

（5）生活形态与众不同，应对方法与方式失效。

4. 健康指导

（1）指导老人建立良好的生活形态，教会他们在各种场合下正确处理问题的方法。

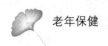

（2）加强安全,注意脑功能锻炼,定期随访脑功能。

（3）鼓励参加社交活动,定期安排社交环境与交流内容,考核各种角色的扮演与作用。

（5）告知老年人怎样延缓衰老。

（戴慰萍　王　骏）

第三节　老年人心理健康的促进与维护

一、老年人的心理特点

1. **孤独寂寞型**　老年人由于患有慢性疾病及退行性病变,生活常常不能完全自理,有的子女不在身边,有的丧偶独居,部分患者其子女虽然在身边,但由于工作繁忙对老年人照顾不周等。种种原因使老年患者产生孤独、寂寞、悲观、失望等消极情绪,有的甚至有轻生的想法。

2. **忧虑恐惧型**　此类人常因社会角色、家庭角色的改变,经济收入的降低,慢性病痛的折磨等导致心理障碍。有的老年人预感来日不多,留恋当今儿孙满堂、吃穿不愁的幸福晚年,常常忧虑重重,导致恐死心理,表现为自怜、自弃、自咎、抑郁等。有的人可表现为性情怪僻、沉默寡言、忧愁焦虑或闷闷不乐,对周围事物反应迟钝,不易合作。

3. **悲观失望型**　老年人一旦身体不适或罹患疾病便会惴惴不安,缺乏对健康的自信心,害怕疾病不能治好,产生濒死感觉;怕连累家庭,担心给家庭带来经济负担。多数慢性病患者因为反复住院,治疗效果欠佳,随着病期的延长,机体功能受损,自理能力下降而出现悲观失望心理。

4. **依赖型**　老年人生活不能自理或不能完全自理时,依赖家人和医护人员照顾,希望得到别人的重视与亲近、同情和关怀,希望能满足自己的心理需求。一些慢性病患者因习惯于患者角色,可形成对医护人员及家人的长期依赖心理。

5. **固执型**　老年人随着年龄的增长,脑细胞发生退行性变化,大脑功能衰退,容易坚持己见,思想固执。

二、老年人心理健康的促进与维护

（一）增进心理健康的原则

1. **适应原则**　心理健康强调人与环境能动地协调适应。环境中随时都有打破人与环境协调平衡的各种刺激,其中尤其是社会环境中的人际关系能否协调对心理健康有重要意义。故必须积极主动地调节环境和自身,减少环境中的不良刺激,学会协调人际关系,发挥自己的潜能,以维护和促进心理健康。

2. **整体原则**　每个个体都是一个身心统一的整体,身心相互影响。因此,通过积极的体育锻炼、卫生保健和培养良好的生活方式,以增强体质和生理功能,将有助于促进心理健康。

3. **系统原则**　人是一个开放系统,无时无刻不与自然、社会文化、人际之间等相互影响、相互作用。个体会影响家庭或群体,同时也受到家庭或群体的影响,个体心理健康的维护需要个体发挥积极主观能动性,也依赖于家庭或群体的心理健康水平。所以,只有从自然、社会文化、人际关系等多方面、多角度、多层次考虑和解决问题,才能达到系统内外环境的协调与平衡。

4. **发展原则**　人和环境都在不断变化和发展,人在不同年龄阶段、不同时期、不同身心状况下和不同或变化的环境中,其心理健康状况不是静止不变的,而是动态发展的,所以,要以发展的观点动态地把握和促进心理健康。

(二) 心理健康的标准

(1) 我国著名的老年心理学专家许淑莲教授把老年人心理健康的标准概括为 5 个方面:

1) 热爱生活和工作;

2) 心情舒畅,精神愉快;

3) 情绪稳定,适应能力强;

4) 性格开朗,通情达理;

5) 人际关系适应强。

(2) 国外专家则针对老年人心理健康订出了 10 条参考标准:

1) 有充分的安全感;

2) 充分了解自己,并能对自己的能力作出恰当的估计;

3) 有切合实际的目标和理想;

4) 与现实环境保持接触;

5) 能保持个性的完整与和谐;

6) 具有从经验中学习的能力;

7) 能保持良好的人际关系;

8) 能适度地表达与控制自己的情绪;

9) 在不违背集体意识的前提下有限度地发挥自己的才能与兴趣爱好;

10) 在不违反社会道德规范的情况下,能适当满足个人的基本需要。

(3) 目前普遍认为老年人心理健康的标准可从以下 6 个方面进行界定:

1) 认知正常。老年人认知正常体现在感觉、知觉正常,判断事物基本准确,不发生错觉;记忆清晰,不发生大的遗忘;思路清楚,不出现逻辑混乱;在平时生活中,有比较丰富的想象力,并善于用想象力为自己设计一个愉快的奋斗目标;具有一般的生活能力。认知正常是人正常生活的最基本的心理条件,是心理健康的首要标准。

2) 情绪健康。愉快而稳定的情绪是情绪健康的重要标志。能否对自己的能力作出客观正确的判断,能否正确评价客观事物,对自身的情绪有很大的影响。心理健康的老年人能经常保持愉快、乐观、开朗而又稳定的情绪,并能适度宣泄不愉快的情绪,通过正确评价自身及客观事物而较快稳定情绪。

3) 关系融洽。融洽和谐的人际关系表现为:乐于与人交往,能与家人保持情感上的融洽并得到家人发自内心的理解和尊重,又有知己的朋友;在交往中保持独立而完整的人格,有自知之明,不卑不亢;能客观评价他人,取人之长、补己之短,宽以待人,友好相处;既乐于帮助他人,也乐于接受他人的帮助。因此,人际关系的融洽与否,对人的心理健康影响较大。

4) 环境适应。老年人虽退休在家,但不脱离社会,通过与他人的接触交流、电视广播网络等媒体了解社会变化信息,并能坚持学习,从而锻炼记忆和思维能力,丰富精神生活,正确认识社会现状,及时调整自己的行为,使心理行为能顺应社会改革的进步趋势,更好地适应环境,适应新的生活方式。

5) 行为正常。能坚持正常的生活、工作、学习、娱乐等活动,其一切行为符合自己年龄特征及在各种场合的身份和角色。

6) 人格健全。人格健全主要表现为:

a. 以积极进取的人生观为人格的核心,积极的情绪多于消极的情绪。

b. 能够正确评价自己和外界事物,能够听取别人意见,不固执己见,能够控制自己的行为,办事盲目性和冲动性较少。

c. 意志坚强,能经得起外界事物的强烈刺激:在悲痛时能找到发泄的方法,而不至于被悲痛所压倒;在欢乐时能有节制地欢欣鼓舞,而不是得意忘形和过分激动;遇到困难时,能沉着地运用自己的意志和经验去加以克服,而不是一味地唉声叹气或怨天尤人。

d. 能力、兴趣、性格与气质等各个心理特征和谐而统一。

(三) 老年人心理健康维护和促进的对策

1. 增强自我照顾能力　老年人大多都多以被动的形式生活,在依赖、无价值、丧失权利的感受中,自我照顾意识淡化,随着时间的推移将会丧失生活自理能力。因此,要善于运用老年人自身资源,以健康教育为干预手段,采取不同的措施,尽量维持老年人的自我照顾能力,巩固和强化其自我护理能力,从而增强生活的自信心,保持自尊。

2. 需要家庭高度关心　老年人生病时需要照顾,经济困难时需要子女接济。老年人再婚时需要子女的理解和支持,临终时需要子女和亲人在身边陪伴。在空巢家庭中,老年人应正确面对子女成家立业离开家庭的现实,不过高期望和依赖子女对自身的照顾,善于利用现代通信与子女沟通,充分理解与体谅子女,使自己的心情永远保持愉快。

3. 得到社会人文关怀　尊老敬老是中华文明古国的传统美德,也是我国老年人心理健康的良好社会心理环境。如老人上公共汽车时已在需要"老弱病残孕专座"占位者让座,老人在公共场合需要有人帮助,走路不慎跌倒时需要有人搀扶,讲话时需要有人应答等。社会的人文关怀是老年人心理保健的外部环境。但随着社会变革、家庭结构的改变,在我国未富先老的国情下,为继续营造老年人良好的社会心理环境,促进健康老龄化,促进社会和谐稳定发展,应加强宣传教育,继续大力倡导养老敬老。

4. 适当进行脑体运动　老年人应根据自己的体质和兴趣,有选择地、有规律地进行运动。运动不仅指的是体力运动,也指的是脑力运动。跑步、打球、爬山、打太极拳、跳舞、唱歌等是体力运动,能减轻体重、控制血脂和血压,从而增强体质。下棋、打牌、作词、作诗、演讲等则是脑力运动,适当进行脑力运动能延缓大脑功能的衰退,能有效地延缓记忆力的减退、思维能力和精力等高级心理功能的减退。当然不能像年轻人那样去进行剧烈的运动。

5. 加强人际沟通交往　离退休后影响老年人心身健康最大的问题就是与世隔绝,把自己封闭起来,而这样会加快老化过程。有些老人离退休后失去了工作就认为失去了自己、失去了人生的目标、失去了身心健康、失去了经济独立,特别是失去了与家庭社会的联系,表现为情绪压抑、苦闷、悲观,把自己关起来不出门,甚至停止了作为一个真正的人的生活。为此，要鼓励老人走出家门，加强人际交往，克服无生活勇气的念头，从而找到人生的意义、人生的乐趣。

6. 创建健康老龄化和积极老龄化　健康老龄化是世界卫生组织提出并在全球积极推行的老年人健康生活目标。它是指老年人在晚年能够保持躯体、心理和社会生活的完好状态，将疾病或生活不能自理推迟到生命的最后阶段。积极老龄化是在健康老龄化的基础上提出的新观念，它强调老年群体和老年人不仅在机体、社会、心理方面保持良好的状态，而且要积极面对晚年生活。

7. 健全老年人医疗保健防护体系　医疗保健是老年人众多需求中最为突出和重要的需求，但目前老年人"看病难，住院难"的问题十分突出。因此，应加快深化医疗卫生改革，加强人口老化的医疗保健与护理服务，构建医疗保健防护体系，健全社区卫生服务体系，定期为老年人进行体格检查、健康教育讲座及定期家访，为老年人提供方便、快捷的综合性社区卫生服务。同时建立和发展多种形式的医疗保障制度，以缓解老年人患病后对家庭和个人造成的经济压力，妥善解决看病就医的费用问题。

8. 确立人的生存意义　孔子自称："吾十有五而志于学，三十而立、四十不惑、五十知天命、六十两耳顺、七十而从心所欲，不逾矩"。反映了孔子随着年龄的增长，活到老，学到老，使得自己的精神境界不断发展，从不惑、知天命、耳顺一直到从心所欲，老年人应客观地意识岁月不饶人，不能逞强，也不应把自己贬得一无是处。虽然社会和家庭不再是靠老年人来支撑，但也不是老年人已经没有用了。让老年人发挥余热，老年人不仅应老有所养，也要老有所乐、老有所学、老有所为。

（杨旭静　王　骏）

[案例分析与思考题]

1. 张某，女，75岁，一年前丧偶，近半年来持续精神紧张，常伴有提心吊胆，有不安的预感，比较敏感，容易激怒，易与他人发生冲突等，严重时可以出现气喘、胸闷，甚至产生妄想和幻觉。

请解答：(1) 该老年人患哪类心理疾病？
　　　　(2) 造成该类心理疾病的原因有哪些？
　　　　(3) 如何防护该类心理疾病？

2. 陆先生，男，70岁，最近体格检查发现患晚期肝癌，家属送他去医院进一步确诊并接受治疗。陆先生入院后拒绝治疗，并多次想自杀。

请解答：(1) 列出该老年患者最突出的心理护理诊断和相关因素。
　　　　(2) 分析这位老人的心理特点，应属于哪一型？
　　　　(3) 如何对该老年人进行心理疏导？

3. 请简述老年人高楼住宅综合征的预防与护理。

4. 怎样预防老年抑郁症患者的自杀行为？

5. 增进老年人心理健康的原则有哪些？

6. 简述老年人心理健康维护和促进的对策。

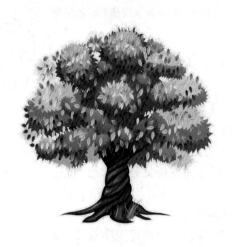

第八章
老年人四季保健

一年四季,周而复始地不停循环,每一个季节都有它的特点,根据相应季节的特点,老年人保健的应对以及所采取的措施都应该是不同的。一般来说,老年人四季的保健需要天时、地利、人和 3 个元素,只有在对的时候采取对的措施才会事半功倍。

第一节 　老年人春季保健

春季是万物复苏的季节,自然界各显生机勃勃,春季的天气由寒转暖,气候变化大。因此,为了保障老年人体正常的新陈代谢,老年人应注意以下几个方面。

一、衣

对于老年人来说,春季不能骤减衣物和被褥,因为春季的气温忽冷忽热,所以在刚入春时老年人应注意增减衣物和被褥。但因有"春捂"之说,许多老年人不论气温高低、不论是否在太阳底下都会穿着沉重的冬衣,确实,古人有"二月休把棉衣撤,三月还有梨花雪"之说,也就是说"吃了端午粽,再把棉衣送"的说法,早春时,寒温交替,此时的气温和天气反复无常,通常都是早晚凉,中午热,如果此时过早地脱去冬衣,很容易引发呼吸系统疾病,如哮喘、肺炎、气管炎、感冒等,但是,如果老年人在温暖的太阳底下时,就应该适当地减去厚重的棉衣,因为在太阳的照射下,穿着棉衣,很容易出汗,如果此时不小心吹了风,更容易患上感冒。因此,老年人应视情况来决定增减衣物和被褥。老年人在外出时可以备一件外套或围巾,太阳下觉得热时可以脱去外套,起风时也可以将外套披上用以保暖。

二、食

春天是新陈代谢最为活跃的时期,在此季节会发生很大的变化,因此在春季老年人应适当地调整饮食,不仅能够使身体得到补益,同时还能够为全年打下扎实的健康基础。因此春季的饮食应遵循以下几点。

1. **补充蛋白质** 尤其是在早春的时候,此时气温仍然比较低,人体需要消耗较多的能量来维持自身的热量。因此,在这段时期,饮食应以高热量为主,除了谷类外,还可多吃一些花生、芝麻、核桃等食物。此外,早春时期,寒冷的刺激会使人体内的蛋白质加快分解速度。

因此,此期应多食优质蛋白,如鱼、虾、鸡蛋、大豆或大豆制品。

2. 摄取足够的无机盐和维生素 春天是由寒转暖的季节,因此细菌和病毒等微生物的活力开始加强,且非常容易侵犯人体。春天常见的疾病有舌炎、口角炎等。因此,对于体质较弱的老年人来说,每日应摄取一定量新鲜的、富含维生素 B 族、维生素 C 的蔬菜和水果,如菠菜、芹菜、柑橘、柠檬、胡萝卜、红薯等,总量不少于 500 g,以增强身体的抵抗力。

3. 饮食清淡、忌油腻生冷及刺激性食物 春季,老年人应少吃肥肉等高脂肪含量的食物。因为,在食用油腻的食物后很容易产生饱腹感,而在过饱后,人会产生疲劳的现象。春季也是刚刚由寒冷转暖的时期,饮食不宜过寒。因此,老年人不要吃生冷的食物,如黄瓜、冬瓜等,有些胃寒的老年人,可以适当地吃点姜,因为姜有驱寒暖胃的作用,但不宜多食大辛大热的食物,如参、烈酒等。

4. 消脂排毒、强身健体 通过合理的饮食可进行消脂排毒,如苹果、樱桃、草莓等排毒作用强;海带、绿豆对排毒也起到很大的促进作用。另外,老年人每天最好能坚持喝一杯牛奶,可以增强体质,有效预防骨质疏松。春季时期应多饮水,可降低血液黏度。

5. 适宜食骨头汤 骨头营养胜过肉。在显微镜下,一层以钙为主组成的管壁里,有无数海绵状的细孔,这里储藏着丰富的营养。把猪骨头与鲜猪肉的营养成分作比较,其蛋白质、铁、钠和产生的能量远远高于鲜肉。其蛋白质高出奶粉 23%,是猪肉的 2 倍,高出牛肉 61%,是鸡蛋的 1 倍多;至于磷、钙含量更是其他食物所不能比拟的。尤其难得的是,它的营养成分比植物性食品更易为人体所吸收。

6. 适宜食橘络 不少人吃橘子时,在剥去橘皮之后,总要把橘瓣外表的白色经络扯得一干二净。其实橘络中含有一种名为"路丁"的维生素,能使人的血管保持正常的弹性和密度,减少血管壁的脆性和渗透性,防止毛细血管渗血,以及高血压患者发生脑出血和糖尿病患者发生视网膜出血。对于平时有出血倾向的人,特别是对有血管硬化倾向的老人,食橘络更有裨益。

7. 适宜食鱼鳞 营养学研究发现,鱼鳞含有较多的卵磷脂、多种不饱和脂肪酸,还含有多种矿物质,尤以钙、磷含量高,是特殊的保健品。有增强记忆力、延缓脑细胞衰老,以及减少胆固醇在血管壁沉积、促进血液循环、预防高血压及心脏病的作用。此外,还能预防老人骨质疏松和骨折。

8. 适宜食鱼眼 特别是金枪鱼科的鲔鱼眼,含有相当丰富的二十二碳六烯酸(DHA)和二十碳五烯酸(EPA)等不饱和脂肪酸。这种天然物质能增强大脑记忆力和思维能力,对防止记忆力衰退,以及胆固醇增高、高血压等多种疾病大有裨益。

9. 适宜食辣椒叶 辣椒叶含有丰富的钙质、胡萝卜素、多种维生素和其他营养物质,其味甘甜鲜嫩、口感很好,既可单独做菜,亦可与肉类同炒,还可煮汤。常食辣椒叶能起到驱寒暖胃、补肝明目、减肥美容的作用。另外,适量吃辣椒叶还能促进胃液分泌、增进食欲,适用于胃弱、消化不良、肠胃胀气、胃寒痛等。

三、住

春季,老年人常有困倦之感,早晨起不来,白天则出现昏昏欲睡的现象,那是因为在春天,由于气温适中,皮肤和肌肉内的微小细血管处于舒张的状态,导致血流减慢,流入大脑的血液也就相应地减少了,最终使中枢神经系统的兴奋性降低,大脑出现抑制的现象,这就是所谓的春乏。春乏并不是疾病,但不利于老年人的身体及精神面貌的协调。因此,老年人不能忽视春乏。

建议老年人可以通过以下三方面来预防和调节春乏。

(1) 保证充足的睡眠,早晨宜早起,到户外进行锻炼,起床后可用冷水洗脸,因为冷水可以刺激皮肤和大脑,以促进血液循环的变化。

(2) 养成每天午睡的好习惯,每天最好能午睡 1 个小时左右,时间不宜过长,以补春乏的睡眠不足。

(3) 保持室内空气新鲜,每天开窗通风 1～2 次,不要熬夜,养成规律的起居生活。

(4) 多锻炼身体,不要懒于活动,尤其是日出后和晚饭前多到户外活动身体,呼吸新鲜空气,要"早卧早起,广步于庭"。

四、行

春季常出现的"春困"可以通过运动得到消除,适合老年人春季时的运动有以下几类。

1. 散步　春季早晚散步,养体又养心,散步时动作缓慢、不易受伤。老年人可以在任何时间、任何地点进行这项运动,别小看散步这项运动了,它起到的作用却很大。

(1) 散步可以增强心、肺功能:长期坚持早晚散步,可以增强心肺功能,改善血液循环,降低血压,预防动脉粥样硬化等心血管疾病。

(2) 散步可以促进碳水化合物(糖类)代谢的正常化:餐前餐后散步可有效地预防糖尿病。研究表明,糖尿病患者经过一天的徒步后,血糖可降低 60 mg/L,老年人以 3 千米每小时的速度散步 1.5～2 小时,其代谢率可提高 48%,因此散步是防治糖尿病的有效措施之一。

(3) 散步可以防止骨质疏松及治疗颈椎疾病:散步是一种需要承受自身体重的锻炼,可有助于延缓和防止骨质疏松,同时也能够延缓退行性关节的变化,所以对于预防或消除风湿性关节炎有着一定的作用。散步时如果昂首远望,抬头挺胸并伴双肩大幅度的摆动,有助于缓解颈椎疾病。

(4) 散步可以缓解神经肌肉的紧张:散步属于积极性休息,运动医学博士赖维说过:"轻快的散步 20 分钟,可以将心率提高 70%,其效果正好与慢跑相同",因此,轻松愉快的散步是缓解神经肌肉紧张的方法之一。

(5) 散步有助于提高睡眠质量,缓解精神紧张,解忧排压:每天坚持散步,能使体内交感神经和副交感神经的切换更为灵活,有助于缓解压力和忧虑,同时可提高夜间的睡眠质量,尤其是睡前散步,更能促进夜间的睡眠。

(6) 散步可以灵活大脑、改善记忆力:由于散步时血液和氧分输送到大脑,在 β 内啡肽的作用下使大脑保持清醒,因此散步时大脑的思路、思维能力、注意力及记忆力都较平时高。

(7) 不同体质的老年人散步的方式也不同:①体弱者:甩开胳膊大步跨;②肥胖者:长距离快速行走;③失眠者:睡前缓行半小时;④高血压者:脚掌着地挺胸走;⑤冠心病者:缓步慢行;⑥糖尿病者:大步伐的摆臂甩腿挺胸走。

2. 乒乓球　乒乓球虽小,可打起来却要活动全身,它可以促进血液循环和新陈代谢,增加肺活量。因此,对肥胖的人可以减肥,对血压高的人可以降低血压,并能增强人的耐力和体质,但应该根据自身的体质量力而行,强度不要过大。

3. 羽毛球　由于在打球过程中,需要球员的眼睛不断追寻高速的球体,使眼部的睫状肌不断地放松和收缩,促进眼球组织的血供,改善睫状肌的功能。因此,长期打羽毛球可以提高视觉的灵敏度和眼睛的反应能力。此外,打羽毛球时需要运用手腕和手臂的力量,同时活动踝关节、膝关节及髋关节等。因此,打羽毛球对于全身肌肉和关节会得到充分的锻炼。但要注意的是,老年人在打球前至少要做5~10分钟的热身运动,以防止肌肉拉伤。

4. 锻炼时注意掌握几项原则　一年之计在于春,春天是一个生机盎然的季节,春天也是老年人晨练的好时光,为了更有效、更安全、更科学的春练,老年人应掌握5个原则和5个不宜。

(1)5个原则

1)渐进性:老年人锻炼应逐步地、依次地、循序地进行,不可突然或急剧地进行,根据自身的运动负荷量,有计划地增大运动负荷,最终达到强身健体的目的。

2)反复性:在锻炼身体的过程中,应有规律、有限制地重复练习,才能对身体产生良好的作用。

3)全面性:在锻炼身体时,应使身体的各个部分、各器官系统、各种素质及各种基本活动能力都得到锻炼和发展。

4)意识性:老年人在锻炼身体时应有意识地去进行锻炼,而不是无目的或盲目地随意锻炼。

5)个别性:老年人应根据自身的特点去安排锻炼的项目、方法和运动强度,只有针对自身特点去锻炼才能达到增强体质的目的。

(2)五个不宜

1)不宜过早:春天早晨气温较低,且雾气大,室内外的温差较大,容易引起感冒或哮喘,更会使肺心病及慢性支气管炎等加重。因此,老年人应在太阳升起后再外出锻炼。

2)不宜空腹:老年人由于新陈代谢慢,在早晨的血压和体温均偏低。因此,为了防止脑血管意外,应在晨练前喝些热饮,如牛奶、麦片等,以增加热量。

3)不宜过露:老年人应选择避风向阳、温暖安静且空气新鲜的场所进行晨练,如感到太热甚至于出汗时,千万不可以脱衣服,应适当降低强度或休息片刻。

4)不宜过剧:老年人体力较弱且适应力差,因此在运动时不能过剧,一定要量力而行。

5)不宜过急:老年人锻炼前应先轻轻地活动身体,放松肌肉,如打乒乓球或羽毛球时一定要先热身,以防止骤然运动而发生意外。

五、防止旧病复发

冬春交替时节,对于慢性支气管炎、高血压、脑血栓、冠心病等的老年人来说是非常危险的,尤其是曾有过心肌梗死、脑出血或脑卒中的老年人。因此,我们在这个时期应积极预防这些疾病的发病及复发率。

1. 冠心病　春季是心肌梗死的发病高峰期,主要是因为这个季节气候变化无常,忽冷忽热,所以,在此期间,老年人应根据气候的变化做好自身防护,积极锻炼身体,定期去医院检查。

2. 关节炎　患有关节炎的老年人对气候的变化是非常敏感的,尤其是在春季,气温忽高忽低。因此,关节炎的症状会加重。此时,老年人应该注意保暖,每天可用热水泡脚,以促进血液循环。

3. 慢性支气管炎　早春时节,早晚温差较大,而老年人都有早起晨练的习惯。因此,常会诱发慢性支气管炎的复发。此时,老年人应根据温度的变化增减衣物,同时,保持室内空气新鲜,每天早晚各通风一次。

4. 哮喘　哮喘的患者对温度及相对湿度变化较敏感,很容易被空气中存在的致敏原所诱发。因此,有哮喘的老年人应尽量避免与致敏物质接触,贴身的衣物或被褥应定期晾晒,以免尘螨等病菌诱发哮喘。

5. 高血压及脑血管意外　由于春季的气候变化大,气温忽高忽低,尤其是早春时期,早晚温差大,容易诱发老年人脑血管意外的发生,尤其是有高血压的老年人。因此,老年人应加强防护,有晨练习惯的老年人在早晨出门时最好戴帽子,避免冷风直接吹向头部,有高血压的老年人,最好每天测量血压,观察血压的变化,如血压升高应及时用药,如果刮大风时建议老年人不要过早出门,以免脑血管收缩引起头痛。

6. 慎防感冒　春天气候多变,气温忽高忽低,尤其是早春的时候,经常会有寒潮的侵袭,因此,老年人容易得感冒。感冒俗称伤风或上呼吸道感染,受凉、疲劳、年老体弱或情绪不佳等都可以成为感冒的诱因。普通感冒症状轻、病程短,但病后免疫力低;流行性感冒症状则轻重不一,且传染性强。所以老年人在春天的时候,尤其是刚入春时要注意增减衣物和被褥,不能过早脱去冬衣,因有"春捂"之说,许多老年人不论气温高低都会穿着厚重的冬衣,这样也是不妥的。当气温升高时,穿衣过多会出汗,若不及时更换衣物反而会引起感冒。

预防感冒需要做到以下几点:

(1) 在平时多锻炼身体,可以增强自己的抵抗力,体弱或易患感冒的老年人可以每年注射抗流感疫苗。

(2) 饮食宜清淡,平时多饮热的白开水,少食生冷及寒凉性的食物,多进富含维生素的食物,如蔬菜、水果等。

(3) 室内经常通风,但应避免出现骤冷骤热的变化。

(4) 一旦患了感冒应及时就医,以免病情严重,一般来说用药越早效果也会越好。

(5) 老年人患感冒后应尽可能地留在家中休息,避免去人多的地方。

第二节　老年人夏季保健

夏天是一年中最炎热的季节,也是老年人感到最不舒适的季节,这个时期,人体的生理活动与外界环境的平衡遭到破坏,从而会引起身体的很多不适,甚至会引起疾病的发生,因此,老年人在夏季保健时应注意以下几方面。

一、衣

夏季由于天热,且气温高、太阳烈,老年人外出时要戴遮阳帽或带遮阳伞,不要直接暴晒于太阳下,尽量防止或减少热辐射。但是,也不能太过于贪凉,避免在阴凉通风的地方露卧,躺卧时要保护脐部,如果脐部入冷气,可导致腹泻。此外,睡觉时最好不开风扇,但也要盖薄被,如果开空调,空调温度不可调的过低,以 26℃ 为宜,防止着凉。

二、食

夏季气温高,人体的胃肠功能由于受到暑热的刺激而导致食欲缺乏。特别是老年人的自身抵抗力弱,因此在饮食方面就更应该注意了。

1. **少食肉类**　老年人肉类脂肪摄入过多会引起营养失衡及新陈代谢紊乱,易出现高胆固醇和高脂血症,同时不利于心脑血管疾病的预防和治疗。夏季的饮食应以消暑、化湿、清淡为主,如豆腐、鲫鱼、西瓜、绿豆等,不要吃刺激性强且不易消化的食物。

2. **少食甜食**　老年人过多地食用甜品及冷饮,易引起消化不良,出现食欲缺乏、嗳气等现象,同时还可使碳水化合物(糖分)在体内积存,使老年人的体重和血脂增高,从而增加心脏负担。因此,老年人可适当地选择甜食食用,不可过量。

3. **忌食生冷食物,少食冷饮**　老年人随着年龄的增大,脾胃的消化功能逐渐减退,如食用过多的生冷食物,会损伤脾胃,对消化道黏膜会产生不良刺激,使肠蠕动变慢,严重者可出现痉挛现象。

4. **注意饮食卫生**　夏季是各种疾病的多发季节,因为气温高,且湿度大,各类病原菌容易繁殖增长。因此,食物容易受到污染。夏季老年人可选择新鲜的瓜果和蔬菜食用,如西瓜、桃、黄瓜等,但在生食这些瓜果蔬菜时一定要先洗净。此外,肉类、蛋类等食物要注意保鲜期限,过期或出现异味的食物不可食用,食物尽量现做现吃,隔夜的食物老年人尽可能不要食用,很多老年人,对于隔夜的食物会舍不得丢弃而食用。所以,老年人常会出现腹泻等吃坏东西的表现。

5. **多补充水分**　由于夏天出汗多,易导致水、电解质的紊乱,而且补水又是食疗和食养的基础,一般成人每天至少要补充 2 500 ml 的水,才能把体内废物排出体外。此外,也应补充因出汗而失去的盐分,可将菜肴或汤做得稍咸一些。

6. **老人夏季常用膳食**

(1) 薏苡仁糙米粥,助消化利肠胃

1) 功效:薏苡仁具有利尿消炎的作用,可以帮助排出体内多余的水分,改善水肿,而糙米中的食物纤维,则可促进肠胃蠕动,帮助消化。

2) 原料:薏苡仁 1/2 杯、糙米 1/2 杯、猪肚 1/2 个。

3) 做法:①先将猪肚用水洗净,切成细丝;②然后将猪肚、薏苡仁和糙米一起放入锅中,水分则依个人需要的浓稠度增减,熬煮成粥。

(2) 姜汁菠菜,补肝养血

1) 功效:食疗功效菠菜味甘,性凉,能滋阴润燥、补肝养血、清热泻火,用于阴虚、便秘、肝血亏虚、贫血,以及肝阳上亢所致的目赤、头痛,以及便秘和高血压;老年人食之可消渴并增进食欲。

2) 原料:嫩菠菜 500 g,生姜 25 g,精盐、酱油、醋、味精、芝麻油各适量。

3) 做法:菠菜从中剖开,入沸水中断生,捞出沥水,淋芝麻油拌匀,放盘中。将生姜去皮,切成细末入碗中,加盐、酱油、醋、味精调成姜汁,将菠菜、姜汁分盘同时上桌,吃时夹菠菜蘸姜汁。

(3)桂圆童子鸡,安心养神

1)功效:补气血,安心神。适用于贫血、失眠、心悸,健康人食用能使精力更加充沛。

2)原料:童子鸡1只(重约1 000 g),桂圆肉30 g,葱、姜、料酒、盐各适量。

3)做法:①将鸡去内脏、洗净,放入沸水中汆一下,捞出,放入钵或汤锅,再加桂圆、料酒、葱、姜、盐和清水;②上笼蒸1小时左右,取出葱、姜即可。

三、住

夏季要保证充足的睡眠,俗话说得好"每天睡得好,八十不见老",良好的睡眠能够增强人体的抵抗力,但是夏季由于蚊虫的骚扰,老年人往往睡得不香,因此最好的入睡时间为晚上10点半或11点以前,如果错过了这段入睡时间,老年人就很难入睡。此外,老年人应安排午睡时间,同时在睡眠时,要注意室内空气新鲜。

但是,我们也不提倡老年人用卧床休息来缓解疲劳,如果经常躺着休息或睡眠,会出现懒散或萎靡不振的症状,长此以往会影响身体健康。

四、行

夏天运动很多专家提倡的是"冬练三九,夏练三伏",因为,夏天运动可以使毛细血管扩张,使机体的散热能力提高,提高机体调节体温的能力,但是,老年人由于身体体质较差,所以老年人不适合"夏练三伏"。老年人应该选择低运动量、时间短的运动,结合自身的实际情况选择适合自己的运动,避免剧烈运动和强度高的运动。

适合老年人在夏季进行的运动如下:

1. 打羽毛球 坚持羽毛球锻炼,可使肺活量增大,提高耐力,同时,可以提高老年人的灵敏和协调性。打羽毛球时,最好选择室内的场所,尽量避免在11:00～16:00时这段时间进行锻炼,随身宜携带淡盐水或清凉的饮料,不要喝冰水。

2. 健步走 所谓健步走是指速度介于跑步与散步之间的一种步行方式,比较适合老年人,它能增强腿部的肌肉,提高心肺功能。

3. 游泳 游泳是夏季最常见的运动方式,也是现今老年人在夏季最喜爱做的一项运动,它不仅能增强机体对外界的反应能力,而且还能提高老年人的耐寒及抗病能力,同时又能增添生活情趣,但是要取得好的效果,还需要注意以下几点:

(1)选择合适的游泳场所。最好挑选水质较好、卫生安全的游泳场所,不要在水流湍急或水上交通频繁的地方游泳,容易发生事故。

(2)做好下水前的热身运动。一般下水前应该做一些伸臂、弯腰、压腿等简单的热身运动,这样可以使全身的关节、肌肉及神经系统进入活跃状态,可以避免下水后出现手足抽筋的现象;为了让身体早点适应水温,可以在下水前用水擦洗头面、胸腹部等部位。

(3)注意个人卫生。因为泳池内的水都是经过漂白粉消毒的,这样容易损伤皮肤和牙齿的釉质,所以,游泳过后一定要用温水洗澡,并用清水漱口。此外,游泳时眼睛和耳朵难免会碰到水,所以游泳后应用氯霉素眼药水滴眼,用消毒棉签吸干耳朵内的水。

（4）由于游泳会消耗较大的体能，因此患有心脏病、糖尿病或肺病的老年人在游泳时最好量力而行，游泳前最好咨询医生的建议，以免意外的发生。此外，饱餐或饥饿时不宜游泳。

五、防止中暑

夏季最常见的就是中暑了，尤其是年老体弱及多病的老年人更易出现中暑的症状。中暑是指人体长时间的处于高温和热辐射的环境下，机体的体温调节出现障碍，导致水、电解质紊乱及神经系统的损害，它是热平衡紊乱而发生的一种急性症状，一般分为先兆中暑、轻症中暑与重症中暑。

1. 先兆中暑　表现为头昏、眼花、耳鸣、恶心、注意力不集中等症状，一般让患者立即离开热环境到阴凉通风处即可，可以让其喝点含盐的饮料或冷开水，无需特别处理即可复原。

2. 轻症中暑　除有先兆中暑的表现外，还可出现面色潮红、心悸、胸闷、体温＞37.5℃、脉搏加快、大量出汗等症状。此时，除了让患者离开热环境外，还要用冷水毛巾湿敷头部，同时用电扇吹风，让体温尽快下降。对于面色苍白、大量出汗者，应及时喂食含盐饮料或盐冷开水。

3. 重症中暑　除了上述症状外，还出现昏迷、抽筋、高热甚至休克等，此时应急救并拨打急救电话求助。

老年人为了预防中暑，应注意以下几点：

（1）老年人最好事先采取防暑降温的措施，家中最好有人陪伴。

（2）忌食油腻食物。因为油腻的食物会加重肠胃负担，使血液滞留在肠胃，导致流经大脑的血液减少，从而使人体感觉疲劳，易引起消化不良。

（3）忌食大量的生冷瓜果，因生冷食物易引起消化不良而出现腹泻及腹痛。

（4）保证充足的睡眠及休息。每天养成午睡的好习惯，最好在中午有1～2小时的午睡时间。

（5）切忌狂饮水。若老年人出现中暑症状，最好采用少量、多次饮水的方法，切忌狂饮水，大量饮水易引起反射性排汗亢进，导致体内盐分大量流失，促进热痉挛的发生。

（6）选择合适的时间进行户外运动。老年人避免在中午11：00时至下午16：00时这段时间进行户外运动，同时外出运动时最好戴遮阳帽及带上淡盐水或清凉饮料，运动时间不宜过长，每次10～15分钟，锻炼后立即用温水冲澡。

第三节　老年人秋季保健

秋季，气温开始下降，气候干燥，天气日趋凉爽，老年人的代谢能力较差，因此，对这样的气候变化往往不能适应，从而导致一些疾病的发生或复发，因此，做好秋季的保健很重要，老年人要注意以下几点。

一、衣

秋天的气候和春天正好相反，春天是由冷转暖，而秋天则是由暖转冷，秋雨瑟瑟，每下一场秋雨,气温便会降低。因此,老年人可根据气温的变化及时增添衣物,也可根据自身的体质实行秋冻训练。

二、食

秋季对于老年人来说,是承上启下的一个过渡期,只有保证了秋季饮食保健的质量,才能更健康地度过严寒的冬季。因此,我们从以下几方面来讲。

1. 多食蛋白质　与夏季不同,秋季的饮食中老年人应多食蛋白质食物,如鱼肉、黄豆等,尤其是鱼肉,它的消化率较高,秋季的蛋白质应尽量从豆制品中摄取,还应食用核桃、芝麻等食品。

2. 少食脂肪类食物　老年人应尽量少的食用脂肪含量高的食物,以植物油或脂肪酸少的食物为主,如鱼肉、瘦肉等,对于一些过于肥腻的食物应该尽量少吃或者不吃。

3. 多食含高纤维的食物　在秋天,老年人可多食一些含高纤维的食物,如芹菜、香菇、水果等,这些食物中含有的纤维素可吸附体内的油脂,老年人多吃可保持大便通畅。

4. 饮食不宜过于精细　老年人可尽量多食粗粮,如小米、燕麦等,这些食物富含维生素B_1,可促进老年人的食欲和消化,同时也可防止便秘的发生。

5. 不可贪凉喜冷　老年人在秋季的饮食方面不可贪凉喜冷,但也不可过多地选择热性食物,如羊肉、辣椒、鳝鱼等。入秋后是大量瓜果上市的季节,水果有益于身体健康,但是,也有"秋瓜坏肚"之说。因此,老年人不可过多地食用瓜果,适量即可。

6. 秋季饮食调理

(1) 防寒温里:每日的早餐,用温热性质的食物,如煮粥配大枣和干姜、核桃仁、甜杏仁、葡萄等;也可以食用豆浆、胡辣汤、羊肉汤、醋熘白菜、糖蒜等。

(2) 排湿祛风:遇有风雨阴湿天气或体内有湿、大便稀的情况,老年人应增加祛风排湿的饮食,如选用粳米、扁豆、红小豆、薏苡仁、莲子、栗子、葱、姜、花椒、茴香、丁香、胡椒等。

(3) 润燥滋阴:在干燥天气或口干舌燥、大便干的情况下,老年人应选择润燥滋阴的饮食,此类饮食品种能增强免疫力,可选用全麦面、小麦仁、豆芽、豆浆、花生、芝麻、红薯、怀山药、南瓜、萝卜、白菜、莲菜、百合、木耳、梨、苹果、葡萄、枸杞子、大枣、甜杏仁、甘蔗、蜂蜜、鸭蛋、蒸鸡蛋羹等。

(4) 收敛阳气:在饮食中适量增加山楂、五味子等酸味食物可收敛阳气,若无风寒天气或体内没有凉寒,老年人应尽量少用或不用解表发汗的食品,如大葱、生姜、辣椒、芥末等。

(5) 五味调和:此是健康的八大基石之一,饮食中老年人应注意辛辣味与酸味,或者苦味是相互制约的;甘甜味与咸味,或者酸味是相互制约的;咸味与苦味,或者甘甜味是相互制约的等。

三、住

由于秋季雨水渐少,天气干燥,建议老年人少洗澡为宜,以防止皮肤过度干燥而出现瘙痒。此外,到了深秋之时,万物凋零,老年人容易出现情绪不稳定、烦躁不安之感,这种不良的情绪会影响身体的健康。因此,老年人一定要保持积极乐观的情绪,可结伴野外旅游,饱览秋花烂漫等胜景,将不良的情绪丢到一旁,拥有愉悦和谐的心情,这样更有利于身体的健康。

四、行

秋季,老年人适合一些耐寒的锻炼,尤其是初秋时,有专家指出:运动在初秋,老人不怕冷。因为初秋锻炼有助于增强老年人对周围环境变化的适应力,提高心血管功能,可以更好地过冬。但要注意的是,耐寒锻炼并不是纯粹受冻,这是有一定原则的。

首先,要把握好锻炼的度,不要过度地锻炼,以不打寒战为宜。

其次,锻炼的强度循序渐进。在锻炼的时候,运动的强度不能过强,要根据自身的能力和条件挑选适合自己的运动项目,衣服不能一下子减少,应该一件一件地减少,运动时间由少至多。这样,可以让身体有一个适应的过程。

最后,及时补水。秋天气候干燥,易出现缺水的症状,比如嘴唇干裂、大便干燥等,尤其是运动后水分更容易丢失。因此,在锻炼后应及时补充水分,补水时应缓慢、小口、多次地饮温开水。

适合秋季运动的项目有:慢跑、做操、打太极拳、散步、登山等,老年人可以根据自己的喜好选择,不过锻炼时要注意以下一些事项:

1. 注意衣服的添减,防止感冒　秋季的清晨温度比较低,但是锻炼的时候又会出很多汗,这样就很容易感冒。所以,老年人要注意外出锻炼时不能穿单衣,应该加一件宽松的外套,切忌老年人在没有热身的时候穿背心短裤,又穿汗湿的衣服在秋风中逗留。

2. 做好热身,防止拉伤　人的肌肉和韧带在秋季气温低的时候会反射性地引起血管收缩,韧带的伸展度降低,同时关节的活动幅度减小,因此如果锻炼前不充分做好热身运动,容易引起韧带和肌肉的拉伤,所以锻炼前应做好热身运动,一般做到身体微微发热即可,只有这样才能更好地达到锻炼的目的。

3. 循序渐进,不可过猛　运动量应由小到大,一般锻炼后感到轻松舒适,这样的效果是比较好的,但是,如果锻炼后觉得十分地疲劳,经过休息后仍感到身体不适、头昏、胸闷或心悸,即提示运动量过大了。

4. 不可空腹晨练　因为运动时会消耗大量的能量,经过一夜的消化和代谢,身体可供消耗的能量所剩无几了,如果此时再空腹锻炼,容易出现低血糖,所以老年人起床后可适当地吃点东西,锻炼结束后休息 20～30 分钟再开始进食。

5. 饱食后不宜运动　饭后不宜立即运动,因为餐后消化系统的血液循环增加,其他部位的血液循环就会减少,如果此时运动,胃肠道容易得病,因此建议饭后 30 分钟进行运动为宜。

6. 保证充足的睡眠　只有在精神饱满的情况下进行健身锻炼才能取得良好的效果,因此进行锻炼的同时也要保证充足的睡眠,俗话说"春困秋乏",秋季的气候宜人,日照变短,老年人可以利用这一时机尽可能地保证睡眠补充体力外,还可以增强机体免疫力。

五、合理"秋冻"

所谓"春捂秋冻"是劝说人们在春天时不要急于脱去冬衣,而秋天时不要急于穿上冬衣,适当地捂一点或冻一下,对于自身的身体健康是有好处的。

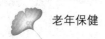

秋天是训练秋冻的好时机,它可以提高人的抵抗力,但是老年人和小孩是不适合秋冻的,那是因为小孩抵抗力较弱,免疫功能又不健全,易受寒邪侵袭,而老年人则是因为御寒能力减弱,所以也不适合秋冻。

因此,我们在训练秋冻时要注意以下事项。

1. 因时制宜　秋冻的最佳时期是在秋初,此时暑热未消,虽然气温开始下降,但并不寒冷,因此最适合秋冻的训练。而在晚秋的时候,由于昼夜温差大,且常有强冷空气来袭,所以此时不可盲目地实行秋冻训练,弄不好,还容易引发呼吸道或心血管系统的疾病,晚秋应该根据气温增减衣物,避免感冒的发生。

2. 因地制宜　由于南北地理位置的不同,南方的秋凉比北方来得更晚一些,此时日夜温差变化不大,就算是入了冬,也不会感到寒冷。因此,南方的秋冻训练可适当地延长训练时间。

3. 因人制宜　体质较好的老年人可以不必过早地添加冬衣,这样有利于机体对气候变化的适应性,而抵抗力本身较弱的老年人遇冷后会出现不舒适的反应,易诱发急性支气管炎。

4. 因病制宜　体质好的老年人可适当地实行秋冻训练,但是患有以下疾病的老年人则不适宜进行秋冻训练。

(1) 心血管疾病:寒冷会导致血管痉挛,致使心脏缺血、缺氧,易诱发心绞痛和急性心肌梗死。

(2) 脑血管疾病:当气候发生剧烈的变化时,如寒冷刺激,此时机体的交感神经兴奋,致使全身毛细血管收缩,使血压升高,心和脑的负荷加重,脑部出现缺血、缺氧。另外,秋季气候较干燥,人体内易缺水,致使血液黏稠、血流减慢,易诱发脑血栓等疾病,老年人容易出现脑卒中(中风)。

(3) 骨关节:气温降低会使人体很多部位的血管收缩、血流减慢、滑膜的反应增加,所以,这个时期的老年人会出现骨关节疾病加重等现象。

(4) 消化系统:秋季至第二年的早春,均是溃疡性疾病的高发季节,这是因为溃疡病具有周期性发作的特点,特别是十二指肠溃疡。

此外,秋冻的训练不仅是少穿衣服,老年人还应根据自身情况选择适合自己的运动进行锻炼,只有全面训练,才能达到秋冻的好效果。

第四节　老年人冬季保健

冬季,是一年中最寒冷的季节,由于老年人的抵抗力较差,因此,为了能够保证老年人的健康,应注意以下几个方面。

一、衣

通常老年人的抵抗力及耐寒能力较弱,一旦气温寒冷的时候就容易患感冒等呼吸道感染的症状。因此,老年人在冬季的时候,衣着方面要注意保暖,并根据气温的变化及时增减衣服。

俗话说"寒从足起",老年人在增减衣服的同时也不可忽视足部的保暖,一旦足底受凉便会反射性地引起上呼吸道黏膜的毛细血管收缩,从而导致抵抗力的减弱。因此,老年人在冬季保暖时应注重足底的保暖。

除了穿好厚袜外,老年人还可以每天用热水泡脚,热水泡脚可以促进血液循环,还可舒缓情绪,提高睡眠质量。

二、食

寒冷的冬天,人体会受到寒冷气温的影响,机体的生理功能和食欲也会发生变化,尤其是老年人。因此,在此季节要合理调节老年人的饮食,以提高老年人的耐寒力和抵抗力。

1. 保证机体热能的供给　冬季的寒冷气候可使机体体内蛋白质、脂肪和碳水化合物加速分解,这样会使机体热量过多地消散。因此,冬季应摄入高热量的食物,但对于老年人来说,脂肪不宜摄入过多,而应摄入充足的蛋白质以保证机体的热量供给,应以优质蛋白质为主,如瘦肉、鱼肉、豆类及其制品等。这些食物营养价值较高,可增加老年人的抗寒能力。

2. 适当补充含维生素高的食物　冬天,是蔬菜的淡季,绿叶菜也相对减少,很多老年人由于进食蔬菜、水果的量少而出现口腔溃疡、牙龈肿痛、便秘等症状。因此,老年人应在此季节多食富含维生素的食物,可吃些薯类,如马铃薯、甘薯等。此外,也可选择白萝卜、绿豆芽、大白菜等富含维生素的蔬菜。另外,冬季的寒冷可影响老年人的消化和吸收功能,老年人经常会出现缺钾、缺钙等元素。因此,应及时补充含钙、钾、钠等丰富的食物,如虾米、猪肝、香蕉等。

3. 冬令进补需注意

(1) 针对冬令食欲较旺盛、吸收功能较好的特点,要适当选择高热能、高营养、味浓色重、补益力强的食物进补,如羊肉、狗肉、牛肉、鸡肉等动物性补品。

(2) 要根据老年人自身情况,确诊虚证所在,在专业的中医师指导下有针对性地进行滋补,并坚持于整个冬天滋补。

(3) 若老年人本身已有疾病,选用进补之物要适当,最好遵照医嘱,不可盲目进补。如患有糖尿病老年者,可用生晒参等作为进补品,但忌用甘草及含糖较多的药物。凡血脂过高、动脉硬化,有冠心病、胆囊炎、痛风等疾病者,则不可应用高蛋白、高脂肪、多糖分的药物和食品,如甲鱼、阿胶、桂圆、牛鞭、鹿蹄筋等,因为进食这类食品和药物,反而会助长病情发展,使血脂增高、血黏度增加、血中尿酸增多、血压升高,结果反而适得其反。

(4) 选用药酒进补不宜太久。可供老人选用的药酒有:十全大补酒、枸杞酒、薏苡仁酒、怀山药酒、参茸药酒、人参药酒、虫草补酒等。一般每天1～2次,每次半两左右。但老人应注意,古代医学有"冬服药酒两三剂,立春则止"的主张,加之考虑到市售药酒大都度数偏高,以及长期饮酒对肝脏的影响,因此药酒并非喝得越久越好。

(5) 药物进补要注意防上火。冬季常用补药有:红参、鹿茸、鹿胎、杜仲、淮山药、胡桃仁、龙眼肉、银耳、当归、制首乌、枸杞子、黄芪、党参、白术、菟丝子、黑豆、黑芝麻等。其中胡桃仁、枸杞子、银耳、黑芝麻,既是补益食物,又是药用良品,药性平和不燥热。冬季进补尤应注意,未经医嘱不可擅自过服红参、鹿茸、鹿胎、紫河车(胎盘)等温热补品,以免因药物温燥太过而致口舌生疮、咽喉肿痛、口臭口干、流鼻血、大便秘结,或令血压骤升导致脑卒中。

三、住

保持居住环境的舒适,冬天气温低,老年人可以使用取暖器或空调将室温调到舒适的温度,但是,不可将室温调得忽高忽低。此外,还应该保持室内空气的新鲜,每天最好开窗通风两次,早晚各一次,以避免室内有害因素如粉尘、煤气等有害因素的影响。

四、行

俗话说:"冬天动一动,少生一场病;冬天懒一懒,多喝药一碗"。事实证明,如果冬天喜欢睡懒觉,不爱运动的人,易导致机体抵抗力下降而更易患感冒等疾病,而长期坚持进行锻炼的人,则不易患感冒等疾病。

当然冬季的锻炼要因人而异。比如有慢性疾病的或体质较弱的老年人,可以以室内锻炼为主;身体体质较好的老年人,可积极地去户外进行锻炼,但要注意的是,冬季外出锻炼,一般不提倡早晨过早外出,应以太阳升起后为宜,同时要注意预防感冒、冻伤等,最好在外出时戴好帽子、手套等。

适量的冬季运动对老年人的身心都是有好处的,但是老年人在冬季运动时要注意"四要素":

1. 锻炼前要充分热身 冬天,由于气候寒冷,老年人全身的系统器官会进行保护性的收缩,同时,肌肉及韧带的弹力性和伸展性也会降低,导致关节的活动度减小,老年人会觉得身体发僵、不易舒展。因此,如果冬天运动不做好热身活动的话,易拉伤肌肉、扭伤关节,尤其是在室外运动的时候,可以先慢跑,待身体微微发热后再进行下一步的运动。

2. 选择合适的衣着 老年人在运动的时候,开始要多穿一点衣服,尤其是在室外锻炼的时候,尽量选择宽松、舒适的衣服,等热身过后再脱去厚衣服,如果锻炼结束后出很多的汗时要及时擦干,并换去带汗的衣物,千万不可在运动过后站在风口吹。

3. 选择舒适的环境 有些老年人冬天在室内锻炼的时候总喜欢把窗户和门关得紧紧的,在这样的环境下,人容易出现头昏、疲劳、恶心或食欲缺乏等现象,这是由于室内二氧化碳的含量增加,使室内空气受到污染所致。因此,老年人在室内锻炼时,应开窗通风,保持室内空气新鲜,最好选择向阳、避风的环境进行体育锻炼。

4. 运动方法合适 冬季锻炼时,老年人应根据自身的体质选择适合自己的运动项目,强度和力度不可过大。可适当增加有氧运动,如散步、慢跑等运动,因为它可以改善机体功能,消耗体脂肪,防止脂肪的堆积。

冬季气候寒冷,老年人的新陈代谢会降低,因此这个时期是老年人多种疾病的高发期,但老年人在进行室外运动时,可增加新陈代谢,提高机体的抗寒能力。老年人在做冬季运动时要注意以下几点:

1. 选择合适的时间和环境,不要起得过早 冬天锻炼的老年人最好不要起得过早,因为凌晨是老年人心肌梗死、缺血、脑血管意外等疾病的高发时段,如果起得过早会诱发疾病和意外的发生。因此老年人最好选择的锻炼时间为早上 9:00 到中午 11:00 左右,最好选择在没有雾的时候进行锻炼。

2. 选择合适的运动方式,不要过于疲劳 老年人应根据自己的年龄、体质及健康状况去选择适合自己的运动方式和强度,要循序渐进,不要过于剧烈,且每次的锻炼时间不要过长,一般半个小时到一个小时即可,选择的运动项目最好是中小型的运动项目,如散步、打太极拳、气功等。

3. 注意保暖 选择室外锻炼的老年人在锻炼刚开始的时候要多穿衣服,最好戴帽子及手套,等暖身后可逐渐减去衣物,如果锻炼结束出汗时,应及时擦干,防止感冒。

4. 不可空腹锻炼 运动时会消耗机体很多能量,如果老年人空腹锻炼易引起冠心病、动脉粥样硬化症的发生,那是因为老年人的心肌能力降低,人体血液中游离的脂肪酸会使老年人心律失常,使肝脏合成的三酰甘油(甘油三酯)增高。因此,早晨锻炼前最好吃些食物,喝杯温开水较好。

5. 不要突然停止锻炼 运动后突然静止不动,可导致下肢的血液淤积不能回流到心脏,易引起头晕、恶心或呕吐,严重时甚至出现休克等症状。因此,建议老年人在运动结束后再做一些缓慢的放松运动。

五、冬季洗澡的注意事项

老年人现在的生活不像过去枯燥乏味,随着人们生活水平的提高,很多老年人会在寒冷的冬季选择洗把热水澡,甚至于选择泡澡来驱赶寒意,但不得不提一下,老年人的生理功能是有不同程度下降的,因此,老年人冬季洗澡就变得极其讲究。

1. 不宜频繁 随着年龄的变老,老年人的皮肤在慢慢地萎缩,经常洗澡会使皮肤表面的油脂和正常皮肤表面的保护性菌群被洗掉,这样会让老年人的皮肤出现干燥和瘙痒。因此,建议老年人洗澡一般选择5天洗一次比较好,如果是经常运动的老年人,在运动后可用毛巾擦拭,不用立刻洗澡。

2. 时间不宜过长 老年人洗澡时间最好控制在20分钟内为宜,如果时间过长,易出现疲劳,以致引起心脏或脑部的缺血,诱发严重的心律失常而猝死。

3. 选择合适的洗澡方式 老年人洗澡最好的方式是淋浴,这样既卫生也可减少心血管疾病的发生,如果老年人要泡澡最好一个月泡一次即可,不宜过多。

4. 水温不可过高 冬季寒冷,老年人怕着凉会将水温调得过高,这会使全身皮肤血管扩张,大量的血液集中到了皮肤表面,从而导致心血管的缺血,易诱发急性心肌梗死。此外,高血压的患者还会出现血压骤然下降,出现低血压,所以老年人洗澡时,水温最好控制在35~40℃,室温在24~26℃。

5. 出浴动作要慢 洗完澡时血供易出现问题,如果此时动作太猛,易出现心脑血管事件;患有冠心病的老年人在洗澡前可舌下含服速效救心丸5~6粒予以预防;患有高血压的老年人可在洗澡前30分钟口服一片硝酸甘油,洗完后穿好衣服再从浴室(池)出来,老年人洗澡最好选择在白天室温较高的时候洗,必要时可用电暖器或浴霸。

6. 餐后不可立即洗澡 老年人胃肠道的消化功能不好,如在餐后立即洗澡,会使腹腔血液供应减少,从而加重消化不良,影响营养的吸收。但是饥饿时也不适宜洗澡,易导致低血糖。

老年人洗澡后最好休息30分钟,以恢复体力和心力,特别是有心脑血管疾病的老年人,

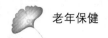

洗澡时不要锁住浴门,最好家里有人时再洗,以免意外发生而无法及时施救。

[案例分析与思考题]

1. 周老伯,65岁,每天都会去体育馆打羽毛球,前一天打完球,出了一身的汗后并未及时擦干即离开体育馆,室外正值入秋时节,秋风瑟瑟,周某就穿着打球的运动服回到了家,第二天即出现了鼻塞、流涕等症状,并伴有咳嗽和咽痛。

请解答:(1) 周老伯可能出现了什么问题?

(2) 导致这个问题出现的原因可能有哪些?

(3) 如何向老人做好健康宣教?

2. 周阿姨,70岁,今早晨练后去菜场买菜,该菜场是室内菜场,通风设备较差,比较闷热,从菜场出来后就往家走,由于早晨出门较急,没有带水壶及遮阳设备,快到家时出现了头晕、眼花,主诉恶心想吐和心悸,到家后测体温为37.7℃,面色潮红,大汗淋漓。

请解答:(1) 周阿姨可能出现了什么问题?

(2) 该问题属于哪个级别?

(3) 该如何正确处理?

(4) 如何预防该问题的再次发生?

3. 春季如何预防老年人旧病复发?

4. 适合老年人夏季进行的运动锻炼项目有哪些?

5. 如何预防老年人夏季中暑?

6. 老年人冬季洗澡应注意哪些问题?

7. 老年人四季饮食有何区别?

(姜静文)

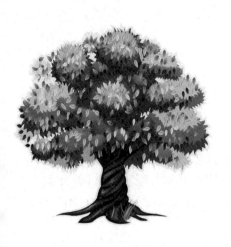

第九章
老年人康复保健

第一节　康复保健概述

人们在社会生活中,可因遗传、疾病、意外伤害、年老衰弱等因素导致功能障碍或残疾,这可能会给患者的生活、婚姻、家庭、教育、就业和经济等方面带来一系列的问题。人口老龄化给中国的经济、社会、政治、文化等方面的发展带来了深刻影响。对老龄化的社会来说,延长老年人的健康期,缩短带病期或残疾期,最大限度地恢复老年人生活自理能力和生活能力,提高老年人的生存质量和生活满意度,为健康老龄化服务,是康复医学工作的长期奋斗目标。随着医学科学的进步,康复医学与预防医学、保健医学、临床医学已构成了现代完整的医学体系,并在医疗实践中越来越受到人们的重视。

一、康复

1. 定义　康复就是恢复,是对有功能障碍的病、伤、残者采用医学的、教育的、社会的、职业的等各种措施,最大限度地恢复其功能,使其重返社会与家庭。

康复定义是随着康复医学及整个社会的不断进步而逐渐完善。早在1942年,在美国纽约召开的全美康复讨论会上,给康复下了第一个著名的定义:"所谓康复,就是使残疾者最大限度地复原其肉体、精神、社会、职业和经济的能力"。1969年,世界卫生组织(WHO)医疗专家委员会给康复下了一个定义:"康复是指综合地和协调地应用医学的、社会的、教育的和职业的措施对患者进行训练和再训练,使其能力达到尽可能高的水平"。1981年,WHO医疗康复专家委员会给康复下了一个新的定义:"康复是指应用各种有用的措施以减轻残疾的影响和使残疾人重返社会"。目前国际上仍沿用这一新的定义。

2. 内涵　我们习惯上所说的"康复"一般主要指患病后对疾病本身的临床治疗,以"治病救命"为主要目标。而康复医学中"康复"概念以提高人的整体功能、生存质量为目标,包括提高身体的、精神心理的和社会生活的各方面能力。对于病伤残者而言,当病理变化无法完全消除时,其局部与整体功能还存在着提高的潜能,经过各种康复措施,仍可以达到个体最佳生存状态。康复是使功能障碍者或残疾者恢复功能和恢复权力的过程,它不仅是训练患者提高功能,使之适应周围的环境;同时,也需要环境和社会作为一个整体来参与,帮助他们重返社会。由此可见,康复的目的是提高病伤残者的生活质量,尽最大努力恢复其独立生活、学习和工作的能力,使其在家庭和社会中过有意义的生活。

二、康复医学

1. **定义** 康复医学主要是指利用医学的手段治疗因外伤或疾病而遗留功能障碍,并导致生活、工作能力暂时或永久性地减弱或丧失,以致独立生活有困难的躯体性残疾者,使其功能复原到可能达到的最大限度,为他们重返社会创造条件的医学分支。康复医学以功能为导向,以全面康复为目的,与预防医学、保健医学、临床医学等学科相互整合、渗透和相互交叉,是现代医学体系中重要的组成部分。

康复医学着眼于整体康复,因而具有多学科性、广泛性、社会性,并充分体现生物-心理-社会的医学模式,是具有基础理论、评定方法及治疗技术的独特医学学科。

2. **康复医学对象** 康复医学的服务对象不是有可能 100％ 恢复的患者,而是指先天发育障碍和后天所致的功能障碍者,主要涵盖以下 4 种人群:

(1) 残疾者:是指生理、心理、人体结构、组织功能异常或丧失,使其部分或全部失去正常方式从事个人或社会活动及生活能力的人。

(2) 年老体弱者:老年人一方面由于自身脏器和器官功能的退化,导致身体各方面能力衰退,另一方面又因老年疾病,如冠心病、高血压、骨关节疾病等严重地影响了老年人的健康。随着社会老龄化的趋势,年老体弱者的康复也越来越受到社会的重视。

(3) 慢性病患者:各种慢性疾病患者如冠心病、慢性阻塞性肺疾病、类风湿关节炎、帕金森病等因疾病进展或反复发作而导致功能障碍,又常常因功能障碍加重了病情。康复措施可控制病程,提高总的治疗效果,同时帮助患者功能的恢复。

(4) 急性创伤及手术后患者:凡存在功能障碍可能的急性病、创伤及手术后患者,应在全身情况稳定后及早开始康复治疗,康复的早期介入可促进患者功能的恢复,并可防止并发症和后遗症的发生。

3. **康复医学特点** 康复医学是使用专门的康复技术,进行功能训练、代偿或替代,强调机体的整体性和主动性,重点放在改善功能上。通过训练患者利用潜能、残余功能或应用各种辅助设备,以最大限度地恢复其功能,最终目的是回归家庭和社会。康复医学特点概括如下:

(1) 整体康复观:康复医学把康复对象看作是整体的人,从生理、心理、社会各方面提供帮助,实现全面、整体的康复。

(2) 主动功能训练:由于功能丧失后的重建与代偿需要患者反复训练才能实现,因此在康复治疗中必须强调主动功能训练。

(3) 实施三级康复方案

1) 一级康复:此即早期康复,通常是指在综合性或急症医院病房进行的康复,在急性伤病或术后,患者生命体征一旦稳定即可开始早期康复。

2) 二级康复:此即恢复期康复,是指伤病恢复过程中在康复中心继续进行的恢复期康复,通常在康复中心或社区医院康复病房内进行。

3) 三级康复:此即后遗症期康复,是指伤病后已造成残疾,最后通过居家康复为特色的社区康复形式来完成后遗症期的康复。

（4）康复团队的工作方式：康复医疗的工作特点是由多种专业组成康复治疗团队，共同致力于患者功能恢复的一种特殊的工作方式。

1）康复团队的组成：康复团队人员包括康复医师、康复护士、营养师、物理治疗师、作业治疗师、语言治疗师、心理治疗师、康复工程技术人员等专业人员，在康复医疗工作中必须依靠各专业和各学科的分工合作才能实现康复的目标。

2）康复团队的工作：康复团队是以康复小组的形式开展工作，目前倡导康复团队与康复对象及家庭之间相互协作，围绕康复对象进行功能的检查与评估、制定和实施康复治疗计划，并最大限度地恢复其功能，尽可能使病伤残者恢复到最佳状态。

三、康复护理学

1. 定义 康复护理学是一门研究伤病者与伤残者身体、精神康复的护理理论、知识、技能的科学。康复护理是护理人员和其他康复专业人员通力合作，从护理角度帮助残疾人，使他们在躯体、精神、情绪、社会和就业方面的能力复原到可能达到的最大限度，以便他们在生活中尽可能地独立，从被动地接受他人护理，转变为自我护理的动态过程。如在病房中为防止肌肉萎缩和关节僵直而对患者进行被动运动；在病房中训练患者利用自助具进食等，其突出的特点是：要千方百计地使残疾人从被动地接受他人的护理，转变为自己照料自己的自我护理。随着整体护理理念的树立和康复医学向其他临床学科的不断渗透，康复护理学将成为每个护理人员必须掌握的知识体系之一。

2. 指导思想

（1）整体论的观点：应用整体论的观点，是要求护理人员把护理对象看成是生理、心理、社会、精神、文化等多方面因素构成的统一体。康复护理的对象具有自身的特点：生理解剖方面的变化明显、身体功能的残障产生了许多心理问题、日常生活方面带来了不便，以及残疾后带来的就业、经济、婚姻、家庭等严重的社会问题。要求康复护理人员按照全面康复、整体护理的原则，关心、照顾、指导、训练康复对象，在整个康复过程中始终贯穿整体论的指导思想。

（2）自我护理的观点：自理是人的一种普遍存在的本能，是一种通过学习而获得的连续的、有意识的行为。自理不仅能满足个人需要，还可以保持一个人的自尊、自信和尊严。康复护理人员面对的主要对象是残疾人和老年慢性病患者，他们的身体和心理存在不同程度的功能残疾，影响着他们的生活、工作和学习。护理人员在患者康复治疗和训练过程中，始终要贯穿自我护理的观点，不断鼓励患者的积极性，增强患者的自信心，指导患者自我护理，使他们获得可能达到的最大限度的自理能力，满足自我实现的心理需求，提高患者的生活质量，减轻家庭、社会的负担。

（3）最佳健康状态的观点：最佳健康状态是指把人放在一个能发挥他个人最大作用的环境中，并使他达到或接近最大限度地发挥自己能力的状况。最佳健康状态是康复的顶点，但最佳健康状态的水平，却因残疾性质和程度的不同而不同，是很难达到的。康复护士要树立最佳健康状态的观点，了解残疾者在某一阶段的最佳健康状况，制定有针对性的、个性化的康复护理目标，并使康复护理对象明确康复目标，主动配合医护人员向着可能达到的目标努力，实现康复下的最佳健康状态。

3. 康复护理学与临床护理学的关系　康复护理学与临床护理学都是护理学领域中的分支学科,它们在护理理论方面有着共同的护理理念和不同的学科研究方向,从不同角度共同体现对人的生物、心理、社会整体的高度重视,在护理实践方面既有共同的基础内容,又有两个学科特殊的护理技术。

(1) 康复护理与一般护理相同点

1) 基础护理:康复护理首先应完成生活护理和有关基础护理措施,即完成基础护理的内容。

2) 执行医嘱:准确执行康复医嘱,这是完成康复医疗计划、实现康复目标的保证。

3) 观察病情:严密观察患者病情、残疾的动态变化以及康复医疗的效果,及时向康复医生反映。

(2) 康复护理与一般护理区别点

1) 护理对象:康复护理的对象主要是老年病、慢性病和伤残者。他们存在着各种功能障碍,康复护士的任务是将康复治疗小组制定的康复治疗和训练计划在病房中得到延续。要求康复护士在患者整个康复过程中始终贯穿整体论的指导思想,既要医治躯体创伤,也要考虑到他们的心理问题;既要在医院给予康复训练,更应设身处地为他们日后的生活、经济、回归家庭、回归社会的一系列问题着想,以整体的理论和程序帮助老年患者解决各种身心健康问题。

2) 护理目的:康复护理除了要求护士完成临床一般治疗护理外,还要通过各种康复护理的技术和方法,从护理的角度去帮助患者预防残疾,减轻残疾程度,最大限度地恢复其生活和活动能力。

3) 护理模式:康复护理模式是由被动地接受他人护理转变为主动地自我护理的过程。传统的临床护理往往是采取"替代护理"的方法照顾有不同程度功能障碍的患者,使患者处于接受照顾的被动状态。而康复护理是通过康复治疗和康复训练,提高患者的自我护理能力,使他们获得可能达到的最大限度的自理能力,满足自我实现的心理需求,减轻家庭、社会的负担。

4) 护理技术:康复护理技术是基于临床护理的,所不同的是康复护理要在护理过程中体现和实施康复的观念和目标。如:急性脑卒中患者卧床的体位问题,传统的临床护理主要考虑的是压疮的预防,而按照康复的观念,在此基础上还要考虑让患者的肢体处于一种抗痉挛体位及促进肌力恢复,有针对性地预防各种并发症,如患手肿胀、患肩疼痛、肩关节半脱位、患足下垂等一系列预防性康复要解决的问题。

5) 专业技能:康复护理学的理论和技术有其特殊性,它包括运动训练、日常生活活动训练、语言训练、心理疗法、假肢矫形器和辅助器具的使用训练与指导等一系列专业技术,是康复护士要逐步配合和掌握的技术。康复护士要不断学习康复护理专业知识,制定患者切实可行的个性化康复目标,实现康复下的最佳健康状态。

6) 病房管理:康复病房不仅是治疗疾病的场所,也是进行某些功能训练的地方。病房环境要求无障碍设施,室内不设门槛,门把手、电灯开关、水龙头、洗脸池等的高度均低于一般常规高度,厕所、浴池、走廊应设有扶手,床边有护栏,地板应平整防滑,以适应残疾者的需要。

第二节　老年人康复护理保健的重要性、原则和内容

一、老年人康复护理保健的重要性

老年人大多患有不同程度的慢性病,经历着一个身心功能衰竭的过程,该过程主要与遗传因素、年龄增长、生理功能降低、心理上的影响和变化等因素有关,常常因身体功能低下所致各种功能衰退,如思维能力、判断能力、生活能力及对刺激的承受能力的下降,需要康复护理的帮助。如脑卒中是老年人的常见病、多发病,近年来随着我国老龄化人口的增加,脑卒中的发病率有上升趋势。其发病率、死亡率、致残率及复发率均高,在我国脑卒中的发病率和死亡率约分别为 219/10 万人、116/10 万人。由于临床医学的进步和发展,先进医疗手段在临床上的应用,抢救和延长了许多脑卒中患者的生命,使死亡率大大降低。但存活者中有70％～80％遗留不同程度的残疾。传统护理方法对功能残疾的老年人往往以卧床为主,采取"替代护理"的方法,老年人也乐意接受他人的照顾,久而久之因肢体挛缩、功能丧失而卧床不起,不但给患者的生活带来很大不便,同时也给家庭及社会带来沉重的负担。

随着康复医学的发展,康复医学日益为社会所重视,康复技术日渐受到重视的主要原因有以下几个方面。

(一) 疾病谱的改变

传染病曾经是威胁人类生存与发展的疾病,随着抗生素和疫苗的广泛使用,一些传染病逐渐得到控制,而其他慢性病和致残性疾病相对增加。人类的死因构成也发生了相应的变化,心脑血管病、脑卒中、癌症和意外伤害已成为主要的死因,并向"慢性化、残疾化、老年化"转变。这些患者除急性死亡外,有相当一部分可长期存活,但却留下后遗症或功能障碍,这给社会和家庭带来了沉重的经济和精神负担。此外,随着医疗水平和抢救成功率的提高,有功能障碍或后遗症者随之增多,而病伤残者存活后的功能恢复和生活质量的提高成了突显的问题,在急性期治疗之后,他们的预后主要依靠康复治疗及护理。

(二) 经济发展的必然结果

1. 人口平均寿命延长　随着人口老龄化的进展,老年人的比重明显增多。老年人中功能残疾者所占比例相当高,迫切需要进行康复。另一方面,老年人中心肌梗死、脑卒中、癌症的发病率也比成年人高,这也使得康复医学的重要性更为突出。

2. 工业与交通日益发达　工伤、交通事故、环境污染、职业病与中毒等绝对人数比以往增多。这部分残疾人同样急需积极地康复治疗,才能使他们残而不废。

3. 文娱活动日益发展　杂技、体操、跳水、赛车、探险等难度较高、风险较大,遭致意外损伤后致残的危险性增大。由于这些原因造成的残疾,同样需要康复医学为他们的将来作贡献。

(三) 严重的自然灾害和战争的应对

目前人类尚未能完全控制自然灾害和战争带来的危害,因此,地震和战争等天灾人祸难以避免,而由此造成的重大伤残,更离不开康复医疗和护理的帮助。

(四) 人们生活观念的改变

随着经济的迅速发展,生活水平不断提高,人们对生活质量的关注客观上也增加了对康复医学的需求。他们希望伤残后能自理生活,"残而不废",过有意义的生活,即不仅要生存,生活得好,还要在社会上发挥一定的作用,重新参与社会活动和履行职责。

资料显示:接受康复治疗的脑卒中患者,病后第一年在日常生活中不需要帮助者占60%、仅15%需要他人较多的帮助、5%需全部依赖他人。在心肌梗死后存活的患者中,现已证明,进行积极的康复治疗可以明显延长患者的生命,参加康复治疗者,其后的病死率比不参加者低36.8%。

老年人的康复护理保健日益受到社会重视,并且患者依赖、家属信任,其主要原因有以下几个方面:

1. **康复患者的心理问题能及时得到护理人员的帮助** 老年康复患者心理问题多,常常感到孤独、恐惧、失落、无法面对残疾的现实,又有固执、倔强、好胜的心理,对家人的劝说听不进。康复护士能做到不嫌弃、不厌烦,鼓励、安慰老人;善于倾听老人情感的宣泄;主动关心老人的生活;教会老人学会自我安慰、自我护理,正确认识残障的事实并面对现实;帮助老人努力寻找快乐,改善不良情绪,积极参与各项康复训练等,均起到了很好的桥梁作用。

2. **康复患者的安全问题能得到护理人员的有效落实** 老年康复患者常见的安全问题有跌倒、坠床、烫伤、认知功能障碍、窒息等,尤其是在康复训练过程中,安全问题成了护理人员最为关注的重要问题。医院的设施条件如床护栏、走廊厕所的扶手、轮椅上的安全带、轮椅刹车功能等给护理安全起了很好的保障作用,更重要的是护理人员的安全意识及制定详细的安全措施才是更有力的保障。如对吞咽障碍的患者进食要注意体位,床头抬高45°,温度适宜,速度宜慢,忌吃糯米黏性的食物,以防止窒息的发生;对感觉障碍的患者洗澡时要调节好温度,慎用或忌用热水袋,以防止烫伤的发生;对认知功能障碍的患者要防止走失等。护理安全措施的落实是老年康复患者整个康复训练过程中最有力的保障。

3. **康复患者的康复训练计划能得到护理人员的很好协调** 康复护理计划包括收集资料—建立病案—制订计划—实施计划—评价和再计划。患者入院时做好康复资料收集,评估患者现存的健康状态、功能障碍的程度,包括运动、感觉、语言、认知、日常生活活动(ADL)等。根据康复的不同目标制定个体的康复护理计划;通过评价再评价完成近期、中期目标,最后通过评价再计划达到最终目标。如脑卒中偏瘫患者的康复护理:近期目标为指导各种正确肢体的摆放及正确翻身法,肢体、关节的被动活动,指导床上主动活动方法,以防止肌肉萎缩、关节挛缩等并发症的发生;中期目标为指导、督促、协助、安全防护患者,以及坐位、站位三级平衡训练;最终目标为患者生活自理或大部分自理,有较好步态,争取能独立行走。护理人员在患者训练计划落实过程中能参与康复团队工作,在医生、治疗师的工作上起了很好的协调作用。

4. **康复患者出院能得到护理人员的保健指导** 通过保健指导让患者及家属了解疾病过程,理解康复治疗和护理的重要性,明确康复的意义和目标,主动参与康复训练,并掌握各个阶段训练的动作要领及注意事项,建立良好的生活习惯,发挥患者家庭和社会支持系统的作用,给予患者充分的心理支持,以使其在心理上获得最大的适应;并可针对患者出院时的状况制定切合实际的锻炼计划,使康复训练在家庭、社区中得到延续。

因此,开展老年人康复护理,改善老年人功能障碍,充分发挥残余功能和提高生活自理能力,使其最大限度地回归家庭和社会具有重要的现实意义。护理人员在患者整个康复过程中起着重要的作用。

二、老年人康复护理保健的原则

1. **早期同步** 即早期预防、早期介入。康复护理应与临床护理同步,做好伤病急性期及恢复早期的康复护理是促进功能恢复和预防继发性残疾的关键。早期康复介入,可以减少并发症和后遗症的发生;当残疾无法避免时,尽量减少或减轻残障的发生;当残障无法恢复时,教育和训练他们日常生活活动能力,使之"残而不废",提高生活质量。

2. **主动参与** 通过康复训练和康复护理,激发患者的主动参与意识,由"替代护理"过渡到"自我护理"。指导和训练其家属掌握康复自我护理技能,引导、鼓励和帮助残疾人独立完成各项活动,恢复生活自理的信心和能力。

3. **功能重建** 残疾发生后应遵循复原、代偿、适应的原则重建功能,激发康复对象的潜在能力,保持和强化其残余功能。

4. **整体全面** 把患者作为整体,从生理、心理、职业以及社会各方面,运用各种康复护理的方法,根据伤病者疗程的不同,完成早期、恢复期和后遗症期的三级全程的康复护理,实现全面康复。

5. **注重实用** 功能训练应注意与日常生活活动相结合;与患者的家庭、社会环境相结合,以提高生活自理能力,早日回归家庭和社会。

6. **心身并举** 在帮助老年患者康复训练过程中,要重视心理康复。康复护士要成为患者的倾听者,了解老年患者的需要,及时解除老年患者焦虑、悲观、恐惧的心理问题,提高老年患者的自信心。

7. **互相协作** 康复护理人员需要与小组其他成员保持密切的联系,遇到问题及时沟通和解决,良好的协作关系是取得最大康复疗效的关键。

三、老年人康复护理保健的内容

老年人康复护理的内容是以减轻功能障碍为核心,帮助解决功能维持、重组、代偿、替代、适应和能力重建的有关问题。在伤、病、残的各个不同阶段,工作重点各有不同。

1. **急性期**

(1) 心理护理:康复护理的对象主要是残疾者和老年慢性病患者,他们不同程度地存在心理和社会适应障碍,尤其是急性期患者,常出现不明原因的哭泣、发脾气和不配合。残疾者的心理变化和调整规律一般经历5个阶段:①震惊期;②否认期;③抑郁期;④对抗独立期;⑤适应期。康复患者的心理特点除上述各期外,与健全的正常人心理相比较,还具有较强的自我意识:明显地感受到自身与正常人的差异,常感到自己低人一等;有不同程度的自卑感、孤独感,以及焦虑和抑郁,甚至产生自杀倾向;一般焦虑水平较高。在康复治疗和护理过程中,护理人员应培养自己良好的心理素质,掌握患者的心理活动特点,遵循心理护理的原则,灵活运用心理护理方法,注意与患者及其家属保持良好沟通,及时了解患者的心理感受,理解和同情患者。通过解释、教育、暗示、指导等方法,帮助患者解决心理问题。心理疏导贯穿于整个康复过程,以增强克服因残疾带来的困难的信心,提高患者对残疾的承受能力,树立现实的重新生活的目标。

(2)病情观察:除一般病情观察外,还要观察残疾情况,发现和了解功能障碍的程度,以及潜在的护理问题(感染、压疮、肢体挛缩、关节疼痛等)。

(3)正确良肢位的摆放:抗痉挛体位又称"良肢位",是指为了防止或对抗痉挛姿势,保护肩关节及早期诱发分离运动而设计的一种治疗性体位。从患者发病第一天起就应使患者保持抗痉挛体位。早期注意床上的正确体位,对防止痉挛姿势的出现和预防继发性损害如足下垂、足内翻、肩关节脱位等有重要意义。

(4)参与康复评估:康复评估是用客观的量化方法来准确地评估功能障碍的性质、部位、范围、严重程度、发展趋势、预后和转归,为康复治疗计划打下良好的基础。评估内容包括运动功能评估、感觉功能评估、认知功能评估、言语功能评估、摄食与吞咽功能评估、心理评估、日常生活活动能力评估和生活满意度的评估等。康复评估贯穿于康复治疗与护理的整个过程。康复护理人员应尽量参与各项评估工作中。所有康复护理工作都始于初期评估,至于末期评估,通过评估可以为护理诊断提供依据,了解护理计划、护理措施实施的效果以及患者的康复进展情况,并为下一个护理计划的实施制定新的起点。

(5)参与康复计划的制订:护理人员应与康复团队的成员一起根据老年患者的个体化特点,共同制订切实可行的康复计划,包括康复目标和措施,并在实施过程中定期评估,不断调整康复计划。

2. 功能恢复期 主要是进行各项功能的训练,包括日常生活能力的训练、潜在能力的激发、残余功能的保持和强化等,具体内容如下:

(1)运动功能障碍的康复护理:运动是人体的基本功。运动学是指运用物理学方法来研究人体活动时各系统生理效应变化的一门学科。运动学可以帮助我们更好地认识康复对象存在的问题及其所具有的代偿能力。运动功能障碍是临床上最常见的残疾。护理人员应积极配合各种康复治疗(如 PT、OT、ST 等)的开展,帮助患者及其家属掌握肢体康复训练技术,以及实施自我健康管理的教育和指导工作。目的主要是预防和抑制异常痉挛模式,恢复行走能力,最终让患者能以正常或接近正常的运动模式活动。

(2)日常生活技能的训练:日常生活活动(activities of daily living, ADL)是反映人们在家庭、工作、社会活动中自己管理自己的最基本能力。当康复对象无力完成日常生活活动时,易引起患者自尊心和自信心的丧失,从而导致生活活动能力的进一步减退。日常生活活动能力训练内容包括:饮食、更衣、洗漱、排泄、体位转移、情感交流等。日常生活活动能力训练的目的是改善和恢复患者日常生活活动能力,由"替代护理"转向"自我护理"的过程,从而部分或全部做到生活自理。

(3)语言功能障碍的训练:语言是人类运用言语表达思想、情感和影响他人的过程,其不仅包括说话,还包括听、阅读、写作及肢体语言。形成正确的语言并进行交流,必须有语言的内在思维、发音、构音和流畅度 4 个要素,任何一个要素的异常都可表现为语言障碍。护理人员应协助治疗师进行语言障碍的训练,如言语构音训练、语词表达训练、语句表达训练、阅读理解训练和书写训练等。

(4)吞咽功能障碍的训练:吞咽障碍是指当支配吞咽运动的神经、肌肉及口腔咽、喉等处病变时可造成吞咽运动障碍。患者发生吞咽障碍时,易出现烦躁、易怒和抑郁情绪,甚至有拒食等。护理人员应给予理解和安慰,配合治疗师进行基础吞咽训练和进食的训练。

3. **后遗症期**　绝大多数患者在发病后 6 个月左右神经功能已恢复至最高水平而不再有改善。此期的康复目标是依靠补偿、代偿和替代等方法来改善残疾的后果。尽管部分患者留有不同程度的后遗症,如瘫痪、痉挛、挛缩畸形、长期卧床等,如果通过技巧性学习、使用辅助器具、耐力训练等仍可使患者运动耐力和日常生活活动能力有一定的提高。

(1) 心理支持护理:后遗症期的患者大部分都留有不同程度的功能残疾,他们心情沮丧、焦虑、抑郁,产生对功能训练的不配合。康复护理人员更要关心这一人群,对康复中患者任何一点努力和技能进步都要予以肯定和支持,帮助患者认识自身的各种潜能和需要,认识自己尚存的功能、能力和内在价值,找到自己努力方向,积极主动参与到康复训练中去。

(2) 维持性康复训练:包括耐力训练和针对性的 ADL 训练。主要是加强健侧的训练和改善步态的训练,要充分发挥健侧代偿作用,对最终不得不长期卧床者在家属的帮助下,也要进行经常性的床上或轮椅上活动。

(3) 辅助器具的应用:对功能残疾的患者可恰当地使用手杖、步行器、轮椅等步行器具,如利用下肢矫形器矫正足下垂和足内翻;利用拐杖或助行器帮助行走;利用轮椅进行转移;利用支具支持体重、预防肢体挛缩畸形、控制不随意运动,使患者步行接近正常运动模式;自助器则可帮助患者改善日常生活能力。

(4) 建立健康照顾模式:建立以个人为中心、家庭为单位、社区为基础的照顾模式。发挥社区卫生服务中心的作用,恰当地组织、利用家庭资源,共同协作,体现全方位的终身预防保健和健康管理。

第三节　康复保健基本技术

康复保健基本技术包括基础护理技术和康复护理专业技术两方面。基础护理技术与临床其他专科护理(口腔护理、皮肤护理、饮食护理等)基本相似,康复护理专业技术有体位与体位转换、体位转移、关节活动能力训练、日常生活活动技能训练等。康复护理人员应根据康复护理评定结果,以患者功能训练为中心,采用适当的康复保健技术,使患者最大限度地恢复功能,重返社会。

一、体位与体位转换

体位是指人的身体位置,通常临床上是根据治疗、护理及康复的需要所采用,并能保持身体的姿势和位置。因此保证正确体位,有助于并发症的预防。以下主要介绍在康复保健中重要的体位与体位转换方法。

1. **体位摆放**

(1) 仰卧位:取上肢各关节伸展位,下肢各关节屈曲位。用枕头垫起患侧肩胛,以防止肩胛骨后缩;肩关节前伸,手臂伸展、外旋,患臂放在枕上,掌心向上,手指伸展稍分开,患臀下垫一个薄枕,患腿外侧放置支撑物,以防止患髋后缩和下肢外旋。双足底抵住足板,使踝关节背屈,足跟放一垫圈,足趾朝上。

（2）健侧卧位：此卧位是患者比较舒适的体位，健侧在下，患侧在上，患者胸前放一个枕头，使患肩前伸，肘关节伸展，腕、指关节伸展放于枕上，患腿屈曲向前，并以枕头支持，以保持髋、膝关节自然微屈，踝关节中立位，但避免出现足悬空现象（足内翻），此体位有利于对抗偏瘫侧上肢屈肌痉挛和下肢伸肌痉挛。

（3）患侧卧位：是最重要的体位，它可增加患侧的感觉输入，牵拉整个瘫痪侧肢体，有助于防止肌肉痉挛。患侧在下，健侧在上，头置舒适位，躯干稍后仰，腰背部垫枕头，保持患肩前伸，避免受压与后缩，肘关节伸展，手指张开，掌心向上。患腿放置舒适位，膝关节微屈，健腿屈曲并置于体前枕上。

2. **体位转换**　体位转换是指通过一定方式改变身体的姿势和位置。定时的体位转换一方面可促进全身血液循环，预防压疮、坠积性肺炎、尿路感染、肌肉萎缩、关节变形和肢体挛缩等并发症；另一方面，康复训练需要体位转换的配合。

（1）体位转换的方式：体位转换的方式可分为：①自动体位转换：指患者不需要外力相助，通过自己的能力完成体位转换，使身体达到并保持一定姿势和位置；②被动体位转换：指患者在外力协助或直接搬运摆放下变换体位，并利用支撑物保持身体的姿势和位置。

（2）体位转换的要求

1）体位转换应根据病情、康复治疗和护理的需要，选择适当的体位、转换方式及间隔时间，一般每2小时转换1次。

2）体位转换前，应当向康复对象说明目的和要求，以取得理解和尽可能地配合。

3）体位转换时，应仔细观察全身皮肤有无出血点或斑块，局部皮肤有无压红。

4）体位转换的操作应做到动作轻、稳，切忌使用蛮力，尽可能发挥康复对象的残存能力，同时给予必要的协助和指导。对有引流管的患者，应先取下固定好，并保持引流管的通畅。

5）体位转换后，要注意保持体位的舒适、安全，保持肢体的功能位。必要时使用软枕、海绵垫和其他助具支撑。

（3）体位转换的方法：体位转换的方法有很多，如翻身法、卧位与坐位之间转换、坐位与站立位之间转换等。以下介绍几种体位转换的方法。

1）从仰卧位向侧卧位转换法

a. 被动转换：先将患者移至床边，拉起床旁护栏保护；护理人员绕至对侧，协助患者屈肘置于胸前，双腿屈曲；护理人员一手置于患者远侧肩膀下，另一手置于远侧髋部下；护理人员髋部下移，弯曲膝盖，保持背部平直，随着自己身体重心由前脚移向后脚，将患者转向自己；调整姿势，保持舒适。

b. 主动转换：分健腿翻身法、伸肘摆动翻身法两种。①健腿翻身法：嘱患者屈肘，健侧手前臂托住患肘，健腿伸入患腿下方，利用髋关节外旋转动身体，同时以健侧肢体搬动患侧肢体转向健侧，完成转换动作。②伸肘摆动翻身法：患者伸肘，双手对掌相握，十指交叉，患侧拇指在上；夹紧双肩，前臂带动患臂先摆向健侧，再反方向摆向患侧，利用重心转移完成侧翻。开始训练时，护理人员可辅助其骨盆旋转，协助完成翻身动作。或者辅助患侧下肢保持在髋关节屈曲、膝关节屈曲，全足底着床体位，在此基础上利用上肢摆动的惯性完成翻身动作。

2）从仰卧位到坐位转换法

a. 被动转换：护理人员站在患者侧前方，弯腰前倾，指导患者双手勾住其颈项（上肢无力者则嘱其屈肘置于胸前)；护理人员一手自患者颈后部斜插，另一手跨过腹部插于背部与右手相交叉，右脚在前，左脚在后，屈膝前倾，根据护理人员发出的指令，护患同时发力，协助患者坐起；调整姿势，保持舒适。

b. 主动转换：患者呈仰卧位，手放在腹部，健腿插入患腿之下；将身体横向移至床边；健侧手抓床栏或手掌支撑床面，侧身坐起。由坐位到卧位程序相反。

3）从坐位向站立位转换法

a. 被动转换：单人帮助下站立主要有以下几种方法：①骨盆扶抱法：将患者臀部移至椅前 1/2，躯干前倾，双脚着地，健足稍靠后；护理人员双脚一前一后，面向患者站立，前脚置于患者双脚之间，膝盖顶住患膝；患者双手交叉抱住护理人员颈项或置于其肩胛部(上肢无力者则垂于胸前，将下巴搭在护理人员肩上)，护理人员屈膝身体前倾，双手托住患者臀部或提起裤腰，将患者向前向上拉起，使患者健足先着地，共同完成抬臀、伸腿至站立；站立后，用自己的膝部稍顶住患膝，防止"打软"；调整患者重心，使双下肢直立承重，维持站立平衡。②前臂扶抱法：护理人员双脚一前一后，面向患者站立，前脚置于患者患脚之间，膝盖顶住患膝；患者背伸直同时抬起双臂，双手置于护理人员肘上，护理人员则将双前臂置于其前臂下，双手在肘下扶住患者；嘱患者屈肘并随护理人员口令同时用力站起来。③肩胛后扶抱法：患者双手交叉，臂前伸置于双膝之间；护理人员双脚一前一后，面向患者站立，前脚置于患者双脚之间，膝盖顶住患膝；手臂环绕，双手掌置于患者肩胛骨后，发出口令同时用力站起来。④侧方扶抱起立法：护理人员立于患者患侧，弯腰、屈膝、身体前倾；护理人员近侧手臂绕过患者后背托住其腰部，远侧手臂置于患者臂下，握住患侧手，嘱患者健足着力，随护理人员口令同时用力站起来。

b. 主动转换：独立起立训练，患者必须达到站立一级平衡才能进行。方法如下：①双足平放后移，两下肢稍分开，重心放于健肢；②采用 Bobath 式握手伸肘，肩充分前伸，躯干前倾，重心移到膝的前方，双臂前移，超过足尖，双膝前移于足尖上方，腿部用力，臀部离开椅面缓慢站起，站稳后将身体重心移至患肢；③待站姿平稳后两足分开距离，轮流负重站立；④坐下时伸髋屈膝，身体前倾，双膝前移屈曲，身体坐下。

3. 护理要点(注意事项)

(1) 护理人员在进行体位摆放时应注意不能使患肢受压，踝关节要置于 90°位，防止被褥卷压足背而造成足下垂。

(2) 在协助体位转换时，从患者的肩胛处托起患肢，以免因用力牵拉患肢而造成肩关节软组织的损伤和肩痛。

(3) 体位转换操作过程中注意保暖，转换时逐渐减少辅助力量，鼓励患者尽可能发挥自己的残存能力。

(4) 体位转换操作过程中，动作应稳妥协调，切忌使用蛮力；在被动转换时，护理人员要学会利用自己重心的转移来帮助患者移动。

(5) 体位转换后，应保持患者的舒适和安全，必要时使用其他辅助用具支撑，以保持关节的活动范围并使肢体处于最佳的功能位置。

二、转移技术

转移是人体活动的一种形式，当患者病情稳定，基本上掌握坐起、站立动作时，即应开始转移训练,其目的就是使患者尽早学会独立完成日常生活活动,为今后回归家庭和社会创造良好的条件。

1. **床—轮椅间转移法**　要进行独立的床与轮椅之间的转移需要有 3 个基本条件:一是有较好的双上肢或双下肢肌力;二是要有良好的躯干控制能力;三是要有一定的转移技巧,才能较好完成此方法。转移方式有立式转移和坐式转移,立式转移适用于偏瘫以及本体转移时能保持稳定站立的任何患者;坐式转移主要应用于截瘫以及其他下肢运动障碍的患者。以下介绍立式(主动)转移的方法:

(1) 轮椅置于患者健侧,30°～45°面向床尾。关好刹车,翻起脚踏板。

(2) 患者转成坐姿,坐稳后,分开双脚,稳固地踏在地面上。

(3) 躯干微向前倾,以健手握住轮椅的远侧扶手中央站起。

(4) 站稳后以健足为中枢轴旋转身体,使臀部对着椅子后缓慢坐下。

(5) 翻下脚踏板,将双脚放在脚踏板上。

2. **立位转移**　步行功能训练之前的准备包括:下肢肌力训练、关节活动度训练、站立平衡训练及协调功能的训练。一旦患者能平稳站立,就应开始行走训练,且起立动作与行走动作训练同步进行。训练中需注意髋、膝、踝的伸屈协调,降低外展肌张力,并及时纠正病理步态。

(1) 原地迈步训练:在平行杠内或扶手旁,扶好站稳,由患腿负重,健腿做前,后小幅度迈步,反复进行。偏瘫患者进行站立、步行训练时,护士一定要站在患者的侧面或对面给予必要的帮助,患者身体不稳时,不可牵拉其患侧肢体,以免造成骨折和脱臼。

(2) 扶持行走训练:平衡失调患者需要扶行,康复护理人员站在偏瘫侧进行扶持,一手握住患者的患手,使其拇指在上,掌心向前,另一手从患侧腋下穿出置于胸前,将手伸直,手背靠在胸前处与患者一起缓慢向前步行。

(3) 独立行走训练:在进行独立行走前,需要患者有足够的肌力和关节活动度,同时有良好的平衡与协调功能。行走时,伸髋屈膝,先抬一足跟部,重心转移至该下肢,再另一脚迈出,脚跟先着地,重心又移至该下肢,开始下一个步态周期。步行时步幅均匀,频率适中,如此交替迈步,同时要注意观察其步行姿势。

(4) 上下楼梯训练:能够熟练地在平地行走后,可试着在坡道上行走。以健足先上、患足先下为原则,分扶栏上下楼训练、扶杖上下楼训练两种。

1) 扶栏上下楼梯:上楼时双脚站立平放,健手扶栏;提起健肢的脚,用健足踏上一级;提起患肢的脚,将患足踏上一级与健足并齐;然后重复整个过程。下楼时健手扶栏;把患肢的脚移下一级;健肢的脚再下一级;与患足并齐,然后重复整个过程。

2) 扶杖上下楼梯:上楼时,先将手杖立在上一级台阶上,健肢登上,然后患肢跟上与健肢相并;下楼时,先将手杖置于下一级台阶,患肢先下一级,然后健肢再下一级,与患肢并齐,再重复整个过程。

3. **护理要点(注意事项)**

(1) 床上应当安装护栏,以防患者坠床,并作为把手,协助体位转换和床上移动时使用。

(2) 立位转移时,护理人员应站于患侧;轮椅训练时位于前方保护其安全。

(3) 光足训练时注意全脚掌着地并与地面垂直,完成动作时足跟不得离地。

(4) 上下台阶训练遵循"健足先上,患足先下"的原则。

三、日常生活活动训练

日常生活活动是指人们为独立生活而每天必须反复进行的、最基本的、具有共性的活动,即进行衣、食、住、行及个人卫生等的基本动作和技巧。日常生活活动训练的目的是为了使残疾老人在家庭和社会中能够不依赖或少依赖他人而完成日常生活中的各项活动。

1. 饮食动作训练　饮食是人体摄取营养的必要途径。当患者病情稳定、神志清楚、认知正常、能交流时即可开始吞咽功能训练,吞咽功能的训练包括间接吞咽训练(基础训练)、直接吞咽训练(进食训练)。

(1)训练方法

1)吞咽基础训练:用于脑损伤急性期进食前及中重度摄食-吞咽障碍患者进行摄食训练之前的预备训练。①舌肌、咀嚼肌训练:在患者未出现吞咽反射的情况下,先进行舌肌和咀嚼肌的按摩。再嘱咐患者张口,将舌尽力向外伸出,先舔下唇及左右口角,转为舔上唇及硬腭部,然后将舌缩回,闭口作上下牙齿互叩和咀嚼10次,如果患者不能做自主运动,护士可用纱布轻轻地把持舌,进行上下、左右运动,将舌还回原处,轻托下颌闭口,以磨牙咬动10次,分别于早、中、晚饭前进行,每次5分钟。②咽部冷刺激与空吞咽:先要求患者自主屏住呼吸,关闭真声带。用冰冻的棉棒蘸少许水,轻轻刺激患者软腭、腭弓、舌根及咽后壁,然后嘱咐患者做空吞咽动作,吞咽结束后紧接着自主咳嗽,这样可以清除咽部的滞留食物。③屏气-发声训练:患者坐在椅子上,双手支撑椅面做推压运动、屏气,此时胸廓固定、声门紧闭,然后突然松手,声门大开、呼气发声。此运动不仅可以训练声门的闭锁功能、强化软腭的肌力,而且有助于除去残留在咽部的食物。④颊肌、喉部内收肌训练:嘱咐患者轻张口后闭上,使双颊部充满气体、鼓起腮,随呼气轻轻吐出,也可将患者手洗净后,作吮手指动作,以收缩颊部及轮匝肌肉运动,每日2次,每次反复做5次。

2)进食训练:①患者取坐位或半坐位,保持直立的坐姿,在床上饮食时放上小饭桌,在轮椅上饮食时放上饮食板,身体靠近餐桌,患侧上肢放在桌子上;②将食物及餐具放在便于使用的位置,必要时在餐饮具下面安装吸盘,以防止滑动;③用健手握持叉子(匙)持食物进食,或用健手把食物放在患手中,由患手进食,开始训练时,健手托住患侧前臂近肘关节处,协助将食物送进口中,以训练健、患手功能的转换;④对丧失抓握能力、协调性差或关节活动受限者,可将食具进行改良,如使用盘档、加长叉和勺的手柄或将其用活套固定于手上,使用前臂或手掌支架,或佩带橡皮食具持物器等协助进食。

3)饮水训练:①杯中倒入适量的温水放于适当的位置;②可用患手持杯,健手轻托杯底以协助稳定患手,端杯至口边,饮水;③双手功能障碍者用吸管饮水。

(2)护理要点

1)培养良好的进食习惯,尽量定时定量摄食;能坐起时不躺着,能在餐桌上不在床边进食;严禁在水平仰卧位下进食。

2)根据个体情况选用适当的餐具。食物盛装不宜太满,温度适中,防止溢出、烫伤等意外发生。

3)每次进食前用冰块刺激或诱发吞咽动作,确保有吞咽反射再开始进食。按胶冻样、糊状、普食3个阶段从易到难选择食物,初期进食宜用糊状食物,不宜饮水或流质,以免呛咳。吞咽与空吞咽交替进行,以防误吸。

4）眼盲的患者,进食前必须告诉他餐盘内的食物名称,将食物按序摆放,偏盲患者用餐时,食物靠健侧摆放。

5）有吞咽障碍的患者和年老体弱者,训练时护理人员应全程陪伴,并备吸引器在旁。

6）如发生呛咳、误咽应及时拍背,促使患者咯出食物。误咽较多时,迅速将气管内食物吸出,以防窒息。并停止喂食一段时间再试。

2. 更衣训练　衣物的穿脱是日常生活活动不可缺少的动作。对有身体功能障碍而不能完成衣物穿脱动作的康复患者,只要能保持坐位平衡,有一定的协调性和准确性,即应当指导他们如何利用残存功能来进行衣物的穿脱训练,以尽快建立起独立生活的能力。

（1）训练方法

1）穿开襟上衣训练:患者取坐位,用健手找到衣领,将衣领朝前平铺在双膝上,患侧袖子垂直于双腿之间。用健手将患肢套进衣袖并拉至肩峰,健侧上肢绕过头顶转到身后,将另一侧衣袖拉到健侧斜上方,穿入健侧上肢,整理并系好扣子。

2）脱开襟上衣训练:患者取坐位,用健手解开扣子,健手脱患侧至肩下,拉健侧衣领至肩下,健手从后腰部向下拉衣摆,两侧自然下滑甩出健手,再脱出患手。

3）穿套头上衣训练:患者取坐位,用健手将衣服平铺在健腿上,领子放于远端,患侧袖子垂直于双腿之间。用健手将患肢套进袖子并拉到肘部以上,穿健手侧袖子,健手将套头衫背面举过头顶,套过头部,健手拉平衣摆,整理好衣服。

4）脱套头上衣训练:患者取坐位,先用健手将衣摆翻起,脱至胸部以上,再用健手从肩部绕至后背拉住衣服,在背部从头脱出衣领,脱出健手,最后脱患手。

5）穿裤子训练:穿裤时,患者取坐位,健手将患腿屈膝、屈髋放在健腿上;用健手穿患者裤腿,拉至膝以上;放下患腿,全脚掌着地;穿健侧裤腿,拉至膝上;抬臀或站起向上拉至腰部,整理系带。

6）脱裤子训练:患者站立位,松开腰带,裤子自然下落;坐下抽出健腿;健足踩住裤身,抽出患腿;健足从地下挑起裤子,整理好待用。

7）穿脱袜子和鞋训练:穿袜子和鞋时,患者取坐位,双手交叉将患侧腿抬起置于健侧腿上;用健手拇指和食指张开袜口,上身前倾把袜子套在患足上,再穿鞋;放下患腿,全脚掌着地,身体重心转移至患侧;再将健腿放在患腿上;穿好健足的袜子和鞋。脱袜子和鞋顺序相反。

（2）护理要点

1）偏瘫患者穿衣服时应遵循"先穿患肢,后穿健肢";脱衣服时"先脱健肢,后脱患肢"的原则。

2）衣物应宽松、柔软、有弹性;尽量选择开胸式上衣;减少纽扣换成尼龙搭扣;女性胸罩在前面开口;男性领带选用套头式;裤带选用松紧带;鞋带改成尼龙搭扣,鞋子采用低跟浅口船鞋,以使穿脱方便,穿着舒适。

3）袜子和鞋应放在患者身边容易拿到的地方,固定位置摆放,并养成习惯性动作。

3. 个人卫生训练　清洁是人的基本需要之一,全身皮肤和黏膜的清洁,对于体温的调节和并发症的预防有重要意义。当患者能坚持坐位30分钟以上、健侧肢体肌力良好时,即可进行个人卫生训练。偏瘫患者可训练健手代替患手操作,继之训练患手操作、健手辅助,或只用患手操作。两手功能障碍者,可借助辅助器具尽快进行个人卫生训练,以提高生活自理的能力,增强患者的自信心。

(1)训练方法

1)洗脸、洗手训练:患者坐在洗脸池前,用健手打开水龙头放水,调节水温,用健手洗脸、洗患手及前臂;洗健手时,患手贴在水池边伸开放置,涂过香皂后,健手及前臂在患手或毛巾上搓洗;拧毛巾时,可将毛巾套在水龙头上或患侧前臂上,然后用健手将毛巾双端合拢,使毛巾向一个方向转动拧干。

2)刷牙、修剪指甲、梳头训练:借助身体将牙膏固定(如用膝夹住),用健手将盖旋开,刷牙的动作由健手或双手共同完成,必要时可用长柄牙刷或电动牙刷代替;修剪指甲时,可将指甲剪固定在木板上,利用患手的粗大运动,即用手掌或肘按压指甲剪给健手剪指甲;梳头时,选用手柄加长或成角的梳子梳头。

3)用便器训练:卧床患者床上使用便器时,患膝患髋屈曲,自己双手交叉抬高臀部(桥式运动),由他人插入或插出便器。抓握功能差者,可将卫生纸缠绕在手上使用。随着床上体位转移能力的增强和抓握功能的恢复,由他人协助逐步过渡到自己取放便器。

4)入厕动作训练:将轮椅靠近厕座,刹住车闸,打开踏脚板双足着地;借助轮椅扶手支撑解开裤带,躯干交替向左右倾斜抬起臀部,顺势把裤子退到大腿中部;以健手支撑轮椅椅面站起,然后握住厕座旁扶手,旋转身体坐在厕座上(双上肢均有力者,可一手按住椅面,另一手拉住马桶远侧的边缘,用两上肢支撑起两髋部后向马桶移动);调整身体坐姿,使两下肢位置摆放合适。用后,用手拉裤子后站起整理,再按上述相反的动作坐到轮椅上返回。

5)沐浴训练:用健手持毛巾擦洗或将毛巾一端缝上布套,也可选用两端带环的洗澡巾,套于患臂上协助擦洗,还可借用长柄的海绵浴刷擦洗背部和身体远端;拧干毛巾时,将其压在腿下或夹在患侧腋下,用健手拧干;必要时需要有人协助。

(2)护理要点

1)患者自己调节水温时,先开冷水龙头再开热水龙头,关闭时动作相反。当患者失去痛觉和温度觉时,护理人员必须先测量水温,一般水温调节在40~45℃。

2)厕所马桶两侧必须安装扶手,地面保持干燥,有水迹要及时擦掉,确保患者入厕安全。轮椅如厕时最好要有人陪伴,以防因行动不便造成跌倒等意外。如厕障碍者,夜间在床旁放置便器,以免上厕所困难。

3)患者出入浴室应穿防滑拖鞋,洗澡时间不宜过长,以免发生意外。

4)护理人员在训练过程中,要有极大的耐心,对患者的每一个微小进步都应给予恰当地肯定和赞扬,以增强患者的信心;仔细观察患者的实际能力,不断调整训练计划,使其最简单、最切实可行。

四、被动关节活动度维持训练

各种原因导致肢体长期不活动可造成关节活动能力减退、挛缩畸形及下肢静脉血栓形成,如萎缩的肌肉持续保持过度伸长或屈曲位不变动,则可造成永久性的伸长或屈曲,导致肌肉肌腱挛缩、关节畸形。被动关节活动度训练可有效预防这些并发症,常适用于肢体瘫痪患者;肢体软弱而自主活动能力受限者;老弱及长期卧床、肢体活动能力受限制者。

1. 训练方法

（1）上肢被动运动

1）肩关节屈曲与外展：护理人员一手扶持肩胛骨，另一手固定上肢，做肩肱关节的屈曲、外展运动。运动过程中将肱骨头向关节窝内按压，以预防肩关节半脱位。

2）肩关节外旋及内旋：护理人员一手固定肱骨近端，另一手固定腕关节，在90°范围内进行肩关节的内、外运动。

3）肘关节屈曲和伸展：护理人员站或坐在患肢侧，将患侧上肢自然放在其身旁，手掌向上。一手固定肘部上方，另一手握住手腕处，做肘关节的屈曲和伸展运动。

4）前臂旋转：护理人员一手固定并托住患侧肘后部，另一手握住患者腕部，缓慢、充分地做前臂的旋前、旋后运动（活动范围为前臂，肩关节不动）。

5）手腕关节尺偏和桡偏：护理人员一手握住患者的手腕，另一手握住患者的手掌，将手掌轮流屈向拇指及小指两边。

6）手腕关节屈曲和伸展：护理人员一手握住患者的手腕，另一手拉住患者的手指，把手腕向掌屈，使手腕伸直，把手腕向背伸。

7）手指关节的屈曲及伸展：护理人员一手握住患者的手腕略向后伸，另一手放在患者手背上，然后把患者手指握成拳头（拇指的位置在其他手指之上），将拳头放松，五指伸直。

（2）下肢被动运动

1）髋关节屈曲和伸展：患者取仰卧位，护理人员站在患肢侧，可用沙袋固定或家属协助使健侧下肢膝关节维持伸展位，护理人员用肩部上扛动作将患肢做向其胸部靠近的上抬动作，完成髋关节屈曲，并使股二头肌得到牵拉。伸展时，护理人员一手将健侧下肢充分屈曲，固定骨盆，另一手下压患侧膝关节，使髋关节得到充分伸展。

2）髋关节内收和外展：护理人员一手固定在患侧膝关节后，另一手放在踝关节下，将腿向外、向内拉（如主诉疼痛则必须停止），将腿置回原位。

3）髋关节内旋和外旋：患者取仰卧位，护理人员站在患肢处，一手放在患肢膝上，另一手放在踝上，把腿向内侧摆动，将腿向外侧摆动或放松。

4）膝关节屈曲和伸展：患者取仰卧位，护理人员站在患肢旁，用一手放在患侧膝盖上方，另一手托住患侧足跟，并做膝关节的屈曲和伸展运动。

5）踝关节背屈：患者取仰卧位，护理人员站或坐在患足外侧，用一手固定在患侧踝部上端，另一手握住患肢足跟，并向前下方牵拉跟骨，同时用前臂抵住足底前、外侧缘，通过护理人员身体重心前移，向下方施加压力，使踝关节背屈，此训练有牵引跟腱、预防足下垂作用。

6）足趾背屈：护理人员左手固定前脚掌，右手活动跖趾关节和趾趾关节，作最大限度内的背屈运动。

2. 护理要点

（1）各关节的被动运动顺序应先从健侧开始，再参照健侧关节做患侧，从肢体近端到远端。

（2）幅度应从小到大，循序渐进，缓慢进行，活动过程中密切观察患者的反应，尤其是感觉障碍的患者，强烈疼痛的感觉往往是损伤的信号。避免活动范围过大引起肌腱、韧带及关节囊破坏、松弛，造成关节不稳。

（3）活动某一关节时，近端关节必须予以固定，各关节的诸多运动方向均要进行训练，每种运动模式方向以 3～5 次为宜,每次以 5～10 秒为宜,并可在操作结束后按摩患侧肢体使其放松,伸肌侧按摩与揉捏相结合。

(4) 训练时动作要柔和缓慢,既要注意各方向活动到位,又要注意运动强度,切忌粗暴,以免造成软组织的损伤。

(5) 发病初期每天 2 次,当运动功能改善后,改为每天 1 次,直至终止训练。对肘、指、踝关节活动要特别注意,因这些部位最易发生强直,应多作运动。每次每个关节每个方向活动 5～6 下,3～5 次/天。健侧可由患者自行练习,同时指导患者用健侧协助患侧进行被动运动。

五、呼吸功能训练

慢性阻塞性肺疾病(chronic obstructive pulmonary disease,COPD)是以慢性不可逆气流阻塞为特征的一组疾病。随着人口老龄化,环境污染加重,COPD 的患病率、死亡率呈明显上升趋势,是危害人群健康的常见慢性疾病。该病不仅因反复发作需很高的医疗费用,而且影响老年患者各方面的生活导致生存质量下降,生活难以自理,然而迄今为止尚缺乏根治性治疗手段。呼吸功能训练的目的是改变浅而快的呼吸为深而慢的有效呼吸,建立适应 COPD 患者日常生活的有效呼吸模式,提高其生活能力和生存质量。腹式呼吸、缩唇呼气、膈肌起搏(体外膈神经电刺激)、吸气助力(阈值)器呼吸锻炼、康复呼吸操等,可以加强胸、膈呼吸肌肌力和耐力,改善呼吸功能。

1. 训练方法

(1) 缩唇呼吸:缩唇呼吸的技巧是通过缩唇形成的微弱阻力来延长呼气时间,增加气道压力,延缓气道塌陷。

1) 患者闭嘴经鼻吸气,然后通过缩唇(吹口哨样)缓慢呼气,同时收缩腹部。

2) 吸气与呼气时间比为 1:2 或 1:3,尽量深吸慢呼,7～8 次/分,10～20 分钟/次。每天训练 2～3 次。

3) 缩唇大小程度与呼气流量,以能使距离口唇 15～20 cm 处,与口唇等高点水平的蜡烛火焰随气流倾斜而不至于熄灭为宜,每次练习距离增加 10 cm,直至 90 cm 为止。

(2) 腹式呼吸(膈式呼吸):训练腹式呼吸有助于提高肺的伸缩性,降低呼吸频率,同时通过腹肌主动的舒张与收缩来加强膈肌运动,提高肺泡通气量,减少功能残气量,并增加咳嗽、咳痰能力,缓解呼吸困难症状,改善换气功能。

1) 患者可取立位、半卧位或平卧位,两手分别放于前胸部和上腹部。

2) 用鼻缓慢吸气时,膈肌最大程度下降,腹肌松弛,腹部凸出,手感到腹部向上抬起,也可在腹部放置小枕头,如果吸气时物体上升,证明是腹式呼吸。

3) 呼气时用口呼出,腹肌收缩,膈肌松弛,膈肌随腹腔内压增加而上抬,推动肺部气体排出,手感到腹部下降。

4) 当腹式呼吸能无意识进行时,即开始边行走,边做腹式呼吸练习,步调要配合呼吸,吸气两步,呼气 4 步,直至能做到一边步行一边腹式呼吸为止。训练时间同缩唇呼吸。

(3) 有氧耐力训练:主要以上、下肢功能训练器为主,可以提高患者全身耐力、改善心肺功能,同时给予吸氧并监测心率和氧饱和度。氧饱和度均达 90% 以上。常见的几种方法如下：

1）步行训练：采用腹式呼吸行走，可以用计步器，运动量逐渐增加，以不超过目标心率为度。目标是达到 5 000～6 000 步／天。

2）活动平板或功率自行车训练：可通过增大运动负荷来增加耐力，运动负荷应在心率120 次／分以下，且没有心律失常、呼吸困难的症状。

3）四肢／躯干肌力的训练：可用哑铃和悬吊重锤装置，要求在呼气时进行，对 COPD 患者强化肌肉的耐力比肌力重要。躯干肌的强化主要以腹肌的强化为中心。

（4）有氧呼吸操训练：缩唇呼气配合肢体动作，坐在无靠背的凳子或床边（脚要能着地），人要坐直。

第一节：坐椅位，双手交叉，握在后枕部。①上身前倾；②复原；③上身向后挺升；④复原。

第二节：坐椅位，双手叉腰。①右臂上举；②带动身体向左弯；③、④复原；⑤左臂上举；⑥带动身体向右弯；⑦、⑧复原。

第三节：坐椅位，双手交叉，握在后枕部。①上半身转向右侧；②复原；③上半身转向左侧；④复原。

第四节：坐椅位，双手叉腰。①右足跟和左足尖同时抬起；②左足跟和右足尖同时抬起；③、④重复①、②。

第五节：坐椅位，双手叉腰。①两足尖合拢，同时两足跟分开；②两足跟合拢，同时两尖跟分开；③、④重复①、②。

第六节：坐椅位，双手叉腰。①右足离地；②右足着地，同时左足离地；③、④重复①、②（即原地踏步动作）。

第七节：坐椅位，双手叉腰。①抬起右足向右侧跨一步落足；②复原；③抬起左足向左侧跨一步落足；④复原。

第八节：坐椅位，双手叉腰。①右膝屈曲并抬起；②用力伸右膝往前踢腿；③、④复原；⑤左膝屈曲并抬起；⑥用力伸左膝往前踢腿；⑦、⑧复原。

2. 护理要点（注意事项）

（1）腹式呼吸、缩唇呼吸护理要点

1）对有呼吸困难的患者，首先给予吸氧，维持呼吸的通畅。

2）指导患者呼气时要放松，不要努力呼气，否则易引起气管内气流紊乱，增加气道阻塞，诱发支气管痉挛。

3）开始时，不要让患者长呼气，这是导致气促的原因。

4）吸气初期不要让辅助呼吸肌收缩。

5）训练时要顺应患者的呼吸节律进行呼吸指导，不要打乱患者的呼吸节律，否则会加重患者的呼吸困难。

（2）有氧耐力运动、有氧呼吸操护理要点

1）必须在医护人员的指导下进行训练，医护人员在指导的同时，要加强看护，落实安全措施，防止意外。

2）患者出现胸痛、重度呼吸困难、强烈的疲劳感、眩晕、恶心等，应中止运动。

3）适当的劳累感、适度的喘息、适度的发汗、适度的肌肉痛为运动的正常反应，可以继续运动。

4) 确定目标心率:目标心率=(220-年龄)×(0.85~0.65);

例如 60 岁的目标心率为 220-60=160,160×0.85=136,160×0.65=104

目标心率=104~136,运动强度为心率 104~136 次/分的运动量。

5) 有氧耐力运动频率为每周 3~5 次,不要中断运动 2 天以上。每次运动 20~30 分钟。

6) 有氧呼吸操每一节反复做 6 次,结束时双手放膝上,挺胸做缩唇呼吸 2 次,再做下一节。每周 3~5 次,每次 30 分钟。

第四节　老年人康复护理保健用品

老年人康复护理保健用品(康复训练器械)是根据康复患者不同的功能障碍而设计的,可以根据患者不同时期,应用不同的用品,采取不同的训练方法。康复护理保健用品为患者的功能恢复创造了良好的条件,使用时必须在康复团队的指导下进行,以免发生意外。现将康复护理保健用品(康复训练器械)介绍如下。

一、餐具

1. 适用人群　脑卒中后肢体障碍的患者。
2. 作用　使患者可以正常进餐。
3. 掌握要点　根据患者不同情况选择适宜的餐具,必要时自制特殊餐具。

二、靠垫

1. 适应人群　长期卧床,患者不能主动变换体位。
2. 作用　帮助患者达到舒适的体位,并可预防压疮等并发症。
3. 掌握要点　根据患者不同情况选择不同的形状、材质、大小的垫子。
4. 注意点　注意患者的皮肤情况。

三、轮椅

1. 适应人群　步行困难的患者,如偏瘫、截瘫患者。
2. 作用　帮助患者移动。
3. 掌握要点　根据患者不同情况选择大小、高低合适的轮椅。
4. 注意点　轮椅安全检查(配上安全带),使用轮椅的方式。

四、手杖

1. 适应人群　视觉障碍;疾病的康复,需要改善平衡,对衰弱的肌肉提供辅助功能。
2. 作用　步行辅助器。
3. 掌握要点　种类、长度的选择。
4. 注意点　选择合适的手杖,步行方法的正确。

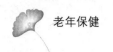

五、PT床

1. 适合人群　骨折、瘫痪、长期卧床患者等。
2. 作用　教会患者如何摆放最佳姿势,训练床上运动、卧位转换、床椅转移等。
3. 使用要点　患者卧床时处于舒适体位,头部及双下肢不应超出床沿。
4. 注意点　安全性,尤其是在患者进行床椅转移时,要防止患者摔倒在地。

六、股四头肌训练仪

1. 适合人群　下肢骨折,肌肉萎缩。
2. 作用　增加股四头肌力量,增加膝关节的关节活动度。
3. 使用要点　根据康复计划的不同,可以选择不同的角度和力度。
4. 注意点　骨折患者注意"度",防止损伤加重,角度和力度的选择应循序渐进。

七、腕关节训练器

1. 适合人群　手外伤、骨折、脑卒中患者等。
2. 作用点　锻炼腕关节背屈和掌屈的关节活动度。
3. 使用要点　针对不同的患者,可以适当增加阻力,以更好地达到康复效果。
4. 注意点　训练时防止躯体的代偿活动。

八、前臂旋转训练器

1. 适合人群　手外伤、骨折、脑卒中患者等。
2. 作用点　增加前臂旋前、旋后的关节活动度。
3. 使用要点　患者前臂紧贴蓝色垫子,并保持前臂中立位。
4. 注意点　训练时防止躯体的代偿活动。

九、电动站立床

1. 适合人群　截瘫、脑卒中、双下肢乏力的患者。
2. 作用　帮助不能站立的患者进行负重训练和站位平衡训练。
3. 使用要点　时间 5～20 分钟为宜,可调节角度。
4. 注意点　长期卧床患者常出现直立性低血压,开始使用时应从 30℃ 开始,逐步增加,以防止直立性低血压的发生。

十、功能自行车

1. 适合人群　冠心病等。
2. 作用　可以锻炼心肺功能,也是很好的膝髋关节训练仪。
3. 使用要点　患者取座位,可以调节阻力。
4. 注意点　掌握"度"。

十一、站立架

1. 适合人群　脑卒中、骨折、下肢乏力、截瘫等患者。

2. 作用　增加患者站立平衡的功能和双下肢的肌力。

3. 使用要点　患者站立时,患膝必须伸直但不过伸,两足分开同肩宽,足跟必须着地,双手置于平台上,躯干保持直立。

4. 注意点　靠背需拧紧固定,防止患者摔倒。

十二、平衡杠

1. 适合人群　不能步行或步行功能欠佳的患者,如脑卒中、骨折、下肢乏力、截瘫等患者。

2. 作用　恢复站位平衡功能和步态纠正。

3. 使用要点　双手扶持左右平衡杠,躯干挺直,重心稍靠前,目视正前方。步行能力差的患者需在专人指导下进行。

4. 注意点　安全性,防止摔倒。

十三、肩关节训练器

1. 适合人群　肩周炎、脑卒中患者等。

2. 作用　训练肩关节活动度,松解关节内粘连。

3. 使用要点　手握住把手做环形运动和肩关节的环转运动。

4. 注意点　速度不宜过快。

十四、肋木

1. 适合人群　四肢乏力的患者、肩周炎等。

2. 作用　训练四肢肌力和关节活动度。

3. 使用要点　双手需要握持同一高度肋木。

十五、肩梯

1. 适合人群　肩周炎,训练手指的精细运动等。

2. 作用　增加肩关节活动度、手指的灵活性。

3. 使用要点　手指交替上移,缓慢运动肩关节,眼随手动。

十六、阶梯训练台

1. 适合人群　不能进行阶梯步行的患者。

2. 作用　通过训练使患者更好的恢复 ADL 功能,提高患者的上下楼梯功能。

3. 使用要点　双手握扶手,双脚交替进行。

4. 注意点　注意安全。

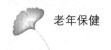
十七、磨砂台

1. 适合人群　脑卒中、上肢乏力、骨折等患者。
2. 作用　通过均速推动,锻炼双上肢的肌力和关节活动度及平衡控制等。
3. 使用要点　可根据患者的情况设计不同的体位,选择不同的推板,起到不同的康复作用。

第五节　老年人常见疾病康复护理措施

老年人常见的疾病有高血压、冠心病、脑血管疾病、老年痴呆、慢性阻塞性肺疾病、骨质疏松症、糖尿病、肿瘤等。冠心病早期康复不仅可明显缩短急性心肌梗死患者的住院天数,而且还可通过控制危险因素减少复发率、降低发病率和病死率,提高生活质量;骨质疏松是老年人最常见的临床疾患之一,往往需要根据病情采取补充钙和维生素 D、运动疗法、心理疗法和应用抗骨质疏松药物等联合措施,才能有效地防治本病并促进其康复;癌症康复的主要目标是提高生存率、延长生存期、改善生活质量。心理康复则贯穿于疾病发展和治疗的全过程。在老年患者的康复过程中,护理人员起着重要的作用。以下重点介绍脑卒中患者和慢性阻塞性肺疾病(chronic obstructive pulmonary disease,COPD)患者的康复护理措施。

一、脑卒中康复护理措施

脑卒中患者在不同时期的康复护理侧重点不同,早期重点是做好急性期的预防性康复护理,良肢位的摆放、体位变换、被动关节运动等;恢复期的重点是促进主动性康复护理,以功能训练为主;后遗症期则应注意维持和适应性康复护理指导等。

(一) 康复护理环境

理想的环境是实施康复目标的重要保证之一。康复病房的护士必须重视康复环境的创造和布置。良好的康复环境可给康复患者提供良好的训练氛围;同时也为出院患者的环境设施改造及心理康复提供正确的咨询指导。

1. 设施环境

(1) 无障碍设施:以坡道或电梯代替阶梯,从而解决使用轮椅或其他代步工具的行走障碍问题。

(2) 门的改造:病房、厕所的门应当以轨道推拉式为宜,方便偏瘫、截瘫或视力障碍者使用。

(3) 取消门槛:室内全部取消门槛,以方便轮椅的使用,减少跌倒等不安全因素。室外门槛应限制到最少。

(4) 室内设施:门把手、电灯开关、水龙头、洗脸池等的高度均低于一般常规高度,房间的窗户和窗台的高度也应略低于一般常规高度,以便于肢体残疾或久病不能站立者在轮椅上进行日常生活活动和观望到户外的景色。勺子、碗、梳子等日常生活用品均应符合残疾者的功能状态。

（5）扶手的安装：厕所、浴池、楼道、走廊应设有扶手，以方便康复对象的行走、起立、如厕等，便器以坐式为宜，地板应平整防滑，床边有护栏，防止患者坠床。

（6）病室布置：病室布置应温馨，用花色的床单位代替白色，墙上可挂有各色图画，床与床之间应装有隔离窗帘，保证老年患者的私密性，使老年患者感到犹如家的温暖。

2. 心理环境　心理康复的环境是无形的，也是物质条件和设施条件不能替代的，但对康复效果的影响却更为重要。护理人员应采取各种措施营造一种有利于康复的心理环境，实施一系列心理护理措施来配合康复训练。

（1）康复护士应具备的良好心理品质：康复护士要掌握良好的沟通技巧，以积极、主动、热情、饱满的精神去影响康复对象的心理状态，要有较强的观察力、记忆力与丰富的想象和思维能力，在疾病的各个阶段，主动与患者沟通，及时解决患者的心理问题，为他们的康复训练做好充分准备。

（2）建立良好的护患关系：融洽的护患关系是有效沟通的基础。康复护士要主动亲近患者，细心地观察，真诚而富有耐心地倾听，热情的帮助，积极的鼓励，给康复对象以最大的心理支持。

（3）建立良好的患患关系：要求建立一个健康的心理环境条件，情绪低落的患者最好不要安排在同病室或邻近床位，避免产生消极影响。在病室创造一种积极向上的氛围，病友之间互相支持、互相鼓励，在康复训练中共同进步。

（4）家庭、社会对患者的心理支持：家属、亲友、同事的支持和鼓励对患者的心理康复及主观能动性的激发具有他人不可替代的作用，家庭成员的积极参与和鼓励，不仅能帮助患者度过心理适应期，而且能积极完善及创造家庭化康复环境，促进患者身心康复。

（二）运动功能障碍的康复护理

除为患者提供良好的康复护理环境外，护理人员应积极配合各种康复治疗的开展，帮助患者及其家属掌握脑卒中后肢体康复训练技术。肢体康复护理的目的主要是预防和抑制异常痉挛模式，提高偏瘫恢复质量，最终让患者能正常或接近正常的运动模式活动，通常可将脑卒中肢体康复过程分为卧床期、坐位期、离床期、步行期和恢复期。

1. 卧床期　一般为发病1～3天，除了常规基础护理、临床治疗外，康复护理的主要内容包括保持抗痉挛体位、体位转换、被动关节活动训练和早期床上活动等。每2小时翻身1次，翻身时从肩胛处托起患肢，防止肩关节软组织损伤和肩痛；尽可能地减少患侧肢体的压迫，卧位应采取健侧卧位和患侧卧位交替的方法；被动关节活动训练应每日2～3次，每次每个关节活动3～5遍，直至主动运动恢复；早期可在床上做主动翻身及桥式运动。

2. 坐位期　患者的病情及生命体征稳定后应尽早进行坐位训练，康复护理内容包括床边坐位、坐位平衡训练、床上转移训练、ADL训练等。坐位训练前、后要注意观察患者的心率、脉搏和血压，以防直立性低血压，患侧的上肢应予保护，以防止肩关节半脱位，同时可指导患者进行ADL训练，如进食、穿衣、刷牙、洗脸等。

3. 离床期　通常在发病后第5～15天。一旦患者坐位能维持30分钟以上就可进入此期，康复护理内容包括基础训练、站立训练、ADL训练、床—椅之间转移训练。在配合进行站立训练时，要注意患者的站姿，以及患肢负重的情况，并应经常提醒其尽量使患侧负重，防止仅用健肢支撑站起的现象，同时应加强安全保护。

4. 步行期　一般在发病后 8～21 天进行。在独立站立达 30 分钟并有移动能力时即可进入步行训练。训练内容包括平行杠内步行训练、扶拐步行训练、独立步行训练等。在步行训练前应先进行患腿前后摆动、踏步、屈膝、踝背屈练习,训练时应给予必要的保护和协助。

5. 恢复期　一般在发病后 1 个月左右。患者在独立步行 50 m 的基础上进行室外步行,即上下楼梯训练、斜坡行走训练等,并配合继续肌力强化训练和 ADL 训练等。

（三）感觉障碍的康复护理

对感觉障碍的康复患者,应告知患者及家属避免烫伤、冻伤;冬天严禁床上使用热水袋,但注意保暖;用热水前,先给予试温;有深感觉障碍者行走需有人陪伴,避免在高低不平的路上行走,以免摔伤。

（四）吞咽障碍的康复护理

康复患者若进食不能自理将直接影响营养的摄入。护理人员要鼓励患者进食,每次进食前应评估患者吞咽功能情况,进食前后应认真清洁口腔。

1. 进食的体位　一般让患者取躯干 45°仰卧位,偏瘫侧肩部以枕垫起,能坐起者取坐位,头部稍前屈,身体也可向健侧倾斜 30°,使食物由健侧咽部进入食管。此种体位有利于食块向舌根运送,还可以减少向鼻腔逆流及误咽的危险。颈部前屈也是预防误咽的一种方法。因为仰卧时颈部易呈后屈位,使与吞咽活动有关的颈椎前部肌肉紧张、喉头举上困难,从而容易发生误咽。但是,适于患者的体位并非完全一致,实际操作中应该因人而异,予以调整。

2. 食物的形态　食物的形态应根据吞咽障碍的程度及阶段,本着先易后难的原则来选择,容易吞咽的食物其特征为密度均一、有适当的黏性、不易松散、通过咽及食管时容易变形、不在黏膜上残留,如蒸蛋、蛋糕等,以后逐渐过渡到面糊、果酱及普食。此外,还要兼顾食物的色、香、味及温度等。

3. 一口量　即最适于吞咽的每次摄食入口量,正常人约为 20 ml。一般先以 3～5 ml 开始,然后酌情增加到 15～20 ml。每次进食后,嘱咐患者反复吞咽数次,以使食物全部咽下,也可饮 1 口适量的水,既有利于刺激诱发吞咽反射,又能达到去除咽部残留食物的目的。

（五）言语障碍的康复护理

言语功能的异常会给患者生理和心理上造成很大的不良影响,重建言语功能是康复护理的重要环节。护理人员应协助治疗师进行言语障碍的训练。

1. 根据患者的失语类型进行训练　运动性失语主要是言语表达受到损害,构音困难,护士应首先给患者示范口型,面对面地教;命名性失语主要是遗忘症,患者说不出物品的名称,只能说出物品的用途,护士应有意识地反复说出物品的名称以强化记忆;感觉性失语是听不懂别人的话,护士应耐心细致,应用图片、手势或实物促进患者的理解能力。

2. 早期语言训练示范　语言训练越早越好,如患者不能讲话和阅读,可用一些画片、单词或短语卡片。如患者对口语理解很差,则可采用手势和视觉信号配合 1 个或 2 个意义明确的单词,避免用复杂长句。循序渐进,避免患者难堪。进行训练时护士应大方、和蔼、亲切,说话时语速缓慢并给患者充分的时间回答,要反复进行。

3. 社会支持系统强化语言训练　言语训练需要长时间进行,要有一个良好的语言环境。因此,要动员患者家属、朋友、同事等,多与患者进行言语的交流,使其能够多听、多说,尽早恢复言语功能。

4. 训练时间　1次30分钟为宜,每日可进行多次。

(六) 并发症的预防及护理

除了长期卧床的患者应防止出现压疮、泌尿系感染、肺部感染等并发症外,康复过程中还应注意防止因并发肩痛、肩关节半脱位和肩手综合征所致的肩部功能障碍。

1. 肩痛　多发生在患病1个月左右,表现为活动肩关节时出现疼痛,常拒绝他人接触患肢,严重者可有自发性疼痛。预防及护理措施包括:①确保肩关节活动范围,保持良肢位,避免易痉挛的肢位;②纠正肩胛骨的位置,不要牵拉患肩;③护士协助进行患肢被动关节活动时必须方法得当,避免错误手法而引起疼痛;④一旦被动运动时明显疼痛应立即停止,避免组织损伤。

2. 肩关节半脱位　表现为肱骨头从关节盂下滑,肩峰与肱骨头之间出现明显的凹陷,是脑卒中常见的并发症,预防及护理措施包括:①卧位时,注意抗痉挛体位的摆放,鼓励患者用健手带动患臂进行上举活动;②坐位时,软瘫期患侧上肢应给予支撑物支持,防止因身体重力牵拉易使肩关节下垂;③站位时,应避免患肢自然下垂,可用肩托或吊带将患肢托起;④在护理活动中要注意保护肩关节,如穿衣、翻身、体位转换等。

3. 肩手综合征　此指脑卒中患者在恢复期内突然出现肩痛、手肿胀和疼痛、皮肤温度上升,并使手的运动功能障碍,如一旦进入后期,则易发生手部肌肉萎缩,甚至产生痉挛畸形。预防及护理措施包括以下几点。

(1) 坐位时,把患肢放在桌上,使腕部轻度背屈,有利于静脉和淋巴回流。

(2) 尽量避免在患侧静脉输液。

(3) 避免患肢过度牵拉或长时间悬垂。

(4) 在做患侧上肢负重训练时,应注意训练强度和持续时间,如有疼痛自诉应即刻停止训练。

(七) 康复过程中的安全问题

老年患者在康复过程中,最令人担心的意外事件就是跌倒,因为跌倒可造成老年人肌肉骨骼系统受损,跌倒后的不当处理,还会导致许多并发症的发生。其次是认知障碍患者的走失、感觉障碍患者的烫伤,以及吞咽障碍患者的误咽、窒息等。因此,做好预防性的护理安全措施尤为重要。

(1) 卧床患者一定要使用床护栏,而且要插牢,对有躁动的患者适当使用安全带。

(2) 患者坐椅子、轮椅一定要使用安全带。轮椅要检查轮胎刹车功能。

(3) 患者行走时要穿防滑鞋,一定要有人搀扶,而且不能在走廊内长时间行走。

(4) 患者坐便器、马桶周围要有扶手且有人看护,卫生间地面要保持干燥,有水迹要及时擦掉,走廊不设障碍物。

(5) 新患者入院要进行安全评估,随着病情的变化要做好随时评估,对评估分值低的患者床头挂警示牌,以引起护理人员重视。

(6) 对患有认知功能障碍的患者,最好集中在有防护设备的病房中,护工加强看管,注意患者动向。患者一定要穿病衣服,戴手腕带,标有明显标志。

(7) 经常和患者及家属进行安全宣教,提高患者自我防范意识,教会患者由护理人员自编的既朗朗上口，又起到警示作用的《康复安全谣》。

　　遵循康复安全道，安全防范第一条。起床三个半分钟，勿要心急下床早。

　　用餐时候慢细嚼，以免呛咳心情槽。康复信心莫动摇，循序渐进有起效。

　　转移方法很重要，患侧肢体保护好。轮椅刹车要牢靠，纵身起立有诀窍。

　　从立到走要协调，正确姿势摆放好。行走技巧记心间，处处谨慎防跌倒。

　　家人关心少不了，心情舒畅眉开笑。健健康康新面貌，美好生活共创造。

（八）保健教育

　　对脑卒中患者不仅要在病房内进行康复训练和指导，而且要加强出院的教育指导，使康复护理在社区、家庭得到延续。

　　1. 帮助患者掌握自我护理技能　对长期卧床的患者，要设法训练患者及家属掌握一些必要的康复护理技术，讲解翻身、移动、进食、更衣、洗漱等的技巧，以预防坠积性肺炎、压疮、泌尿系感染、肌肉萎缩等并发症，提高生活自理能力，使替代护理降到最低限度。

　　2. 对患者及家属的教育　教育家属避免对患者采取超保护措施，提倡患者主动参与康复训练，以改善预后，降低伤残；教育患者要认识到后遗症的康复是一个长期的过程，应进行维持性训练，以防功能退化。

　　3. 预防脑卒中复发　积极治疗原发病如高血压、动脉硬化、高血脂、糖尿病及有关的心脏病；养成良好的生活习惯，建立健康的生活方式如戒烟酒、控制体重、合理饮食、适当运动、防止便秘、保持心情愉快等。要按时服药、坚持训练、定期复查。

　　4. 居家护理　使患者及其家属了解预防再度发病的一些措施，掌握突发患者的家庭救护，如尽快清除患者口鼻中的分泌物和呕吐物；昏迷患者头偏向一侧，避免呕吐物逆流引起窒息；运送患者时保持平卧位，注意头部向上，以减轻脑部充血等。

二、慢性阻塞性肺疾病（COPD）康复护理措施

　　老年COPD患者进行肺康复主要目的是缓解或控制症状，减少疾病引起的功能障碍和心理影响，提高或促进运动和活动能力，让患者保持或恢复个体社会功能和独立生活能力。常见护理措施如下：

　　1. 保持良好环境　保持室内空气清新，每天定时通风2次，每次15～30分钟，避免刺激性气体、烟尘等；保持室内温度在18～28℃，相对湿度50%～70%。睡眠时保持环境安静，心情放松。

　　2. 心理护理　由于COPD是老年人的慢性病、常见病，病程长、疗效慢，患者易产生消极、悲观情绪，对肺康复缺乏信心，也易产生不配合。护理人员要有耐心和信心，依靠专业知识与技术获得患者的信任，多与患者沟通，宣传肺康复对防病、抗病、减少疾病复发有积极的帮助作用，使患者以开朗、乐观的心态来对待疾病，提高肺康复的依从性。

　　3. 氧疗护理　COPD患者提倡每天进行持续15小时以上的长期氧疗，使动脉血氧分压达到60 mmHg或氧饱和度达到90%以上。长期持续低流量吸氧不但能改善缺氧症状，还有助于降低肺循环阻力，减轻肺动脉高压和右心负荷。氧疗有效的指标：患者呼吸困难减轻、呼吸频率减慢、发绀减轻、心率减慢、活动耐力增加。护理人员在健康教育过程中应不断强调吸氧的重要性，将氧饱和度的结果公布给患者，纠正其认为只有呼吸困难时才需要吸氧

的错误观念,在氧气鼻导管的选择上以保证患者舒适为原则,氧气湿化瓶及湿化液的使用严格按照消毒隔离原则进行。

4. 戒烟的宣教　在 COPD 致病的原因中,吸烟是最重要的危险因素,70%～80%的 COPD 由吸烟所致,肺组织对吸入性有害颗粒或气体的异常炎症反应是 COPD 重要的病原学发病机制。吸烟的 COPD 患者都知道吸烟有害,但又难以抵制烟瘾的诱惑。护理人员应落实戒烟的健康宣教,戒烟是最简单、最经济、最有效的预防和治疗 COPD 的措施。每天对其吸烟情况进行记录,对每天减少吸烟的患者给予表扬和鼓励,激发患者的荣誉感及自我约束能力。病房角落、厕所等处张贴禁烟标志,护士加强巡视,及时阻止其吸烟。

5. 深呼吸和有效咳嗽　适用于神志清醒、一般状况良好、能够配合的患者,有助于气道远端分泌物的排出。指导患者掌握有效咳嗽的正确方法:①患者尽可能采用坐位,先进行深而慢的呼吸 5～6 次,后深吸气至膈肌完全下降,屏气 3～5 秒,继而缩唇(撅嘴),缓慢地通过口腔将肺内气体呼出(胸廓下部和腹部应该下陷),再深吸一口气后屏气 3～5 秒,身体前倾,从胸腔进行 2～3 次短促有力的咳嗽,咳嗽同时收缩腹肌,或用手按压上腹部,帮助痰液咳出。②经常变换体位有利于痰液咳出。③对胸痛不敢咳嗽的患者,如胸部有伤口者用双手轻压伤口两侧,可避免咳嗽时胸廓扩展牵拉伤口两侧而引起疼痛。疼痛剧烈时可遵医嘱给予止痛剂,30 分钟后进行深呼吸和有效咳嗽。

6. 胸部叩击　适用于久病体弱、长期卧床、排痰无力者。禁用于未经引流的气胸、肋骨骨折、有病理性骨折史、咯血、低血压及肺水肿的患者。方法:患者侧卧位或在他人协助下取坐位,叩击者两手手指弯曲并拢,使掌侧呈杯状,以手腕力量,从肺底自下而上、由外而内,迅速而有节律地叩击胸壁,震动气道,叩击时发出一种空而深的拍击音则表明手法正确,叩击力量适中,以患者不感到疼痛为宜。每次叩击时间以每一肺叶叩击 1～3 分钟,每分钟 120～180 次,5～15 分钟为宜,应安排在餐后 2 小时或餐前 30 分钟完成,以避免治疗中发生呕吐;操作时应密切注意患者的反应;操作后患者休息,协助做好口腔护理,去除痰液气味;询问患者的感受,观察痰液的情况,复查生命体征、肺部呼吸音及啰音变化。

7. 呼吸功能锻炼　护理人员应指导患者进行缩唇呼吸、腹式呼吸、有氧耐力训练、有氧呼吸操训练,以加强胸、膈呼吸肌肌力和耐力,改善呼吸功能(见"康复基本技术"中的呼吸功能训练)。

8. 日常生活能力的锻炼　提倡和鼓励 COPD 患者从事日常生活活动。以往,患者及家属由于对 COPD 的恐惧,都不敢从事中等以上的日常生活活动,认为这些活动具有危险性,会加重或诱发疾病。肺康复护理要求患者在医护人员或家属的陪同下进行中、高级日常生活活动,如洗衣、做饭、跳舞、旅游等,COPD 患者在从事这些活动的同时,找回了自信,ADL能力也得到了提高。

9. 出院保健教育　督促和指导患者回家后坚持进行肺康复训练,指导正确呼吸和排痰;每天坚持做有氧呼吸操、有氧耐力训练等;根据体力做一些日常生活的家务,如洗衣、做饭、打扫卫生等;劝导戒烟及改善环境;对于家庭氧疗患者应指导其和家属做到以下几点:①了解氧疗的目的、重要性及注意事项;②注意安全:供氧装置周围严禁烟火,防止氧气燃烧爆炸;③氧疗装置定期更换,清洁、消毒;积极治疗慢性病,防治呼吸道感染,指导正确服药方法;合理膳食指导;定期随访复查。

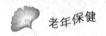

[案例分析与思考题]

1. 李某,女,79岁,有高血压病史40余年,因劳累后突发左侧肢体活动不利,伴言语不清、口角歪斜、饮水呛咳。经医院查头颅 CT 扫描示:右侧丘脑出血。经药物治疗后,病情稳定、神志清楚。遗留有左侧肢体偏瘫、言语功能障碍、饮水呛咳、能独坐,但不能站立、进食、沐浴、如厕等,日常生活需要人帮助。

请解答:(1) 你认为该患者目前在肢体康复过程中处于哪一期?

(2) 你需要为患者制定哪些康复基本技术训练?

(3) 你该为患者采取哪些康复护理措施?

2. 康复护理与一般护理的区别点在哪里?

3. 如何正确摆放良肢位?

4. 老年人穿脱衣服、上下楼梯的基本原则是什么?

5. 在老年人康复过程中,护理不安全因素有哪些? 如何预防?

(吴美霞)

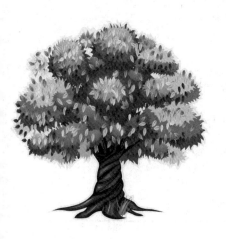

第十章
常用老年护理技术

一、口腔护理

（一）适应证

口腔护理适用于危重、高热、昏迷、禁食、鼻饲、口腔疾病、口腔术后及生活不能自理的老年患者。

（二）操作目的

（1）保持口腔清洁，预防感染等并发症。

（2）去除牙垢，预防口臭，增进食欲，促进患者舒适。

（3）观察口腔内的变化，提供病情变化的信息。

（三）操作流程

1. 评估与准备

（1）素质要求：服装整洁，仪表端庄，洗手，戴口罩。

（2）核对告知：核对患者身份，告知操作目的、注意事项。

（3）患者评估：病情、意识、配合程度；口唇、口腔黏膜、牙龈、舌苔有无异常；口腔有无异味；牙齿有无松动，有无活动性义齿。

（4）用物准备

1）治疗盘：口腔护理包、压舌板、手电筒、棉签、一次性药碗、冷开水，必要时备开口器。

2）擦洗溶液：根据患者口腔情况，选择合适的溶液。常用口腔护理溶液见表 10-1。

3）外用药：根据需要准备制霉菌素、锡类散、冰崩散、西瓜霜、甲紫、液状石蜡、维生素 B_2 粉末等。

表 10-1 常用口腔护理溶液

溶液名称	作用
0.9%氯化钠溶液	清洁口腔，预防感染
1%～3%过氧化氢溶液	防腐除臭，适用于口腔感染、溃疡、出血、口臭、组织坏死者

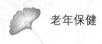
溶液名称	作 用
1%～4%碳酸氢钠溶液	呈弱碱性,可抑制念珠菌的生长,适用于真菌感染
0.02%氯己定(洗必泰)溶液	清洁口腔,有广谱抗菌作用
2%～3%硼酸溶液	属酸性防腐剂,可改变细菌的酸碱平衡,起抑菌作用
0.02%呋喃西林溶液	清洁口腔,有广谱抗菌作用
0.1%醋酸溶液	适用于铜绿假单孢菌感染
0.08%甲硝唑溶液	适用于厌氧菌感染

2. 操作步骤

(1) 核对患者床号、姓名,解释操作过程。

(2) 协助患者头偏向一侧或侧卧,面向护士。

(3) 治疗巾铺颌下,弯盘置口角旁,压舌板置于治疗巾一角。

(4) 擦口唇,漱口。

(5) 观察口腔,有活动性义齿者及时取出。

(6) 用血管钳夹取棉球,小镊子协助绞干,棉球湿度适宜。

(7) 嘱患者张口,依次擦净牙齿表面、颊部、舌面、硬腭、口唇。

(8) 擦洗完毕,帮助患者漱口,必要时协助清洁及佩戴义齿。

(9) 再次观察口腔,确定无棉球遗留,黏膜完整。

(10) 擦干面颊部。

(11) 酌情处理口腔疾患,口唇干裂者,可涂液状石蜡或润唇膏。

(12) 撤去弯盘及治疗巾,安置患者取舒适体位。

(13) 整理用物,分类放置。

(14) 洗手,记录。

(四) 注意事项

(1) 擦洗动作应轻柔,避免金属钳端碰到牙齿、损伤口腔黏膜及牙龈,对凝血功能差的患者应特别注意。

(2) 昏迷或意识模糊的患者禁漱口,需用开口器时,应从臼齿处放入,牙关紧闭者不可暴力开口。

(3) 操作中注意夹紧棉球,每次 1 只,防止遗留在患者口腔内,操作前后应清点棉球数。

(4) 棉球不宜过湿,以免造成误吸。

(5) 有活动性义齿的患者,如暂不佩戴,应清洗后浸于冷开水中备用,不可浸泡在乙醇或热水中。

二、床上洗头

(一) 适应证

适用于长期卧床、关节活动受限、肌肉张力减低或共济失调、生活不能自理的老年患者。

（二）操作目的

（1）去除头皮屑及污垢,保持头发清洁,减少感染机会。

（2）按摩头皮,促进血液循环,促进头发的生长和代谢。

（3）促进患者舒适,维护患者自尊,保持患者身心健康。

（三）操作流程

1. 评估与准备

（1）素质要求:服装整洁、仪表端庄、洗手、戴口罩。

（2）核对告知:核对患者身份,告知操作目的、注意事项。

（3）患者评估:病情、意识、配合程度,头发卫生情况,有无虱、虮及头皮损伤情况、周围环境。

（4）用物准备:马蹄形垫枕(图10-1)、塑料纸、橡胶单、浴巾、毛巾、别针、纱布、棉球、水壶(内盛41～46℃热水或按患者习惯调制)、面盆或污水桶,需要时可备电吹风。

（5）环境准备:关好门窗,移开床旁桌、椅,调节室温至24℃左右。

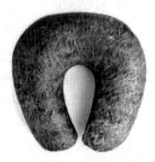

图10-1　马蹄形垫枕

2. 操作步骤

（1）携用物至患者床边,核对床号、姓名后向其解释操作过程。

（2）患者取仰卧位,头靠近床边。

（3）移枕至肩下,并置小橡胶单、浴巾于枕上,解开衣领,颈部围毛巾,别针固定。

（4）将塑料纸覆盖于马蹄形垫枕上,并置于患者颈后,开口朝下。塑料纸另一头做成槽形,下部接污水桶(图10-2)。

（5）用棉球塞住患者双耳孔道,纱布或眼罩遮盖患者双眼,或嘱患者闭眼。

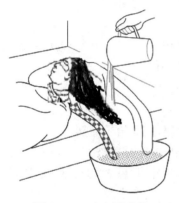

图10-2　床上洗头法

（6）洗发:先用热水湿润头发,后均匀涂抹洗发水,从发际至头顶部反复搓揉,并用指腹轻柔地按摩头皮,再用温水冲洗搓揉头发,直至水清。

（7）松开颈部毛巾,擦干头发。撤去洗发用物、眼罩、耳内棉球,擦干面部。

（8）将枕巾、橡胶单及浴巾自患者肩下移至床头,协助患者仰卧位于床正中,头枕于枕上。

（9）梳理头发,或用电吹风吹干头发,撤浴巾、橡胶单。

（10）安置患者,整理床单位,清理用物。

（11）健康教育:对家属进行头发卫生知识、卧位洗头技能指导。

（四）注意事项

（1）注意保暖,保护被褥、衣服不被打湿,避免水溅入患者眼、耳内。

（2）操作时间不宜过长,以防头部充血和疲劳,引起不适。

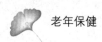

（3）控制掌握水温，避免直接将水浇至头皮，造成烫伤，洗发后及时擦干头发，以防患者着凉。

（4）洗发过程中，应注意观察患者的病情变化，如面色、脉搏、呼吸的改变，有异常情况立即停止操作。

（5）极度衰弱的患者，不宜洗发。

三、床上擦浴

（一）适应证

适用于必须长期卧床、衰竭、使用石膏、牵引等无法自行沐浴的老年患者。

（二）操作目的

（1）去除皮肤污垢，保持皮肤清洁，使患者舒适。

（2）促进皮肤的血液循环，增强皮肤排泄功能，预防并发症。

（3）了解患者病情，协助活动肢体，防止肌肉挛缩和关节僵硬。

（三）操作流程

1. 评估与准备

（1）素质要求：态度和蔼、衣帽整洁、沉着冷静、洗手、戴口罩。

（2）核对告知：核对患者身份，告知操作目的、注意事项。

（3）患者评估：病情、意识、自理能力、合作程度、皮肤情况。

（4）用物准备：治疗盘内备毛巾、浴巾、清洁衣被、剪刀或指甲钳、梳子、50％乙醇、弯盘、皂液、面盆、水桶 2 只（一桶盛热水、另一桶接盛污水用）、便盆及盖巾。

（5）环境准备：关门窗，用屏风遮挡，调节室温达 24～26℃以上。

2. 操作步骤

（1）备齐用物携至患者床边，核对床号、姓名后解释操作过程，按需给予便器。

（2）将面盆置于床旁桌上，视患者病情放平床头及床尾支架，松床尾盖被。

（3）面盆中注入热水 2/3 满，测试水温（一般 50℃ 为宜，根据患者耐受性及季节调温）。

（4）为患者脱衣裤，擦洗毛巾折叠成手套形，浴巾铺于擦洗部位下面。

（5）擦洗顺序：依次擦洗眼、额、鼻、面颊、耳、颈前部、双上肢、双手、胸腹部，取侧卧位擦洗颈后部、背部、臀部，取平卧位擦下肢、会阴部，浸泡双脚并洗净。

（6）擦洗方法：先用涂上皂液的湿毛巾擦洗，再用清洁湿毛巾擦净皂液，拧干毛巾后再次擦洗。

（7）骨隆突处擦洗后用 50％乙醇按摩。

（8）协助患者穿好清洁衣裤，必要时修剪指甲，梳发。

（9）整理床单位，协助患者取舒适卧位，清理用物。

（四）注意事项

（1）随时调节室温、水温，避免患者受凉。

（2）操作过程中密切观察病情，出现异常，停止擦洗，给予处理。

（3）擦洗时注意洗净耳郭、耳后及颈部、腋窝、腹股沟等皮肤褶皱部位，勿用皂液洗眼部周围。

(4) 脱衣裤时,先脱近侧,后脱对侧。如有外伤,先脱健肢,后脱患肢。

(5) 注意节时、省力原则,一般擦洗应在 15～30 分钟内完成。

四、压疮的预防及护理

(一) 适应证

适用于昏迷、瘫痪、高热、肥胖、消瘦、水肿、大小便失禁、活动受限、生活不能自理、长期卧床的老年患者。

(二) 操作目的

(1) 促进皮肤的血液循环,保持皮肤的清洁和完整性,预防压疮等并发症的发生。

(2) 对已发生的压疮给予正确处理,促进压疮的愈合。

(3) 观察患者的一般情况,满足其身心需要。

(三) 操作流程

1. 评估与准备

(1) 素质要求:服装整洁、仪表端庄、洗手、戴口罩。

(2) 核对告知:核对患者身份,告知操作目的、注意事项。

(3) 患者评估:患者的营养状况、局部皮肤情况、卧位骨突受压状况、压疮危险因素评估(表 10 - 2)。

表 10 - 2　Norton 压疮危险因素评估表

参数/分数	4	3	2	1
身体状况	好	一般	不好	极差
精神状况	思维敏捷	无动于衷	不合逻辑	昏迷
活动能力	可以走动	帮助下可以走动	坐轮椅	卧床
灵活程度	行动自如	轻微受限	非常受限	不能活动
失禁情况	无失禁	偶有失禁	常常失禁	完全失禁

注:评分≤14 分,表明有发生压疮的危险,应给予预防措施。

(4) 用物准备:毛巾、软垫、热水(47～50℃)、棉签、3 M 减压软膏、有条件者备气垫床。

(5) 环境准备:关好门窗,调节室温至 24℃ 左右。

2. 操作步骤

(1) 携用物至患者床边,核对床号、姓名。

(2) 协助患者取侧卧位,软垫置于背部,以支撑身体。

(3) 充分暴露受压部位,肩胛、髋部、膝部、足跟、肘部等,见图 10 - 3)皮肤。

(4) 查看受压部位,按摩,如肛周部位有湿疹者予涂鞣酸软膏。骨隆突处红肿者给予减压贴保护。情况。

(5) 用热手

(6)

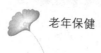
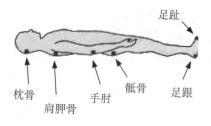

足趾
枕骨　肩胛骨　手肘　骶骨　足跟

仰卧位

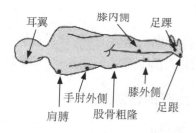

耳翼　膝内侧　足踝
肩膊　手肘外侧　股骨粗隆　膝外侧　足跟

侧卧位

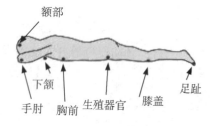

额部
下颌　手肘　胸前　生殖器官　膝盖　足趾

俯卧位

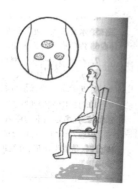

坐位

图 10-3　各体位易受压部位

（7）根据患者的压疮分期,给予适宜的护理措施。

1）淤血红润期:增加翻身次数,透明减压贴保护;

2）炎性浸润期:贴透明减压贴或溃疡贴,有水泡者先覆盖透明贴,再用无菌注射器抽吸水泡内液体;

3）浅度溃疡期:尽量保持局部清洁、干燥,采用湿性敷料,以无菌换药法处理创面。

4）坏死溃疡期:定期清洁创面,清除坏死组织,加强组织营养,促使创面愈合。

（8）根据患者情况,采用适宜的支垫方法(气垫、气圈、衬垫)。

（9）床单位,保持床单平整无褶、无渣屑,必要时,更换床单位。

（10）清理单,归还原处。

（四）注意事项

（1）长期卧床的患者,做好动态观察,以保应至少每2小时翻身1次,对高危患者每次翻身时须评估皮肤异常。

（2）病情需要限制体位的患者,采取可行的压疮预防措施。

翻身时将患者身体抬起,不可强力拖、拉、拽,以防按摩,至

再由尾骶部开始:由臀部上方开始,沿脊柱旁向上按摩,再转向下至腰部、尾骶部,至第7颈椎处(图10-4)。

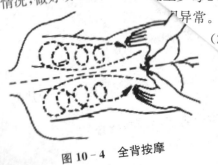

图 10-4　全背按摩

（5）感觉障碍的老年患者避免使用热水袋或冰袋，防止烫伤或冻伤。

五、会阴护理

（一）适应证

会阴护理适用于危重、昏迷、留置导尿、会阴有伤口、患有急慢性外阴炎、长期卧床及生活不能自理的老年患者。

（二）操作目的

（1）保持会阴及肛门清洁，防止泌尿生殖系统逆行感染，促进会阴伤口愈合。

（2）增进患者舒适，指导患者清洁的原则。

（三）操作流程

1. 评估与准备

（1）素质要求：态度和蔼、仪表端庄、洗手、戴口罩。

（2）核对告知：核对床号、姓名，告知操作目的、注意事项。

（3）患者评估：病情、意识、会阴情况、有无导尿管。

（4）用物准备：会阴护理包、生理盐水棉球、卫生纸、塑料薄膜、需更换集尿袋者备集尿袋、血管钳、酒精棉球、消毒巾、治疗巾。

（5）环境准备：关门窗，拉隔帘或屏风遮挡患者，请男性家属离开。

2. 操作步骤（以女患者为例）

（1）携用物至患者床旁，核对床号、姓名，解释操作过程。

（2）按需给予便器。

（3）患者取屈膝仰卧位，脱去对侧裤脚，两腿分开，暴露外阴，臀下垫卫生纸及塑料薄膜。

（4）用0.9%生理盐水棉球擦洗会阴。

（5）擦洗顺序：前庭（纵向）、对侧大小阴唇、近侧大小阴唇会阴体（横向），最后由会阴擦至肛门。

（6）有留置导尿，需定期更换集尿袋。

（7）用生理盐水棉球消毒尿道口及管壁。

（8）铺消毒巾，血管钳夹闭导尿管。

（9）用酒精棉球消毒导尿管连接处，更换集尿袋。

（10）协助穿裤，安置舒适体位，整理床单位，整理用物。

（四）注意事项

（1）操作中注意观察会阴及会阴伤口周围情况，有无红肿、分泌物及伤口愈合情况，发现异常及时记录，并报告医师。

（2）操作时注意患者的保暖和保护隐私，防止着凉。

（3）留置导尿患者，要将尿道口周围反复擦洗干净，并注意导尿管是否通畅、有无脱落。

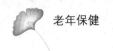

六、卧床老人更换床单位

(一) 适应证

此适用于长期卧床的老年患者。

(二) 操作目的

(1) 保持患者床单位清洁,使患者舒适。

(2) 预防压疮等并发症。

(三) 操作流程

1. 评估与准备

(1) 素质要求:态度和蔼、衣帽整洁、洗手、戴口罩。

(2) 核对告知:核对床号、姓名,告知操作目的、注意事项。

(3) 患者评估:病情、意识、自理能力、合作程度。

(4) 用物准备:被套、床单、枕套等。

(5) 环境准备:调节室温在 24～26℃。

2. 操作步骤

(1) 携用物至患者床边,核对床号、姓名,解释操作过程,按需给予便盆。

(2) 移床旁桌 20 cm,床旁椅 15 cm,将清洁被服按顺序放于床旁椅上。

(3) 松开床尾盖被,移枕头,助患者翻身侧卧于床的对侧,背对护士。

(4) 松开近侧床单,卷入患者身下,清扫整理床褥。

(5) 将清洁大单中线和床中线对齐,平塞于患者身下,铺好近侧半幅大单,移回枕头,助患者平卧,注意保暖,推车至对侧。

(6) 移枕头,助患者翻身侧卧于已铺好的一边(转至对侧)。

(7) 污大单卷至污衣袋内。

(8) 同上法铺好各层,助患者仰卧。

(9) 将棉胎从污被套中脱出,铺在污被套上(更换被套时,棉胎不可接触患者),S 形折叠于床尾。

(10) 将清洁被套平放于污被套上层。

(11) 从被套开口处向内套住棉胎。

(12) 将污被套撤去,放在污衣袋内。

(13) 沿床沿折叠被筒,塞紧被尾。

(14) 推车至对侧,同法折叠被筒、床尾并塞紧。

(15) 一手托起患者头颈部,另一手迅速将枕头取出。

(16) 更换枕套,拍松枕芯,开口背门,置于患者头下。

(17) 桌椅放回原处。

(18) 根据病情协助患者取舒适体位。

(19) 清理用物。

(四) 注意事项

(1) 操作前应评估操作难易程度,运用人力力学原理,防止职业损伤。

（2）操作过程中注意观察患者生命体征、病情变化、皮肤情况，注意保暖，保护患者隐私，避免牵拉管路。

（3）折叠被筒不可过紧，勿使患者足部受压，以防足下垂。

（4）合理使用床栏，保护患者，避免坠床。

（5）操作时避免在室内同时进行无菌操作。

第二节　常用老年诊断和治疗护理技术

一、生命体征测量

（一）操作目的

（1）动态监测老年患者体温、脉搏、呼吸变化，间接了解患者病情变化。

（2）判断生命体征有无异常。

（3）协助诊断，为预防、治疗、康复、护理提供依据。

（二）操作流程

1. 评估与准备

（1）素质要求：仪表端庄、服装整洁、洗手、戴口罩。

（2）核对告知：核对床号、姓名，告知操作目的、注意事项。

（3）患者评估：病情、意识、测量部位、合作程度。

（4）用物准备：体温表、纱布、测温篮、带秒针的手表、记录本、笔，如测肛温需另备石蜡油棉球、卫生纸、清洁手套。

（5）环境准备：保持病室安静，必要时拉窗帘、隔帘遮挡。

2. 操作步骤

（1）携用物至患者床边，核对床号、姓名。

（2）助患者取舒适体位，根据患者情况，采用适宜的方式和体温计测量体温（图 10－5）。

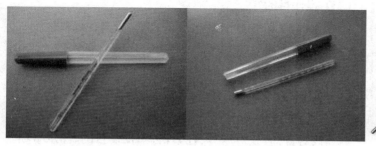

A. 口表　　　　　　　B. 肛表　　　　　　C. 电子体温计

图 10－5　常用水银体温计

1）测口温：口温表斜放于患者舌下，嘱患者闭口勿咬，3～5 分钟后取出。

2）测腋温：擦干腋窝，将体温计水银端放于腋窝深处，与皮肤紧贴，嘱患者屈臂过胸，夹紧体温表5~10分钟后取出。

3）测肛温：暴露臀部，露出肛门，用液状石蜡棉球润滑肛表水银端后，缓慢轻轻插入肛门3~4 cm并固定，扶托3分钟后取出。

（3）读数、记录后放入测温篮内。

（4）测脉搏：助患者手臂置于舒适位置，根据患者情况选择测量部位，一般取桡动脉，患者腕部舒展，手掌向下，护士的食指、中指、无名指的指端按在患者桡动脉上，压力大小以能清楚触到脉搏为宜，计数30秒，脉搏异常者计数1分钟。

（5）测呼吸：看胸腹起伏，一起一伏为1次，计数30秒，呼吸异常者计数1分钟。危重患者呼吸不易观察时，用少许棉絮放置患者鼻孔前，计棉絮吹动次数。

（6）安置患者于舒适卧位，整理用物。

（7）洗手，按要求绘制图表。

（8）体温计消毒：①75%酒精纱布擦拭；②2 000 mg/L有效氯消毒液浸泡5分钟；③冷开水冲洗、擦干；④甩温至35℃以下；⑤2 000 mg/L有效氯消毒液浸泡30分钟；⑥冷开水冲洗，擦干备用。

（三）注意事项

（1）精神异常、昏迷、不合作、口鼻手术或呼吸困难的老年患者，禁测口温；直肠、肛门疾病、心肌梗死的老年患者禁测肛温；极度消瘦者不宜测腋温。

（2）如老人不慎咬破体温表，应当立即清除口腔内玻璃碎片，再口服蛋清或牛奶延缓汞的吸收。若病情允许，可以进食富含纤维食物，以促进汞的排泄。

（3）如有影响测量体温的因素时，应当推迟30分钟再测量。如患者有紧张、剧烈运动等情况发生，影响脉搏、呼吸的测量时，需稳定后再测量。

（4）脉搏出现异常时，可由2名护士同时测量脉搏与心率。

二、血糖监测（便携式血糖仪）

（一）适应证

适用于血糖波动较大、口服降血糖药、胰岛素治疗的老年患者。

（二）操作目的

监测血糖，了解病情的动态变化，为临床治疗提供依据。

（三）操作流程

1. 评估与准备

（1）素质要求：态度和蔼、仪表端庄、服装整洁、洗手、戴口罩。

（2）核对告知：核对床号、姓名，告知操作目的、注意事项。

（3）患者评估：意识、合作程度、采血部位皮肤情况、进食时间、是否存在影响血糖因素。

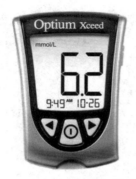

图10-6 便携式血糖仪

（4）用物准备：治疗盘、血糖仪（图10-6）、试纸、采血针、75%乙醇棉球、棉签、记录本。

2. 操作步骤

（1）携用物至患者床边，核对床号、姓名，解释操作过程。

（2）选择采血部位：手指末端指腹两侧。

（3）用 75%酒精棉球消毒采血部位皮肤，待干燥。

（4）血糖仪开机，取出试纸，插入血糖仪，确认屏幕显示的代码与试纸代码一致，血糖仪屏幕显示滴血标识时可开始进行采血。

（5）取出一次性采血针，正确安装，采血一次成功。

（6）血液自然流出，如血量不够，轻轻按摩手指至足够血量，试纸测试孔采血。

（7）干棉签轻按穿刺点，凝血功能障碍者适当延长按压时间。

（8）等待 10～20 秒（根据不同机型），显示屏出现测试结果，正确读数。

（9）关机，告知患者结果并记录。

（10）整理用物。

（四）注意事项

（1）操作前应检查血糖试纸的有效期、血糖仪的校准及清洁度。血糖仪显示代码和试纸代码须一致，如使用新的试纸，应重新校准血糖仪代码后方可使用。

（2）血糖试纸干燥保存，防止变质，现取现用。

（3）长期监测血糖患者，宜轮换采血点。

三、胰岛素注射

（一）适应证

适用于应用胰岛素治疗的老年患者。

（二）操作目的

通过皮下注射胰岛素，控制患者血糖。

（三）操作流程

1. 评估与准备

（1）素质要求：仪表端庄、服装整洁、态度和蔼、洗手、戴口罩。

（2）核对告知：核对床号、姓名，告知操作目的、注意事项。

（3）患者评估：病情、意识、合作程度、血糖值、注射部位皮肤情况。

（4）用物准备：注射盘、胰岛素专用注射器、无菌纱布、胰岛素、皮肤消毒剂。

（5）环境准备：保持病室安静、整洁。

2. 操作步骤

（1）铺无菌盘，检查操作用物及胰岛素。

（2）核对患者床号、姓名、医嘱，按医嘱抽取胰岛素放于无菌盘内。

（3）携用物至患者床边，再次核对，解释操作过程。

（4）助患者取舒适体位，选择并暴露合适的注射部位。

（5）消毒皮肤：2%氯己定（螺旋式由内到外，直径 5 cm 以上，消毒 2 次）。

（6）再次核对，排尽空气，实施注射。

（7）注射方法：选择上臂三角肌注射，进针角度与皮肤呈 30°；选择腹部注射，应轻轻捏起腹部皮肤,90°角进针。

(8) 回抽无回血,缓慢注入胰岛素。

(9) 注射完毕,棉签轻按穿刺处,快速拔针。

(10) 再次核对。

(11) 整理床单位,观察患者反应,清理用物。

(12) 洗手,脱口罩,记录。

(四) 注意事项

(1) 胰岛素注射部位可选择上臂三角肌、臀大肌及腹部(图 10 - 7),但应避开脐部皮肤和炎症、破溃或者有肿块的部位,长期注射胰岛素的患者,应轮换注射部位。

(2) 注射胰岛素后,患者应在 30 分钟内进食,以免因注射时间过长而发生低血糖症状。

(3) 注射胰岛素后,应观察患者的反应,如出现异常,立即给予相应处理。

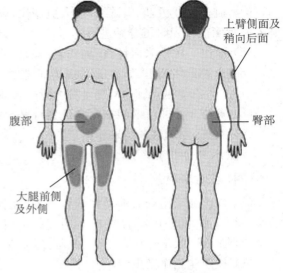

图 10 - 7 胰岛素注射部位

四、鼻饲

(一) 适应证

此适用于昏迷、危重、口腔疾患、口腔手术后不能经口进食患者及拒绝进食的患者。

(二) 操作目的

保证患者摄入足够的热能及营养素,满足患者对营养的需求,促进康复。

(三) 操作流程

1. 评估与准备

(1) 素质要求:仪表端庄、服装整洁、态度和蔼、洗手、戴口罩。

(2) 核对告知:核对床号、姓名,告知操作目的、注意事项。

(3) 患者评估:病情、意识、合作程度、胃管有无滑脱。

(4) 用物准备:治疗盘、治疗巾、温开水、鼻饲液、注射器、手电筒、止血钳、纱布。

(5) 环境准备:保持病室安静、整洁。

2. 操作步骤

(1) 携用物至患者床边,核对床号、姓名,解释操作过程。

(2) 检查胃管插入深度(45~55 cm)、检查口腔内胃管无盘曲。

(3) 抬高床头 30°,助患者取舒适体位。

(4) 铺治疗巾,放置弯盘,松别针、橡皮筋、纱布。

(5) 抽胃液,确定胃管在胃内且患者无胃潴留。

(6) 抽 20 ml 温开水冲洗胃管。

(7) 抽鼻饲液缓慢注入胃管,鼻饲液温度在 38~40℃,鼻饲量≤200 ml。

(8) 鼻饲结束,抽 20 ml 温开水冲管。

(9) 抬高胃管末端、用新纱布包裹并反折胃管末端,妥善固定。

(10) 撤弯盘及治疗巾,整理床单位,妥善安置患者。

(11) 指导患者或家属,告知注意事项。

(12) 洗手,记录。

(四) 注意事项

(1) 每次鼻饲量不应超过 200 ml,间隔时间不少于 2 小时,鼻饲液温度应保持在 38～40℃。

(2) 鼻饲药物应研碎、溶解后注入,若鼻饲新鲜果汁,应与牛奶等分别注入,避免产生凝块。

(3) 鼻饲中及鼻饲后应密切观察患者反应,防止发生呛咳、食物反流、胃管滑脱。

(4) 长期鼻饲患者,应每日进行 2 次口腔护理,保持口腔清洁。

五、鼻导管吸氧

(一) 适应证

(1) 呼吸系统受损,影响肺活量的老年患者,如呼吸衰竭、慢性阻塞性肺病、支气管炎等。

(2) 心脏功能不全,肺部充血、淤血致呼吸困难的老年患者。

(3) 中毒,使氧不能通过血-氧交换渗入组织而产生缺氧的老年患者。

(4) 昏迷、休克、术后、颅脑疾患的老年患者。

(二) 操作目的

纠正缺氧,提高血氧含量和动脉血氧饱和度,促进组织新陈代谢,维持机体生命活动。

(三) 操作流程

1. 评估与准备

(1) 素质要求:仪表端庄、服装整洁、态度和蔼、洗手、戴口罩。

(2) 核对告知:核对床号、姓名,告知操作目的、注意事项。

(3) 患者评估:病情、意识、呼吸情况、鼻腔通畅情况、合作程度。

(4) 用物准备:流量表、湿化瓶、内芯、双腔鼻导管、湿化液、棉签、橡皮筋、别针、记录单。

(5) 环境准备:保持病室安静、整洁,中心供氧设备功能完好。

2. 操作步骤(以中心供氧为例)

(1) 备齐用物至患者床边,核对,解释。

(2) 连接氧气装置及鼻导管。

(3) 协助患者取舒适体位,清洁鼻腔。

(4) 打开流量表,根据医嘱调节氧流量,试氧,湿化导管。

(5) 将鼻导管插入鼻腔,固定美观,松紧适宜。

(6) 指导患者有效呼吸方法(鼻吸口呼),并观察缺氧改善程度。

(7) 记录用氧时间、流量并签名。

(8) 根据医嘱评估病情,给停止用氧。

(9) 松固定,取下鼻导管,关闭流量表,卸下流量表、湿化瓶。

(10) 记录停氧时间。

(11) 妥善安置患者。

(12) 处理用物。

(四) 注意事项

(1) 用氧时,应先调节流量后再予患者使用;停氧时,应先取下鼻导管再关闭流量表。

(2) 用氧过程中,妥善固定鼻导管,防止导管滑脱、打折、受压,影响氧疗效果,注意用氧安全。

(3) 持续吸氧者,应每日清洁鼻导管 2 次,每周更换鼻导管 1 次。

六、氧气雾化吸入

(一) 适应证

适用于急、慢性呼吸道炎症、哮喘疾患、呼吸道烧伤、使用人工呼吸器、全麻术后的患者。

(二) 操作目的

(1) 稀释痰液、促进痰液排出。

(2) 减少呼吸道刺激、减轻呼吸道炎症和水肿,预防、治疗呼吸道感染。

(3) 解除支气管痉挛,改善通气功能。

(三) 操作流程

1. 评估与准备

(1) 素质要求:仪表端庄、服装整洁、态度和蔼、洗手、戴口罩。

(2) 核对告知:核对床号、姓名,告知操作目的、注意事项。

(3) 患者评估:病情、意识、合作程度、过敏史、用药史。

(4) 用物准备:氧气装置、喷雾面罩或简易喷雾器、连接管、药物。

(5) 环境准备:保持病室安静、清洁。

2. 操作步骤

(1) 携用物至患者床边,核对,解释。

(2) 助患者取舒适体位,铺治疗巾。

(3) 安装氧气装置、连接管,加入药液,连接喷雾面罩。

(4) 打开流量表,调节氧流量至 4～5 L/min。

(5) 患者戴上喷雾面罩或使用口含嘴,吸入 15～20 分钟。

(6) 指导患者用口吸气,用鼻呼气,注意观察患者反应,有异常及时停止并处理。

(7) 雾化结束,取下喷雾面罩(或简易喷雾器),关流量表。

(8) 助患者漱口并擦干面部。

(9) 整理床单位、清理用物。

(10) 洗手,记录。

（四）注意事项

（1）喷雾面罩及口含嘴一人一套,用后应及时消毒、清洗,防止交叉感染。

（2）在氧气雾化过程中应注意安全,严禁接触烟火及易燃物品。

七、叩击震颤排痰法

（一）适应证

此法适用于肺部痰液排出不畅的老年患者。

（二）操作目的

帮助患者排出痰液,预防和改善呼吸道感染。

（三）操作流程

1. 评估与准备

（1）素质要求:仪表端庄、服装整洁、态度和蔼、洗手、戴口罩。

（2）核对告知:核对床号、姓名,告知排痰目的、注意事项。

（3）患者评估:病情、意识、咳嗽能力、痰鸣音、合作程度。

（4）用物准备:弯盘、纱布、听诊器、吸引装置、口腔护理盘。

（5）环境准备:保持病室安静、整洁,必要时拉隔帘。

2. 操作步骤

（1）携用物至患者床边,向清醒患者及家属解释操作过程。

（2）听诊寻找肺部痰液聚积部位。

（3）协助患者移至床边,面向护士,移去枕头,头部略低。

（4）嘱患者双腿屈曲,双手抱胸,将枕头移至胸前作为支垫。

（5）下颌处放置弯盘。

（6）左手扶患者肩部,右手手指并拢,掌心呈碗状。

（7）运用腕关节摆动,自上而下、从外向内扣拍患者背部,并在痰液积聚处重复扣拍。

（8）鼓励患者深呼吸,并用手按在痰液聚积部位,在深呼吸时做胸壁颤摩震动,连续 3～5 次,再行叩击。

（9）叩击时间 15～20 分钟。

（10）鼓励患者自行排痰,必要时给予负压吸痰、口腔护理。

（11）听诊呼吸音及痰鸣音改善情况。

（12）协助患者取舒适体位,整理床单位。

（四）注意事项

（1）对肺栓塞、肺出血、肋骨骨折、脊柱肿瘤和极度肥胖的老年患者,禁用本方法排痰。

（2）扣拍过程中应观察患者意识、面色、氧饱和度及生命体征等情况,如有异常,立即停止操作,并给予相应处理。

（3）对使用呼吸机的患者,操作中应注意避免呼吸机管路脱开。

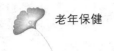

老年保健

第三节　常用老年急救护理技术

一、异物阻塞气道急救法（Heimlich 法）

（一）适应证

此急救法适用于因食物、异物阻塞气道而发生窒息或呼吸困难的老年患者（图 10-8、图 10-9）。

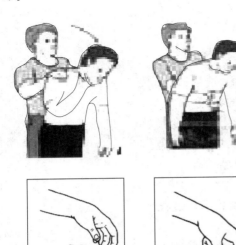

图 10-8　意识清醒患者 Heimlich 法

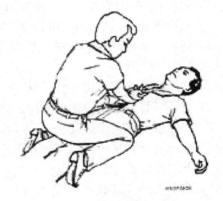

图 10-9　昏迷患者 Heimlich 法

（二）操作目的

通过膈下腹部冲击方法，迅速排出气道内异物，挽救患者生命。

（三）操作流程

1. 评估患者意识及气道梗阻程度

（1）患者抓住颈部，出现进行性呼吸困难，如干咳、发绀、不能说话或呼吸，提示哽噎。

（2）患者不能说话、咳嗽逐渐无声、呼吸困难加重并伴喉鸣或患者无反应，提示严重气道梗阻。

（3）对意识清醒和昏迷患者应采取不同的操作手法。

2. 操作步骤

（1）针对意识清醒患者

1）患者取立位或坐位；

2）抢救者立于患者身后，双臂环抱患者腰部；

3）一手握拳,将拳头的大拇指指侧放于患者剑突与脐连线的中点,另一只手握住此拳;

4）双手快速向上连续冲击患者的腹部;

5）重复以上手法直至异物排出。

（2）针对昏迷患者

1）使患者取仰卧位,头偏向一侧,后仰;

2）抢救者面对患者,骑跨于患者髋部或跪于患者一侧,一手掌根置于患者腹部,位于剑突与脐之间,另一手置于该患者手上;

3）用身体的重力,快速向内上冲击压迫患者的腹部;

4）必要时冲击可重复数次,每次冲击动作应分开和独立,直至异物排出。

（四）注意事项

（1）如患者气道为部分梗阻、气体交换良好,应鼓励其用力咳嗽,并自主呼吸。

（2）用力适当,防止暴力冲击引起并发症的发生。

（3）Heimlich 手法相关并发症:肋骨骨折、腹部或胸腔内脏器的破裂或撕裂,故如非必要,一般不采用此法。

（4）指导患者将食物切成细块、充分咀嚼,进食时避免大笑、讲话、行走,不同时吞咽流质和固体食物;佩戴义齿和饮酒后进食应特别注意。

二、经口鼻吸痰法（中心负压吸引）

（一）适应证

适用于危重、虚弱、昏迷、麻醉未清醒等各种原因引起的呼吸道分泌物不能自行咳出的老年患者。

（二）操作目的

（1）帮助患者清除气道内痰液,保持呼吸道通畅。

（2）预防吸入性肺炎、肺不张、窒息等并发症的发生。

（三）操作流程

1. 评估与准备

（1）素质要求:仪表端庄、服装整洁、态度和蔼、洗手、戴口罩。

（2）核对告知:核对床号、姓名,告知排痰目的、注意事项。

（3）患者评估:病情、意识、生命体征、双肺呼吸音、口腔及鼻腔有无损伤、合作程度。

（4）用物准备:吸痰盘、吸引装置、一次性吸痰管、换药碗、镊子、生理盐水、纱布、手套、听诊器、压舌板、张口器、拉舌钳（昏迷患者）。

（5）环境准备:保持病室安静,检查吸氧装置连接正确、负压有效,必要时备电动吸引器。

2. 操作步骤

（1）携用物至患者床边,核对、解释。

（2）患者取舒适体位,头偏向一侧。

（3）吸氧患者,调高氧浓度。

（4）检查患者口腔,取下活动性义齿。

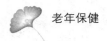

（5）打开一次性换药碗、镊子,倒 30～50 ml 生理盐水于药碗中。

（6）打开负压吸引,调节压力:0.04～0.06 MPa。

（7）连接一次性吸痰管,左手持吸痰管,右手持镊,试吸生理盐水,湿润吸痰管。

（8）折闭吸痰管负压,快速插入鼻腔、口腔内,松开负压,左右旋转并上提吸痰,先吸口咽部的分泌物,再吸深部分泌物。

（9）如经口腔吸痰,嘱患者张口,昏迷患者用压舌板、张口器或口咽气道帮助其张口。

（10）吸痰完毕,吸生理盐水冲洗管道,脱开吸痰管。

（11）再次给予高流量吸氧 2 分钟。

（12）纱布清洁患者口鼻,助患者取舒适体位。

（13）听诊痰鸣音,评估吸痰效果。

（14）鼓励患者适当饮水、自主咳嗽。

（15）清理用物,洗手,记录。

（四）注意事项

（1）操作过程中,密切观察患者生命体征,如有异常,及时停止操作,并作相应处理。

（2）吸痰动作应轻柔,插入吸痰管如遇阻力,应分析原因,不得粗暴操作,每次吸痰时间不超过 15 秒。

三、心肺复苏

（一）适应证

适用于呼吸停止、心脏骤停的老年患者。

（二）操作目的

维持呼吸和循环功能,为进一步救治做准备。

（三）操作流程

1. 评估与准备

（1）素质要求:仪表端庄、态度严肃、动作敏捷、沉着冷静。

（2）患者评估:意识、颈动脉搏动、呼吸。

（3）用物准备:治疗盘、简易呼吸器、人工呼吸膜、心脏按压板、抢救车、手套、纱布、手电筒。

（4）环境准备:保持病室安静、安全。

（5）立即打铃呼救或派人通知医生。

2. 操作步骤（A、B、C 法）

（1）胸外按压（C）

1）去枕仰卧在坚实表面(地面或按压板);

2）解开衣领、腰带,暴露胸腹部;

3）术者根据个人身高及患者位置高低采用踏脚凳或跪式等体位,手掌重叠,双臂伸直,垂直按压;

4）按压部位:胸骨正中与双乳头连线交汇处,胸骨切迹上 2 横指;

5）按压力度:胸骨下陷 3.8～5 cm;

6）按压频率:至少 100 次/分;

7) 按压与放松比为 1∶1,要求放松时术者的手不能离开胸壁;

8) 按压与人工呼吸的比例为 30∶2。

(2) 开放气道(A)

1) 用手电筒检查患者口腔,如有活动性义齿,及时取下,清除患者口鼻腔分泌物。

2) 判断患者有无颈部外伤。颈部无外伤者采用仰头抬颏法,颈部有外伤者采用双手托下颌法。

(3) 人工呼吸(B)

1) 口对口人工呼吸:术者一手打开患者口腔,一手捏患者鼻,深呼吸后用唇包裹患者口唇,吹 2 次气,送气时间>1 秒,频率 10～12 次/分。

2) 简易呼吸器呼吸:将简易呼吸器与氧气连接,调氧流量至 8～10 L/min,一手以"EC"手法固定面罩,另一手挤压呼吸器,每次 400～600 ml,挤压频率 10～12 次/分。

(4) 反复 5 个循环,评估复苏效果:触摸颈动脉搏动,观察呼吸、面色、意识、瞳孔。

(5) 安置患者舒适体位,整理用物。

(6) 洗手,记录操作过程。

(四) 注意事项

(1) 按压应确保足够的速度与深度,尽量减少中断,如需安插人工气道或除颤时,中断不应超过 10 秒。

(2) 如使用简易呼吸器,1 L 简易呼吸器挤压 1/2～2/3, 2 L 简易呼吸器挤压 1/3。

四、胸外心脏非同步直流电除颤

(一) 适应证

适用于室颤、室扑等异位快速性心律失常,以及药物治疗无效的老年患者。

(二) 操作目的

使心搏转复为窦性心律。

(三) 操作流程

1. 评估与准备

(1) 素质要求:仪表端庄、服装整洁、动作敏捷、沉着冷静。

(2) 核对告知:核对床号、姓名,告知操作目的、注意事项。

(3) 患者评估:病情、意识、生命体征、心电图示波为室颤、室速图形。

(4) 用物准备:除颤仪(备用状态)、电极、导电糊、纱布、接线板。

(5) 环境准备:保持病室安静、安全,拉隔帘,请家属离开。

2. 操作步骤

(1) 清醒患者解释操作过程,消除紧张恐惧心理。

(2) 助患者取平卧位,解开衣扣,取下其身上金属物品。

(3) 打开除颤仪电源,连接模拟导联:红色(右上肢)、黄色(左上肢)、绿色(左下肢)。

(4) 选择导联Ⅱ,调节心电图波 SIZE。

(5) 涂导电糊,选择合适能量。

(6) 电极板放置位置:正极(APEX)放于心尖部、负极(STERNUM)放于左肩胛下或胸骨右缘第 2 肋间,避开瘢痕、伤口,两电极板之间相距 10 cm 以上。

(7) 确认电复律方式为非同步方式。

(8) 充电,紧握电极板,双臂伸直,使电极板紧贴患者皮肤,嘱医务人员勿靠近病床,按钮放电。

(9) 立即观察患者心电图,如恢复窦性心律,则撤去除颤用物,如不成功可再次进行除颤,间隔 5 分钟,重复电击,一般不超过 3 次,总能量不超过 360 J。

(10) 除颤成功,整理患者衣物和床单位,取舒适卧位。

(11) 予心电监护,密切观察病情变化。

(12) 整理用物,除颤仪充电、备用,洗手,记录。

(四) 注意事项

(1) 除颤时远离水及导电材料。

(2) 清洁并擦干皮肤,不能使用酒精、含有苯基的酊剂或止汗剂。

(3) 手持电极板时,两极不能相对,不能面向自己。

(4) 安装有起搏器的患者除颤时,电极板距起搏器至少 10 cm。

(5) 操作后保留并标记除颤时自动描记的心电图。

(6) 使用后将电极板充分清洁,及时充电备用;定期充电并检查性能。

五、呼吸机使用

(一) 适应证

呼吸机适用各种原因导致的呼吸衰竭、呼吸肌无力、无自主呼吸、通气困难的老年患者。

(二) 操作目的

改善患者通气换气功能,纠正缺氧或二氧化碳潴留。

(三) 操作流程

1. 评估与准备

(1) 素质要求:仪表端庄、服装整洁、态度和蔼、洗手、戴口罩。

(2) 核对告知:核对床号、姓名,告知使用呼吸机目的、注意事项。

(3) 患者评估:病情、意识、生命体征、呼吸情况、合作程度。

(4) 用物准备:呼吸机及各种连接管路、模拟肺、氧气、注射用水或蒸馏水、多功能接线板,必要时带气管插管、气管切开用物。

(5) 环境准备:保持病室安静、安全。

2. 操作步骤

(1) 正确连接呼吸机各管路。

(2) 湿化器内加入注射用水或蒸馏水至标准刻度,并打开开关。

(3) 携用物至患者床边,核对床号、姓名,向患者或家属解释操作过程。

(4) 助患者摆好体位(头高脚低位或半卧位)。

(5) 妥善固定患者通气管道。

(6) 连接电源、氧源、气源。

(7) 打开压缩机开关,调节呼吸机工作参数[VT、R、I∶R、灵敏度、报警范围、呼吸末区压（PEEP）、湿化温度〕。

（8）用模拟肺检查呼吸机工作是否正常。

（9）将工作正常的呼吸机管道与患者连接。

（10）观察患者生命体征、胸廓活动度、双肺呼吸音、气管套囊是否漏气、人-机是否同步。

（11）安置患者舒适体位，整理床单位。

（12）整理用物，洗手，记录。

（四）注意事项

（1）及时观察呼吸机管路连接情况，避免破损漏气、滑脱、堵塞。

（2）使用中执行标准操作，防止医院内感染的发生。

（3）保护受压部位皮肤，必要时使用减压贴。

（4）无禁忌证的患者保持床头抬高 30°～45°。

（5）及时处理报警，处理无效时，立即断开呼吸机，给予简易呼吸器人工通气，必要时更换呼吸机。

六、烫伤、烧伤急救处理

（一）适应证

因火焰、沸水、蒸汽、热油、触电、强酸强碱等原因而导致烧、烫伤的老年患者。

（二）操作目的

使烫伤、烧伤老人得到及时的救治，减轻痛苦，维持生命，预防并发症的发生。

（三）操作流程

1. 评估与准备

（1）素质要求：沉着冷静、思维敏捷、动作迅速。

（2）患者评估：意识、生命体征、合作程度、烧（烫）伤部位、面积、原因。

（3）用物准备：敷料、流动水及其他抢救用品。

（4）环境准备：就地及时抢救。

2. 操作步骤

（1）根据烧伤的原因、面积和患者生命体征进行相应处理。

（2）迅速脱离火源或热源，如为火焰烧伤，自行身体滚动灭火或用不易燃的材料迅速覆盖着火处。

（3）查看伤情，对中小面积的烧、烫伤，将烧烫伤部位在自来水龙头下淋洗或浸入冷水中，冷疗时间无明确限制，一般到冷疗停止后不再有剧痛为止，多需 0.5～1 小时。

（4）冷疗后，用聚伏酮碘（碘伏）等消毒剂消毒，涂以药膏，覆盖无菌敷料包扎。

（5）有水泡的伤口，可保留水泡或用无菌注射器抽出内液，破裂的水泡囊及异物应予清除。

（6）密切观察患者情况，大面积烧烫伤的患者，防止低血容量休克、感染。

（7）疼痛剧烈患者，可酌情使用止痛药物。

（四）注意事项

（1）创面不可涂有色药物（红汞、紫药水），以免影响后续治疗中对烧伤深度的判断。

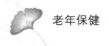

（2）对大面积烧、烫伤的患者，应尽早使用广谱抗生素，严格无菌操作，预防感染。

第四节 常用老年中医护理技术

一、艾条灸法

（一）适应证
艾条灸法适用于存在各种虚寒性病证的老年患者。

（二）禁忌证
凡属实热证或阴虚发热者，不宜施灸。

（三）操作目的
运用通过温通经络、调和气、消肿散结、祛湿散寒、回阳救逆等法，以达到防病保健、治病强身的目的。

（四）操作流程

1. 评估与准备

（1）素质要求：仪表端庄、服装整洁、态度和蔼、洗手、戴口罩。

（2）核对告知：核对床号、姓名，告知操作目的、注意事项。

（3）患者评估：病情、意识、艾灸部位皮肤情况，对疼痛的耐受程度、合作程度。

（4）用物准备：治疗盘、艾条、火柴、弯盘、小口瓶，必要时备浴巾。

（5）环境准备：环境安静、整洁，关门窗、拉窗帘或隔帘，注意保暖。

2. 操作步骤

（1）携用物至患者床边，核对，解释。

（2）助患者取合适体位，暴露施灸部位。

（3）定穴：遵医嘱确定施灸部位，拇指循经按压穴位，询问患者感觉，以校准穴位，指掐标记。

（4）施灸：采用正确适宜的施灸手法，灸至局部皮肤红晕。

常用施灸手法如下：

1）温和灸：将艾条点燃一端对准所选定之穴位，距皮肤3 cm左右上空熏灸，以施灸部位出现红晕为度。

2）雀啄灸：将艾条点燃一端对准选定之穴位，一上一下地摆动，如鸟雀啄食，以患者感觉施灸部位波浪样温热感为度。

3）回旋灸：将艾条点燃一端对准所选定之穴位，距皮肤3 cm左右均匀地左右方向移动或往复回旋施灸。以患者感觉施灸部位温暖舒适为度。

（5）观察：施灸过程中，观察局部皮肤及病情变化，询问患者有无不适。随时弹去艾灰，防止艾灰脱落，造成烧伤或毁坏衣物。

（6）灸毕：清洁局部皮肤，注意保暖。

（7）使患者舒适体位，整理床单位。

(8) 清理用物,洗手,记录。

（五）注意事项

（1）颜面部、大血管处不宜施灸。

（2）施灸后局部皮肤出现微红灼热,属于正常现象。

（3）治疗过程中局部皮肤可能出现水泡,如出现小水泡,无须处理,可自行吸收;如水泡较大,可用无菌注射器抽去泡内液体,无菌纱布覆盖,保持干燥。

二、拔火罐法

（一）适应证

适用于存在风寒湿症、毒蛇咬伤和疮疡的老年患者。

（二）禁忌证

高热抽搐、凝血机制障碍者禁忌使用此法。

（三）操作目的

缓解风寒湿痹所致的腰背酸痛、虚寒性咳嗽等症状及急救排毒。

（四）操作流程

1. 评估与准备

（1）素质要求:仪表端庄、服装整洁、态度和蔼、洗手、戴口罩。

（2）核对告知:核对床号、姓名,告知操作目的、注意事项。

（3）患者评估:病情、意识、拔罐部位皮肤情况、对疼痛的耐受程度、合作程度。

（4）用物准备:治疗盘、75％乙醇棉球、直血管钳、火罐（尺寸合适,功能完好）、打火机、小口瓶、弯盘,必要时备毛毯。

（5）环境准备:环境安静、整洁,关门窗、拉窗帘或隔帘,注意保暖。

2. 操作步骤

（1）携用物至患者床边,核对,解释。

（2）助患者取合适体位,暴露拔罐部位。

（3）定穴:遵医嘱确定部位,拇指循经按压穴位,询问患者感觉,以校准穴位,指掐标记。

（4）拔罐:左手拿火罐,右手持直血管钳夹75％乙醇棉球点燃,深入罐内中下端,绕1～2周使罐内形成负压后迅速抽出。左手迅速将罐口按扣在选定的穴位上不动,待吸牢后撤手,留罐10分钟。

（5）观察:随时观察罐口吸附情况,局部皮肤以红紫色为度。随时听取患者不适,疼痛、过紧应及时起罐。

（6）起罐:右手持罐,左手拇指按压罐口皮肤,使空气进入罐内。

（7）清洁局部皮肤,使患者取舒适体位,注意保暖。

（8）整理床单位,清理用物,洗手,记录。

（五）注意事项

（1）皮肤溃疡、水肿及大血管处不得实施拔罐;骨骼凹凸不平和毛发较多处不宜拔罐;

应选择肌肉较厚的部位拔罐。

（2）拔罐过程中防止烫伤，动作应稳、准、快，起罐时切勿强拉。

（3）起罐后如局部出现小水泡，无须处理，可自行吸收。如水泡较大，可消毒局部皮肤后，注射器抽吸泡内液体，无菌纱布覆盖，防止感染。

三、耳针法（耳穴埋豆）

（一）适应证

耳针法适用于存在各种急、慢性疾病的老年患者。

（二）禁忌证

有耳部炎症、冻伤的患者不宜采用此法。

（三）操作目的

通过疏通经络、调整脏腑气血功能，促进机体的阴阳平衡，防病治病。

（四）操作流程

1. 评估与准备

（1）素质要求：仪表端庄、服装整洁、态度和蔼、洗手、戴口罩。

（2）核对告知：核对床号、姓名，告知使用操作目的、注意事项。

（3）患者评估：病情、意识、取穴部位皮肤情况、对疼痛的耐受程度、合作程度。

（4）用物准备：治疗盘、针盒或菜籽等，以及皮肤消毒剂、棉球、棉签、探棒、镊子、胶布、弯盘。

2. 操作步骤

（1）携用物至患者床边，核对，解释。

（2）助患者取舒适合理体位。

（3）定穴：一手持患者耳轮后上方，另一手持探棒由上而下在选定区域内找敏感点，即为耳穴。

（4）消毒：确定耳穴后，使用皮肤消毒剂消毒局部皮肤。

（5）行针（埋豆）：选针后，一手固定耳郭，另一手进针，深度以刺入软骨不穿透为度，留针 20～30 分钟（埋豆：用菜籽或磁珠等物小方块胶布固定在耳穴部位，酌情留置数日）。

（6）观察：操作中观察患者是否晕针、是否存在疼痛等不适情况。

（7）起针：起针后用棉球按压针孔片刻，再用皮肤消毒剂消毒，防止感染。

（8）安置患者舒适体位，指导埋豆期间注意事项。

（9）整理床单位，清理用物，洗手，记录。

（五）注意事项

（1）在针刺中及留针期间，患者感到局部热、麻、胀、痛或感觉循经络放射传导为"得气"，应密切观察有无晕针等不适情况。

（2）埋豆期间，嘱患者用手反复按压以刺激局部腧穴，每次 1～2 分钟，每日按压 2～3 次，以加强疗效。

（3）埋豆留置时间：夏季可留置 1～3 天，冬季可留置 7～10 天。

四、穴位按摩法

（一）适应证

穴位按摩适用于存在各种急、慢性疾病的老年患者。

（二）禁忌证

存在各种出血性疾病的患者禁止按摩。

（三）操作目的

保健强身，缓解各种急慢性疾病的临床症状。

（四）操作流程

1. 评估与准备

（1）素质要求：仪表端庄、服装整洁、态度和蔼、洗手、戴口罩。

（2）核对告知：核对床号、姓名，告知操作目的、注意事项。

（3）患者评估：病情、意识、按摩部位皮肤情况、对疼痛的耐受程度、合作程度。

（4）环境准备：保持病室安静，关门窗，注意保暖。

2. 操作步骤

（1）携用物至患者床边，核对，解释。

（2）助患者取舒适合理体位，暴露按摩部位。

（3）定穴：根据患者症状、发病部位、年龄及耐受程度，确定穴位及推拿手法。

（4）手法：对选定的手法运用正确，操作时压力、频率、摆动幅度均匀，动作灵巧，推拿时间合理。

（5）观察：操作中随时询问患者对手法治疗的反应，及时调整手法或停止操作。

（6）按摩结束，助患者取舒适体位，整理床单位。

（7）清理用物，洗手，记录。

（五）注意事项

（1）操作前应修剪指甲，以防损伤患者皮肤。

（2）操作前告知患者局部出现酸胀的感觉，为正常现象。

（3）操作时用力应均匀、柔和、持久，禁用暴力。

五、刮痧法

（一）适应证

适用于存在呼吸系统和消化系统疾病的老年患者。

（二）禁忌证

体型过于消瘦、存在出血倾向、心力衰竭、肾衰竭、肝硬化腹水、全身重度浮肿的患者禁止使用此法。

（三）操作目的

（1）缓解或解除外感邪时所致高热头痛、恶心、呕吐、腹痛、腹泻等症状。

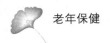

（2）促进周身血气通畅。

（四）操作流程

1. 评估与准备

（1）素质要求：仪表端庄、服装整洁、态度和蔼、洗手、戴口罩。

（2）核对告知：核对床号、姓名，告知操作目的、注意事项。

（3）患者评估：病情、意识、刮痧部位皮肤情况、对疼痛的耐受程度、合作程度。

（4）用物准备：治疗盘、刮具（如牛角刮板等，检查边缘无缺损）、治疗碗内盛少量清水，必要时备浴巾。

（5）环境准备：保持病室安静，关门窗，拉窗帘或隔帘，注意保暖。

2. 操作步骤

（1）携用物至患者床边，核对，解释。

（2）助患者取合理舒适体位，暴露刮痧部位。

（3）定位：遵医嘱确定刮痧部位。

（4）刮治：蘸湿刮具，在选定部位刮治，力量均匀合适，禁用暴力。如皮肤干涩，随时蘸湿再刮，直至皮肤红紫。

1）刮治手法：治疗时以刮板薄面刮治，保健时以刮板厚面刮治。刮板以 45°角倾斜，平面朝下，刮擦面尽量拉长。

2）刮治方向：一般是自上而下、由内而外、单一方向，或由身体中间刮向两侧，不得来回刮动。每次每处大约需刮治 20 下左右。

3）刮治时间：30 分钟以内。

（5）观察：随时观察局部皮肤及病情变化，询问有无不适。发现异常，立即停刮，取平卧位，报告医师，配合处理。

（6）刮毕，清洁局部皮肤，注意保暖，使体位舒适。

（7）整理床单位，告知注意事项。

（8）清理用物，洗手，记录。

（五）注意事项

（1）凡刮治部位的皮肤有溃烂、损伤、炎症，或大病初愈、气虚血亏、处于饱食、饥饿状态下的不宜刮痧。

（2）下肢静脉曲张的老年患者，刮治方向应从下向上，用轻手法。

（3）前一次刮痧部位的痧斑未褪之前，不宜在原处进行再次刮治出痧。再次刮痧时间需间隔 3～6 天，以痧退为标准。

（4）出痧后 30 分钟内忌洗凉水澡，建议饮一杯温开水（以淡糖盐水为佳），并休息 15～20 分钟。

（5）出痧后 1～2 天，皮肤可出现轻度疼痛、发痒，属正常现象。

六、湿敷法

（一）适应证

适用于局部存在肿胀、疼痛、瘙痒等症状的老年患者。

（二）禁忌证

疮疡脓肿迅速扩散者不宜湿敷。

（三）操作目的

疏通腠理、清热解毒、消肿散结。

（四）操作流程

1. 评估与准备

（1）素质要求：仪表端庄、服装整洁、态度和蔼、洗手、戴口罩。

（2）核对告知：核对床号、姓名，告知操作目的、注意事项。

（3）患者评估：病情、意识、湿敷部位皮肤情况、合作程度。

（4）用物准备：治疗盘、湿敷液、敷布、镊子、弯盘、橡胶单、中单。

（5）环境准备：保持病室安静，清洁，关门窗，拉窗帘或隔帘，注意保暖。

2. 操作步骤

（1）携用物至患者床边，核对，解释。

（2）助患者取合理舒适体位，铺橡胶单、中单，暴露湿敷部位。

（3）定位：遵医嘱确定湿敷部位。

（4）湿敷：遵医嘱准备温度适宜的药液，选择大小合适的敷布，置敷布于药液中浸湿，敷于局部。

（5）观察：随时观察局部皮肤情况，询问有无不适，如发现苍白、红斑、水泡、痒痛、破溃等异常情况时，立即停敷，报告医师，配合处理。

（6）敷毕，擦干局部药液，协助患者穿衣，注意保暖。

（7）整理床单位，取舒适体位。

（8）清理用物，洗手，记录。

（五）注意事项

（1）配置湿敷液时注意调节温度，防止烫伤。

（2）操作中注意消毒隔离，避免交叉感染。

七、熏洗法

（一）适应证

适用于外伤疼痛、肛肠疾患、阴部瘙痒、角膜溃疡、关节脓肿及痛风的老年患者。

（二）禁忌证

（1）眼部出血性疾患、恶性肿瘤患者及破溃部位禁止使用此法。

（2）身体虚弱、严重心血管疾病、严重贫血、活动性肺结核者，禁用全身熏洗法。

（三）操作目的

疏通腠理、祛风除湿、清热解毒、杀虫止痒。

（四）操作流程

1. 评估与准备

（1）素质要求：仪表端庄、服装整洁、态度和蔼、洗手、戴口罩。

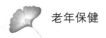

（2）核对告知：核对床号、姓名，告知操作目的、注意事项。

（3）患者评估：病情、意识、熏洗部位皮肤情况、合作程度。

（4）用物准备：治疗盘、盛放药液容器（熏洗装置完好，熏洗袋无漏水）、药粉、水温计等。

（5）环境准备：保持病室安静，关门窗，拉窗帘或隔帘，注意保暖。

2. 操作步骤

（1）携用物至患者床边，核对，解释。

（2）助患者取舒适合理体位，暴露熏洗部位。

（3）定位：遵医嘱确定熏洗部位。

（4）配药：药粉放入容器内，加入 70℃ 左右的热水至 8 000 ml。

（5）熏洗：先热熏熏洗部位，收拢袋口，以防热量散失，保证药效。待药液温度维持在 38～42℃，浸泡熏洗部位，并来回搓洗。熏洗时间一般为 30 分钟。

（6）观察：随时观察患者局部皮肤情况和病情变化，询问有无不适。定时测液温，确定温度适宜。

（7）熏洗完毕，清洁、擦干局部皮肤，取舒适体位，整理床单位。

（8）清理用物，洗手，记录。

（五）注意事项

（1）冬季熏洗应注意保暖，暴露部位尽量加盖衣被。

（2）熏洗药液温度适宜，不宜过热，以防烫伤。

（3）包扎部位熏洗时，应揭去敷料。待熏洗完毕，更换无菌敷料。

第五节 常用老年康复护理技术

一、被动关节活动度训练

关节活动度训练（Range of motion，ROM）又称关节活动范围，是指关节活动时可达到的运动最大弧度。关节活动范围有主动、被动之分。主动的关节活动范围是指作用于关节的肌肉随意收缩，使关节运动时所通过的运动弧；被动的关节活动范围是指由外力使关节运动时所通过的运动弧。

（一）适应证

适用于昏迷、完全卧床等不能主动活动或主动关节活动导致明显疼痛的老年患者。

（二）禁忌证

各种原因所致关节不稳、骨折未愈合又未作内固定、骨关节肿瘤、全身情况极差、病情不稳定等禁止进行关节活动度训练。

（三）操作目的

（1）维持关节的活动度。

（2）避免关节挛缩、肌肉萎缩，维持肌张力。

（3）促进血液循环,有利关节营养供给。

（4）预防骨质疏松和心肺功能降低等并发症的发生。

（四）操作流程

1. 评估与准备

（1）素质要求:仪表端庄、服装整洁、态度和蔼、洗手、戴口罩。

（2）核对告知:核对床号、姓名,告知操作目的、注意事项。

（3）患者评估:病情、意识、关节活动情况、合作程度。

（4）环境准备:保持病室安静、清洁,关门窗,拉窗帘或隔帘,注意保暖。

2. 操作步骤

（1）核对床号、姓名,解释操作过程。

（2）助患者取舒适体位,姿势自然放松,面向操作者。

（3）依次对患者颈椎、肩、肘、腕、手指、髋、膝、踝、趾关节作外展、内收、伸展、屈曲、内旋、外旋等活动。

（4）比较两侧关节活动的情况。

（5）每个关节每次有节律地进行 5～10 次完整的 ROM 练习。

（6）在操作过程中,随时观察患者反应,如出现疼痛、疲劳、痉挛或有抵抗反应时,应停止操作。

（7）训练结束,测生命体征,协助患者取舒适卧位,整理床单位。

（8）洗手,记录。

（五）注意事项

（1）对于丧失运动功能的肢体,各关节均应实施手法,不得遗漏。

（2）操作手法应平稳、缓慢,上肢速度以默数 3～5 秒,下肢默数 5～10 秒为宜,绝对禁止快速、粗暴的手法。

（3）对昏迷、肢体瘫痪的患者,要充分考虑到肌肉对关节的控制能力下降问题,防止出现超关节活动范围的活动,造成关节周围软组织损伤。

（4）当患者出现随意运动时,应及时将被动运动变为辅助主动运动或主动运动。

二、心脏康复运动训练

（一）适应证

此适用于心肌梗死、冠心病及其他心血管疾病和存在相关危险因素的老年患者。

（二）禁忌证

（1）再发胸痛、心衰,未控制心律失常的老年患者。

（2）静息时收缩压≥200 mmHg,或舒张压≥100 mmHg 的老年患者。

（3）中至重度的主动脉瓣狭窄、二度房室传导阻滞、活动性心肌炎或心包炎的老年患者。

（4）近期有栓塞史、限制运动的骨关节病患者。

（三）操作目的

（1）最大限度地帮助患者恢复体力。

（2）促进和缩短心脏事件后的恢复时间。

（3）帮助患者发展和保持自我控制的技能。

（四）操作流程

1. 评估和准备

（1）素质要求：仪表端庄、服装整洁、态度和蔼、洗手、戴口罩。

（2）核对告知：核对床号、姓名，告知操作目的、注意事项。

（3）患者评估：病情、意识、生命体征、心肺功能、合作程度。

（4）用物准备：跑步机（图 10 - 10）、功率车（图 10 - 11）、弹力带、哑铃、沙袋、急救用品等。

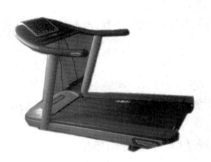

图 10 - 10　跑步机

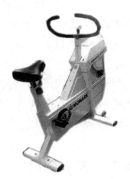

图 10 - 11　功率车

2. 操作步骤

（1）协助医生制定运动处方，内容包括：运动强度、运动持续时间、运动类型。

（2）测量患者脉搏、心率和血压。

（3）热身运动：根据患者个人情况，指导其进行健美操或伸展运动，持续 10 分钟。

（4）有氧运动：根据患者的身体状况、病情和医生制定的运动处方，为患者安排不同的运动项目，先使用跑步机快走、慢跑，再使用功率车进行塌车运动。运动时间为 20～30 分钟，运动量可逐渐增加。

（5）抗阻训练：使用沙袋、实心球、哑铃、拉力器等进行上下肢的抗阻训练，每次 10～15 下，根据患者的身体状况和运动目标决定运动量。

（6）整理运动：训练结束后，护士带领进行放松整理运动，时间 10 分钟。

（7）测量患者脉搏、心率、血压，并作记录。

（8）待患者的心率、血压恢复至运动前的水平时，方可允许患者离开。

（五）注意事项

（1）运动强度测定通常采用以下方法：①靶心率（THR）；②最大摄氧量（VO_{2max}）；③代谢当量（MET）；④无氧代谢阈值（AT）；⑤自觉疲劳程度计分（RPE）。

（2）运动过程中，如患者出现身体不适、出汗过多或心率过快等现象，则立即停止运动，协助患者到床上休息并通知医生。

（3）一旦患者掌握了自己的运动规律并对锻炼充满信心，病情好转后，应鼓励其在家中继续锻炼。

三、肺功能康复训练

(一) 适应证

此适用于慢性阻塞性肺病等需进行肺康复治疗的患者。

(二) 操作目的

增加通气,改善缺氧。

(三) 操作流程

1. **缩唇呼吸** 是呼吸功能锻炼的基础。老年人无论何时何地都能进行此锻炼,不受时间、场地的限制,且锻炼不需要器械,经济实用。缩唇呼吸通过缩唇延缓呼气流速,减慢呼吸频率,防止小气道过早陷闭,使肺内残气更易排出,减少功能残气量,同时增加肺泡通气量,改善缺氧状况。

具体步骤:锻炼时取坐位、立位或卧位,经鼻深吸气后,嘴唇缩成吹口哨样,缓缓将气体吐出。吸气和呼气时间比为1:2或1:3。呼吸过程中应尽量缓慢将气体吐出,缩唇的程度以不感到费力为适度。每天2～3次,每次10～15分钟为宜。见图10-12。

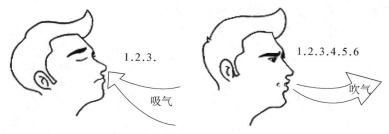

图 10-12 缩唇呼吸

2. **腹式呼吸** 腹式呼吸的关键在于协调膈肌和腹肌在呼吸运动中的活动:呼气时,腹肌收缩帮助膈肌松弛,膈肌随腹腔内压增高而上抬,增加呼气潮气量;吸气时,膈肌收缩下降,腹肌松弛,以保证最大吸气量。

具体步骤:锻炼时取立位,如老年人体质较弱,可以选择坐位或者仰卧位。一只手放于胸部,另一只手放于腹部,从呼气开始,随着缓慢呼气,腹部收缩,此时可以感觉到放于腹部的手内收下降。吸气的时候,随着空气进入鼻腔,腹部自然鼓起,此时可以感觉到放于腹部的手向上抬起。腹式呼吸可以与缩唇呼吸相结合,又称为"缩唇—腹式呼吸"。每天3～5分钟。

3. **呼吸操** 在缩唇呼吸的基础上增加一些肢体运动,更有效地增加肺活量、横膈活动范围。

具体步骤:

第一节:双手上举时吸气,双手缓慢放下时呼气。重复以上动作10～20次。

第二节:双手放松放于身体两侧,交替沿体侧上移下滑。重复以上动作10～20次。

第三节:双肘屈曲握拳,交替向斜前方击拳,出拳吸气,还原呼气。重复以上动作10～20次。

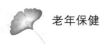

第四节：双腿交替抬起，屈膝 90°，抬起吸气，放下呼气。重复以上动作 10～20 次。

（四）注意事项

（1）呼吸功能锻炼应在医护人员指导下进行。

（2）患者应在疾病稳定期进行呼吸功能锻炼，循序渐进，切勿操之过急。

（3）患者应根据实际情况进行呼吸功能锻炼，以不引起疲劳、呼吸困难为宜。

［案例分析与思考题］

1. 王某，男，80 岁，因突发脑梗死急诊入院治疗，经药物治疗后，病情稳定，神志清楚，但遗留言语功能障碍和右下肢活动障碍，在旁人搀扶下可站立、不能步行，如厕需要人帮助且常存在大小便失禁的情况，能独立进食。

请解答：（1）您认为该患者的 Norton 压疮评分是多少分？

（2）哪些原因可造成压疮的发生？

（3）请简述目前可给予的压疮预防和护理的措施。

2. 常用的口腔护理溶液有哪些？它们的作用各是什么？

3. 请简述老年人发生窒息时的急救和护理措施。

4. 肺功能康复训练包括哪些内容？请简述操作方法。

（许方蕾）

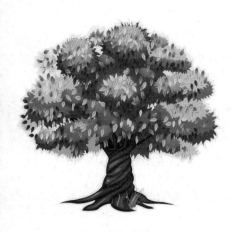

参考文献

1. 程云,程训健主编. 老年护理学. 北京:高等教育出版社,2012

2. 唐凤平主编. 老年护理. 北京:人民卫生出版社,2010

3. 王艳梅主编. 老年护理学. 上海:上海科学技术出版社,2010

4. 童晓云主编. 老年护理学. 安徽:安徽科学技术出版社,2010

5. 肖新丽主编. 老年护理学. 北京:中国医药科技出版社,2009

6. 吴　敏主编. 康复护理学. 上海:同济大学出版社,2008

7. 杨艳玲主编. 康复护理学. 北京:北京大学医学出版社,2007

8. 化前珍主编. 老年护理学. 第2版. 北京:人民卫生出版社,2007

9. 张青华主编. 老年人养生. 北京:中国社会出版社,2007

10. 陈长春主编. 老年护理学. 北京:清华大学出版社,2006

11. 张小燕主编. 老年护理. 北京:人民卫生出版社,2000

12. 缪鸿石主编. 康复医学理论与实践. 上海:上海科学技术出版社,2000

13. 张俊华,周晓鹏,程莲舟. 澳大利亚老年人用药管理及实践思考. 中国卫生人才,2012,04:21.

14. 任小贺,赵志刚,任夏洋,等. 比尔斯标准的修订过程及其对老年人不合理用药的预防作用简介[J]. 药品评价,2012,9(11):16~21.

15. 王丽玲. 老年人安全用药指导. 中国社区医师·医学专业,2012,14(4):22~23.

16. 郑秋甫. 老年人合理用药(四). 中华保健医学杂志,2012,14(1):79~80.

17. 李　倩,冯端浩,李国栋等. 老年人用药风险分析. 中国医院用药评价与分析,2012,12(2):175~179.

18. 钟　远. 谈老年人合理用药. 中华老年多器官疾病杂志,2012,9(2):103~108.

19. 张敏红. 老年人常见药物不良反应及合理用药. 海峡药学,2011,23(10):231~232.

20. 周元福,陈筱萍. 老年人的用药安全与护理保健. 中外医学研究,2011,9(30):71.

21. 郑秋甫. 老年人合理用药(二). 中华保健医学杂志,2011,13(5):435~436.

22. 郑秋甫. 老年人合理用药(三). 中华保健医学杂志,2011,13(6):510~511.

23. 魏　颖. 居家养老的文献综述. 东方企业文化·百家论坛,2011,9:176

24. 蹇在金. 老年人不宜使用的药物. 中国实用内科杂志,2011,31(1):17~21.

25. 蹇在金. 老年人临床用药特点. 岭南心血管病杂志,2011,17(3):183~184.

26. 朱　靖. 老年人用药的特殊性及合理性探析. 延安大学学报(医学科学版),2011,9(2):60~61.

27. 李翠华. 老年患者的心理护理及沟通技巧. 中国医药指南,2010,7(1):140~141.

28. 张均田. 老年人合理用药. 合理用药及新药评价专题研讨会,2010:4.

29. 赵建中,王水强. 老年人用药的临床试验需关注的几个问题. 中国临床药理学杂志,2010,26(5):382.

30. 方宁远,汪海娅. 老年人合理用药及用药安全. 中华老年多器官疾病杂志,2010,9(2):112~113.

31. 闫素英,沈芊,姜德春,等. 从社区老年人用药现状审视药学服务. 2010年中国药学大会暨第十届中国药师周论文集,2010

32. 高　萍. 从药物代谢动力学谈老年人用药特点及其合理用药. 医学信息,2010,23(5):1294~1295.

33. 施志云. 老年人药物不良反应与用药原则. 中国误诊学杂志,2008,8(30):7551～7552.

34. 任炽越. 城市居家养老服务发展的基本思路. 社会福利,2005,01.

35. 张卫东. 居家养老模式的理论探讨. 中国老年学杂志,2000,02.

36. 彭嘉琳,吴丹. 健康老龄化——解决老龄问题的根本措施. 中国民政医学杂志,2001,02.

37. Durso S C, Bowker L K, Price J D, et al. Oxford American handbook of Geriatric Medicine. New York: Oxford University Press, 2010

38. Culberson J W, Ziska M. Prescription drug misuse/abuse in the elderly. Geria trics, 2008,63(9):22～31.

39. Handler S M, Wright R M, Ruby C M, et al. Epidemiology of medication-related adverse events in nursing homes. Am J Geriatr Pharmacother, 2006,4(3):264～272.

40. Shen J, LIU Y F, Gao N Z, et al. Evaluation of potentially inappropriate medication among hospitalized older patients by beers criteria. J Chin Pharm (中国药房), 2010,21(6):556～558.

41. Spinewine A, Schmader K E, Barber N, et al. Appropriate prescribing in elderly people: how well can it be measured and optimized?. Lancet, 2007,370(9593):173～184.

42. Rothberg M B, Pekow P S, Liu F, et al. Potentially inappropriate medication use in hospitalized elders. J Hosp Med, 2008,3(2):91～102.

43. Smith H, Hankins M, Hodson A, et al. Measuring the adherence to medication of elderly patients with heart failure: is there a gold standard?. Int J Cardiol, 2010,145(1):122～125.

图书在版编目(CIP)数据

老年保健/许方蕾,戴慰萍,姚丽文主编. —上海:复旦大学出版社,2013.12(2024.1 重印)
ISBN 978-7-309-09884-6

Ⅰ.老… Ⅱ.①许…②戴…③姚… Ⅲ.老年人-保健-高等职业教育-教材 Ⅳ.R161.7

中国版本图书馆 CIP 数据核字(2013)第 260898 号

老年保健
许方蕾 戴慰萍 姚丽文 主编
责任编辑/肖 英

复旦大学出版社有限公司出版发行
上海市国权路 579 号 邮编:200433
网址:fupnet@ fudanpress.com http://www.fudanpress.com
门市零售:86-21-65102580 团体订购:86-21-65104505
出版部电话:86-21-65642845
常熟市华顺印刷有限公司

开本 787 毫米×1092 毫米 1/16 印张 20.5 字数 474 千字
2024 年 1 月第 1 版第 4 次印刷

ISBN 978-7-309-09884-6/R·1353
定价:52.00 元